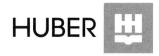

Bücher aus verwandten Sachgebieten

Pflegeklassifikationen

Bulecheck/McCloskey
Pflegeinterventionsklassifikation (NIC)
2005. ISBN 3-456-83298-2

Clark (Hrsg.)
Naming Nursing
2003. ISBN 3-456-84043-8

Fischer
Diagnosis Related Groups (DRGs) und Pflege
Grundlagen, Codierungssysteme, Integrationsmöglichkeiten
2002. ISBN 3-456-83576-0

ICN (Hrsg.)
Internationale Klassifikation für die Pflegepraxis
2003. ISBN 3-456-83669-4

NANDA international
NANDA-Pflegediagnosen
Klassifikation und Definitionen 2003–2004
2005. ISBN 3-456-83322-9

Oud (Hrsg.)
ACENDIO
Dritte europäische Konferenz der Organisation für gemeinsame europäische Pflegediagnosen, -interventionen und -ergebnisse in Berlin 2001
2001. ISBN 3-456-83552-3

Oud Sermeus/Ehnfors (Hrsg.)
ACENDIO 2005
2005. ISBN 3-456-84213-9

Oud (Hrsg.)
ACENDIO 2003
Vierte europäische Konferenz der Organisation für gemeinsame europäische Pflegediagnosen, -interventionen und -ergebnisse in Paris 2003
2003. ISBN 3-456-83977-4

van der Bruggen
Pflegeklassifikationen
2002. ISBN 3-456-83295-8

Pflegeprozess

Brobst et al.
Der Pflegeprozess in der Praxis
2., vollst. überarb. u. erw. Auflage
2005. ISBN 3-456-83553-1

Garms-Homolová/Gilgen (Hrsg.)
RAI 2.0 – Resident Assessment Instrument
2., vollst. überarb. u. erw. Auflage
2000. ISBN 3-456-83260-5

Garms-Homolová/InterRAI (Hrsg.)
Assessment für die häusliche Versorgung und Pflege
Resident Assessment Instrument – Home Care (RAI HC 2.0)
2002. ISBN 3-456-83593-0

Wilkinson
Das Pflegeprozess-Lehrbuch
2005. ISBN 3-456-83348-2

Pflegediagnosen, -interventionen u. -ergebnisse

Doenges/Moorhouse/Geissler-Murr
Pflegediagnosen und Maßnahmen
3., vollst. überarb. und erw. Auflage
2002. ISBN 3-456-82960-4

Townsend
Pflegediagnosen und Maßnahmen für die psychiatrische Pflege
3., überarb. u. erw. Auflage
2005. ISBN 3-456-83944-8

Pflegemanagement

Dykes/Wheeler (Hrsg.)
Critical Pathways – Interdisziplinäre Versorgungspfade
2002. ISBN 3-456-83258-3

JCAHO (Hrsg.)
Ergebnismessung in der Pflegepraxis
2002. ISBN 3-456-83826-3

Johnson (Hrsg.)
Interdisziplinäre Versorgungspfade
2002. ISBN 3-456-83315-6

Zapp (Hrsg.)
Controlling in der Pflege
2004. ISBN 3-456-83846-8

Weitere Informationen über unsere Neuerscheinungen finden Sie im Internet unter: http://verlag.hanshuber.com oder per E-Mail an: verlag@hanshuber.com.

Marion Johnson, PhD, RN
Meridean Maas, PhD, RN, FAAN
Sue Moorhead, PhD, RN
(Herausgeber)

Pflegeergebnisklassifikation (NOC)

Unter Mitarbeit von:

Marion Johnson, PhD, RN
Meridean Maas, PhD, RN, FAAN
Sue Moorhead, PhD, RN
Mary Ann Anderson, PhD, RN
Mary Aquilino, PhD, RN, CS, FNP
Sandra Bellinger, EdD, RN
Veronica Brighton, MA, ARNP, CS
Mary Clarke, MA, RN
Sister Ruth Cox, OSF, PhD, RN
M. Patricia Donahue, PhD, RN, FAAN

Joyce Eland, BSN, RN
Barbara Head, PhD, RN
Leslie Marshall, PhD, RN
Colleen Prophet, MA, RN
Margaret A. Rankin, PhD, RN
Deborah Perry Schoenfelder, PhD, RN
Janet Specht, PhD, RN
Elisabeth A. Swanson, PhD, RN
Bonnie Wakefield, PhD, RN
Marilyn Willits, MS, RN, CPHQ
George Woodworth, PhD

Aus dem Amerikanischen von Peter Tackenberg und Andreas Büscher

Deutschsprachige Ausgabe herausgegeben
von Peter Tackenberg und Andreas Büscher

Verlag Hans Huber

Marion Johnson (Hrsg.). PhD, RN, Prof. em., College of Nursing, The University of Iowa, Iowa City, IA, USA
Meridean Maas (Hrsg.). PhD, FAAN, RN, Professor, College of Nursing, The University of Iowa, Iowa City, IA, USA
Sue Moorhead (Hrsg.). PhD, FAAN, RN, Associate Professor, College of Nursing, The University of Iowa, Iowa City, IA, USA

Dt. Herausgeber
Peter Tackenberg. Krankenpfleger, BScN, MScN, Dortmund
Am Truxhof 14, D-44229 Dortmund, E-Mail: Peter.Tackenberg@t-online.de
Andreas Büscher. Krankenpfleger, Dipl.-Pflegewirt (FH), PhD (c), Witten
Kleff 60, D-58455 Witten, E-Mail: Andreas.Buescher@t-online.de

Lektorat: Jürgen Georg, Juliane Eichhorn
Herstellung: Peter E. Wüthrich
Titelillustration: pinx-design, Wiesbaden
Umschlag: Atelier Mühlberg, Basel
Satz: Kösel, Krugzell
Druck und buchbinderische Verarbeitung: Kösel, Krugzell
Printed in Germany

Bibliographische Information der Deutschen Bibliothek
Die Deutsche Bibliothek verzeichnet diese Publikation in der Deutschen Nationalbibliografie; detaillierte bibliografische
Angaben sind im Internet unter http://dnb.ddb.de abrufbar.

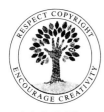
Anregungen und Zuschriften bitte an:
Verlag Hans Huber
Lektorat: Pflege
z. Hd.: Jürgen Georg
Länggass-Strasse 76
CH-3000 Bern 9
Tel.: 0041 (0)31 300 4500
Fax: 0041 (0)31 300 4593
E-Mail: juergen.georg@hanshuber.com
Internet: http://verlag.hanshuber.com

Das vorliegende Buch ist eine Übersetzung aus dem Amerikanischen. Der Originaltitel lautet «Nursing Outcomes Classification (NOC) Second Edition» von Marion Johnson, Meridean Maas, Sue Moorhead.
© 2000. Mosby, Inc. St. Louis an affiliate of Elsevier

1. Auflage 2005
© 2005 by Verlag Hans Huber, Hogrefe AG, Bern
ISBN 3-456-83057-2

Inhaltsübersicht

6

Inhaltsverzeichnis

Kapitel 3

Die derzeitige Klassifikation und die zukünftige Entwicklung 86

Klasse R – Gesundheitsüberzeugungen

Klasse S – Gesundheitswissen

Teil 5

Anhang 663

Vorwort der Herausgeber und Übersetzer

Mit der hier vorliegenden Übersetzung der zweiten Ausgabe der Pflegeergebnisklassifikation NOC (Nursing Outcomes Classification) wird die Reihe zu Pflegediagnosen, Pflegeinterventionen und Pflegeergebnissen vervollständigt. Das Buch schließt die bestehende Lücke deutschsprachiger Werke zur Klassifikation pflegerischen Handelns und pflegerischer Praxis.

Die amerikanische Diskussion zur Verwendung von Klassifikationssystemen im Rahmen des Pflegeprozesses ist sicherlich weiter fortgeschritten als die Diskussion hierzulande. Dies zeigt sich nicht zuletzt an der kontinuierlichen Weiterentwicklung der Arbeiten der nordamerikanischen Pflegediagnosenvereinigung (NANDA), der Pflegeinterventionsklassifikation (NIC) sowie der Pflegeergebnisklassifikation (NOC), die beide an der Universität von Iowa entwickelt wurden. In den neunziger Jahren liefen diese Arbeiten zunächst isoliert voneinander, seit einigen Jahren werden die Bestrebungen im NANDA-NIC-NOC-Netzwerk gebündelt. Hier ist die vordringliche Aufgabe, die möglichen Verbindungen zwischen den einzelnen Klassifikationen empirisch zu überprüfen, zu evaluieren und für den Praxisgebrauch als reliable und valide Konzepte für spezifische Patientensituationen zu erarbeiten (siehe auch die NLINKS-Projektinitiative: www.nlinks.org). Daneben, und davon zeugt auch dieses Buch, betreiben die Forschungsteams in Iowa und die NANDA eine kontinuierliche Fortentwicklung der einzelnen Klassifikationen. Die NIC liegt seit 2000 in der dritten Ausgabe vor und die sechste Ausgabe der NANDA ist für Januar 2005 angekündigt.

In den USA ist 2004 die dritte Ausgabe der NOC mit 330 patientenbezogenen Pflegeergebnissen erschienen. Inhaltlich unterscheidet sich die dritte Ausgabe von der zweiten marginal durch eine Verfeinerung von patientenbezogenen Ergebnissen. So sind die hier übersetzten zwei Ergebnisse zu Gelenkbewegung um sieben erweitert worden, die Ergebnisbeurteilungen zu den großen Gelenken und zur Wirbelsäule ermöglichen. Ebenso sind Ergebnisse hinzugefügt worden, die in speziellen Krankheitszuständen oder sozialen Situationen Ergebnisbeurteilungen detaillierter erfassen: z.B. drei Ergebnisse zu Übelkeit und Erbrechen; sieben Ergebnisse zu speziellen Behandlungsverfahren und Therapien; neue Ergebnisse zu Wissen, zur Risikokontrolle und zur Elterlichen Fürsorge. Die in dieser Ausgabe angekündigte Erweiterung der NOC zur Beurteilung der Zufriedenheit wurde realisiert: 13 neue Ergebnisse zu Aspekten der Patientenzufriedenheit wurden entwickelt. Ebenso wurden vier familienbezogene und fünf gemeindebezogene Pflegeergebnisse neu entwickelt. Die hier vorgelegte Übersetzung bietet also den grundlegenden Einstieg in die Bandbreite der NOC, den es sich zunächst zu erarbeiten gilt. Vertiefungen können über die NOC-Homepage geschehen.

Zukünftige Entwicklungsschritte sind mit der vierten Ausgabe 2007/8 zu erwarten. Die Notwendigkeit zur Bestimmung und Benennung pflegerischer Ergebnisse – der historische Ausgangspunkt für die Entwicklung der Pflegeergebnisklassifikation – liegt für den deutschsprachigen Raum auf der Hand. In allen Bereichen pflegerischer Praxis ist es erforderlich, den pflegerischen Beitrag am interdisziplinären Versorgungsgeschehen transparent zu machen. Sei es im Rahmen der DRG-Einführung in Krankenhäusern oder sei es im Rahmen der Qualitätssicherung und den Vergütungsverhandlungen in der ambulanten und stationären Pflege im Rahmen der Pflegeversicherung. Dabei spielen sicherlich ökonomische Motive eine bedeutsame Rolle. Sie sind jedoch nicht allein verantwortlich für die Forderung nach nachvollziehbaren Ergebnissen. In Zeiten, wo über Ein-Euro-Jobs im Rahmen der pflegerischen Versorgung diskutiert wird, reicht es nicht aus, die berufliche Qualifikation zum alleinigen Maßstab professionellen Handelns zu machen. Es geht darum, den Pflegeprozess als Problemlösungsprozess inhaltlich auszufüllen. Patientenbezogene Pflegeergebnisse, wie sie in der NOC definiert sind, können dabei sehr hilfreich sein. Die amerikanischen Autorinnen definieren Patientenergebnisse als variable Zustände, Verhaltensweisen oder Wahrnehmungen als Reaktion auf eine Pflegeintervention. Die Variabilität ist ein entscheidender Aspekt der Ergebnisse. Es geht darum, dass Ergebnisse nicht statisch sind, sondern abhängig vom pflegerischen Handeln beeinflusst werden können. So können pflegebezogene Patientenzustände über längere Zeiträume und über verschiedene Einrichtungen hinweg nachvollzogen und entsprechende Interventionen geplant werden.

Bewusst haben sich die Autorinnen dazu entschieden, pflegebezogene Patientenergebnisse nicht als Ziele zu definieren und zu beschreiben. Die Evaluation pflegerischer Tätigkeit anhand von Zielen hat im Wesentlichen die Frage zu beantworten, ob ein Ziel erreicht wurde oder nicht. Vielfach erlauben Patientensituationen allerdings keine «Entweder/oder-Antwort», sondern verlangen eine spezifischere Betrachtung. Die Evaluation anhand von Ergebnissen ermöglicht eine genauere Analyse der Fortschritte oder Rückschritte, die durch Pflegeinterventionen erzielt wurden. Ebenso erlauben sie eine differenzierte Betrachtung pflegerischer Tätigkeit über einen längerfristigen Verlauf und über Einrichtungsarten und -typen hinweg.

Die Auseinandersetzung mit einer Klassifikation verlangt nach einer Beschäftigung mit dem gedanklichen Hintergrund und Anliegen der Urheberinnen. Die Autorinnen der NOC haben ihre Arbeit ausführlich dargelegt. Die Lektüre der einleitenden Kapitel 1 bis 4 ist deshalb unerlässlich zum Verständnis der Klassifikation. Es ist ein erklärtes Ziel der NOC, zusammen mit den NANDA-Pflegediagnosen und der Pflegeinterventionsklassifikation Anwendung zu finden. Die American Nurses Association (ANA) hat Kriterien für pflegerische Fachsprachen entwickelt und die NOC erfüllt diese Kriterien. Diese Diskussion ist in erster Linie im amerikanischen Kontext anzusiedeln und hat nur bedingte Relevanz für den Umgang mit der Klassifikation im deutschsprachigen Raum. Pflege findet hier unter anderen Bedingungen und unter Beteiligung anderer Akteure statt. Die strukturellen Unterschiede sollen aber nicht darüber hinwegtäuschen, dass es inhaltlich eine Menge voneinander zu lernen gibt.

Dortmund, Witten, Januar 2005   Peter Tackenberg, Andreas Büscher

Vorwort der Originalausgabe

Diese zweite Ausgabe der Pflegeergebnisklassifikation (Nursing Outcomes Classification – NOC) enthält 260 Ergebnisse. Jedes Ergebnis umfasst eine Bezeichnung, eine Definition, eine Gruppe von Indikatoren, die bestimmte Zustände von Patienten, pflegenden Angehörigen, Familien oder Gemeinden beschreiben, die auf das Ergebnis bezogen sind, eine Fünf-Punkte-Likert-Skala und ausgewählte Literaturhinweise, die bei der Entwicklung des Ergebnisses verwendet wurden. Obwohl wir zur Anwendung der Indikatoren und der Bewertungsskalen, die mit den Ergebnissen verbunden sind, raten, ist es das Ziel des Forschungsteams, die Bezeichnung und die Definition für jedes Ergebnis zu standardisieren, die Pflegefachkräfte bei der Evaluation und Quantifizierung eines Patientenzustandes in Bezug zu einem bestimmten Ergebnis unterstützen. Auch wenn die Evaluation der Reliabilität und Validität der Skalen noch unvollständig ist, so war die Rückmeldung von Pflegefachkräften aus der Praxis, die mit den Ergebnismaßstäben gearbeitet haben, positiv.

Es wurden in dieser Ausgabe 57 neue Ergebnisse für Patienten und pflegende Angehörige hinzugefügt. Dazu kamen sieben Ergebnisse auf der Ebene von Familien und sechs Ergebnisse auf der Ebene von Gemeinden. Bei elf Ergebnissen sind geringfügige Veränderungen gegenüber der ersten Ausgabe vorgenommen worden. Die Ergänzungen und Änderungen sind im Anhang D beschrieben. Daneben enthält diese Ausgabe die taxonomische Struktur für die Klassifikation und eine Beschreibung, wie diese Struktur entwickelt wurde. Die sieben Bereiche und 29 Klassen der Taxonomie werden in Teil II beschrieben.

Die einzelnen Kapitel in der zweiten Ausgabe wurden überarbeitet, um neue Informationen zu liefern. Kapitel 1 wurde aktualisiert und enthält nun mehr Informationen über standardisierte Sprachen in der Pflege, denen durch die American Nurses' Association zugestimmt wurde. Die beiden Kapitel aus der ersten Ausgabe, in denen der Forschungsprozess beschrieben wurde, sind verkürzt und in einem Kapitel zusammengefasst worden (Kap. 2). Die ursprünglichen Informationen aus Kapitel 4 sind erweitert und in zwei Kapitel aufgeteilt worden – Kapitel 3 beschreibt die derzeitige Klassifikation und die weitere Entwicklung und Kapitel 4 befasst sich mit der Anwendung und Implementierung der Klassifikation. Die Anhänge A, B und C enthalten Beispiele von Anwendungen in der Praxis und Ausbildung, die von Praktikern und Lehrern in der Pflege zur Verfügung gestellt wurden.

Die Verbindungen zwischen den Diagnosen der Nordamerikanischen Pflegediagnosenvereinigung (North American Nursing Diagnosis Association – NANDA) und den Ergebnissen der NOC sind in Teil 4 enthalten. Der Leser wird feststellen, dass die

NANDA-Diagnosen, übereinstimmend mit der NANDA-Ausgabe 1999–2000, in alphabetischer Reihenfolge aufgeführt sind. In diesem Abschnitt sind auch die funktionellen Verhaltensmuster nach Gordon enthalten. Es ist wichtig, darauf hinzuweisen, dass diese Verbindungen keinen vorschreibenden Charakter haben und nicht durch klinische Daten validiert wurden. Sie stellen Vorschläge für Verbindungen dar, die hier aufgeführt werden, um Pflegefachkräfte bei der Identifikation möglicher Ergebnisse im diagnostischen Prozess oder in der Entwicklung von Prinzipien für klinische Informationssysteme zu unterstützen. In jedem Fall bleibt die fachliche Beurteilung durch die Pflegefachkraft der wichtigste Faktor in der Auswahl der Ergebnisse. Unser Forschungsteam hat nach der Veröffentlichung der ersten Ausgabe eine Reihe hilfreicher Vorschläge von Anwendern erhalten. Um Pflegefachkräfte zu ermutigen, dem Forschungsteam Rückmeldungen zu bestimmten Ergebnissen oder die Notwendigkeit neuer Ergebnisse zu geben, ist in Anhang E ein Formular und ein Verfahren dafür enthalten.

Die Notwendigkeit für die Pflege, Patientenergebnisse zu definieren, die auf pflegerisches Handeln zurückzuführen sind, hat seit der Veröffentlichung der ersten Ausgabe kontinuierlich zugenommen. Die stetige Weiterentwicklung der Managed Care Systeme und die Betonung der Kostenbegrenzung geben einen beständigen Anlass für Fragen hinsichtlich der Effektivität von Ergebnissen und der Qualität der Gesundheitsversorgung. Die Pflege hat eine Schlüsselfunktion in der Erbringung einer kosteneffektiven Versorgung in allen Bereichen des Gesundheitswesens. Deshalb ist es unbedingt erforderlich, dass Pflegedaten in die Evaluation der Effektivität der Gesundheitsversorgung miteinbezogen werden. Die NOC vervollständigt die Elemente des Pflegeprozesses im Minimalen Datenbestand für die Pflege (Nursing Minimum Data Set – NMDS). Die NOC ist eine begleitende Sprache zur Pflegeinterventionsklassifikation (Nursing Interventions Classification – NIC) und zu den Diagnosen der Nordamerikanischen Pflegediagnosenvereinigung (NANDA). Standardisierte Pflegesprachen sind notwendig, um sicherzustellen, dass die pflegerischen Elemente, die mittels des NMDS identifiziert werden, in elektronischen Patientendatenbanken enthalten sind. Daneben ermöglichen sie die Forschung und Lehre des diagnostischen Denkens und Argumentierens und die Entwicklung von Theorien mittlerer Reichweite, wenn Verbindungen zwischen Patienteneigenschaften, Pflegediagnosen, Pflegeinterventionen und pflegebezogenen Ergebnissen getestet werden.

Die Herausgeber möchten den vielen Pflegefachkräften danken, die zur Entwicklung der NOC beigetragen haben. Dazu gehören die Mitglieder des Forschungsteams, die gewissenhaft gearbeitet haben, um die NOC-Ergebnisse zu erweitern und zu evaluieren. Dazu gehören auch die vielen Menschen, die uns die Erfahrungen ihrer Arbeit mitgeteilt haben oder sich bereit erklärt haben, unsere Arbeit gegenzulesen. Ohne sie wäre diese Ausgabe nicht möglich gewesen.

Marion Johnson
Meridean Maas
Sue Moorhead

Stärken der pflegebezogenen Ergebnisklassifikation

Umfassend. Die NOC enthält Ergebnisse für individuelle Patienten, pflegende Familienangehörige, die Familie und die Gemeinde, die repräsentativ für alle Orte und klinischen Fachbereiche pflegerischen Handelns sind. Auch wenn noch nicht alle Ergebnisse entwickelt sein können, so liegen Ergebnisse für das gesamte Spektrum der pflegerischen Praxis vor, und es besteht die Absicht, andere Ergebnisse zu entwickeln, sobald sie identifiziert wurden. Sowohl die NANDA[1] die NIC[2] und die NOC[3] stellen standardisierte Sprachen für die Elemente des Pflegeprozesses im Nursing Minimum Data Set[4] zur Verfügung, weil jede dieser Klassifikationen umfassend ist.

Auf Forschung begründet. Die Forschung, die von einem großen Team der Universität von Iowa, College of Nursing, sowie Studenten und Pflegekräften in der direkten Patientenversorgung aus einer Vielzahl von Einrichtungen durchgeführt wurde, begann 1991. Es wurden sowohl qualitative als auch quantitative Strategien angewandt. Die Methoden umfassten die Inhaltsanalyse, die Durchführung von Begriffsanalysen in Fokusgruppen, Expertenbegutachtungen, Äquivalenzanalysen, hierarchische Clusteranalysen, multidimensionale Skalierung und die klinische Feldforschung.

Induktiv und deduktiv entwickelt. Datenquellen für die erste Entwicklung von Ergebnissen und Indikatoren waren Pflegelehrbücher, Leitfäden zur Pflegeplanung, klinische Pflegeinformationssysteme, Praxisstandards und Forschungsinstrumente. Fokusgruppen des Forschungsteams haben die Ergebnisse in acht allgemeinen Kategorien überprüft, die aus der Medical Outcomes Study (MOS) und der Pflegeliteratur abgeleitet wurden. Ausgehend von einer Überprüfung der Literatur wurden die Ergebnisse, die unter den allgemeinen Kategorien zusammengefasst waren, identifiziert und durch Begriffsanalyse weiterentwickelt.

Verankert in klinischer Praxis und Forschung. Ursprünglich entwickelt aus Pflegelehrbüchern, Leitfäden zur Pflegeplanung und klinischen Informationssystemen, wurden die Ergebnisse von klinischen Experten überprüft und werden in klinischer Feldforschung getestet. Mittels eines definierten Feedback-Prozesses werden Rückmeldungen von Pflegefachkräften aus der direkten Patientenversorgung angefragt.

Anwendung einer klaren, klinisch anwendbaren Sprache. Während der Entwicklung der NOC ist Nachdruck auf die Klarheit und Anwendbarkeit der Sprache gelegt worden. Es ist sichergestellt worden, dass die Sprache NOC-Ergebnisse von Pflegeinterventionen und -diagnosen unterscheidet.

Ergebnisse können von allen Berufsgruppen geteilt werden. Obwohl die NOC Ergebnisse hervorhebt, die im Wesentlichen auf Pflegeinterventionen zurückzuführen sind, beschreiben die Ergebnisse Patientenzustände auf einer konzeptuellen Ebene. Die NOC stellt somit eine Klassifikation von Patientenergebnissen dar, die potenziell von allen Berufsgruppen beeinflusst werden. Die NOC enthält Indikatoren zu den Ergebnissen, von denen erwartet wird, dass sie im Wesentlichen auf Pflegeinterventionen zurückzuführen sind. Die Anwendung der Ergebnisse durch alle Mitglieder des interdisziplinären Teams wird für die notwendige Standardisierung sorgen und trotzdem die Auswahl derjenigen Indikatoren zulassen, die wesentlich auf jede einzelne Berufsgruppe zurückzuführen sind.

Optimierung von Informationen zur Evaluation von Effektivität. Die Ergebnisse und Indikatoren sind variable Begriffe. Dadurch wird die Bewertung der Ergebniszustände auf jedem Punkt eines Kontinuums zwischen dem negativsten und dem positivsten Zustand zu verschiedenen Zeitpunkten ermöglicht. Anstelle der begrenzten Information, die durch die Bewertung, ob ein Ziel erreicht wurde oder nicht, zur Verfügung steht, können die NOC-Ergebnisse verwendet werden, um das Ausmaß eines Fortschritts oder den Mangel an Fortschritt während eines Versorgungsgeschehens und zwischen verschiedenen Versorgungseinrichtungen zu beobachten.

Getestet in klinischen Einrichtungen. Die Evaluation der NOC findet in einer Vielzahl von klinischen Einrichtungen statt, darunter Krankenhäuser der tertiären Versorgung, Akutkrankenhäuser, ein Pflegeheim und Einrichtungen der gemeindenahen Versorgung. Diese Tests werden wichtige Informationen über die klinische Anwendbarkeit der Ergebnisse und Indikatoren sowie über Verbindungen zwischen Pflegediagnosen, -interventionen und -ergebnissen und den Prozess der Implementation der NOC in klinischen Pflegeinformationssystemen liefern.

Nachdrückliche Verbreitung. Dieses Buch beschreibt die NOC-Forschung und die erste alphabetische Klassifikation von Ergebnissen und Indikatoren. In Ergänzung dazu werden eine wachsende Anzahl von Zeitschriftenartikeln und Buchkapiteln veröffentlicht, die die Arbeit an der NOC beschreiben. Die NOC-Forschung ist auf der Internet-Homepage der Universität von Iowa, College of Nursing (http://www.nursing.uiowa.edu/noc/) beschrieben. Eine Mailingliste wird bereitgehalten, um Informationen zur NIC und NOC zu verbreiten und den Dialog mit interessierten Anwendern zu führen. Die Arbeit an der NOC ist durch eine Reihe von nationalen und internationalen Präsentationen bekannt gemacht worden.

Verbindungen mit den NANDA-Pflegediagnosen und den NIC-Interventionen. Erste Verbindungen wurden durch die NIC- und NOC-Forschungsteams entwickelt, um Pflegekräfte in der Anwendung der Klassifikationen zu unterstützen und die Anwendung in klinischen Informationssystemen zu ermöglichen. NANDA-NOC-Verbindungen und Verbindungen zwischen den funktionellen Verhaltensmustern und der NOC sind in dieser Ausgabe dargestellt. NANDA-NIC-Verbindungen sind vom NIC-Team publiziert worden.[1] NOC-Ergebnisse sind mit der Problemliste im Omaha-System und mit den RAI-Protokollen, die in der Langzeitpflege Anwendung finden, verbunden worden.

Literatur

1 North American Nursing Diagnosis Association. (1999). *Nursing Diagnosis Definitions & Classification 1999–2000. Philadelphia: NANDA.*
2 Iowa Intervention Project. (1996). *Nursing Interventions Classification (NIC).* (2nd ed.) St. Louis: Mosby.
3 Iowa Outcomes Project. (1997). *Nursing Outcomes Classification (NOC).* (1st ed.) St. Louis: Mosby.
4 Werley, H. H. & Lang, N. M. (Eds.). (1988). *Identification of the Nursing Minimum Data Set.* New York: Springer.

Danksagungen

Die laufende Entwicklung der pflegebezogenen Ergebnisklassifikation und dieser Publikation wären nicht möglich gewesen ohne die Arbeit und Unterstützung von zahlreichen Individuen und Organisationen, denen wir danken möchten:

Sigma Theta Tau International für eine einjährige finanzielle Unterstützung (1992–1993) und dem Office for Nursing Research der Universität Iowa für eine Anschubfinanzierung (1992–1993). Diese Zuschüsse finanzierten die Pilotarbeit und die beginnende Entwicklung der NOC.

Dem National Institute for Nursing Research (NINR), National Institutes of Health, für eine vierjährige finanzielle Unterstützung (1993–1997), um die Klassifikation zu entwickeln, die Taxonomie zu erstellen und die Ergebnisse in der Praxis zu testen. Das NINR hat seine Unterstützung durch eine vierjährige Folgebewilligung (1998–2001) unter dem Titel «Evaluation pflegebezogener Ergebnis-Maßstäbe» erneuert, um eine Pilotstudie der Ergebnisse und eine Evaluation der Bewertungsskalen in klinischen Einrichtungen durchzuführen.

Den Forschern und Pflegekräften in der direkten Patientenversorgung, die zusätzlich zu ihrer regulären Arbeit Stunden geopfert haben, um die Ergebnisse und die ihnen zugeordneten Indikatoren zu entwickeln, die in der NOC erscheinen.

Der American Nurses' Association (ANA) für die Unterstützung der Validierungsbegutachtungen und dem ANA's Congress of Nursing Practice Steering Committee on Databases to Support Clinical Nursing Practice (Anm. der Übersetzer: Leitungskomitee für Datenbanken zur Unterstützung der klinischen Pflegepraxis des ANA-Kongresses zur Pflegepraxis) für die Anerkennung der NOC als ein in der Pflegepraxis anwendbares Klassifikationssystem.

Den folgenden Einrichtungen und ihren Mitarbeiterinnen und Mitarbeitern, die gewissenhaft daran gearbeitet haben, die NOC-Ergebnisse und die Bewertungsskalen in ihren Einrichtungen anzuwenden: Alverno Health Care Facility, Clinton, Iowa; Columbus Regional Hospital, Columbus, Indiana; Mayo Medical Center, Rochester, Minnesota; Genesis Medical Center, Davenport, Iowa; University of Michigan Community Family Health Center, Ann Arbor, Michigan; North Campus Nursing Center, Ann Arbor, Michigan; Huron Valley Visiting Nurse Association, Ann Arbor, Michigan; Pontiac-Oakland Visiting Nurse Association, Waterford, Michigan; University of Iowa Hospitals and Clinics, Iowa City, Iowa; Advocate Health Care-Parish Nurses, Chicago, Illinois.

Pflegekräften aus einer Vielzahl von spezialisierten Pflegeorganisationen, die als Experten in den Validierungsbegutachtungen tätig waren. Die Stichproben wurden aus den folgenden Organisationen ausgewählt:

Academy of Medical Surgical Nurses

American Academy of Ambulatory Care Nurses

American Association of Critical Care Nurses

American Association of Neuroscience Nurses

American Holistic Nurses Association

American Psychiatric Nurses Association

American Society for Parenteral & Enteral Nutrition

American Nurses Association (ANA): Community Public Health

ANA: General Practice

ANA. Gerontology

ANA: Medical Surgical

ANA: Pediatrics

ANA: Psychiatric/Mental Health

American Nurses Credentialing Center (ANCC): Clinical Specialists in Medical Surgical Nursing

ANCC: Community Health Nurse

ANCC: Family Nurse Practitioner

Association of Neonatal Nurses

Association of Nurses in AIDS Care

Association of Operating Room Nurses

Association of Pediatric Oncology Nurses

Association of Rehabilitation Nurses

Association of Women's Health, Obstetrics and Neonatal Nurses (AWHONN)

Drug & Alcohol Nursing Association

Emergency Nurses Association

National Association of Orthopedic Nurses

National Association of Pediatric Nurse Associates and Practitioners

National Association of School Nurses, Inc.

National Gerontological Nursing Association

North American Nursing Diagnosis Association

Oncology Nursing Society

Respiratory Nursing Society

Society for Vascular Nursing

Wound Ostomy and Continence Nursing Society

Teil 1

Die Pflegeergebnisklassifikation: Hintergrund und Anwendung

Kapitel 1

Ergebnisentwicklung und -bedeutung

Die Umstrukturierung des US-amerikanischen Gesundheitswesens zur Steigerung der ökonomischen Effizienz resultierte in einer Betonung der Kosten der Gesundheitsversorgung und einer Betonung von Patientenergebnissen als Maßstäbe für die Effektivität des Systems. Mit der beginnenden Stabilisierung der Kosten der Gesundheitsversorgung hat sich die Aufmerksamkeit der Verbraucher und Versicherer in Richtung Patientenzufriedenheit und Patientenergebnisse als Kriterien für die Auswahl von Anbietern von Gesundheitsdienstleistungen verschoben. Das Resultat ist die Entwicklung einer Vielzahl von Evaluationsinstrumenten zur Bestimmung der Ergebnisse des Gesundheitsversorgungssystems. Obwohl diese Maßstäbe das Potenzial besitzen, die Versorgungsleistungen zu verbessern und Informationen über die ärztliche Praxis und organisationsbezogene Ergebnisse bereitzustellen, sind die Interventionen und Ergebnisse der pflegerischen Versorgung in den meisten Evaluationssystemen nicht ohne weiteres ersichtlich. Während die pflegerische Profession darum kämpft, ihre Identität in einem Gesundheitswesen zu behaupten, welches hinsichtlich einer größeren Effizienz umstrukturiert wird, ist die Notwendigkeit für die Pflege, ihre Interventionen und Ergebnisse zu definieren, niemals größer gewesen.

Dieses Buch dokumentiert die Entwicklung standardisierter Ergebnisse für die Evaluation von Pflege, die Pflegeergebnisklassifikation (NOC). Teil 1 gibt Hintergrundinformationen zu den standardisierten Ergebnissen, die in Teil 3 dargestellt sind. In Kapitel 1 wird die Ergebnisentwicklung im Gesundheitswesen mit besonderer Betonung der Pflege beschrieben und die Notwendigkeit für eine standardisierte Terminologie in der Pflege diskutiert. Der Forschungsprozess zur Entwicklung der Ergebnisse und die Überprüfung und Einführung der Ergebnisse sind in den Kapiteln 2, 3 und 4 von Teil 1 beschrieben. Teil 2 beschreibt die Taxonomie und ihre Entwicklung. Die Anhänge enthalten eine Reihe von Beispielen zur Einführung der Ergebnisse.

1.1 Ergebnisentwicklung im Gesundheitswesen

Die systematische Anwendung von Patientenergebnissen zur Evaluation des Gesundheitswesens begann, als Florence Nightingale die Bedingungen der Gesundheitsversorgung und von Patientenergebnissen während des Krimkrieges dokumentierte und analysierte.[48, 87] Seit dieser Zeit sind Versuche, Patientenergebnisse im Gesundheitswesen zu identifizieren, zu bewerten und anzuwenden nur sporadisch, oftmals berufs-gruppenspezifisch und im Allgemeinen auf die ärztliche Praxis ausgerichtet gewesen.[39] Erste Versuche zur Evaluation ärztlicher Praxis gab es in den Anfangsjahren des 20. Jahrhunderts, als Ernest Codman, ein Chirurg aus Boston, die Anwendung ergeb-nisbasierter Maßstäbe als Indikatoren für die Qualität der medizinischen Versorgung anregte.[85] Seine Arbeit wird als Vorläufer moderner Ergebnisforschung betrachtet. Trotzdem hat es bis zur Mitte der 60er Jahre gedauert, bis von Donabedian ein Modell zur Einschätzung der Qualität der ärztlichen Praxis vorgeschlagen wurde.[17] Dieses Mo-dell, welches Struktur, Prozess und Ergebnis hervorhebt, wurde von anderen Berufs-gruppen des Gesundheitswesens aufgenommen und erreichte als bevorzugte Methode der Evaluation von Gesundheitsdienstleistungen eine breite Anwendung. Die Komple-xität der Probleme, die der Identifikation und Bewertung von Patientenergebnissen an-haftet, führte jedoch dazu, dass sich Maßstäbe für die Struktur und den Prozess schnel-ler entwickelten, als Maßstäbe für Patientenergebnisse. Bis in die 80er Jahre dienten Mortalität, Morbidität und klinische Symptome als traditionelle Ergebnismaßstäbe. Mitte der 80er Jahre erzeugte die Verfügbarkeit großer Datenbestände, die durch Fort-schritte in der Informationstechnologie erreicht wurden, politischen Druck, der insbe-sondere die Betonung der Effektivität nach sich zog. Die Aufmerksamkeit richtete sich wieder auf Maßstäbe von Patientenergebnissen als ein Mittel zur Evaluation der ärzt-lichen Praxis. Eine wichtige Studie zur ärztlichen Praxis, die Medical Outcomes Study (MOS), benutzte einen auf Struktur, Prozess und Ergebnis basierenden konzeptuellen Rahmen zur Evaluation der Effektivität medizinischer Versorgung.[91] Die Ergebnis-maßstäbe in der MOS wurden in den folgenden allgemein-umfassenden Kategorien definiert: *klinische Endpunkte*, die Anzeichen und Symptome, Laborwerte und den Tod enthielten; *funktioneller Status*, der physische, psychische und soziale sowie Rollen-zustände enthielt; *allgemeines Wohlbefinden*, welches subjektive Gesundheitswahrneh-mungen, Energie/Erschöpfung, Schmerz und Lebenszufriedenheit enthielt; und die *Zufriedenheit mit der Versorgung*, welche die Zugänglichkeit, Geeignetheit, finanzielle Deckung, Qualität und allgemeine Zufriedenheit enthielt. Diese Studie ist deshalb be-deutsam für die Pflege, weil sie eine der ersten großen nationalen Studien war, in der Patientenergebnisse, die ärztlicher Praxis zugeschrieben wurden, über den Bereich krankheitsspezifischer klinischer Ergebnisse hinausgingen zu Dimensionen wie funk-tionellem Status, allgemeinem Wohlbefinden und Zufriedenheit. Die Studie hat ebenso Bedeutung für das gesamte Gesundheitswesen, weil verkürzte Versionen des Form-blatts, welches zur Evaluation von Patientenergebnissen verwendet wurde, wie z. B. die Medical Outcomes Study Short Form-36 (MOS-SF-36),[94] eine breite Akzeptanz als generelle Maßstäbe für die Effektivität von Gesundheitsdienstleistungen erlangt haben.

In Ergänzung zur MOS-SF-36 sind andere standardisierte Leistungsbewertungs-maßstäbe entwickelt worden, die oftmals als Berichtskarten bezeichnet werden. Sie wurden in dem Bestreben entwickelt, die Qualität und Effektivität von Gesundheits-versorgungssystemen und -organisationen zu quantifizieren. Beispiele sind das Out-come Concept System und das Health Plan Employer Data and Information Set (HEDIS). Eine Analyse gebräuchlicher Berichtskarten zeigte, dass zwar einige Karten Ergebnisse enthalten, die auf pflegerische Interventionen zurückzuführen sind, jedoch die meisten keine pflegerischen Inhalte aufweisen.[7]

Akkreditierungsorganisationen haben eine führende Rolle bei der Förderung von Ergebnissen zur Evaluation der Effektivität von Organisationen und der Qualität der Versorgung eingenommen. Die Joint Commission on the Accreditation of Healthcare Organizations (JCAHO) begründete die Anforderung, dass alle Krankenhäuser und Langzeitpflegeeinrichtungen, die sich von der JCAHO akkreditieren lassen wollten, ein Leistungsbewertungssystem anwenden, um Daten über Patientenergebnisse und andere Versorgungsindikatoren bereitstellen zu können (diese Regelung ist seit dem 1. Januar 1998 in Kraft).[95] Die Organisationen können dabei wählen zwischen dem Indicator Measurement System (IMSystem) der Joint Commission oder einem der kommerziellen Systeme, die durch die Kommission genehmigt wurden. Sie können aber auch ein eigenes System entwickeln und von der Kommission genehmigen lassen.[69, 95] Das IMSystem enthält 31 Maßstäbe für operative, gynäkologische, traumatologische, onkologische und kardiologische Patienten sowie 11 Maßstäbe zum Medikamentengebrauch und zur Infektionskontrolle.[69] Es ist anzunehmen, dass andere Organisationen, beispielsweise aus dem Bereich der häuslichen Versorgung, ebenfalls aufgefordert werden, ähnliche Instrumente einzuführen, um von der JCAHO akkreditiert zu werden. Das National Committee on Quality Assurance (NCQA) überwacht Ergebnisse als Teil seiner Evaluation und Akkreditierung von Managed Care Plänen. Das System, das dabei zur Anwendung kommt, HEDIS 3.0, enthält Maßstäbe zur Effektivität, Zugänglichkeit und Verfügbarkeit der Versorgung, zur Patientenzufriedenheit, zu den Kosten der Versorgung sowie Maßstäbe, die die Pläne der Gesundheitsversorgung beschreiben.[62]

Die nationale Regierung hat eine aktive Rolle in der Ergebnisforschung und im Ergebnismanagement eingenommen, im Wesentlichen durch die Agency for Health Care Policy and Research (AHCPR) und die Health Care Financing Administration (HCFA). Zwischen 1992 und 1996 hat die AHCPR die Entwicklung und Verbreitung von 20 Praxisleitlinien gefördert. Sie hat ein neues Programm unter dem Titel «Clinical Improvement Program» (Klinisches Verbesserungsprogramm) aufgelegt, zu dem drei neue Initiativen gehören: die Bildung von Zentren für evidenzbasierte Praxis, eine nationale Klärungs- und Schlichtungsstelle für Leitlinien und die Produktforschung und -evaluation.[62] Die HCFA hat die Arbeit der AHCPR dazu verwendet, nationale Module von Qualitätsindikatoren zu entwickeln und zu testen sowie Anforderungen zur standardisierten Datensammlung in Pflegeheimen und häuslichen Pflegediensten festzuschreiben.

1.1.2 Ergebnisentwicklung in der Pflege

Die Anwendung von Patientenergebnissen zur Evaluation der Pflegequalität begann Mitte der 60er Jahre, als Aydelotte Veränderungen bei Verhaltens- und physischen Eigenschaften von Patienten dazu benutzte, die Effektivität pflegerischer Versorgungsangebote zu evaluieren.[6] Seit dieser Zeit sind zusätzliche Ergebnismaßstäbe für die Pflege entwickelt und getestet worden[26] und eine Vielzahl von Patientenergebnissen hat Anwendung in der Evaluation von Pflegequalität und den Effekten von Pflegeinterventionen gefunden.[42, 72, 90]

Zusätzlich zur Entwicklung und Erprobung von Ergebnismaßstäben haben Pflegekräfte beträchtliche Anstrengungen unternommen, um Ergebnisse zu kategorisieren
und Maßstäbe für die «Kern-»Ergebnisse zu identifizieren. Frühe Arbeiten zur Klassifizierung von pflegebezogenen Ergebnissen fanden in den späten 70er Jahren statt.
Hover und Zimmer identifizierten die folgenden fünf allgemeinen Ergebniskriterien,
die auf den Patientenergebnissen, die zu dieser Zeit von Pflegekräften angewandt wurden, basierten:[30]

- ■ Wissen des Patienten um seine Krankheit und ihre Behandlung

- ■ Wissen des Patienten um die Medikamente

- ■ Selbstversorgungsfähigkeiten des Patienten

- ■ Anpassungsverhalten des Patienten

- ■ Gesundheitszustand des Patienten

Horn und Swain führten ein großes Forschungsprojekt durch, um für die Pflegeforschung anwendbare Ergebnismaßstäbe zu identifizieren und kategorisierten mehr als
300 Indikatoren in die allgemeinen Kategorien universeller Bedürfnisse und Gesund-
heitsbeeinträchtigung.[29] Daubert schlug die folgenden fünf Kategorien zur Bewertung
des Rehabilitationspotenzials in der häuslichen Versorgung vor: Regeneration, Selbst-
pflege, Rehabilitation, Aufrechterhaltung und Terminalstadium.[14] Lalonde entwickelte
und überprüfte die folgenden Maßstäbe für die Evaluation der häuslichen Versorgung:
Einnahme der verschriebenen Medikamente wie verordnet, allgemeines Stressniveau
aufgrund von Symptomen, Entlassungszustand, Zustand der/des pflegenden Angehörigen, funktioneller Status, Wissen um die wesentlichen Gesundheitsprobleme und
Diagnosen sowie physiologische Indikatoren.[26]

In den 80er Jahren wurden zwei Ergebniskategorisierungen formuliert, die auf aus-
gedehnten Reviews der in der Pflegeforschung verwendeten Ergebnisse basierten. Lang
und Clinton identifizierten die folgenden Ergebniskategorien[47]:

- ■ Physischer Gesundheitszustand

- ■ Psychischer Gesundheitszustand

- ■ Soziale und physische Funktionsfähigkeit

- ■ Gesundheitseinstellungen, -wissen und -verhalten

- ■ Inanspruchnahme professioneller Gesundheitsdienste

- ■ Subjektive Wahrnehmungen des Patienten über die Qualität der pflegerischen Versorgung

Marek identifizierte basierend auf einer Übersicht über Ergebnisse, die zur Evaluation
der pflegerischen Praxis Anwendung fanden, die folgenden Ergebniskategorien zur
Beschreibung des Patientenzustands und der Ressourcen[54]:

- Physiologische Maßstäbe

- Psychosoziale Maßstäbe

- Funktioneller Status

- Verhalten des Klienten

- Wissen des Klienten

- Symptomkontrolle

- Haushaltsführung

- Wohlbefinden

- Zielerreichung

- Patientenzufriedenheit

- Sicherheit

- Häufigkeit der Inanspruchnahme von Dienstleistungen

- Kosten

- Rehospitalisierung

- Auflösung von Pflegediagnosen.

Die verstärkte Wichtigkeit, die in den 90er Jahren auf die Effektivität der Gesundheitsversorgung gelegt wurde, resultierte in einer erneuten Betonung der Ergebnisentwicklung in der Pflege. Dazu gehörten auch Bemühungen zur Identifikation von «Kern-» Ergebnissen zur Evaluation der Effektivität der pflegerischen Versorgung. McCormick schlug eine Liste bewertbarer Ergebnisse vor, die den Prozess und Patientenergebnisse als eine Methode zur Evaluation der Effektivität von Pflege, vorwiegend in Einrichtungen der Akutversorgung, enthielten.[61] Patientenergebnisse, die als relevant für die Pflege identifiziert wurden, waren ein normaler Flüssigkeitshaushalt, Kontinenz, Mobilität, das Nichtvorhandensein von Dekubitus sowie Schleimhautulzerationen. Die American Nurses Association (ANA) entwickelte eine Pflegeberichtskarte für die Akutversorgung.[3] Die Karte identifiziert einen Kernbestand von Qualitätsindikatoren für die Pflege, zu denen Struktur-, Prozess- und Ergebnisindikatoren gehören. Zu den Ergebnisindikatoren gehören: Mortalitätsrate, Verweildauer, unbeabsichtigte Begleiterscheinungen, Komplikationen (z.B. nosokomiale Infektionen und Dekubitalgeschwüre) und die Patientenzufriedenheit mit der pflegerischen Versorgung.

Zusätzlich zur Identifikation von «Kern-»Ergebnismaßstäben, die auf pflegerische Interventionen zurückzuführen sind, hat die Bedeutung der Entwicklung von konzeptuellen Modellen oder Rahmen zur Beschreibung von Patientenergebnissen mit Relevanz für die Pflege zugenommen, ebenso wie die Beziehungen zwischen Patientenergebnissen, Struktur- und Prozesselementen sowie Patientencharakteristiken. Ein Rahmen, der zur Anwendung in Krankenhaussituationen erarbeitet wurde, schlug die Bewertung von Ergebnissen vor, die die Anleitung von Patienten und Familien, die Befähigung zur Selbstversorgung, die Beherrschung von Krankheitssymptomen, Maßnahmen zur Sicherheit des Patienten und die Steigerung der Patientenzufriedenheit evaluierten.[22] Brown schlug einen konzeptuellen Rahmen zur Evaluation der Qualität vor, der die physiologischen Bedingungen, den psychologischen Zustand, das Wissen um die Gesundheit und die Zufriedenheit enthielt.[10] Naylor und Mitarbeiter haben angeregt, den funktionellen Zustand, den psychischen Zustand, das Stressniveau, die Zufriedenheit mit der Versorgung, die Belastung durch die Versorgung und die Kosten der Versorgung als angemessene Ergebnisse zur Evaluation der Effektivität pflegerischer Versorgung anzusehen.[72] Kürzlich wurde das Quality Health Outcomes Model durch eine Expertengruppe der American Academy of Nursing entwickelt.[66] Das Modell umfasst Struktur- und Prozesselemente als Systemeigenschaften und schlägt eine reziproke Beziehung zwischen Systemeigenschaften, Interventionen, Ergebnissen und Klienteneigenschaften vor.

Weiterhin hat es Anstrengungen zur Entwicklung eines pflegerischen Vokabulars und pflegerischer Taxonomien gegeben. In Ergänzung zu der Klassifikation, die in diesem Buch beschrieben ist, gibt es andere Klassifikationen, die Patientenergebnissysteme enthalten und von der ANA anerkannt sind. Zwei davon wurden zur Anwendung in der häuslichen Pflege entwickelt. Das Omaha System enthält ein Schema zur Problemklassifikation, ein Interventionsschema und eine Problembeurteilungsskala für Ergebnisse (PRSO – Problem Rating Scale for Outcomes).[57] Die Beurteilungsskala ist eine ordinal skalierte Fünf-Punkt Skala, mit der der Patientenfortschritt in Bezug auf Wissen, Verhalten und Status gemessen wird.[1] Die Skala kann bei allen in der Klassifikation identifizierten Problemen angewandt werden. Eine erste Einschätzung der Inhaltsvalidität und Interrater-Reliabilität wurde gerade veröffentlicht.[58] Die Home Healthcare Classification verwendet drei Maßstäbe für den Entlassungsstatus: verbessert, stabilisiert, verschlechtert.[86] Diese Maßstäbe können allen der in der Klassifikation identifizierten Probleme zugeschrieben werden. Das Patient Care Data Set, das zur Anwendung in Krankenhäusern entwickelt wurde, enthält eine Reihe möglicher Ergebnisse für spezifische Patientenprobleme, die häufig in Akuteinrichtungen auftreten.[78]

Zwei weitere für die Pflege wichtige Systeme befinden sich bereits in der Anwendung oder Entwicklung. Das Outcome Assessment Information Set (OASIS), das im Center for Health Policy Research der Universität Colorado entwickelt wurde, enthält sowohl Kernmaßstäbe, die auf alle Klientengruppen anwendbar sind, als auch spezifische Maßstäbe für Klientengruppen mit einer bestimmten Diagnose oder einem bestimmten Problem.[88] Jedes Ergebnis wird auf einer ergebnisspezifischen Skala gemessen, um zu bestimmen, ob sich der Zustand des Patienten verbessert, stabilisiert oder verschlechtert hat. Es handelt sich hierbei um das einzige System, bei dem Risikoanpassungsfaktoren getestet und beschrieben wurden. Die Bedingungen der HCFA erfordern seit 1998 von allen Einrichtungen der häuslichen Versorgung, die durch Medicare akkreditiert wurden, den OASIS-Datensatz in ihre Versorgungsprozesse einzubeziehen.[13] Der OASIS-Datensatz enthält neben demographischen und anderen Informationen Aussagen über den Patientenzustand hinsichtlich der sensorischen Funktionen, des äußeren Erscheinungsbildes, der Atmung, Ausscheidung und des Verhaltens sowie über den neurologischen, emotionalen und funktionellen Status. Das andere wichtige Klassifikationssystem für die Pflege ist die Internationale Klassifikation für die Pflegepraxis (ICNP). Die ICNP wurde als ein multi-axiales System zur Klassifizierung von Pflegephänomenen entwickelt, in dem eine Ergebnisklassifikation ersetzt wurde durch pflegediagnostische Beurteilungen des Patientenzustands zu verschiedenen Zeitpunkten.[73] Die diagnostischen Beurteilungen werden unter Verwendung von Begriffen wie *verändert, gestört, verbessert* und *dysfunktional* durchgeführt, die auf einen bestimmten Bereich der Pflegepraxis angewandt werden wie beispielsweise Ernährung oder Schlaf. Hinzu kommt eine Skala mit fünf Punkten (sehr hoher Grad, hoher Grad, mittlerer Grad, geringerer Grad und nicht), so dass eine diagnostische Beurteilung beispielsweise lautet: «verändert zu einem geringen Grad» oder «gestört zu einem sehr hohen Grad.» In den 1999 zur ICNP verfügbaren Beispielen ist der Grad der Abhängigkeit des Patienten die einzige pflegerische Beurteilung, bei der die genannten Begriffe nicht angewandt werden; stattdessen werden Begriffe verwendet, die denen in der Abhängigkeitsskala der NOC ähneln.

Patientenergebnisse zur Evaluation der Pflegepraxis variieren in ihrem Abstraktionsniveau. Eine Reihe umfassender Ergebniskategorien ohne spezifische Maßstäbe sind identifiziert worden. Im anderen Extrem werden viele spezifische Ergebnismaßstäbe in der klinischen Praxis und in klinischen Studien angewandt, um Patientenergebnisse, die sich auf spezifische Pflegediagnosen und -interventionen beziehen, zu evaluieren. Eine wachsende Anzahl von Ergebnissen auf mittlerem Abstraktionsniveau findet sich in Pflegeplänen, «critical paths» (Versorgunsgpfaden), Qualitätssicherungsprogrammen und Pflegeinformationssystemen. Unglücklicherweise wurden viele der spezifischen Ergebnisse und Ergebnisse auf mittlerem Abstraktionsniveau für bestimmte Gegebenheiten entwickelt und nur in geringem Maß oder gar nicht auf ihre Relevanz für andere Bereiche evaluiert. Dementsprechend groß ist der Druck für die Pflege, kontinuierlich weiter an der Identifikation und Standardisierung von pflegepraxisbezogenen Ergebnissen in allen Bereichen zu arbeiten.

1.2 Ein konzeptuelles Ergebnismodell

Das politische Interesse an Patientenergebnissen und den Kosten der Gesundheitsversorgung hat in den späten 80er Jahren eine Revolution im Gesundheitswesen ausgelöst, die als die «Ära der Einschätzung und Verantwortlichkeit» bezeichnet wurde.[32, 83] Dieses Interesse setzte die Anbieter von Gesundheitsdienstleistungen unter Druck, ihre Praxis und deren Effekte auf Patienten und den nationalen Gesundheitszustand zu rechtfertigen. Dadurch ist ein neuer Studienbereich entstanden, den Wennberg als «klinische Evaluationswissenschaft» bezeichnete.[9, 15] Die grundlegenden Fragen, die damit entstanden, waren: Sind die Kosten der Versorgung durch eine Organisation oder Einrichtung angemessen verglichen mit der Versorgung anderer Organisationen oder Einrichtungen? Was ist der Nutzen, den die Patienten durch die Gesundheitsversorgung erhalten? Was ist die Qualität und ist sie im Lichte dessen, was bezahlt wird, angemessen?[88] Was ist der Nutzen für die Gesundheit der Gesamtbevölkerung und der einzelnen Menschen?[32] Welche Ergebnisse können angesichts verschiedener Patientencharakteristiken und Gesundheitszustände erwartet werden? Wenn die Ergebnisse nicht adäquat sind, welche Veränderungen sind zur Verbesserung notwendig? Wenn die Ergebnisse adäquat sind, können noch Verbesserungen erreicht werden?[11] Eine Vielzahl von Ergebnismaßstäben, die in **Abbildung 1-1** dargestellt sind, ist im letzten Jahrzehnt entwickelt worden, um diese Fragen zu beantworten.

Die Patienten-, System- und Anbieterfaktoren aus Abbildung 1-1 sind die Versorgungs- und individuellen Patientenfaktoren, die einen Einfluss auf das Erzielen von Ergebnissen haben. Obwohl viel über den Effekt dieser Faktoren auf Ergebnisse geschrieben wurde, sind diese Faktoren erst kürzlich in systematischer Art und Weise empirisch untersucht worden. Eigenschaften wie Alter, Geschlecht, funktioneller Status und die Schwere der Krankheit sind Patientencharakteristiken, die mit höchster Wahrscheinlichkeit das Erzielen von Ergebnissen beeinflussen. Zusammen mit anderen bilden diese Eigenschaften die Risikoanpassungsfaktoren, die berücksichtigt werden müssen, wenn Ergebnisvergleiche zwischen Einrichtungen oder Populationen vorgenommen werden. Risikoanpassungsfaktoren sind für eine Reihe von multidisziplinären oder ärztlichen Evaluationssystemen spezifiziert worden, aber es hat bislang nur wenige Bemühungen zur Identifikation von Risikoanpassungsfaktoren für die Evaluation der Pflegepraxis gegeben. Eigenschaften der Anbieter und organisationsbedingte Faktoren können nicht nur die Patientenergebnisse beeinflussen, sondern auch die Zeitspanne, die zur Erreichung von Ergebnissen benötigt wird. Die aktuelle Pflegeliteratur ist voll von Warnungen hinsichtlich der Notwendigkeit, diese Faktoren bei der Evaluation von Patientenergebnissen und der Bestimmung von Qualität zu berücksichtigen.[37, 55, 67]

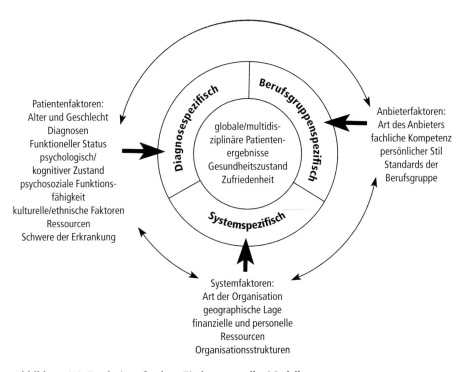

Abbildung 1-1: Ergebnismaßstäbe – Ein konzeptuelles Modell

Den Kern von Abbildung 1-1 bilden die allgemeinen oder letztendlichen Ergebnisse wie allgemeiner Gesundheitszustand und Zufriedenheit mit der Versorgung. Die Bestimmung des allgemeinen Gesundheitszustands enthält oft die Bestimmung des funktionellen Status, des psychischen Zustands und der Rollenausübung. Im Allgemeinen wurden diese Maßstäbe entwickelt, um die Effektivität von Managed Care Systemen zu vergleichen und Informationen für die Kostenträger bei der Auswahl von Anbietern für Gesundheitsdienstleistungen vorzuhalten. Beispiele sind HEDIS[70, 71] und die MOS-SF-36.[94] Diese bieten Informationen über die erzielten Ergebnisse in einem gegebenen System, aber sie sind nicht spezifisch genug, um die Verantwortlichkeit für die Ergebnisse oder notwendige Veränderungen zur Verbesserung der Ergebnisse zu bestimmen. Die Unfähigkeit, Verantwortlichkeit zu bestimmen entsteht dann, wenn die Verantwortlichkeit für Ergebnisse nicht einem bestimmten Anbieter oder einer Berufsgruppe zugeschrieben werden kann. Die Tatsache, dass viele der häufig verwendeten Untersuchungen über den Gesundheitszustand unpassend für die kontinuierliche Beobachtung des Gesundheits- und Behandlungszustands individueller Patienten sind, vor allem bei Menschen mit chronischen Erkrankungen,[64] trägt zu den Schwierigkeiten bei der Identifikation notwendiger Veränderungen zur Verbesserung von Patientenergebnissen bei.

Der äußere Kreis stellt Zwischenergebnisse dar: Ergebnisse spezifisch für eine bestimmte Diagnose, Organisation oder Art eines Anbieters. Die Ergebnisse in jedem dieser Bereiche sind häufig Zwischenergebnisse, die erreicht werden müssen, um zu den allgemeineren und langfristigeren Ergebnissen bezogen auf den allgemeinen Gesundheitszustand oder die Zufriedenheit mit der Versorgung zu gelangen. So können beispielsweise Zwischenergebnisse Maßstäbe enthalten, die die Auswirkung von Interventionen auf Wissen, Eigenschaften und Verhaltensweisen des Klienten evaluieren, die den Gesundheitszustand und die Zufriedenheit beeinflussen.[12]

1.2.1 Diagnosespezifische Ergebnisse

Diagnosespezifische Ergebnisse werden im Allgemeinen in «critical paths» und standardisierten Evaluationsinstrumenten verwendet. «Critical paths» werden häufig innerhalb einer Organisation entwickelt und können sowohl die aktuelle Praxis der Einrichtung als auch Praktiken, die durch Literaturrecherchen identifiziert wurden, widerspiegeln. Ergebnisse in «critical paths» sind häufig organisationsspezifisch und im Allgemeinen als erwartete Ziele formuliert. Standardisierte Evaluationsinstrumente, wie z. B. das des Health Outcomes Institute,[25] schätzen Behandlungsergebnisse für spezifische Bedingungen ein, beinhalten aber vorwiegend Indikatoren zur ärztlichen Praxis. Krankheitsspezifische Ergebnisse sind im Allgemeinen multidisziplinär oder arztbezogen.

1.2.2 Organisationsspezifische Ergebnisse

Organisationsspezifische Ergebnisse können Patientenergebnisse sowie Struktur- und Prozessergebnisse enthalten, die zur Evaluation der Effizienz und Effektivität einer bestimmten Organisation Anwendung finden. Unerwünschte Faktoren, wie z. B. Irrtümer bei der Medikamentengabe, Infektionsraten und Stürze von Patienten können zur Evaluation der Qualität und Maßstäbe wie Kosten, Produktivität und Anzahl des Personals zur Evaluation der Effizienz der Organisation genutzt werden. Diese Maßstäbe finden sich im Allgemeinen in Benchmarking- oder Total Quality Management Systemen, die eingeführt wurden, um die Effektivität einer Organisation zu evaluieren. Sie haben in der Regel einen multidisziplinären Fokus. Obwohl diese Maßstäbe wertvolle Informationen über die Effektivität von Organisationen bereit stellen, ist es häufig schwierig, die Verantwortlichkeit für die Ergebnisse zu bestimmen.

1.2.3 Berufsgruppenspezifische Ergebnisse

Berufsgruppenspezifische Ergebnisse reflektieren Praxis und Standards einer Berufsgruppe im Gesundheitswesen und sind wichtig für die Evaluation der Leistung und Qualität dieser Praxis. Bis heute liegt der Fokus der Effektivitätsforschung unter Anwendung berufsgruppenspezifischer Ergebnisse vorwiegend auf ärztlicher Praxis und ärztlichen Versorgungsprozessen.[82] Jede Berufsgruppe im Gesundheitswesen muss die Patientenergebnisse identifizieren und bestimmen, die wesentlich durch ihre Praxis beeinflusst werden, um die Wissensentwicklung zu fördern und sicherzustellen, dass sich Versorgungsstandards parallel mit der Wissenserweiterung entwickeln. Validierte, standardisierte Ergebnismaßstäbe, die durch Pflegeinterventionen beeinflusst sind und in klinischen Einrichtungen angewendet werden, werden notwendige Informationen zur Weiterentwicklung des Pflegewissens und Beibehaltung höchstmöglicher Standards bereit stellen.

1.3 Gründe für standardisierte Ergebnisse für die Pflege

Damit die pflegerische Profession ein gleichberechtigter Teilnehmer in der klinischen Evaluationsforschung, der politischen Entwicklung und der interdisziplinären Arbeit wird, müssen Patientenergebnisse, die durch die Pflege beeinflusst werden, identifiziert und gemessen werden.[38, 42, 50, 54] Obwohl es anerkannt ist, dass die Mehrzahl der Patientenergebnisse, eingeschlossen diejenigen, die traditionell zur Evaluation ärztlicher Praxis angewandt werden, nicht von einer Berufsgruppe allein beeinflusst sind, ist es essenziell für jede einzelne Berufsgruppe, die durch ihre Praxis beeinflussten Patientenergebnisse zu identifizieren, um sicherzustellen, dass sie in der Evaluation der Effektivität des Gesundheitswesens enthalten sind. Wenn sich die Pflege allein auf arztbezogene Informationen verlässt, «wird die Auswirkung der pflegerischen Versorgung größtenteils unbewertet und deshalb unsichtbar bleiben.»[53] Damit Pflegekräfte effektiv mit Managed Care Organisationen an der Verbesserung der Qualität und der Reduzierung von Kosten arbeiten können, müssen Pflegekräfte in der Lage sein, Patienten-ergebnisse, die durch die Pflege beeinflusst werden, zu bewerten und zu dokumentie-ren.[80] Beispielsweise sind die Kosten für Dekubitalgeschwüre gut dokumentiert und ihre Prävention ist hauptsächlich eine Funktion der Pflege; trotzdem sind Informatio-nen zur Gewebeintegrität nicht ohne weiteres in den meisten klinischen Evaluations-systemen verfügbar.[63] Die pflegerische Profession sieht sich vor der Herausforderung, eine gemeinsame Sprache zu schaffen, die angewandt werden kann, um die Phäno-mene der Pflegepraxis zu organisieren ohne den Patienten zu depersonalisieren.[45]

1.3.1 Erschaffung einer gemeinsamen Pflegesprache

Die Erschaffung einer gemeinsamen Sprache für die pflegerische Profession erfordert die Identifikation, Erprobung und Anwendung gemeinsamer Begriffe und Maßstäbe für Pflegediagnosen, Pflegeinterventionen, pflegerische Versorgungsstrukturen und -prozesse sowie Patientenergebnisse. Standardisierte Pflegediagnosen sind seit 1973, als das erste Treffen der National Conference Group for the Classification of Nursing Diagnoses in St. Louis durchgeführt wurde, in der Entwicklung.[96] 1982 wurde die Entwicklung von Pflegediagnosen durch die North American Nursing Diagnosis Association (NANDA) formalisiert.[16] In Ergänzung zur Entwicklung neuer Diagno-sen wurden die bestehenden Diagnosen durch ein Forschungsteam der Universität Iowa (the Nursing Diagnosis Extension and Classification research team) in Zu-sammenarbeit mit Mitgliedern der NANDA einer Überarbeitung unterzogen.[75] Eine umfassende Klassifikation von Pflegeinterventionen, die Pflegeinterventionsklassifi-kation (NIC), ist von einem Forschungsteam der Universität Iowa entwickelt wor-den.[35] Diese Klassifikation ist für die Anwendung in Pflegeinformationssystemen kodiert und wird in das Refinanzierungssystem, das sich bei Alternative Link in Ent-wicklung befindet, einbezogen.[2] Des Weiteren bietet dieses System Kodierungen für Interventionen, die von verschiedenen Berufsgruppen im Gesundheitswesen zum Zweck der Refinanzierung einer komplementären und ganzheitlichen Versorgung verwendet werden können. Unter der Leitung eines Forschungsteams der Universität Iowa und der American Organization of Nurse Executives wurden Arbeiten zur Stan-dardisierung administrativer Daten, einschließlich Informationen über Systeme der pflegerischen Versorgung, durchgeführt.[21] Diese Arbeiten bieten Informationen, die zur Untersuchung der Auswirkungen von administrativen Strategien auf Patienten-ergebnisse notwendig sind.

   Die Ergebnisse, die in diesem Text dargestellt sind, repräsentieren die Arbeit eines Forschungsteams der Universität von Iowa zur Identifikation von Ergebnissen und auf sie bezogenen Maßstäben auf der Ebene des individuellen Patienten, von Familien und von Gemeinden, die angewandt werden können, um die pflegerische Versorgung auf dem Kontinuum der Patientenversorgung zu evaluieren. Daten über individuelle Pa-tientenergebnisse können in verschiedener Art und Weise aggregiert (zusammenge-fasst) werden, um die Effektivität der pflegerischen Versorgung innerhalb einer Orga-nisation oder verschiedener Einrichtungen einzuschätzen. Die Klassifikation ist nicht spezifisch für eine Patientendiagnose oder eine bestimmte Einrichtung, obwohl manche Ergebnisse und/oder auf sie bezogene Maßstäbe am häufigsten in einer bestimmten Einrichtung oder bezogen auf eine bestimmte Population angewandt werden.

Professionelle Fachsprachen und Klassifikationssysteme sind das grundlegende Vokabular und die grundlegenden gedanklichen Kategorien, die eine Profession und ihren Praxisbereich definieren. Die pflegerische Profession hat einen bedeutsamen Fortschritt bei der Bezeichnung und Kategorisierung von Pflegephänomen gemacht. Die Sprachen und Kategorien, die in diesem Abschnitt diskutiert wurden, belegen die Bemühungen, die zur Entwicklung einer professionellen Fachsprache unternommen wurden, die die weiterführenden Arbeiten aus der Pflege in den nachfolgend beschriebenen Bereichen erleichtern.

1.3.2 Computerisierte Pflegeinformationssysteme

Das Anwachsen computerisierter Pflegeinformationssysteme schafft eine zwingende Notwendigkeit für eine standardisierte Sprache in der Pflege, die Patientenergebnisse enthält, die durch die pflegerische Versorgung beeinflusst sind, aber nicht auf sie begrenzt ist. Pflegeinformationssysteme haben das Potenzial, Pflegeleistungen zu verbessern, das pflegerische Wissen zu erweitern und sowohl Daten als auch Informationen bereitzustellen, die für die Pflege notwendig sind, um an der Entwicklung von Gesundheitspolitik teilzunehmen.[31] Die Vergegenwärtigung des Potenzials solcher Informationssysteme erfordert die Umwandlung von derzeit unsichtbaren pflegerischen Daten zu sichtbaren, produktiven Daten, die standardisiert und aggregiert sind und genutzt werden können, um die drängenden Fragen, denen sich die pflegerische Profession ausgesetzt sieht, zu beantworten.[89] Unglücklicherweise sind nur wenige Versuche unternommen worden, pflegerische Daten in klinischen Informationssystemen zu standardisieren; stattdessen ist die gebräuchliche Terminologie und Dokumentation automatisiert worden.[34, 61] Als eine Konsequenz daraus haben Softwarefirmen dahin tendiert, Benutzeroberflächen zu entwickeln, die für jede Organisation individualisiert werden können, anstatt Software zu produzieren, die vergleichbare Daten zwischen Organisationen erzeugt.

Um die Pflege vorwärts zu bringen, hat die ANA einige Standards für pflegerische Datenbestände in Informationssystemen entwickelt. Das Nursing Information and Data Set Evaluation Center (NIDSEC) wurde mit der Überprüfung und Evaluation von Informationssystemen zur Unterstützung der Pflegepraxis beauftragt.[4,5] Zu den Standards, die bei der Überprüfung der Systeme zur Anwendung kommen, gehören Standards bezogen auf Nomenklaturen, inhaltlich-fachliche Verbindungen, die Aufbewahrung klinischer Daten und allgemeine Systemanforderungen. Bezüglich der Nomenklaturen müssen Begriffe als pflegerisches Kernvokabular verwendet werden, die aus einer der von der ANA anerkannten Sprachen stammen.[4, 5] Durch diesen Prozess hofft die ANA, dass die durch die NIDSEC geprüften und anerkannten Informationssysteme große und beschaffbare Pools an Patientendaten (respektive einheitliche Patientendatenbestände) zur Verfügung stellen, die zur Bestimmung des Wesens der Kosten und Effekte der Pflegepraxis verwendet werden können.[5]

1.3.3 Einheitliche Datenbestände in der Pflege

Ein einheitlicher Datenbestand «definiert den zentralen Bestand von Daten, die auf einer Routinebasis von der Mehrheit der Entscheidungsträger zu einem bestehenden Aspekt oder einer Dimension des Gesundheitsversorgungssystems benötigt werden und es legt die Standardbewertungen, -definitionen und -klassifikationen zu diesem Bestand fest.»[68] Die Datenbankentwicklung erfordert eine gemeinsame Sprache und ein standardisiertes Verfahren der Organisation von Daten.[38] Der wesentliche erste Schritt in der Organisation und Standardisierung pflegerischer Informationen besteht in der Entwicklung bedeutsamer Kategorien von Daten und der Festlegung einer einheitlichen Terminologie. Dieser Schritt kann durch die Anwendung einer Standardterminologie, der Anwendung von Synonymen, die auf bestehende Terminologien verweisen, und durch die Abgleichung bestehender Terminologien zueinander (sog. «mapping») erreicht werden.[23]

Ein Kernbestand von Daten, hier bezeichnet als Nursing Minimum Data Set (NMDS), wurde in den 80er Jahren unter der Leitung von Harriet Werley identifiziert.[98] Es wurde ein Konsens zu 16 Kernelementen erreicht, die unter den Kategorien von pflegerischer Versorgung, demographischen Patientendaten und Dienstleistungseigenschaften gruppiert wurden. Demographische Patientendaten und Dienstleistungseigenschaften sind nicht einzigartig für die Pflege und können auch aus anderen Datenbanken des Gesundheitswesens bezogen werden. Die vier Elemente in der Kategorie pflegerische Versorgung – Pflegediagnose, Pflegeintervention, Pflegeergebnis und Pflegeintensität – sind aufgrund der fehlenden Übereinkunft zu einer standardisierten Sprache, die alle Elemente der pflegerischen Versorgung bezeichnet, in keinem standardisierten Datenbestand verfügbar.[16, 56]

Die National Association for Home Care hat einen einheitlichen Datenbestand für die häusliche Pflege und Hospize entwickelt. Der Datenbestand ist nach Daten zu Items auf der Organisationsebene und auf der individuellen Ebene strukturiert.[79] Die Items auf der Organisationsebene enthalten die Art der Dienstleistung und ihre Inanspruchnahme sowie die finanziellen und personellen Ressourcen. Die Items auf der individuellen Ebene enthalten demographische Patientendaten, medizinische Diagnosen, chirurgische Verfahren und die Inanspruchnahme von Diensten durch den Patienten. Der Datenbestand enthält keine Pflegediagnosen, -interventionen oder -ergebnisse, weil es zu diesen Bereichen keinen nationalen Konsens gibt und diese Items konsequenterweise entwickelt werden müssen.[79]

Eine Reihe von minimalen Pflegedatenbeständen sind in Ländern außerhalb der USA entwickelt worden oder befinden sich gerade in der Entwicklung, z. B. auf nationaler Ebene in Belgien, Australien und Kanada oder auf einer übernationalen Ebene, z. B. in Europa. Zu den Zielen des europäischen TELENURSE Projekts gehört die Entwicklung eines pflegerischen Vokabulars und eines minimalen Datenbestandes.[23] In einigen Fällen sind pflegerische Datenbestände in multidisziplinären Datenbeständen und Gesundheitsinformationssystemen enthalten.

Datenbestände ermöglichen die Verbindung von Informationen eines Datenbestandes mit denen in anderen Datenbeständen, z. B. können Daten in klinischen Informationssystemen mit administrativen und anderen Datenbeständen zu Analysezwecken verknüpft werden. Die Anwendung logisch miteinander verbundener Datenbestände verringert zudem den Arbeitsaufwand, da sich die Notwendigkeit wiederholter Dokumentation von Informationen, die für vielfältige Zwecke innerhalb einer Organisation genutzt werden, deutlich reduziert.[99]

1.3.4 Nationale Datenbestände

Ärzte, Gesundheitsorganisationen und Politiker entnehmen und analysieren Daten aus nationalen Datenbeständen, um die Effektivität und die Kosten der Versorgung zwischen Anbietern und geographischen Regionen zu vergleichen. «Die Resultate solcher Analysen bilden zunehmend die Basis für institutionelle, regulative und finanzielle politische Entscheidungen.»[78] Trotzdem enthält die Mehrheit dieser Datenbestände nur wenige Informationen, die die Pflegepraxis widerspiegeln, woraus ein Mangel an Daten zur Unterstützung der Effektivität der Pflegepraxis und ihres Beitrags zu Patientenergebnissen resultiert. Das Nichtvorhandensein pflegerischer Daten ist nicht das Resultat von Diskriminierung, sondern vielmehr das Resultat des Versagens der Profession, sich auf einen klar definierten, validen, reliablen und standardisierten Bestand von Datenelementen zu verständigen und diesen für die Aufnahme in nationale Datenbestände anzubieten.[77] Die Festlegung eines Bestandes von standardisierten pflegerischen Datenelementen würde es erlauben, auf der individuellen Patientenebene erhobene Daten zu kodieren und in nationale Datenbestände einzubeziehen. Dazu ist eine Verständigung über die Datenelemente, die wichtig und relevant für die Pflege sind, die Maßstäbe und Indikatoren, die angewandt werden sollen, ein einheitliches Kodiersystem und einen kostengünstigen Weg, diese Daten zu erhalten und sie in ein computerisiertes System einzugeben, erforderlich.[74] Die ideale Lösung für die Dateneingabe besteht in der elektronischen klinischen Dokumentation, die die Dateneingabe am Ort der Leistungserbringung erlaubt. Die Ergebnisse, die in Teil 2 dargestellt sind, sind für die Anwendung in elektronischen Dokumentationen und klinischen Informationssystemen kodiert worden.

1.3.5 Evaluation von Pflegequalität

Die Notwendigkeit für Informationen über Patientenergebnisse, die durch Pflege beeinflusst werden, hat zugenommen, da sich die Organisationen umstrukturieren, um ihre Effizienz zu verbessern. Ohne diese Daten haben die Organisationen wenige Informationen, auf denen sie ihre Entscheidungen über die Anpassung der Personalzusammensetzung und die Bestimmung der Kosteneffektivität verschiedener struktureller und prozessualer Veränderungen im pflegerischen Versorgungssystem aufbauen können oder um Informationen über die Qualität der pflegerischen Versorgung, die innerhalb der Organisation verfügbar ist, bereitzustellen.

Obwohl die Qualität der Versorgung aus der Perspektive von Struktur, Prozess und Ergebnis untersucht werden kann, sind die Ergebnisse die entscheidenden Komponenten eines jeden Qualitätssicherungs- oder Qualitätsverbesserungsprogramms. «Ergebnisse sind die Veränderungen – ob günstig oder ungünstig – im derzeitigen oder potenziellen Gesundheitszustand von Personen, Gruppen oder Gemeinden, die einer früheren oder derzeitigen Versorgung zugeschrieben werden können.»[18] Ergebnisse sind die Auslöser von Qualitätssicherungsprogrammen, weil sie die Frage beantworten: «Erhielt der Patient durch die geleistete Versorgung einen Nutzen oder nicht?»[88] Um eine kontinuierliche Qualitätsverbesserung zu ermöglichen, sollten die Informationen über Patientenergebnisse nicht nur die nicht angemessenen Ergebnisse identifizieren, sondern ebenso diejenigen, die marginal, angemessen und hervorragend sind. Vorausgesetzt, dass Pflege (mit Ausnahme möglicherweise der Arztpraxen und -kliniken) den höchsten Anteil am Zeitfaktor in der Versorgung repräsentiert, die in allen Einrichtungen erbracht wird, müssen Gesundheitsorganisationen und Pflegeeinrichtungen in der Lage sein, die Qualität der durch das Pflegepersonal geleisteten Versorgung zu evaluieren.[1, 20] Um das zu tun, ist die Identifikation und Dokumentation von Patientenergebnissen, die durch die Pflegepraxis beeinflusst wurden, ebenso notwendig wie die Anwendung der Ergebnisse, die durch viele andere Anbieter im Gesundheitswesen beeinflusst wurden. Das Institute of Medicine fand in einer Überprüfung der Ausstattung mit Pflegepersonal und der Pflegequalität heraus, dass die bestehenden Arbeiten zur Ergebnisbewertung typischerweise nicht den Schwerpunkt darauf gelegt haben, den Beitrag der Pflege zur generellen Krankenhausqualität herauszustellen.[33]

Die pflegebezogene Ergebnisklassifikation, die in diesem Buch beschrieben ist, ist eine umfassende Liste standardisierter Begriffe, Definitionen und Maßstäbe zur Beschreibung von Patientenergebnissen, die durch die Pflege beeinflusst werden. Die Ergebnisse sind dargestellt als neutrale Begriffe, die einen Patientenstatus reflektieren (z.B. Mobilität, Flüssigkeitszufuhr, Coping), der auf einem Kontinuum bewertet werden kann und nicht als einzelne Ziele, die erreicht oder nicht erreicht werden. Die Neutralität der Begriffe wird die Identifikation und Analyse der Ergebnisse ermöglichen, die momentan für spezifische Patientenpopulationen erreicht wurden und wird ebenso die Identifikation realistischer Standards der Versorgung für spezifische Patientenpopulationen ermöglichen.[51] Zum Beispiel können Patienten auf verschiedene Art und Weise zusammengefasst werden: nach Pflegediagnosen oder medizinischen Diagnosen, nach der Leistungsabteilung oder nach der Schwere der Erkrankung; die Unterschiede in der Erreichung der Ergebnisse können anhand von Patientencharakteristiken wie Alter, Geschlecht oder funktionellem Status analysiert werden. Diese Art von Information kann Pflegekräfte darin unterstützen, realistische Standards, die momentan erreichte Ergebnisse (wenn diese Ergebnisse zufriedenstellend sind) widerspiegeln, zu entwickeln, oder sie kann erwünschte, höhere Standards der Ergebniserreichung reflektieren.[51] Solche Standards reflektieren Variationen in den Ergebnissen, die innerhalb von Patientenpopulationen vorkommen, weil die Patientencharakteristiken nicht verändert werden können. Dieses Vorgehen unterscheidet sich von der üblichen Praxis, einen Standard oder ein Ziel für alle Patienten ohne Berücksichtigung der individuellen Patientencharakteristiken festzusetzen, die ein beträchtliches Risiko in Relation zur Ergebnisverwirklichung begründen können. «Aus der Perspektive der Qualitätsverbesserung ist es wichtig, in der Lage zu sein, ein realistisches Ergebnis, das erreicht werden kann, zu identifizieren. Unrealistische Ergebniserwartungen sind ineffizient in dem Sinne, dass Ressourcen wirkungslos verwendet werden.»[65] Für den Vergleich der Qualität zwischen Organisationen ist es notwendig sicherzustellen, dass die Effekte von Struktur und Prozess auf Patientenergebnisse bewertet werden und nicht die Effekte von Patientencharakteristiken.[93]

Qualität in der Patientenversorgung erfordert die Zusammenarbeit aller Anbieter im Gesundheitswesen und wird auf der Organisationsebene bewertet, indem Ergebnisse angewandt werden, die eine interdisziplinäre Herangehensweise an die Patientenversorgung reflektieren. Krankheitsbezogene Maßstäbe sind die traditionellen Maßstäbe für Qualität gewesen, aber sie werden nun ausgedehnt und enthalten auch gesundheitsbezogene Maßstäbe und die Patientenzufriedenheit. Die Ergänzung um pflegebezogene Patientenergebnisse mit Bezug auf Wohlbefinden und Zufriedenheit erweitert die Organisationsdaten, die zur Evaluation der Qualität der Gesundheitsversorgung genutzt werden. Zusätzlich ist das Wissen um Zwischenergebnisse notwendig, die vorwiegend von einer Berufsgruppe beeinflusst werden können, um Strukturen und Prozesse zu identifizieren und zu verändern, die die Erreichung von Qualität in der Patientenversorgung verhindern. Zum Beispiel kann der funktionelle Status durch ein Dekubitusgeschwür oder unzureichendes Patientenwissen gestört sein – dabei handelt es sich um Zwischenergebnisse, die vorwiegend von Bedeutung für Pflegekräfte sind, die aber nicht für die Ergebnisanalyse verfügbar sein werden, wenn sie nicht von Pflegekräften bewertet werden.

1.3.6 Evaluation der Effektivität von Pflege

Ergebnismanagement und Effektivitätsforschung sind im Zeitalter von Managed Care und Integrierten Gesundheitssystemen[76] zu einer unabdingbaren Notwendigkeit für die Pflegepraxis geworden. Allerdings wird die Evaluation der pflegerischen Effektivität durch eine Reihe von Faktoren behindert. Dazu gehört u.a. die Unfähigkeit in den meisten Praxiseinrichtungen, Pflegeergebnisse zu quantifizieren. Die Ergebnisse, die zur Evaluation der Pflege Anwendung finden, erscheinen im Allgemeinen als Zielformulierungen für einen bestimmten Patienten oder eine spezifische Patientengruppe und sie sind häufig für die Anwendung in einer einzelnen Organisation entwickelt worden. Zielformulierungen unterscheiden sich in ihrem Spezifitätsgrad, weil sie unterschiedlichen Zwecken dienen. Sie können sehr spezifisch sein und auf den diskreten Zustand eines Patienten oder einer Population zugeschnitten sein (z.B. «geht 10 Schritte ohne Unterstützung», «kann drei erwartete Auswirkungen von Digitalispräparaten benennen» und «systolischer Blutdruck zwischen 100 und 150»). Zielformulierungen können aber auch allgemeiner, auf eine große Anzahl von Patienten anwendbar sein und eine pflegerische Beurteilung erfordern, ob ein Ziel erreicht wurde oder nicht (z.B. «das Ausmaß der Angst ist verringert», «versteht die Aktivitätsbeschränkungen» und «Blutdruck im erwarteten Ausmaß»).

Ein Problem von Zielformulierungen besteht darin, dass der Professionelle, wenn ein Ziel nicht erreicht wurde, keine Möglichkeit hat zu wissen, wie weit oder nah der Patient von der Erreichung des Ziels entfernt war. Ein anderes Problem besteht darin, dass Informationen über den Patientenzustand möglicherweise verloren gehen, weil mit der Verlegung des Patienten in eine andere Einrichtung die erreichten Ziele oftmals nicht übermittelt werden. Das größte Defizit besteht allerdings darin, dass Zielformulierungen, die auf der Organisationsebene entwickelt wurden, nicht-standardisierte Daten erzeugen, die nicht ohne weiteres mit den Daten anderer Einrichtungen und Populationen zusammengeführt werden können. Die Anwendung einer nationalen standardisierten Sprache und eines Klassifikationssystems mit akzeptiertem Kodierungsverfahren würde sowohl die interne Datenaggregation für organisationsinterne Berichte als auch die externe Aggregation zur Erweiterung kommunaler und nationaler Datenbanken ermöglichen.[19]

Die Effektivitätsforschung basiert auf Informationen, die aus großen Datenbeständen zur Evaluation der Effekte der Interventionen verschiedenartiger Anbieter in nicht kontrollierten Praxissituationen mit Patienten, die eine routinemäßige Versorgung erhalten, stammen. Aufgrund der vielen Faktoren, die Patientenergebnisse beeinflussen, sind große Datenbestände zur Identifikation des pflegerischen Beitrags und zur Bestimmung der Patientenergebnisse, die sich auf pflegerische Interventionen beziehen, notwendig.[55] Die Effektivitätsforschung erfordert ebenso die Fähigkeit, Daten zu quantifizieren, einschließlich der Patientenergebnisse. Obwohl diese Art der Forschung noch in den Kinderschuhen steckt, zeigt sich das Ausmaß, in dem die Pflege Fortschritte in der Effektivitätsforschung macht daran, dass das Thema in der Pflegeliteratur behandelt wird und eine Zeitschrift mit dem Namen «Outcomes Management for Nursing Practice» gegründet wurde, die sich mit dem Ergebnismanagement und der Effektivitätsforschung in der Pflege befasst.

Daneben sind Datenaggregationsmodelle zur Evaluation der Effektivität von Pflegeinterventionen entwickelt worden. Eines dieser Modelle bietet ein Beispiel dafür, wie atomisierte bzw. patientenspezifische Daten, d.h. einmal dokumentierte Daten, zusammengefasst werden, um einrichtungsbezogene, kommunale, nationale und weltweite Daten für Entscheidungsträger von Verwaltungsleitungen bis hin zu global Verantwortlichen für die Gesundheitspolitik bereitzustellen.[100] Ein aktuelles Modell illustriert wie Patientendaten, die auf der individuellen Ebene erhoben wurden, mit anderen Datenbeständen aggregiert und korreliert werden können, um Informationen über die Kosten und die Qualität der Versorgung auf der Stations- oder Organisationsebene zu liefern.[36] Dieses Modell illustriert ebenso die Aggregation individueller Daten für die Anwendung in Netzwerken sowie in regionalen und nationalen Datenbeständen.

Im gegenwärtigen Klima des Gesundheitswesens können sich Pflegende nicht den Luxus gönnen, auf die Zukunft zu warten. Die Zeit drängt: die pflegerische Profession muss in der Lage sein, die Effektivität ihrer Interventionen und Praxis zu analysieren, um ihre Rolle in der Gesundheitsversorgung sicherzustellen und Gesundheitspolitik zu beeinflussen

1.3.7 Evaluation von Pflegeinnovationen

Innovationen (z.B. neue Ideen oder Techniken zur Problemlösung) sind für die Entwicklung und Erweiterung von grundlegendem und angewandtem Wissen notwendig.[41] Pflegeinnovationen können aus neuen Interventionen, überarbeiteten Interventionen oder in der Anwendung von Interventionen in einer neuen Art und Weise zur Lösung praxisrelevanter Probleme bestehen. Sie können ebenso Strategien, Strukturen oder Prozesse sein, um Managementprobleme zu lösen.[59] In jedem Fall sind Patientenergebnisse die am häufigsten erwünschten Kriterien zur Evaluation der Effektivität von Innovationen. Bei Praxisinnovationen können verbesserte Patientenergebnisse das einzige Evaluationskriterium sein. Bei Managementinnovationen sollten Patientenergebnisse in Verbindung mit anderen Faktoren wie z.B. Kostenreduktion oder Personalzusammenstellung evaluiert werden, um sicherzustellen, dass die Managementinnovation keinen nachteiligen Effekt auf die Patientenergebnisse hat.

Klinische Innovationen werden zuerst durch kontrollierte klinische Studien evaluiert, wobei die Aufmerksamkeit auf die Bewertung erwünschter oder erwarteter Ergebnisse gerichtet wird. Viele klinische Studien in der Pflege werden in einer oder nur wenigen Einrichtungen mit einer relativ kleinen Stichprobe durchgeführt. Die Generalisierbarkeit solcher Studien kann durch die Anwendung einer Metaanalyse erhöht werden, wenn die Variablen der Studien äquivalent sind. Die Anwendung standardisierter Patientenergebnisse als eine Untersuchungsvariable würde es erleichtern, die Ergebnisse zwischen verschiedenen Einrichtungen zu vergleichen.

Managementinnovationen können ohne einen Evaluationsplan initiiert werden und wenn ein solcher Plan angewandt wird, enthält er vielleicht keine Patientenergebnisse. Das Resultat ist eine kleine Menge empirischer Daten über die Beziehungen zwischen strukturellen Maßstäben, wie etwa dem Verhältnis der Anzahl der Pflegekräfte, der Qualität der Versorgung (im Hinblick auf die Patientenergebnisse)[33] und der Beziehungen zwischen Prozessen wie z.B. der Zusammenhang zwischen dem Pflegesystem und der Qualität der Versorgung. Dies ist besonders ärgerlich in einem Zeitalter der Umstrukturierung und der schnellen Veränderung in Einrichtungen des Gesundheitswesens. Obwohl Manager gezwungen sein können, Entscheidungen über strukturelle oder prozessuale Veränderungen ohne empirische Daten zu treffen, können potenzielle Probleme gemildert werden, wenn adäquate Ergebnisdaten, eingeschlossen Patientenergebnisdaten, identifiziert und erhoben werden. Die Anwendung standardisierter Ergebnisse wird den Vergleich von Patientenergebnissen zwischen Einrichtungen ermöglichen und das Verständnis der Auswirkungen von strukturellen und prozessualen Veränderungen auf Patientenergebnisse und die Qualität der Versorgung erhöhen.

1.3.8 Teilnahme an der interdisziplinären Versorgung

Der Einsatz interdisziplinärer Teams und kooperativer Strategien wird als ein Weg zur Qualitätssicherung und zur Kostenkontrolle in einem zunehmend komplexer werdenden Gesundheitssystem gefördert. Interdisziplinäre Teams funktionieren, wenn verschiedene Berufsgruppen ihr Wissen zusammenbringen und gemeinsam Versorgungspläne entwickeln oder evaluieren, um etwas zu erreichen, das für eine Berufsgruppe allein zu komplex wäre.[60, 97] Damit interdisziplinäre Teams effektiv sein können, muss sich jede Berufsgruppe mit ihrer jeweils eigenen Perspektive und ihrem eigenen Wissen einbringen. Dazu ist es erforderlich, dass Pflegefachkräfte über Informationen bezüglich ihrer Interventionen und Ergebnisse verfügen, um sie in das Team einzubringen.[52, 60] Professionelle Sprachen liefern das Vokabular zur Kommunikation und zur systematischen Datensammlung. Analyse, Forschung und die einschlägige Fachliteratur liefern Informationen über die Effektivität von Pflegeinterventionen.

Zusammenarbeit ist der zentrale Aspekt interdisziplinärer Praxis, der sie von multidisziplinärer Praxis unterscheidet, bei der verschiedene Berufsgruppen sich an der Patientenversorgung beteiligen, diese aber nicht notwendigerweise gemeinsam planen. Zusammenarbeit erfordert die Offenlegung der besonderen Perspektive jeder Berufsgruppe und ist charakterisiert durch gegenseitiges Vertrauen und Respekt für den Beitrag jeder einzelnen Berufsgruppe.[79] Pflegefachkräfte benötigen eine Sprache, die es ihnen erlaubt, ihre einzigartige Perspektive zu artikulieren und mit der Weiterentwicklung des pflegerischen Wissens fortzufahren.[60, 81] Ohne einen kontinuierlichen Fortschritt im professionellen Wissen wird die einzigartige Perspektive einer Berufsgruppe innerhalb der interdisziplinären Praxis die Möglichkeiten der individuellen Mitglieder herabsetzen, als gleichberechtigte Kollegen zu arbeiten.

Die NOC bietet eine professionelle Sprache, die von Pflegefachkräften angewandt werden kann, um die Effekte von Pflegeinterventionen zu identifizieren und zu evaluieren. Ergebnisdaten werden es Pflegefachkräften ermöglichen, sich im Rahmen einer kollegialen Partnerschaft in interdisziplinären Teams zu beteiligen und das zur Weiterentwicklung der Pflegepraxis notwendige Wissen zu entwickeln.

1.3.9 Beitrag zur Wissensentwicklung

Die Entwicklung des pflegerischen Wissens erfordert die Anwendung von Maßstäben für Patientenergebnisse. Die Effektivität einer Pflegeintervention und die Angemessenheit im Entscheidungsfindungsprozess zur Auswahl einer Intervention für einen Patienten sind bestimmt durch die daraus resultierenden Patientenergebnisse. Die Erweiterung dieses Wissens über den individuellen Patienten hinaus zu Patientenpopulationen erfordert große Mengen an klinischen Daten, die es erlauben, Verbindungen zwischen Diagnosen, Patientencharakteristiken, Interventionen und Ergebnissen herzustellen.[34] Standardisierte Datenbanken, die eine gemeinsame Sprache verwenden, sind der beste Weg, um notwendige Informationen zur Analyse dieser Verbindungen zu erhalten. Große Datenbanken können für eine Berufsgruppe Informationen über die Effektivität ihrer derzeitigen Praxis bereitstellen und sie in der Entwicklung von Zielen in ihrer Berufsausübung und Praxisparametern unterstützen. Praxisparameter wie beispielsweise die Richtlinien, die von der AHPCR entwickelt wurden, stellen Strategien für das Patientenmanagement zur Verfügung und unterstützen Pflegefachkräfte in der direkten Patientenversorgung in der Entscheidungsfindung.[28]

Klassifikationen von Pflegediagnosen, Pflegeinterventionen und Pflegeergebnissen bilden lexikalische Elemente für die Entwicklung von Theorien mittlerer Reichweite, die die substantive Struktur oder die Aspekte des Gesundheitswesens darstellen, auf die Pflegekräfte ihre Anstrengungen richten, wie in **Abbildung 1-2** illustriert ist.[92] Klassifikationen, die die Muster von Pflegediagnosen, -interventionen und -ergebnissen definieren, bilden die vertikalen Achsen für die Entwicklung von Theorien mittlerer Reichweite zur Bildung der substantiven Struktur der Pflege.[92] Die Anwendung dieser

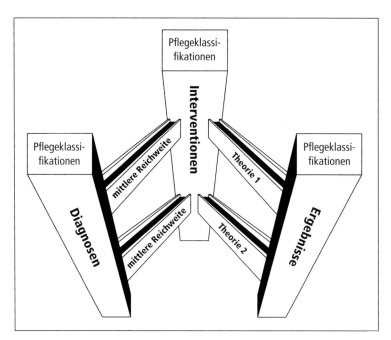

Abbildung 1-2: Beziehungen zwischen Pflegediagnosen, Interventionen und Ergebnissen in Theorien mittlerer Reichweite (Aus: *Tripp-Reimer, T., Woodworth, G., McCloskey, J., & Bulechek, G. M. (1996). The dimensional structure of Nursing Interventions. Nursing Research, 45 [1], 11.*)

Klassifikationen erlaubt es, bei der Entwicklung von Theorien mittlerer Reichweite auf Elementen, die einzigartig für die Pflege sind, und ebenso auf «entliehenem Wissen» und Theorien von anderen Disziplinen aufzubauen.[84, 92] Die Anwendbarkeit jeder Klassifikation stützt sich auf Forschungen, die die Prozesse der Versorgung mit den Ergebnissen und der Entwicklung von erklärender Theorie verbinden.[8, 43] Die lexikalische und taxonomische Entwicklung, die standardisierte Begriffe in einer konstruierten Klassifikation hervorbringt, fördert die induktive Theorieformulierung und die empirische Überprüfung von deduktiven Theorien. Obwohl diese Klassifikationen Elemente enthalten, die wichtig für die Entwicklung von substantiver Pflegetheorie sind, werden sie erweitert oder ergänzt werden mit anderen Wissensbeständen und Theorien, die sich mit dem pflegerischen Wissen entwickeln.

Eine Klassifikation pflegebezogener Patientenergebnisse kann der erste, aber nicht der einzige Schritt für die Anwendung von Ergebnissen bei der Untersuchung der Pflegepraxis sein. Fragen zur Ergebnisbewertung sind in der Literatur gut beschrieben, aber einige dieser Fragen werden am besten durch die Anwendung von standardisierten Sprachen und Datenbanken gelöst, die angewandt werden können, um die Beziehungen zwischen Ergebnissen, zwischen Ergebnissen und Patientencharakteristiken sowie zwischen Ergebnissen und Pflegeinterventionen zu untersuchen.[8, 24, 27, 40, 44, 49] Zum Beispiel erfordert die Zuschreibung einer Veränderung im Gesundheitszustand zur Pflegepraxis ein Verständnis der Faktoren, die Patientenergebnisse beeinflussen und den angemessenen Zeitpunkt für die Datenerhebung.

Die Identifikation von Patientencharakteristiken und Risikofaktoren, die die Erreichung eines Ergebnisses beeinflussen, ist in der Untersuchung von ärztlichen Ergebnissen angewandt worden. In der Pflegeforschung haben derartige Studien eher selten stattgefunden. Die Identifikation solcher Faktoren ist eine Voraussetzung in der Untersuchung von pflegerischer Effektivität, wenn die Kontrollen, die in der Wirksamkeitsforschung angewandt werden, nicht vorhanden sind. Die Identifikation von Risikofaktoren ist ebenso notwendig, wenn die Ergebnisse zwischen Einrichtungen verglichen werden. Obwohl die erwartete Veränderung im Gesundheitszustand des Patienten vielleicht nicht direkt nach einer Pflegeintervention erfolgt, ist der ideale Zeitpunkt für die Evaluation klinischer Ergebnisse (d.h. wenn die Behandlungsergebnisse nachdrücklich stark genug sind, um signifikant zu sein) oft nicht bekannt.[34] Das waren nur zwei Beispiele der Fragen, mit denen sich die Pflege beschäftigen muss, um vollständig an der Ergebnisforschung zu partizipieren, die den Schwerpunkt auf die Effektivität anstatt auf die Wirksamkeit von Prozessen im Gesundheitswesen richtet.

1.4 Zusammenfassung

Es besteht eine Notwendigkeit für eine standardisierte Sprache und für die Entwicklung von Datenbanken in der Pflege, wenn die Pflege ein vollständiger Teilnehmer der Umstrukturierung des Gesundheitswesens und der Effektivitätsforschung werden will. Politische Entscheidungsträger werden sich nicht auf eine Berufsgruppe beziehen, die keine Daten über den Nachweis ihrer Effektivität zur Verfügung stellen kann. Pflegebezogene Patientenergebnisse bilden eines der Datenelemente des NMDS. Die Entwicklung und Anwendung eines solchen Datenbestandes wird Pflegefachkräften die notwendigen Informationen zur Bestimmung der Effektivität der pflegerischen Praxis zur Verfügung stellen.

Literatur

1 Aiken, L. A., Smith, H. L., & Lake, E. T. (1994), Lower Medicare mortality among a set of hospitals known for good nursing care. *Medical Care,* 32, 771–787.

2 Alternative Link ABC codes to include NIC. (1998). *NIC/NOC Newsletter,* 6(3), 1.

3 American Nurses Association. (1995). *Nursing Care Report Card for Acute Care.* Washington, D. C.: Author.

4 American Nurses Association. (1997). *Nursing Informatics & Data Set Evaluation Center (NID SEC) Standards and Scoring Guidelines.* Washington, D. C.: Author.

5 Averill, C. B., Marek, K. D., Zielstorff, R., Kneedler, J., Delaney, C. & Milholland, D. K. (1998). New standards for nursing data sets in information systems. *Computers in Nursing,* 16(3), 157–161.

6 Aydelotte, M. (1962). The use of patient welfare as a criterion measure, *Nursing Research,* 11, 10–14.

7 Badger, K. A. (1998). Patient care report cards: An analysis. *Outcomes Management for Nursing Practice,* 2(1), 29–36.

8 Bond, S. & Thomas, L. H. (1991). Issues in measuring outcomes of nursing. *Journal of Advanced Nursing,* 16, 1492–1502.

9 Brook, H. L. (1989). Practice guidelines and practicing: Are they compatible? *Journal of the American Medical Association,* 262, 3027–3030.

10 Brown, D. S. (1992). A conceptual framework for the evaluation of service quality. *Journal of Nursing Care Quality*, 6, 66–74.

11 Carey, R. G. & Lloyd, R. C. (1995). *Measuring Quality Improvement in Healthcare: A Guide of Statistical Process Control Applications*. New York: Quality Resources, a Division of the Kraus Organization Limited.

12 Centers for Disease Control and Prevention (1992). *The Planned Approach to Community Health: A Guide for the Local PATCH Coordinator*. Atlanta: U. S. Department of Health and Human Services, Public Health Service.

13 Clark, L. C. (1998). Incorporating OASIS into the visiting nurses association. *Outcomes Management for Nursing Practice*, 2(1), 24–28.

14 Daubert, E. A. (1979). Patient classification and outcome criteria. *Nursing Outlook*, 27, 450–454.

15 DeFriese, G. H. (1990). Measuring the effectiveness of medical interventions: New expectations of health services research. *Health Services Research*, 25, 697–708.

16 Delaney, C., Mehmert, P. A., Prophet, C., Bellinger, S. L., Huber, D. H., & Ellerbe, S. (1992). Standardized nursing language for healthcare information systems. *Journal of Medical Systems*, 16(4), 145–159.

17 Donabedian, A. (1966). Evaluating the quality of medical care. *Milbank Memorial Fund Quarterly*, 44(3), 166–206.

18 Donabedian, A. (1985). *The Methods and Findings of Quality Assessment and Monitoring: An Illustrated Analysis*, Vol. 3. Ann Arbor, MI: Health Administration Press.

19 Donaldson, M. S., & Lohr, K. N. (Eds.). (1994). *Health Data in the Information Age: Use, Disclosure, and Privacy*. Washington, DC: National Academy Press.

20 Flarey, D. L., & Blancett, S. S. (1995). Management and organizational restructuring: Reforming the corporate system. In S. S. Blancett & D. Flarey (Eds.) *Reengineering Nursing and Health Care*. Gaithersburg, MD: Aspen.

21 Gardner, D. L., Delaney, C., Crossley, J., Mehmert, P., & Ellerbe, S. (1992). A nursing management minimum data set: Significance and development. *Journal of Nursing Administration*, 22, 7.

22 Gillette, B. & Jenko, M. (1991). Major clinical functions: A unifying framework for measuring outcomes. *Journal of Nursing Care Quality*, 6, 20–24.

23 Goossen, W., Epping, P., Feuth, T., Dassen, T., Hasman, A., & van den Heuvel, W. (1998). A comparison of nursing minimal data sets. *Journal of the American Medical Informatics Association*, 5(2), 152–163.

24 Harris, M. R. & Warren, J. J. (1995). Patient outcomes: Assessment issues for the CNS. *Clinical Nurse Specialist*, 9(2), 82–86.

25 Health Outcomes Institute. (1993). Condition-specific Type Specifications. Bloomington, MN: Author.

26 Heater, B. S., Becker, A. M., & Olson, R. K. (1988). Nursing interventions and patient outcomes: A meta-analysis of studies. *Nursing Research*, 37, 303–307.

27 Hegyvary, S. (1991). Issues in outcomes research. *Journal of Nursing Quality Assurance*, 5(2), 1–6.

28 Hirshfeld, E. B. (1994). Practice parameters versus outcome measurements. How will prospective and retrospective approaches to quality management fit together? *Nutrition in Clinical Practice*, 9(6), 207–215.

29 Horn, B. J. & Swain, M. A. (1978). *Criterion Measures of Nursing Care*. (DHEW Pub. No. PHS 78–3187). Hyattsville, MD: National Center for Health Services Research.

30 Hover, J. & Zimmer, M. (1978). Nursing quality assurance: The Wisconsin system. *Nursing Outlook*, 26, 242–248.

31 Huber, D. & Delaney, C. (1996). *Unpublished manuscript*. Iowa City, IA: The University of Iowa.

32 Iezzoni, L. I.(1994). Risk and outcomes. In L. I. Iezzoni (Ed.), *Risk Adjustment for Measuring Health Care Outcomes* (pp. 1–28). Ann Arbor, MI: Health Administration Press.

33 Institute of Medicine. Wunderlich, G. S., Sloan, F. A., & Davis, C. K. (Eds.) (1996). *Nursing Staff in Hospitals and Nursing Homes: Is It Adequate?* Washington, DC: National Academy Press.

34 Iowa Intervention Project. (1992). *Nursing Interventions Classification (NIC)*. St. Louis: Mosby.

35 Iowa Intervention Project. (1996). *Nursing Interventions Classification (NIC)* (2nd ed.). St. Louis: Mosby.

36 Iowa Intervention Project. (1997). Proposal to bring nursing into the information age. *Image,* 29(3), 275–281.

37 Irvine, D., Sidani, S., & Hall, L. M. (1998). Linking outcomes to nurses' roles in health care. *Nursing Economics,* 16(2), 58–64.

38 Jennings, B. M. (1991). Patient outcomes research: Seizing the opportunity. *Advances in Nursing Science,* 14(2), 59–72.

39 Johnson, M. & Maas, M. (1994). Nursing-focused patient outcomes: Challenge for the nineties. In J. McCloskey & H. Grace (Eds.), *Current Issues in Nursing* (pp. 643–649) (4th ed.). St. Louis: Mosby.

40 Jones, K. R. (1993). Outcomes analysis: Methods and issues. *Nursing Economics,* 11, 145–152.

41 Kanter, R. M. (1983). The Change Masters: *Innovation for Productivity in the American Corporation.* New York: Simon & Schuster.

42 Keenan, G. & Aquilino, M. L. (1998) Standardized nomenclatures: Keys to continuity of care, nursing accountability and nursing effectiveness. *Outcomes Management for Nursing Practice,* 2(2), 81–85.

43 Keith, R. A. (1995). Conceptual basis of outcome measures. *American Journal of Physical Medicine & Rehabilitation,* 74(1), 73–80.

44 Kelsey, A. (1995). Outcome measures: Problems and opportunities for public health nursing. *Journal of Nursing Management,* 3, 183–187.

45 Kritek, P. V. (1989). An introduction to the science and art of taxonomy. In American Nurses Association (Ed.), *Classification Systems for Describing Nursing Practice: Working Papers* (pp. 6–12). Kansas City, KS: American Nurses' Association.

46 Lalonde, B. (1988). Assuring the quality of home care via the assessment of client outcomes. *Caring,* 12(1), 20–24.

47 Lang, N. M. & Clinton, J. F. (1984). Assessment of quality of nursing care. *Annual Review of Nursing Research,* 2, 135–163.

48 Lang, N. M. & Marek, K. D. (1990). The classification of patient outcomes. *Journal of Professional Nursing,* 6, 153–163.

49 Lohr, K. N. (1988). Outcome measurement: Concepts and questions. *Inquiry,* 25(1), 37–50.

50 Lower, M. S. & Burton, S. (1989). Measuring the impact of nursing interventions on patient outcomes: The challenge of the 1990s. *Journal of Nursing Quality Assurance,* 4(1), 27–34.

51 Maas, M. L., Johnson, M. R., & Kraus, V. L. (1996). In K. Kelly (Ed.), *Outcomes of Effective Management Practice,* SONA 8 (pp. 20–35). Thousand Oaks, CA: Sage.

52 Maas, M. (1998). Nursing's role in interdisciplinary accountability for patient outcomes. *Outcomes Management for Nursing Practice,* 2(3), 92–94.

53 Mallison, M. B. (1990). Editorial : Access to invisible expressways. *American Journal of Nursing,* 90(9), 7.

54 Marek, K. D. (1989). Outcomes measurement in nursing. *Journal of Nursing Quality Assurance,* 4(1), 1–9.

55 Marek, K. D. (1997). Measuring the effectiveness of nursing care. *Outcomes Management for Nursing Practice,* 1(1), 8–12.

56 Mark, B. A. & Burleson, D. L. (1995). Measurement of patient outcomes. Data availability and consistency across hospitals. *Journal of Nursing Administration,* 25(4), 52–59.

57 Martin, K. S., Norris, J., & Leak, G. K. (1999). Psychometric analysis of the problem rating scale for outcomes. *Outcomes Management for Nursing Practice,* 3(1), 20–25.

58 Martin, K. S. & Scheet, N. J. (1992). *The Omaha System: Applications for Community Health Nursing.* Philadelphia: W. B. Saunders.

59 McCloskey, J. C., Maas, M. L., Huber, D. G., Kasparek, A., Specht, J. P., Ramler, C. L., Watson, C., Blegen, M., Delaney, C., Ellerbe, S., Etscheidt, C., Gongaware, C., Johnson, M. R., Kelly, K. C., Mehmert, P., & Clougherty, J. (1996). Nursing management innovations: A need for systematic evaluation. In K. Kelly (Ed.), *Outcomes of Effective Management Practice, SONA 8.* Thousand Oaks, CA: Sage.

60 McCloskey, J. C., & Maas, M. (1998). Interdisciplinary team: The nursing perspective is essential. *Nursing Outlook,* 46(4), 157–163.

61 McCormick, K. (1991). Future data needs for quality care monitoring, DRG considerations, reimbursement and outcome measurement. *Image,* 23(1), 29–32.

62 McCormick, K. A., Cummings, M. A., & Kovner, C. (1997). The role of the Agency for Health Care Policy and Research (AHCPR) in improving outcomes of care. *The Nursing Clinics of North America*, 32(3), 521–542.

63 McFarland, G. K. & McFarlane, E. A. (1993). Nursing Diagnosis and Intervention: *A Model for Clinical Practice*. St. Louise: Mosby.

64 McHorney, C. A. & Tarlov, A. R. (1995). Individual-patient monitoring in clinical practice: Are available health status surveys adequate? *Quality of Life Research*, 4, 293–307.

65 Mills, W. C. (1994). Tacking through troubled waters: Toward desired outcomes. In R. M. Carroll-Johnson & M. Paquette (Eds.), *Classification of Nursing Diagnosis: Proceedings of the Tenth Conference* (pp. 126–130). Philadelphia: J. B. Lippincott.

66 Mitchell, P. H., Ferketich, S., & Jennings, B. M. (1998). Quality health outcomes model. *Image*, 30(1), 43–46.

67 Mitchell, P. H., Heinrich, J., Moritz, P., & Hinshaw, A. S. (Eds.). (1997). Outcome measures and care delivery systems conference. *Medical Care*, 35(11), Supplement.

68 Murnaghan, H. (1978). Uniform basic data sets for health statistical systems. *International Journal of Epidemiology*, 7, 263–269.

69 Nadzam, D. M. & Nelson, M. (1997). The benefits of continuous performance measurement. *The Nursing Clinics of North America*, 32(3), 543–559.

70 National Committee for Quality Assurance. (1993). *Health Plan Employer Data and Information Set 2.0 (HEDIS 2.0)*. Washington, DC: Author.

71 National Committee for Quality Assurance. (1995). *Health Plan Employer Data and Information Set 2.1 (HEDIS 2.1)*. Washington, DC: Author.

72 Naylor, M. D., Munro, B. H., & Brooten, D. A. (1991). Measuring the effectiveness of nursing practice. *Clinical Nurse Specialist*, 5, 210–215.

73 Nielsen, G. H. & Mortensen, R. A. (1998). The architecture of ICNP: Time for Outcomes-Part II. International Nursing Review, 45(1), 27–31.

74 Niemeyer, L. O. & Foto, M. (1995). Using outcomes data. *REHAB Management*, April/May, 105–106.

75 North American Nursing Diagnosis Association. (1999). *Nursing Diagnoses: Definitions and Classification 1999–2000*. Philadelphia: Author.

76 Oermann, M. & Huber, D. (1997). New horizons. *Outcomes Management for Nursing Practice*, 1(1), 1–2

77 Ozbolt, J. (1991). *Strategies for building nursing databases for effectiveness research*. Invited paper to National Center for Nursing Research, September 11–13, Rockville, MD.

78 Ozbolt, J. G., Fruchtnigth, J. N., & Hayden, J. R. (1994). Toward data standards for clinical nursing information. *Journal of the American Medical Informatics Association*, 1(2), 175–185.

79 Pace, K. B. (1995). Data sets for home care organizations. *Caring*, 14:3, 38–42.

80 Phoon, J., Corder, K., & Barter, M. (1996). Managed care and total quality management: A necessary integration. *Journal of Nursing Care Quality*, 10(2), 25–32.

81 Pike, A. W. (1994). Entering collegial relationships: The demise of nurse as victim. In J. C. McCloskey & H. K. Grace (Eds.). *Current Issues in Nursing* (pp. 643–649) (4th Ed.). St. Louis: Mosby.

82 Prescott, P. A. (1993). Nursing: An important component of hospital survival under a reformed health care system. *Nursing Economics*, 11, 192–199.

83 Relman, A. S. (1988). Assessment and accountability: The third revolution in medical care. *New England Journal of Medicine*, 319, 1220–1222.

84 Retsas, A. (1995). Knowledge and practice development: Toward an ontology of nursing. *The Australian Journal of Advanced Nursing*, 12(2), 20–25.

85 Reverby, S. (1981). Stealing the golden eggs: Ernest Amory Codman and the science and management of medicine. *Bulletin of the History of Medicine*, 55, 156–171.

86 Saba, V. (1992). The classification of home health care nursing: Diagnoses and interventions. *Caring*, 11(3), 50–57.

87 Salive, M. E., Mayfield, J. A., & Weissman, N. W. (1990). Patient outcomes research teams and the Agency for Health Care Policy and Research. *Health Services Research*, 25, 697–708.

88 Shaughnessy, P. W., & Crisler, K. S. (1995). *Outcome-based Quality Improvement: A Manual for Home Care Agencies on How to Use Outcomes.* Washington, DC: National Association for Home Care.

89 Simpson, R. (1991). Adopting a nursing minimum data set. *Nursing Management*, 22(2), 20–21.

90 Sovie, M. D. (1989). Clinical nursing practices and patient outcomes: Evaluation, evolution, and revolution. *Nursing Economics*, 7, 79–85.

91 Tarlov, A. R., Ware, J. E., Greenfield, S., Nelson, E. C., Perrin, E., & Zubkoff, M. (1989). The Medical Outcomes Study: An application of methods for monitoring the results of medical care. *Journal of the American Medical Association*, 262, 925–930.

92 Tripp-Reimer, T., Woodworth, G., McCloskey, J. C., & Bulechek, G. M. (1996). The dimensional structure of nursing interventions. *Nursing Research*, 45(1), 10–17.

93 United States General Accounting Office. (1994). *Health Care Reform «Report Cards» Are Useful but Significant Issues Need to Be Addressed* (Pub. No. GAO/HEHS 94–219). Gaithersburg, MD: Author.

94 Ware, J. E. & Sherbourne, C. D. (1992). The MOS 36-item short-form health survey (SF-36)-I: Conceptual framework and item selection. *Medical Care*, 30, 473–481.

95 Warren, A. (1997). JCAHO's measurement mandate. *The HIS Primary Care Provider*, 22(6), 1–3.

96 Warren, J. J. & Hoskins, L. M. (1991). The development of NANDA's nursing diagnosis taxonomy. *Nursing Diagnosis*, 1, 162–168.

97 Warren, M. L., Houston, S., & Luquire, R. (1998). Collaborative practice teams: From multidisciplinary to interdisciplinary. *Outcomes Management for Nursing Practice*, 2(3), 95–98.

98 Werley, H. & Lang, N. (1988). *Identification of the Nursing Minimum Data Set.* New York: Springer.

99 Westra, B. & Raup, G. (1995). Computerized charting: An essential tool for survival. *Caring*, 14:8, 57–61.

100 Zielstorff, R., Hudgings, C., & Grobe, S. (1993). *Next-generation Nursing Information Systems: Essential Characteristics for Professional Practice.* Washington, D. C.: ANA.

Kapitel 2

Forschung zu pflegebezogenen Patientenergebnissen: Phase I und II

Vorbereitende Arbeiten zur Entwicklung und Klassifizierung von Pflegeinterventionen haben den Grundstein für die NOC-Forschung gelegt, im Besonderen die Konzeptualisierung von Ergebnissen, die auf Pflegeinterventionen zurückzuführen sind und die qualitativen und quantitativen Methoden, die angewandt wurden, um die Ergebnisse zu entwickeln und die inhaltliche Validität der Ergebnisse und Indikatoren einzuschätzen. In der ersten Phase der Forschung wurden konzeptuelle und methodologische Fragen identifiziert und geklärt. Dabei wurden die Ergebnisformulierungen, die von Pflegekräften verwendet werden, zusammengestellt, in Clustern organisiert und mit einer konzeptuellen Ergebnisbezeichnung versehen. Phase 2 umfasste die Weiterentwicklung und inhaltliche Validierung aller Ergebnisse durch Begriffsanalyse und Begutachtungen durch Pflegeexperten. Eine vorbereitende Praxiserprobung der pflegebezogenen Patientenergebnisse wurde durchgeführt und die Ergebnisse und Indikatoren wurden in einer Klassifikationsstruktur organisiert. Dabei wurde eine hierarchische Analyse mit klaren Regeln und Prinzipien zur Bestimmung der Struktur angewandt. Phase III, die durch die vierjährige Förderung des National Institute of Nursing Research (RO1-NR03437) ermöglicht wird, hat begonnen. Diese Phase dient der Erprobung der psychometrischen Integrität und Praktikabilität der Bewertungsskalen und Verfahren mit klinischen Daten aus acht Einrichtungen, die das gesamte Kontinuum an Einrichtungen repräsentieren. Daneben wird in Phase III auch die Validität der Klassifikationsstruktur der NOC eingeschätzt und klinische Daten aus der Praxis werden angewandt, um die Verwendung der Ergebnisse und die Verbindungen zwischen Pflegediagnosen, -interventionen und -ergebnissen bei spezifischen Populationen und Gesundheitseinrichtungen zu beschreiben. Letztendlich wird Phase III auch dazu beitragen, Variablen zu identifizieren, die bei der Analyse der Auswirkungen von Pflegeinterventionen auf Patientenergebnisse zur Risikoanpassung berücksichtigt werden sollten.

2.1 Zielsetzung und Bedeutung der Forschung

Die NOC-Forschung verfolgt eine dreifache Absicht: (1) pflegebezogene Patientenergebnisse zu identifizieren, zu benennen, zu validieren und zu klassifizieren; (2) die Klassifikation in der Praxis zu überprüfen und zu validieren und (3) Bewertungsverfahren für die Ergebnisse und Indikatoren unter Anwendung klinischer Daten zu definieren und zu überprüfen.

Die NOC ist komplementär zu den Taxonomien der North American Nursing Diagnosis Association (NANDA)[19, 20] und der Pflegeinterventionsklassifikation (NIC).[13] Die NOC liefert die Sprache für den Evaluationsschritt im Rahmen des Pflegeprozesses und die Inhalte für das Ergebniselement im Rahmen des Nursing Minimum Data Set (NMDS). Die Dokumentation der Ergebnisse ist durch die Arbeit der NANDA, den Fortschritt des NMDS[30, 31], die Arbeiten an der NIC[10, 13, 22], die Entwicklung computerisierter Informationssysteme im Gesundheitswesen und die damit verbundenen großen, einheitlichen Datenbestände sowie durch die Betonung der Demonstration von Effektivität im Gesundheitswesen bestärkt worden. Aber erst mit der NOC sind klinisch anwendbare, pflegebezogene Patientenergebnisse definiert und klassifiziert worden. Darüber hinaus gibt es wenige konzeptuelle Rahmen von pflegebezogenen Patientenergebnissen und die bestehenden tendieren dazu, allgemeine Kategorien von Ergebnissen zu beschreiben, die nicht validiert sind. Die NOC ist insbesondere deswegen bedeutsam, weil standardisierte Sprachen für computerisierte Pflegediagnosen, -interventionen und -ergebnisse für die Untersuchung von Verbindungen zwischen diesen Patientenphänomenen und tatsächlichen Patientendaten notwendig sind. Letztendlich repräsentieren standardisierte Sprachen Begriffe, die die grundlegenden Phänomene beschreiben, für die die pflegerische Berufsgruppe verantwortlich ist und die (zusammen mit den Verbindungen zwischen diesen Begriffen) einen wichtigen Schritt für die Theoriebildung in der Pflege bedeuten.[9]

2.2 Vorbereitende Arbeiten

Eine ähnliche Forschung durch das Nursing Administration Research Team (NART) am College of Nursing der Universität von Iowa hat den Grundstein für die NOC Forschung gelegt.[13] Diese Forschung gab den Anstoß für die NOC-Forschung, indem sie ein erhöhtes Bewusstsein für die Notwendigkeit auslöste, Pflegephänomene, die pflegebezogene Ergebnisse enthalten, zu klassifizieren, und indem sie einige Methoden und Erfahrungen bereitstellte, die zur Klassifikation der Ergebnisse und Indikatoren aufgenommen wurden. Die Fakultät für Nursing Service Administration an der Universität entwickelte einen konzeptuellen Rahmen, das Iowa Model of Nursing Administration, welcher die Beziehungen zwischen individuellen, institutionellen und umfeldspezifischen Anbietern und den Patientenvariablen veranschaulichte.[8, 14] Verschiedene Mitglieder des NOC-Forschungsteams waren ebenso Mitglieder des NART, das ein Portfolio von Methoden und Instrumenten für die Anwendung durch Pflegemanager und andere Manager im Gesundheitswesen zur Evaluation von Ergebnissen durch klinische und managementbezogene Innovationen in Organisationen des Gesundheitswesens erstellte.[17]

2.2.1 Pilotstudien zu Ergebnissen, die Patientenzufriedenheit beschreiben

Zwei Pilotstudien wurden durchgeführt, um die Methodologie zur Validierung des Inhalts der pflegebezogenen Patientenergebnisse und Indikatoren zu testen. Die Fehring-Methode wurde angewandt, um die Inhaltsvalidität einzuschätzen. Ebenso waren in diesen Studien die Patientenzufriedenheit mit den Pflegeergebnissen und die darauf bezogenen Indikatoren enthalten. Die identifizierten Ergebnisse gründeten sich auf eine Literaturstudie, die die Zufriedenheit mit den folgenden Aspekten der Pflege beinhaltete:

- Physische Umwelt

- Verfügbarkeit und Zugang der Versorgung

- Schutz von Patientenrechten

- Sorgender Aspekt der Pflege

- Fachliche Aspekte der Versorgung

- Erfüllung physischer Bedürfnisse

- Kontinuität der Versorgung

- Unterstützung des funktionellen Status

- Anleitung/Beratung

- Kommunikation

- Symptomkontrolle

- Kosten

- Sicherheit

Die Pilotstudien wurden von zwei Studenten im Masterprogramm durchgeführt, die damit die Anforderungen an ihre Abschlussarbeiten erfüllten. Die Studienergebnisse unterstützten die Methodologie, die zur Validierung der NOC-Ergebnisse angewandt wurde und unterstrichen die Notwendigkeit für weitere Arbeiten. Diese Studenten verwendeten eine adaptierte Fehring-Technik zur Validierung der Patientenzufriedenheit mit den Pflegeergebnissen aus zwei Stichproben: (1) Krankenhauspatienten und ihre Pflegekräfte einer internen und einer chirurgischen Station in einem Akutkrankenhaus und (2) Patienten und Pflegekräfte einer Einrichtung der ambulanten medizinischen Versorgung.[5,6] Die Patienten hatten keine Schwierigkeiten mit der Zuordnung der Wichtigkeit bestimmter Indikatoren auf die Patientenzufriedenheit. Sie hatten jedoch große Schwierigkeiten, den pflegerischen Beitrag zu den Ergebnissen und Indikatoren zu identifizieren. Pflegekräfte waren andererseits in der Lage, sowohl die Wichtigkeit der Indikatoren als auch den Beitrag der Pflege zu identifizieren. Basierend auf diesen Ergebnissen wurden die folgenden Veränderungen in den Begutachtungen zur inhaltlichen Validität der verbleibenden pflegebezogenen Patientenergebnisse und Indikatoren vorgenommen: Zuerst wurde die Anzahl der Indikatoren auf ein Minimum beschränkt; sie hat die Anzahl von 20 auch bei nachfolgenden Begutachtungen durch Pflegeexperten nicht überschritten. Zweitens wurden die Patienten nicht gebeten, die Ergebnisse und Indikatoren zu validieren. Obwohl das Team nach wie vor der Meinung ist, dass Daten von Patienten wichtig sind und ursprünglich gehofft hatte, eine Stichprobe von Patienten zu haben, die Angaben dazu machen, was sie als den pflegerischen Beitrag zu jedem Ergebnis ansehen, so ist die Verwendung von Patientenbeurteilungen oder -interviews auf Phase III verschoben worden. Insgesamt deuteten die Resultate der inhaltlichen Validierung der Patientenzufriedenheit mit den Pflegeergebnissen unter Anwendung der adaptierten Fehring-Methode darauf hin, dass diese Methode sinnvoll war. Zusätzlich dazu wurden die meisten Ergebnisse und Indikatoren zur Patientenzufriedenheit, die in der Literaturstudie identifiziert wurden, als inhaltlich valide und als auf die Pflege bezogen beurteilt.[5, 6]

2.3 Entwicklung des NOC-Forschungsteams

Die Absicht des NOC-Forschungsteams, das im August 1991 an der Universität von Iowa gegründet wurde, war es, pflegebezogene Patientenergebnisse zu konzeptualisieren, zu benennen, zu validieren und zu klassifizieren. Das Team bestand aus 17 Forscherinnen und Forschern, darunter ein Biometriker, sieben graduierte Studierende (darunter vier Doktoranden), zwei post-doktorale Stipendiaten und vier Berater. Zum derzeitigen Team gehören 18 Forscherinnen und Forscher (aus der Universität und der Praxis), ein Biometriker, drei Doktoranden, zwei post-doktorale Stipendiaten, fünf Berater und 15 Pflegekräfte. Seit der Gründung des Teams haben insgesamt 22 Forscher aus Universität und Praxis, 13 graduierte Studierende (acht Master und fünf Doktoranden), fünf Stipendiaten, neun Berater und 30 Pflegekräfte aus der Praxis mitgearbeitet. Neun Master- oder Promotionsarbeiten sind als Teil der NOC-Forschung durchgeführt worden.

2.4 Klärung von konzeptuellen und methodologischen Fragen

Um sich auf die Identifikation und Auflösung konzeptueller und methodologischer Fragen vorzubereiten, führte das Team eine Literaturstudie zu Patientenergebnissen, Informationssystemen, der Wissenschaft der taxonomischen Klassifikation, der Effektivitätsforschung und relevanter qualitativer und quantitativer Methoden durch. Die Teammitglieder überprüften vielfältige Quellen von Patientenergebnissen, die von Pflegekräften angewendet werden (Lehrbücher, Pflegeinformationssysteme, Critical Pathways und Pflegepläne, Ergebnisstudien, Praxisstandards) sowie konzeptuelle Rahmen und Ergebnisklassifikationen. Sie identifizierten sieben konzeptuelle Fragen, zu denen Antworten hinsichtlich der Bildung der konzeptuellen Herangehensweise an die NOC gefunden werden mussten. Der folgende Text beschreibt, wie jede dieser Fra-

gen ursprünglich beantwortet wurde (trotz der Antworten entstehen – wie in den
meisten Forschungen dieser Art – kontinuierlich weitere Fragen, die das Team beantworten muss).

2.4.1 Wer ist der Patient?

Patientenergebnisse konzentrieren sich auf den Empfänger der Versorgung; trotzdem
war die traditionelle Anwendung des Begriffs *Patient* zu eingeschränkt für die Evaluation aller Aspekte der Pflegepraxis bei Individuen. Ein Patient ist traditionell definiert
worden als ein individueller Empfänger von Pflege; weil aber auch pflegende Angehörige und nahestehende Bezugspersonen oft wesentlich in die Versorgung der Patients
miteinbezogen sind, können diese ebenso Empfänger der pflegerischen Versorgung
sein. Das Team verwendet den Begriff *Patient* ohne Berücksichtigung der Einrichtung,
auch wenn es anerkennt, dass der Pflegeempfänger in manchen Einrichtungen auch
«Klient» oder «Bewohner» genannt werden kann.

Die Daten werden normalerweise bei Individuen erhoben und zusammengefasst,
um andere Analyseeinheiten zu beschreiben (z. B. Patientengruppen, Organisationen,
Gemeinden); einige Ergebnisse machen es aber erforderlich, die Daten auf der Ebene
einer Gruppe zu erheben.[11] Wegen der Notwendigkeit, den Forschungsbereich zu begrenzen und sich mit den wichtigen Ergebnissen zu befassen, entschied sich das Forschungsteam, Individuen als die Schwerpunkteinheit für die Entwicklung der NOC zu
betrachten, wobei pflegende Angehörige miteinbezogen wurden, um die Auswirkungen der Pflege auf Familienmitglieder als Individuen einzuschätzen. Die Entwicklung
und Überprüfung von Ergebnissen für andere Einheiten wie Familie, Gemeinde und
Organisation wurden auf eine spätere Phase der Forschung verschoben. Derzeit entwickelt das NOC-Team Ergebnisse, die die Familie und die Gemeinde als gesamte Einheit betrachten. Diejenigen Ergebnisse, die zum Zeitpunkt der Manuskriptabgabe dieser Ausgabe fertig gestellt waren, sind in Teil 3 enthalten.

2.4.2 Was beschreiben Patientenergebnisse?

Ähnlich wie in Pflegediagnosen sind die Phänomene, um die es sich bei pflegebezogenen Patientenergebnissen in den Phasen I und II der Forschung dreht, Zustände oder
Verhaltensweisen individueller Patienten und pflegender Angehöriger in der Familie
einschließlich ihrer Wahrnehmungen oder subjektiven Zustände.[4] Diese Phänomene
stehen im Gegensatz zu Pflegeinterventionen, die Verhaltensweisen von Pflegekräften
beschreiben.[13] Die Phänomene, um die es bei pflegebezogenen Patientenergebnissen
geht, stehen ebenfalls in Kontrast zu den Pflegediagnosen, bei denen die Diagnose ein
Patientenzustand ist, der identifiziert wurde, weil eine Verbesserung gewünscht wird.
Demgegenüber definieren Ergebnisse einen Patientenzustand zu einem bestimmten
Zeitpunkt und können eine Verbesserung oder Verschlechterung des Zustandes im
Vergleich zu einer früheren Einschätzung anzeigen. Die eine Diagnose definierenden
Daten beziehen sich typischerweise auf Ergebnisse und Indikatoren zu einem uner-

wünschten Zeitpunkt auf dem Kontinuum des Patientenzustands. Patientenzustände, die eingeschätzt werden, denen aber keine Intervention folgt, sind keine Ergebnisse. Ergebnisse beschreiben Patientenzustände, die einer Intervention folgen und von denen erwartet wird, dass sie durch eine Intervention beeinflusst werden. Für die NOC-Forschung wurde der Begriff *pflegebezogenes Patientenergebnis* als variable(r) Zustand, Verhaltensweise oder Wahrnehmung eines Patienten oder pflegenden Angehörigen, der/die auf eine Pflegeinterventionen reagiert und auf einem mittleren Abstraktionsniveau beschrieben wird, definiert (z. B. *Mobilitätsgrad, Ernährungsstatus, Gesundheitsüberzeugungen*). Der Begriff *pflegebezogener Indikator eines Patientenergebnisses* ist als variable(r) Zustand, Verhaltensweise oder Wahrnehmung eines Patienten oder pflegenden Angehörigen auf einem niedrigen Abstraktionsniveau, der/die auf eine Pflegeintervention reagiert und zur Bestimmung eines Patientenergebnisses verwendet wird, definiert (z. B. gehören zu den Indikatoren für das Ergebnis *Mobilitätsgrad* die Indikatoren «Gelenkbewegung», «Transferausführung» und «Fortbewegung: Gehen»). Die Definitionen und Indikatoren erkennen an, dass Pflegekräfte, pflegende Familienangehörige und Patienten zu Ergebnisdaten beitragen und dass sowohl der Patient als auch die Angehörigen den Fokus der Ergebnisse bilden. Die Definitionen von Begriffen wie sie in dieser Forschung verwendet wurden, finden sich im **Kasten 2-1** auf Seite 62.

Im Gegensatz zu der Joint Commission on Accreditation of Healthcare Organizations (JCAHO), die den Begriff *Indikator* als einen quantitativen Maßstab verwendet,[18] verwendet das NOC-Team den Begriff *pflegebezogener Ergebnisindikator*, um spezifische Patientenzustände zu beschreiben, die im Wesentlichen auf Pflegeinterventionen zurückzuführen sind und für die Bewertungsverfahren definiert werden können. Um die Bewertung von Veränderungen zu erleichtern, sind die Ergebnisse als nicht evaluative, variable Patientenzustände, die durch eine Pflegeintervention beeinflusst sind, konzeptualisiert. Auf diese Weise repräsentieren Patientenergebnisse Patientenzustände, die variieren und anhand eines Ausgangszustandes über die Zeit bewertet und verglichen werden können. Wie Bond und Thomas bemerken, ist die Forderung von vorbestimmten Ergebnissen, die eine spezifische Veränderung verlangen, unnötig.[1] Unbeabsichtigte Konsequenzen von Pflegeinterventionen und die Aufrechterhaltung beständiger Zustände sind ebenso valide Ergebnisse und können tatsächlich erwünscht sein.[1] Deshalb werden pflegebezogene Patientenergebnisse *nicht* als Ziele gesehen, obwohl die Ergebnisse und Indikatoren angewandt werden können, um Ziele für spezifische Patienten zu setzen, bei denen der Ausgangszustand und die Veränderungen im Zustand über einen bestimmten Zeitraum eingeschätzt werden.

2.4.3 Auf welcher Abstraktionsebene sollten Ergebnisse entwickelt werden?

Die pflegebezogene Patientenergebnisklassifikation wurde so entwickelt, dass sie, wenn sie vollständig ist, Ergebnisse und Indikatoren auf vier Abstraktionsebenen mit Bewertungsverfahren auf einer empirischen Ebene enthält (**Tab. 2-1**, Seite 63). Auf der höchsten Ebene werden Ergebniskategorien und -klassen entwickelt, die im Laufe der

Kasten 2-1

Definition von Begriffen

Klassifikation von pflegebezogenen Patienten-/Familienergebnissen*

Das Ordnen oder Arrangieren von pflegebezogenen Patientenergebnissen und Indikatoren in Gruppen oder Sätzen auf der Basis ihrer Beziehungen und der Zuschreibung von Bezeichnungen und Definitionen zu diesen Gruppen.

Pflegebezogenes Patientenergebnis

Ein(e) bewertbare(r/s) Zustand, Verhalten oder Wahrnehmung eines Patienten oder einer Familie konzeptualisiert als Variable, die zurückzuführen ist auf und im Wesentlichen beeinflusst ist von Pflegeinterventionen. Ein pflegebezogenes Patientenergebnis steht auf einer konzeptuellen Ebene. Um bewertet zu werden, erfordert ein Ergebnis die Identifikation einer Reihe spezifischerer Indikatoren. Pflegebezogene Patientenergebnisse definieren den generellen Patientenzustand, -verhalten oder -wahrnehmung, der/die aus Pflegeinterventionen resultieren.

Pflegebezogener Indikator eines Patientenergebnisses

Eine spezifische auf ein pflegebezogenes Patientenergebnis bezogene Variable, die zurückzuführen ist auf eine Pflegeintervention. Ein Indikator ist ein beobachtbarer Patientenzustand, -verhalten oder selbstberichtete -wahrnehmung oder -evaluation. Pflegebezogene Indikatoren eines Patientenergebnisses charakterisieren einen Patientenzustand auf einer konkreten Ebene. Beispiele für Indikatoren sind: «beschreibt die Gründe, warum eine verschriebene Medikation anhand einer vorgeschriebenen Dosierung oder eines vorgeschriebenen Zeitplans eingenommen werden muss», und «benachrichtigt den pflegenden Angehörigen, wenn er urinieren muss».

Pflegebezogene Ergebnismaßstäbe

Die Maßnahmen oder Handlungen, die genau beschreiben, welcher Ergebnisindikator bewertet werden soll, wie er bewertet werden soll und wie er quantifiziert werden wird. Die Quantifizierung wird ein Kontinuum widerspiegeln wie beispielsweise: 1 = benutzt eigenständig die Toilette; 2 = benötigt leichte Unterstützung beim Anziehen vor oder nach der Toilettenbenutzung; 3 = benötigt Unterstützung beim Gang auf die Toilette; 4 = benötigt vollständige Unterstützung bei der Toilettenbenutzung.

---

* Wenn der Bezug zu pflegebezogenen Ergebnissen hergestellt wird, umfasst der Begriff «Patient» auch pflegende Familienangehörige.

Tabelle 2-1: Ebenen von Ergebnissen in der Taxonomie

Höchste Abstraktionsebene	–	Pflegebezogener Ergebnisbereich
Hohe Abstraktionsebene	–	Pflegebezogene Ergebnisklasse
Mittlere Abstraktionsebene	–	Pflegebezogenes Ergebnis
Niedrige Abstraktionsebene	–	Pflegebezogener Ergebnisindikator
Empirische Ebene	–	Bewertungsaktivitäten für die Ergebnisse

Forschung aus clusteranalytischen Verfahren und mit Hilfe qualitativer Strategien gewonnen wurden. Das Team plante, diese Resultate mit den Ergebniskategorien, die durch die Medical Outcome Study (MOS)[27] bekannt geworden sind, und mit aktuellen Pflegeergebniskategorien zu vergleichen.[15, 16] Auf der niedrigsten Abstraktionsebene sollen Indikatorenformulierungen für jede Ergebnisbezeichnung enthalten sein. Ergebnisse an sich bilden die mittlere Abstraktionsebene; und in einigen Fällen werden Indikatoren für mehr abstrakte, globalere Ergebnisse auch als spezifischere, weniger abstrakte Ergebnisse entwickelt. Zum Beispiel ist *Gelenkbewegung: Aktive* ein Indikator für das Ergebnis *Mobilitätsgrad*, wohingegen die «Halsbewegung» ein Indikator für das Ergebnis *Gelenkbewegung: Aktive* ist. Die empirische Ebene wird Bewertungshandlungen für jedes Ergebnis und seine Indikatoren enthalten.

Es ist wichtig, dass alle Ergebnismaßstäbe für die Entwicklung handhabbarer, computerisierter Datenbanken quantifizierbar und psychometrisch einwandfrei sind, um die Wirksamkeit und Effektivität von Pflegeinterventionen optimal einzuschätzen. Phase III der Forschung (RO1-NR03437) umfasst die Überprüfung der Bewertungsskalen für jedes in der ersten Ausgabe der NOC (Iowa Outcomes Project, 1997) veröffentlichte Ergebnis.[13a]

2.4.4 Wie sollten die Ergebnisse bestimmt werden?

Weil die Ergebnisse und Indikatoren als variable Zustände, Verhaltensweisen oder Wahrnehmungen konzeptualisiert sind, werden sie mit Bezeichnungen versehen, die Begriffe repräsentieren, die auf einem Kontinuum als positive oder negative Zustände bewertet werden können. Immer wenn es möglich ist, vermeidet das Team Bezeichnungen, die einen unerwünschten Zustand beschreiben. Wegen der allgemeinen Anwendung einiger Bezeichnungen oder der Schwierigkeit, ein Wort mit der gegenteiligen Bedeutung zu identifizieren, beschreiben einige Ergebnisbezeichnungen dennoch einen unerwünschten Zustand. Beispiele sind Infektion und Schmerz.

Die Konzeptualisierung der Ergebnisse als Variablen erlaubt die Bewertung negativer oder positiver Veränderungen genauso wie keine Veränderungen, die aus Pflegeinterventionen resultieren. Um die Konzeptualisierung der Ergebnisse und die Schreibweise pflegebezogener Ergebnisbezeichnungen zu strukturieren, definierte das Team die Regeln, die im **Kasten 2-2** auf Seite 64 dargestellt sind.

Kasten 2-2

Regeln für die Standardisierung pflegebezogener Ergebnisse

- Ergebnisbezeichnungen sollten präzise sein (formuliert in fünf oder weniger Wörtern).

- Ergebnisbezeichnungen sollten in nichtevaluativen Begriffen formuliert werden und nicht als verminderter, zunehmender oder verbesserter Zustand.

- Ergebnisbezeichnungen sollten *nicht* pflegerische Verhaltensweisen oder Interventionen beschreiben.

- Ergebnisbezeichnungen sollten *nicht* als Pflegediagnosen formuliert werden.

- Ergebnisbezeichnungen sollten einen Zustand, eine Verhaltensweise oder eine Wahrnehmung beschreiben, der/die in sich variabel ist und bewertet und quantifiziert werden kann.

- Ergebnisbezeichnungen sollten auf einer mittleren Abstraktionsebene konzeptualisiert und formuliert werden.

- Um allgemeinere Begriffsbezeichnungen spezifischer zu machen, sollten Doppelpunkte verwendet werden; die allgemeinere Bezeichnung sollte zuerst bestimmt werden, gefolgt vom Doppelpunkt und der spezifischeren Bezeichnung (z. B. *Ernährungsstatus: Zufuhr* oder *Ernährungsstatus: Energie*).

2.4.5 Was sind pflegebezogene Patientenergebnisse?

Um für die Einschätzung der Effektivität von Pflege nützlich zu sein, müssen Ergebnisse und Indikatoren identifiziert werden, die durch die Pflege beeinflusst sind und umfassend genug sind, um alle Aspekte der Pflegepraxis einzuschätzen. Das Team erkannte, dass die Mehrzahl der Patientenergebnisse, einschließlich derjenigen, die traditionell angewandt wurden, um die ärztliche Versorgung zu evaluieren, nicht von einer Berufsgruppe allein beeinflusst sind. Trotzdem ist es für die Pflege zur Beobachtung und Verbesserung ihrer Praxis wichtig, dass Ergebnisse identifiziert werden, die durch die pflegerische Versorgung beeinflusst sind.

Je abstrakter und allgemeiner die Ergebnisse sind, umso wahrscheinlicher ist es, dass ihre Erreichung das Resultat von Interventionen verschiedener Berufsgruppen des Gesundheitswesens sein wird. Spezifische Berufsgruppen werden mehr Einfluss auf Zwischenergebnisse haben als andere. Zum Beispiel haben die Berufsgruppen Pflege, Medizin und Physiotherapie zu verschiedenen Zeiten den größten Einfluss auf das Ergebnis *Gelenkbewegung: Aktive* und jede dieser Berufsgruppen hat einen Einfluss auf das Gesamtergebnis. Spezifische Indikatoren von Ergebnissen werden wahrscheinlicher auf die Interventionen einer einzelnen Berufsgruppe zurückzuführen sein. Deshalb ist es essenziell, die Indikatoren, die im Wesentlichen auf Pflegeinterventionen zurückzuführen sind, zu identifizieren, damit Pflegekräfte die Effekte ihrer Interventionen dokumentieren können und individuell und kollektiv für die Versorgung, die sie Patienten zukommen lassen, verantwortlich gemacht werden. Um die Liste der pflegebezogenen Ergebnisse und Indikatoren zu entwickeln und zu verfeinern, definierte das Team eine Reihe von Kriterien, um den Nachweis der Pflegebezogenheit oder der Reaktion auf Pflegeinterventionen zu evaluieren. Diese Kriterien sind in **Kasten 2-3** aufgelistet.

Kasten 2-3

Kriterien zur Evaluation der Pflegebezogenheit

- Eine Pflegeintervention bewirkte ein positives Ergebnis.

- Eine Pflegeintervention beeinflusste ein positives Ergebnis.

- Eine Pflegeintervention wurde mit der Absicht durchgeführt, das Ergebnis zu erreichen oder zu beeinflussen.

- Eine Pflegeintervention führte zur Verbesserung oder Beibehaltung eines Ergebnisses oder verhinderte eine Verschlechterung bzw. das Auftreten eines negativen Ergebnisses.

- Die Pflegeintervention erfolgte vor der Beobachtung des Ergebnisses.

- Das Unterlassen einer Pflegeintervention führte zu einem Misserfolg hinsichtlich der Erzielung eines positiven bzw. der Verhinderung eines negativen Ergebnisses.

- Die Interventionen, die ein Ergebnis bewirkt oder beeinflusst haben, liegen im Zuständigkeitsbereich pflegerischer Praxis.

2.4.6 Sind pflegebezogene Patientenergebnisse die Auflösung von Pflegediagnosen?

Die Mehrheit der pflegebezogenen Ergebnisse repräsentieren die Auflösung von Pflegediagnosen, obwohl einige Ergebnisse eher generisch und nicht notwendigerweise auf spezifische Pflegediagnosen bezogen sind. Patientenzufriedenheit und die finanziellen Kosten, die aus der pflegerischen Versorgung von Patienten resultieren, sind deutlich nicht diagnosespezifisch und können nicht als die Auflösung einer Diagnose verstanden werden. Zu diesem Zeitpunkt scheint es so zu sein, dass je allgemeiner (abstrakter) das Ergebnis ist (z.B. *Lebensqualität*), umso unwahrscheinlicher ist es diagnosespezifisch; umgekehrt gilt, je weniger abstrakt der Ergebnisbegriff ist (z.B. *Selbstversorgung: Hygiene*), umso wahrscheinlicher wird es spezifisch für eine Pflegediagnose sein.

2.4.7 Wann sollten Patientenergebnisse bewertet werden?

Der angemessene Zeitpunkt, um Ergebnisse zu bewerten, wird variieren, weil einige Ergebnisse sehr schnell und andere über einen längeren Zeitraum auf eine Intervention reagieren. So ist es wahrscheinlich, dass beispielsweise die Ergebnisse von Interventionen zur Gesundheitsförderung über einen beträchtlichen Zeitraum auftreten, wogegen die Reaktion auf Interventionen zur Verbesserung der Nahrungsaufnahme sofort auftreten können. Ebenso gibt es Ergebnisse (z. B. *Transferausführung*), bei denen die vollständige Reaktion mehrere Wochen betragen kann. Ein Problem besteht darin, einen Zeitpunkt für die Bewertung zu bestimmen, der nahe genug an der Intervention liegt, um sicher zu sein, dass die Veränderung aus der Intervention resultiert, und entfernt genug von der Intervention, um in der Lage zu sein, eine Veränderung zu bewerten. Aus diesem Grund hat die Medizin begonnen, eine größere Betonung auf Zwischenergebnisse zu legen. Es ist infolgedessen wichtig, dass die Bewertung von pflegebezogenen Ergebnissen im Laufe der Zeit wiederholt wird. Die Zeitpunkte und Intervalle der Bewertung sind jedoch entscheidend und müssen für spezifische Bedingungen, Interventionen sowie für erwartete Ergebnisse bestimmt werden. Dieser Aspekt ist ein wichtiger Teil in der derzeitigen Phase III der Forschung bei der Überprüfung der Bewertungsskalen und -verfahren.

2.5 Methodologische Fragen und Strategien

Das NOC-Team identifizierte und klärte die folgenden fünf methodologischen Fragen zur Entwicklung und Validierung der ersten Liste pflegebezogener Patientenergebnisse:

1. Welche Strategien werden angewandt (induktiv oder deduktiv, qualitativ oder quantitativ)?
2. Welche Quellen werden verwendet, um Ergebnisformulierungen zusammenzustellen?
3. Welche Kriterien werden angewandt, um die Quellen auszuwählen, aus denen Ergebnisformulierungen bezogen wurden?
4. Wie werden pflegebezogene Ergebnisse und Indikatoren validiert?
5. Welche Methoden werden angewandt werden, um die Klassifikationsstruktur zu entwickeln?

2.5.1 Welche Strategien werden angewandt?

Für die Entwicklung der Klassifikation pflegebezogener Ergebnisse waren Kombinationen induktiver und deduktiver sowie qualitativer und quantitativer Strategien erforderlich. Bei der Entwicklung der Taxonomie ist die Begriffsentwicklung mit der Entwicklung des konzeptuellen Rahmens verbunden, die beide sowohl induktive als auch deduktive Herangehensweisen erfordern.[26] Daneben sind zur Identifikation und

Überprüfung pflegebezogener Ergebnisse quantitative und qualitative Methoden erforderlich.[4] Die im NIC-Projekt angewandten Methoden der Klassifikation wurden für die NOC-Forschung angepasst.[3, 13]

2.5.2 Welche Quellen werden verwendet, um die Ergebnisformulierungen zusammenzustellen?

Pflegekräfte haben seit vielen Jahren über Ergebnisse geschrieben und sie in ihre Pflegepläne integriert. Obwohl typischerweise als Ziele bestimmt, sind diese Formulierungen ohne weiteres in Lehrbüchern, Anweisungen zur Pflegeplanung, klinischen Informationssystemen und Pflegestandards verfügbar. Ebenso wie in der NIC-Arbeit entschied das NOC-Team, dass die Auswahl aus einer Vielzahl pflegerischer Quellen zur induktiven Identifikation pflegebezogener Ergebnisse die beste Herangehensweise war. Um die Repräsentativität und den umfassenden Charakter der Ergebnisformulierungen sicherzustellen, entwickelte das Team einen Samplingplan, nach dem die fachlichen Schwerpunkte, die Einrichtungen der Versorgung und die Patientenaltersgruppen in den Quellen repräsentiert sein sollten. Die Quellen wurden so ausgewählt, dass sie die folgenden Bereiche repräsentierten: medizinische/chirurgische Pflege, Intensivpflege, Mutter- und Kindfürsorge, Rehabilitation und Psychiatrie; Akutversorgung, Pflegeheime, gemeindenahe und häusliche Pflegeeinrichtungen; ältere und erwachsene Populationen sowie Kinder und Kleinkinder. Eingeschlossen wurden ebenso die Perspektiven der Gesundheitsförderung und der Krankheitsbeherrschung. Das Samplingschema, das in **Tabelle 2-2** auf Seite 68 abgebildet ist, zeigt die fachlichen Bereiche, Einrichtungen und die Patientenaltersgruppen, die durch die ausgewählten Quellen repräsentiert werden.

2.5.3 Welche Kriterien werden angewandt, um die Quellen auszuwählen, aus denen Ergebnisformulierungen bezogen werden?

Die Literaturquellen wurden anhand der folgenden vorher bestimmten Kriterien ausgewählt (**Kasten 2-4**, Seite 68):

1. Sie bieten eine klare Formulierung, die einen spezifischen Zustand oder ein Verhalten eines Patienten oder Familienmitglieds beschreibt.

2. Sie enthalten eine umfassende Liste von Ergebnisformulierungen.

3. Sie stellen Ergebnisformulierungen dar, die bewertbar sind.

4. Sie stellen Ergebnisformulierungen dar, die erstellt wurden, um Pflegeinterventionen zu evaluieren.

5. Sie fügen Ergebnisformulierungen hinzu, die bezüglich des Samplingplans benötigt wurden.

Um die Eignung der einzelnen Quellen zu evaluieren, wurde ein Einschätzungsbogen (**Tab. 2-3**, Seite 69) entwickelt. Die ausgewählten Quellen sind in **Tabelle 2-4** auf Seite 70 aufgelistet.

Tabelle 2-2: Samplingschema für Datenquellen

Fachlicher Schwerpunkt	Altersgruppe	Einrichtung		
		Akutkrankenhaus	**Pflegeheim**	**Gemeinde**
Medizinisch/ chirurgisch	Ältere	X	X	X
	Erwachsene	X	X	X
Intensivpflege	Ältere	X	nicht zutreffend	nicht zutreffend
	Erwachsene	X	nicht zutreffend	nicht zutreffend
	Kinder	X	nicht zutreffend	nicht zutreffend
	Kleinkinder	X	nicht zutreffend	nicht zutreffend
Mutter-/ Kindfürsorge	Erwachsene	X		X
	Kinder	X	X	X
	Kleinkinder	X		X
Rehabilitation	Ältere	X	X	X
	Erwachsene	X	X	X
	Kinder	X	X	X
Psychiatrie	Ältere	X	X	X
	Erwachsene	X	X	X
	Kinder	X	X	X

Kasten 2-4

Auswahl der Quellen

Die folgenden Kriterien wurden zur Auswahl und Evaluation der Quellen festgeschrieben:

- Sie stellt eine klare Formulierung dar, die einen spezifischen Zustand oder Verhaltensweisen beschreibt.

- Sie enthält eine umfassende Liste von Ergebnisformulierungen.

- Sie stellt Ergebnisindikatoren dar, die bewertbar sind.

- Sie stellt Ergebnisindikatoren dar, die speziell zur Evaluation von Pflegeinterventionen geschaffen wurden.

Tabelle 2-3: Einschätzungsbogen für Quellen im Rahmen der Forschung zu pflegebezogenen Ergebnissen (NOC)

Datum: _____

Spezifisches Thema/Inhalt: _____

Zitierhinweis/Quelle: _____

Beschreibung: _____

Standort von Kopien:

Einschätzung/Beurteilung:

1. Einrichtung, für die es erstellt wurde: _____

2. Patientenpopulation, für die es erstellt wurde: _____

3. Bezieht sich auf aktuelle Praxis: _____ Ja _____ Nein

4. Hat eine empirische Basis: _____ Ja _____ Nein

5. Indikatorformulierungen:

Kriterien			
Bewertbarkeit:	Nicht bewertbar	Bewertbar	Bewertbar nach Überarbeitung
Spezifität:	Nicht spezifisch für die Pflege	Spezifisch für eine Intervention	Spezifisch für die Pflege
Klarheit:	Nicht klar	Klar für Pflegekräfte in spezifischen Einrichtungen	Klar für Pflegekräfte

6. Rahmen für die Präsentation der Ergebnisindikatoren:
   (z. B. Pflegedatenbank; Standards aus einem Buch/Artikel/Datenbank)

7. Akzeptiert als eine Quelle für Indikatoren: _____ Ja _____ Nein

8. Name des Bearbeiters: _____

Angepasst an den Einschätzungsbogen zur Quellensuche, Iowa Interventionsprojekt (1992): 30.01.1992

Tabelle 2-4: Akzeptierte Ergebnisquellen

American Association of Critical Care Nurses. (1990). **Outcome Standards for Nursing Care of the Critically Ill.** Laguna Niguel, CA: Author.	Krankenhaus Intensivpflege
Bedrosian, C. A. (1989). **Home Health Nursing: Nursing Diagnoses & Care Plans.** East Norwalk, Conneticut: Appleton & Lange.	Häusliche Pflege Langzeitpflege/Pflege chronisch Kranker
Carpenito, L. J. (1992). **Nursing Diagnosis: Application to Clinical Practice** (4th ed.). Philadelphia: J. B. Lippincott.	Verschiedene Einrichtungen Einrichtungen für akut/chronisch Erkrankte
Doenges, M., Kenby, J., & Moorhouse, M. (1988). **Maternal-Newborn Careplans: Guidelines for Client Care.** Philadelphia: F. A. Davis.	Krankenhaus Akutpflege
Doenges, M. E., Moorhouse, M. F., & Geissler, A. C. (1989). **Nursing Care Plans: Guidelines for Planning Patient Care.** Philadelphia: F. A. Davis.	Krankenhaus Geburtshilfe
Gulanick, M., Klopp, A., & Galanes, S. (1980). **Nursing Care Plans: Nursing Diagnosis and Interventions.** Chicago: Mosby.	Krankenhaus/Gemeinde Internistisch/Chirurgisch
Holloway, N. (1988). **Medical Surgical Care Plans.** Springhouse, PA: Springhouse Corp.	Verschiedene Einrichtungen Einrichtungen für akut/chronisch Erkrankte
Horn, B. J., & Swain, M. A. (1978). **Criterion Measures of Nursing Care.** (DHEW Pub. No. PHS 78-3187) Hyattsville, MD: National Center for Health Services Research.	Gemeindepflegeeinrichtungen Einrichtungen für akut/chronisch Erkrankte
Jaffee, M. S. & Skidmore-Roth, L. (1988). **Home Health Nursing Care Plans.** St. Louis: Mosby.	Krankenhaus Intensivpflege
Johanson, B. C., Dungaca, C. U., Hoffmeister, D., & Wells, S. J. (1985). **Standards for Critical Care** (2nd ed.). St. Louis: Mosby.	Verschiedene Einrichtungen Langzeitpflege/Erwachsene
March, C. S. (1992). **The Complete Care Plan Manual for Long Term Care.** Chicago: AHA.	Verschiedene Einrichtungen Einrichtungen für akut/chronisch Erkrankte
McFarland, G. K. & McFarlane, E. A. (1993). **Nursing Diagnosis & Intervention: Planning for Patient Care** (2nd ed.). St. Louis: Mosby.	Krankenhaus Einrichtungen für akut/chronisch Erkrankte
Nursing Staff: Iowa City VA Medical Center. (1989). **Guidelines for Patient Care.** Iowa City, IA: Author.	Verschiedene Einrichtungen Einrichtungen für akut/chronisch Erkrankte
Patrick, M., Woods, S., Cravens, R., Rokovsky, J., & Bruno, P. (1991). **Medical Surgical Nursing.** Philadelphia: J. B. Lippincott.	Verschiedene Einrichtungen Einrichtungen für akut/chronisch Erkrankte
Potter, P. A. & Perry, A. G. (1989). **Fundamentals of Nursing: Concepts, Process, and Practice** (2nd ed.). St. Louis: Mosby.	Krankenhaus/Notfallversorgung Psychiatrische Pflege
Schriger-Krebs, M. J. & Larson, K. (1988). **Applied Psychiatric-Mental Health Nursing Standards in Clinical Practice.** New York: John Wiley & Sons.	Krankenhaus/Gemeinde Geburtshilfe/Neugeborenenpflege
Schriger-Krebs, M. J. & Larson, K. (1988). **Applied Psychiatric-Mental Health Nursing Standards in Clinical Practice.** New York: John Wiley & Sons.	Verschiedene Einrichtungen Psychiatrische Pflege
Townsend, M. C. (1988). **Nursing Diagnosis in Psychiatric Nursing: A Pocket Guide for Care Plan Construction.** Philadelphia: F. A. Davis.	Krankenhaus/Gemeinde Pädiatrische Pflege
Wong, D. L. (1993). **Whaleys & Wong's Esentials of Pediatric Nursing** (4th ed.). St. Louis: Mosby.	Ambulanz

2.5.4 Wie werden pflegebezogene Ergebnisse und Indikatoren validiert?

Drei Methoden wurden angewandt, um die Ergebnisindikatoren als repräsentativ für die Ergebnisdefinition und als pflegebezogen zu validieren. Erstens führten Konzeptanalysen und Literaturstudien einen Nachweis über den Inhalt des Indikators und seine Reaktionsfähigkeit auf Pflegeinterventionen. Zweitens wurden Begutachtungen von Pflegekräften mit einem Masterabschluss, die verschiedene Bereiche klinischer Fachgebiete, Einrichtungen und Klientenaltersgruppen repräsentierten, herangezogen, um zu beurteilen, welche Indikatoren am wichtigsten sind, um jedes Ergebnis zu bestimmen und zu beurteilen, welche Indikatoren am meisten auf Pflegeinterventionen zurückzuführen sind. Drittens wurde eine Feldüberprüfung der ersten Liste von Ergebnissen und Indikatoren in den folgenden vier Praxisbereichen durchgeführt: zwei Krankenhäuser der tertiären Versorgung, ein Akutkrankenhaus in einer Gemeinde und eine Langzeitpflegeeinrichtung.

Das Forschungsteam, bestehend aus fachkompetenten Experten der Fakultät und klinischen Pflegeexperten überprüfte (1) die Logik der konzeptuellen Verbindungen zwischen jedem Ergebnis und Indikator, den NIC-Interventionen und den NANDA-Diagnosen, (2) das Ausmaß, in dem diese Verbindungen durch veröffentlichte Forschungen empirisch validiert sind und (3) die belegbare Praktikabilität und die Verbindungen aus den Praxistests. Abschließend werden die Nachweise aus jeder Validierungsmethode herangezogen, um die Ergebnisbegriffe, -definitionen und -indikatoren weiterzuentwickeln. **Abbildung 2-1** illustriert den Prozess der Weiterentwicklung im zeitlichen Ablauf.

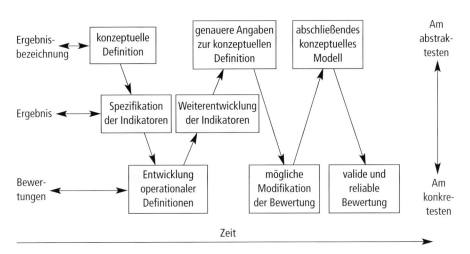

Abbildung 2-1: Erklärung und Synthese von Ergebnissen und Indikatoren
(Modifiziert nach *Wallizer M. H., Wiener P. L. [1978]*. Research methods and analysis: searching for relationships *[S. 37]. New York: Harper & Row.*)

2.5.5 Welche Methoden werden angewandt, um die Klassifikations-struktur zu entwickeln?

Um die Klassifikationsstruktur der pflegebezogenen Ergebnisse zu entwickeln, wurden Äquivalenzanalysen unter Anwendung hierarchischer Clusterverfahren durchgeführt. Die Klassifikationsstruktur bezieht Ergebnisse und Indikatoren bezüglich ihres Abstraktionsniveaus aufeinander und gruppiert Ergebnisse und Indikatoren bezogen auf die Regeln, die die Gemeinsamkeiten in den Gruppen definieren. Wie bereits ausgeführt, hat die Klassifikation vier Ebenen von Ergebnissen, einschließlich Ergebnismaßstäben mit zunehmender Generalisierbarkeit (siehe Tab. 2-1).

2.6 Generierung der ersten Liste von Ergebnisbezeichnungen

Das Forschungsteam begann im August 1991 die erste Liste von Ergebnissen zu erstellen. In der Literatur fanden sich abstrakte Begriffe und Klassifikationen von Patientenergebnissen. Des Weiteren fanden sich in Pflegelehrbüchern, «critical paths», Instrumenten, Pflegeplänen und Forschungsberichten viele konkrete Formulierungen von Patientenergebnissen, die als erwünschte Resultate von Pflegeinterventionen vorgeschlagen wurden. Sowohl induktive als auch deduktive Herangehensweisen wurden benötigt, um pflegebezogene Ergebnisse und Indikatoren auf einer mittleren Abstraktionsebene zu klassifizieren und zu entwickeln. Die Schwierigkeit bestand in der Sammlung der mehr spezifischen, weniger abstrakten Indikatoren und ihrer Gruppierung und Benennung auf einer abstrakteren Ebene unter Anwendung einer induktiven Vorgehensweise. Eine andere Schwierigkeit bestand in der Anwendung bestehender, allgemeiner, abstrakter Kategorien zur Erklärung weniger abstrakter pflegebezogener Ergebnisse und Indikatoren. Infolgedessen war eine induktive Vorgehensweise zur Identifizierung und Entwicklung der pflegebezogenen Ergebnisse durch die Synthese von Indikatoren erforderlich, wogegen eine deduktive Vorgehensweise angewandt wurde, um sicherzustellen, dass eine umfassende Liste pflegebezogener Ergebnisse identifiziert worden war. Hinzu kam, dass die existierenden abstrakten Ergebniskategorien einen Rahmen für Patientenergebnisse bildeten, der mittlerweile im Allgemeinen von anderen Berufsgruppen des Gesundheitswesens und Gesundheitspolitikern akzeptiert wird.[27] Die anspruchvollste Aufgabe war die Identifizierung und Standardisierung pflegebezogener Ergebnisse und Indikatoren, die in der Praxis anwendbar und auf eine Pflegeintervention bezogen sind. Diese Arbeit war notwendig, um den Einfluss und die Effektivität der Pflege in der Erreichung erwarteter Patientenergebnisse, den Fortschritt in der Entwicklung pflegerischen Wissens und die Steigerung des Verständnisses von Patienten und Politikern über den pflegerischen Beitrag in der gesundheitlichen Versorgung einzuschätzen.

2.6.1 Der Prozess zur Beurteilung der Datenquellen

Der Prozess zur Beurteilung jeder einzelnen Datenquelle wurde folgendermaßen durchgeführt (angepasst an das Verfahren, das im Iowa Intervention Projekt: NIC angewandt wurde[3]):

1. Eine potenzielle Datenquelle wurde identifiziert und zugänglich gemacht.

2. Das Teammitglied, welches am vertrautesten mit der Quelle oder dem spezifischen Bereich war, identifizierte die repräsentativen Abschnitte der Quelle (einschließlich Titel/Autorenseite, Vorwort/Überblick, Inhaltsverzeichnis und zwei bis drei Kapitel/Abschnitte) und gab sie an die Teammitglieder weiter.

3. Jedes Teammitglied las das Material und kam vorbereitet zum nächsten Treffen des Teams, um es zu diskutieren.

4. Das Teammitglied, das die gesamte Quelle durchgesehen und die repräsentativen Abschnitte für die Verbreitung identifiziert hatte, leitete die Diskussion.

5. Jedes Teammitglied vervollständigte nach der Diskussion des Materials den NOC-Einschätzungsbogen (Tab. 2-3) und kam zu einem Konsens über jedes Kriterium.

6. Für jede Quelle wurde basierend auf dem Teamkonsens eine Gesamtbewertung (auf einer Punkteskala von 1 = schlecht bis 5 = exzellent) vergeben.

2.6.2 Überprüfte Quellen und Ableitung der Ergebnisformulierungen

Dreißig Quellen wurden für die Extraktion konkreter Ergebnisformulierungen überprüft (z. B. Ziele, die von Pflegekräften in der praktischen Versorgung angewandt werden). Die Quellen waren repräsentativ für Einrichtungen, fachliche Schwerpunkte und ihren Typus (z. B. Lehrbuch, Informationssystem, Forschungsbericht). Eine Minderheit der Quellen enthielt auf Forschung begründete Ergebnisformulierungen. Sofern die Grundannahmen dieser Forschung in der Quelle benannt waren, wurden diese mit dem NOC-Einschätzungsbogen festgehalten. Von den 30 überprüften Quellen (meistens Bücher) wurden 19 als relevante Datenquellen akzeptiert (siehe Tab. 2-4).

Die Teammitglieder überprüften die Datenbanken von Informationssystemen, jeweils eine aus einem Krankenhaus der tertiären Versorgung und eine aus einem Akutkrankenhaus in Iowa. Eine umfangreiche Sammlung von Forschungsinstrumenten, die Ergebnisse bewerten, stand im Labor des College of Nursing Service Administration (NSA) zur Verfügung. Ebenso waren im NSA-Labor «critical paths» verfügbar, die in einer Reihe von Einrichtungen im gesamten Land entwickelt wurden.[2] Das NOC-Team entschied, dass die Quellen aus dem NSA-Labor den Lehrbuchquellen eine sehr notwendige Praxisdimension hinzufügten, die im Wesentlichen von Theoretikern und Lehrern geschrieben wurden. Die Zusammenstellung von Quellen setzte sich solange fort, bis alle Bereiche repräsentiert waren, die das Samplingschema vorgab (siehe Tab. 2-2), und nur wenige neue Indikatoren gefunden werden konnten.

Mehr als 4500 Ergebnisformulierungen wurden aus den Quellen bezogen und eine erste Liste von 282 Bezeichnungen für pflegebezogene Patientenergebnisse wurde entwickelt. Die Ergebnisformulierungen waren auf verschiedenen Abstraktionsebenen und waren normalerweise als Ziele oder Standards beschrieben. Sie reichten von allgemeinen Formulierungen wie «Prävention von Komplikationen und Aufrechterhaltung eines optimalen Aktivitätsniveaus» über Formulierungen auf der mittleren Ebene wie z. B. «Wissen um angemessene Bekleidung» bis zu sehr spezifischen Formulierungen wie z. B. «Herzindex von 2,5 bis 4 Litern pro Minute». Aus jeder Quelle wurden etwa 150 bis 200 Formulierungen von Ergebnisindikatoren ausgewählt; wenn die Quelle mehr als 200 Indikatoren enthielt, wurden 150 bis 200 Formulierungen nach dem Zufallsprinzip aus der Quelle ausgewählt.

Zusammengefasst: Die Auswahl von Datenquellen zur Erstellung der ersten Liste von Ergebnissen wurde begleitet von einer zielgerichteten, systematischen Zusammenstellung von Pflegelehrbüchern, «critical paths», Bewertungsinstrumenten, Praxisstandards, Pflegeinformationssystemen sowie Pflegediagnosen und Büchern zur Pflegeplanung, die spezifische Formulierungen von Pflegeergebnissen enthielten. Das Team wählte Quellen aus, die die Pflegepraxis in Krankenhäusern, Pflegeheimen, Gemeinden und ambulanter Pflege mit verschiedenen fachlichen Schwerpunkten und bei verschiedenen Patientenaltersgruppen widerspiegelten. Dennoch kann keine Liste von pflegebezogenen Ergebnissen vollständig sein und neue Ergebnisse und Indikatoren werden immer in dem Maße hinzugefügt werden müssen, wie die Profession sich weiterentwickelt. Trotzdem stellt die durch das Team entwickelte Methodologie einen Weg zur Identifizierung der gebräuchlichsten pflegebezogenen Patientenergebnisse zur Verfügung, die am häufigsten gelehrt und in Praxis und Forschung angewandt werden.

2.6.3 Gruppierung der Ergebnisformulierungen zur Entwicklung pflegebezogener Ergebnisbezeichnungen

Die aus den Quellen bezogenen pflegebezogenen Ergebnisformulierungen wurden folgendermaßen analysiert, gruppiert und mit einer Bezeichnung versehen:

1. die 150 bis 200 aus jeder Quelle ausgewählten Ergebnisformulierungen wurden in eine Computerdatei eingegeben;

2. jede Formulierung wurde auf einem separaten Papier gedruckt und Kopien der Formulierungen wurden in einer Reihe von Sitzungen an alle Mitglieder des Forschungsteams verteilt;

3. jedes Teammitglied gruppierte die Formulierungen unabhängig und gab jeder Gruppierung eine Ergebnisbezeichnung.

Die Teammitglieder generierten Bezeichnungen basierend auf ihrem Wissen und ihrer Erfahrung und sie verwandten in jeder Sitzung ungefähr 175 Ergebnisbezeichnungen, weil sie meinten, dass dies eine handhabbare Anzahl sei.

Tabelle 2-5: Beispiele von Ergebnisbezeichnungen und zugeordneten Ergebnisformulierungen auf der ersten Liste vor der Weiterentwicklung

Ergebnisbezeichnung	Ergebnisformulierung
Mobilitätsgrad: Fortbewegung	Fortschreitende, moderate Übungen und Fortbewegung Täglich gesteigerte Fortbewegung
Ernährungsstatus	Verbesserung des herabgesetzten Appetits Patient verzehrt den Großteil des Essens auf dem Essenstablett
Ausmaß von Schmerz	Verbalisiert Linderung und/oder Abwesenheit von Schmerzen Abwesenheit begleitender Schmerzen

Zwischen 3 und 25 Ergebnisformulierungen wurden unter jeder der Ergebnisbezeichnungen gruppiert und bildeten die Basis für die Entwicklung von Indikatoren für jede Ergebnisbezeichnung. Aufgrund der großen Anzahl von Ergebnisbezeichnungen, die durch das Samplingschema identifiziert wurden, hatte man 20 Sitzungen als hinreichend zur weiteren Bearbeitung festgelegt. Die Bezeichnungen und die ihnen zugehörigen Ergebnisformulierungen aus jeder Sitzung und von jedem Teammitglied wurden in eine computerisierte Datenbank eingegeben. Mit dem Anwachsen der Liste von Ergebnisbezeichnungen überprüften die Teammitglieder die Bezeichnungen, um Redundanzen auszuschließen und die Semantik und Grammatik im Einklang mit den Regeln in Kasten 2-2 zu standardisieren. **Tabelle 2-5** enthält Beispiele von Ergebnisbezeichnungen und den zugehörigen Ergebnisformulierungen, die in der ersten Sitzung zur Inhaltsanalyse entwickelt wurden. Diese wurden nachfolgend revidiert, um die erste Liste von Ergebnissen und Indikatoren zu bilden. Die Sitzungen zur Inhaltsanalyse waren sehr arbeitsintensiv; jede erforderte etwa vier bis sechs Stunden pro Forscher und anschließend sehr viele Stunden mehr, um die Ergebnisformulierungen und die Resultate der Sitzungen in den Computer einzugeben. Jede der pflegebezogenen Ergebnisformulierungen wurde kodiert, um sie mit den zugehörigen Ergebnisbezeichnungen abzustimmen.

2.6.4 Datenbankmanagement

Ein Computerprogramm zur Unterstützung der Kodierung, Manipulation, Kategorisierung und Wiederherstellung der ersten Ergebnisbezeichnungen und zugehörigen Indikatoren wurde erstellt. Tom Kruckeberg, Programmierer des College of Nursing Systems und Mitglied im Forschungsteam, entwickelte das Programm unter Anwendung der Paradox Datenbank,[12, 13] die nach dem Muster des ursprünglich für das NIC-Projekt entwickelten Programms erstellt wurde. Des Weiteren unterstützte er den Biometriker, einen Berater des NOC-Forschungsteams, bei der Datenanalyse, vorwiegend in den Bereichen der Weiterentwicklung der Ergebnisse und Indikatoren (und später bei der Entwicklung der Klassifikationsstruktur).

Zusammengefasst: Das Team führte 20 Gruppierungssitzungen durch, um die erste Liste der 282 pflegebezogenen Ergebnisbezeichnungen und zugehörigen Indikatoren zu generieren. Nachdem nur wenige neue Ergebnisbezeichnungen während einer Sitzung produziert wurden und die Indikatoren vollständig redundant zu früheren waren, entschied das Team, dass eine erste Liste pflegebezogener Patientenergebnisse und Indikatoren generiert worden war und entschied sich, den nächsten Schritt der Forschung anzugehen: die Validierung und Weiterentwicklung der Ergebnisse und Indikatoren.

2.7 Anordnung der Ergebnisse in allgemeinen Kategorien zur Einschätzung der inhaltlichen Validität und Weiterentwicklung

Die Redundanz unter den Ergebnisbezeichnungen bestand, weil viele in mehr als einer Quelle aufgelistet waren und weil einige identische unter mehr als einer Ergebnisbezeichnung gruppiert wurden. Um den Prozess der Validierung und Weiterentwicklung zu erleichtern, wurden die pflegebezogenen Ergebnisbezeichnungen zuerst in der Medical Outcomes Study (MOS) und anderen allgemeinen Pflegeergebniskategorien angeordnet.

Das Forschungsteam überlegte, wie seine Liste von Ergebnissen und Indikatoren zu den Ergebniskategorien der MOS[27] und anderen Kategorien, wie beispielsweise denen von Lang & Clinton[15] und Marek[16] passte. Weil die MOS-Klassifikation generell akzeptiert und von Forschern im Gesundheitswesen angewandt wird, revidierte das Team den Rahmen der MOS, um andere allgemeine Ergebniskategorien aus der Pflegeliteratur mit einzubeziehen. Die erste Liste der pflegebezogenen Ergebnisbezeichnungen und Indikatoren des Teams wurde in diesen generell akzeptierten allgemeinen Ergebniskategorien gruppiert, um die Begriffsanalyse jeder einzelnen Ergebnisbezeichnung durch die Fokusgruppen zu erleichtern.

2.7.1 Begriffsanalyse durch Fokusgruppen

Das Forschungsteam wurde in acht Fokusgruppen mit je drei oder vier Mitgliedern aufgeteilt, wobei darauf geachtet wurde, dass in jeder Gruppe so viele Praxiseinrichtungen und Bereiche fachlicher Expertise wie möglich repräsentiert waren. Jeder Gruppe wurde ein Forscher der Fakultät mit einem Doktorgrad und ein Teilzeit-Forschungsassistent zugeordnet und ergänzend kamen zu jeder Gruppe Experten aus der Pflegepraxis hinzu, um die Arbeit zu unterstützen. Die Experten aus der Pflegepraxis waren äußerst wertvoll und verwandten Stunden darauf, als Freiwillige an den Ergebnissen zu arbeiten. Die Anwendung von Fokusgruppen war ein sehr effektives Mittel, um Bezeichnungen und Aktivitäten des Interventionsbegriffs weiterzuentwickeln, unterstützende Literatur zu identifizieren und Definitionen zu entwickeln.[13]

Um die Ergebnisbezeichnungen und -formulierungen weiterzuentwickeln und alle pflegebezogenen Ergebnisse und Indikatoren zu identifizieren, die nicht in der ersten Liste enthalten waren, wurden die Ergebnisbezeichnungen basierend auf der MOS[27] und der Pflegeliteratur in den folgenden acht allgemeinen Kategorien angeordnet:[15, 16]

- Physiologischer Status

- Psychologischer und kognitiver Status

- Sozialer Status und Rollenstatus

- Physischer funktioneller Status

- Sicherheitsstatus

- Status des pflegenden Familienangehörigen

- Gesundheitseinstellungen, -wissen und -verhalten

- Wahrgenommenes Wohlbefinden

Ein Delphi-Prozess wurde zur Gruppierung der Ergebnisbezeichnungen in allgemeinere Kategorien angewandt. Zuerst bestimmte das Team basierend auf ihrer Beurteilung und der aktuellen Literatur zu Pflegeergebnissen, welche Veränderungen am Rahmen der MOS notwendig waren. Danach gruppierte jedes Teammitglied die Ergebnisbezeichnungen innerhalb des revidierten Rahmens und anschließend wurden diese Gruppierungen analysiert. Die Ergebnisbezeichnungen, die von wenigstens 75 % der Teammitglieder in dieselbe Kategorie gruppiert wurden, wurden dieser Kategorie zugeordnet. Die Resultate wurden unter den Teammitgliedern ausgetauscht und die Ergebnisbezeichnungen, die kein Kriterium erfüllten, wurden an jedes Teammitglied verteilt und erneut in allgemeine Kategorien gruppiert. Das Team diskutierte die Ergebnisbezeichnungen, die nach der zweiten Gruppierungsphase kein Kriterium erfüllten und ordnete diese Bezeichnungen durch Konsens einer allgemeinen Kategorie zu. Jede der allgemeinen Kategorien wurde danach einer der acht Fokusarbeitsgruppen zugeordnet.

Für jede Ergebnisbezeichnung überprüfte die Fokusgruppe die Pflege- und assoziierte Forschung, Instrumente zur Bewertung der Ergebnisbegriffe und andere damit zusammenhängende Literatur für die Begriffsanalyse; entwickelte die Ergebnisbezeichnungen und Indikatoren weiter und überprüfte die erste Validierung hinsichtlich ihrer Pflegebezogenheit.

Jede Fokusgruppe überprüfte die Ergebnisbezeichnungen in ihrer Kategorie, kombinierte ähnliche Bezeichnungen, wo es angemessen war und ergänzte neue Bezeichnungen, wo es notwendig war. Jede Bezeichnung wurde entsprechend der Regeln in Kasten 2-1 überprüft und jede Ergebnisformulierung in der ersten Liste wurde weiterentwickelt, um die Indikatoren für die Bezeichnung widerzuspiegeln. Basierend auf der Literaturstudie und der Begriffsanalyse wurden zusätzliche Indikatoren hinzugefügt und andere entfernt und es wurde basierend auf der Begriffsanalyse eine Definition für die Bezeichnung entwickelt.

Die Begriffsanalyse für jedes Ergebnis wurde nach einem Verfahren durchgeführt, das von Rodgers und Waltz,[21] sowie von Strickland & Lenz[29] übernommen wurde. Auf der Basis der Literaturstudie und der Expertise der Fokusgruppenmitglieder bestand der Zweck der Analysen in der Evaluation der Vollständigkeit der Ergebnisbegriffe, die in einer Kategorie zusammengefasst waren, der Entwicklung von Bezeichnungen für fehlende Begriffe sowie der Entwicklung von Definitionen für die Ergebnisbezeichnungen und Indikatoren, die in Phase I generiert worden waren. Die folgenden Schritte wurden für die Begriffsanalyse angewandt:

1. Identifikation der auf den Begriff bezogenen Literatur, einschließlich der Instrumente, die den Begriff bewerten.

2. Überprüfung jeder Quelle auf Definitionen, Indikatoren, Verbindungen zu Pflegeinterventionen und Patientenpopulationen.

3. Vergleich der Indikatoren aus der Literatur mit den in Phase I der Forschung generierten Indikatoren.

4. Entwicklung einer Ergebnisbezeichnung einschließlich eines vorläufigen Definitionsvorschlags und einer Liste von Indikatoren, die alle Dimensionen des Ergebnisses reflektieren, unter Anwendung der Informationen aus der Literaturstudie und den Listen von Indikatoren, die in Phase I der Forschung generiert wurden. Regeln für die Entwicklung von Ergebnisdefinitionen und Indikatoren sind in den **Kästen 2-5** und **2-6** aufgelistet, Regeln zur Formulierung der Ergebnisbezeichnungen in Kasten 2-2.

5. Bestimmung der Angemessenheit der Ergebnisbezeichnung und Präsentation vor der Fokusgruppe und dem NOC-Team zur Überprüfung und Bestätigung. Das letztendliche Produkt enthielt eine Ergebnisbezeichnung, eine konzeptuelle Definition, eine Liste von Indikatoren und eine ausgewählte Literaturliste, die für die Begriffsanalyse verwendet wurde.

Die Fokusgruppen präsentierten dem Forschungsteam eine Zusammenfassung der Begriffsanalyse für jedes Ergebnis und der Ergebnisbezeichnung, sowie der Definition und der Indikatoren zur Überprüfung. Das Forschungsteam überprüfte das Endprodukt auf seine Kompatibilität mit den Regeln der Standardisierung und auf die Konsistenz und auf Überschneidungen mit anderen Ergebnissen und Indikatoren. Anschließend wurden Fünf-Punkt-Likert-Skalen zu jedem Ergebnis und Indikator für die Feldüberprüfung hinzugefügt. Der Einwilligung folgend standen die Ergebnisse und Indikatoren bereit zur inhaltlichen Validierung und Feldüberprüfung.

Kasten 2-5

Regeln für die Entwicklung von Ergebnisdefinitionen

- Sie beschreibt die vollständige Bedeutung des Ergebnisbegriffs.

- Als Ganze ist sie synonym mit dem Ergebnisbegriff.

- Sie ist klar und einfach.

- Sie bezieht sich auf alle Indikatoren, die in dem Begriff enthalten sind und beschreibt alle Dimensionen des Ergebnisses.

Kasten 2-6

Regeln für die Entwicklung von Indikatoren

- Die Begriffe sind explizit, spezifisch und genau.

- Die Bedeutung ist adäquat, wenn es eine Kongruenz zwischen dem Ergebnis und den Indikatoren gibt.

- Die Begriffe werden in einer konsistenten Weise verwendet.

- Alle Dimensionen eines Ergebnisses werden durch Indikatoren repräsentiert, Indikatoren sind inklusiv.

- Die Indikatoren sind bewertbar; empirische Maßstäbe können für alle Indikatoren entwickelt werden.

- Die Indikatoren besitzen Nützlichkeit; sie sind anwendbar für die Pflege und auf sie bezogen.

2.8 Inhaltliche Validierung durch Pflegeexperten

Pflegefachkräfte mit einem Masterabschluss, die übergreifende Bereiche praktischer Fachgebiete, Einrichtungen und Klientenaltersgruppen repräsentierten, wurden gebeten, zu beurteilen, welche Indikatoren am wichtigsten zur Bestimmung eines jeden Ergebnisses sind und welche Indikatoren am meisten auf Pflegeinterventionen zurückzuführen sind. Eine revidierte Fassung der Methodologie von Fehring zur Einschätzung der inhaltlichen Validität von Pflegediagnosen wurde angewandt, um die inhaltliche Validität der Ergebnisse und Indikatoren und ihre Bezogenheit auf Pflegeinterventionen einzuschätzen.[5, 6]

Fehring's Methodologie zur Bestimmung der inhaltlichen Validität von Pflegediagnosen wurde übernommen und in den vorbereitenden Arbeiten zur Validierung der Inhalte der pflegebezogenen Patientenergebnisse getestet.[5, 6] Dabei wurde die Zufriedenheit mit den Ergebnissen betrachtet. Eine Variante dieser Methode wurde ebenso vom Iowa Intervention Project: NIC angewandt, um die inhaltliche Validität von Pflegeinterventionen und der NIC zu etablieren.[13] McCloskey und Bulechek[12] argumentierten, dass die Übernahme der Methode von Fehring konsistent mit den Empfehlungen zu Verfahren für die Konstruktion von Taxonomien ist.[7] Die erfolgreiche Anwendung der Methode von Fehring zur Validierung von Pflegeinterventionen und die Pilotarbeit des Teams zur Patientenzufriedenheit mit den Ergebnissen unterstützten die Anwendung der Methode zur Einschätzung der inhaltlichen Validität der Ergebnisse.

Die Übernahme der Methodologie von Fehring zur Validierung pflegebezogener Patientenergebnisse wird in der folgenden Liste beschrieben:

1. Die durch die Fokusgruppen weiterentwickelten pflegebezogenen Ergebnisindikatoren wurden unter den Ergebnisbezeichnungen und -definitionen aufgelistet.

Einige (zwei bis drei) Indikatoren, die nicht durch die Fokusgruppen belegt waren und die für nicht wichtig zur Einschätzung des Ergebnisses gehalten wurden, waren ebenso enthalten.

2. Die Pflegeexperten beurteilten die Indikatoren für jedes pflegebezogene Ergebnis auf seine Bezogenheit zu einer Pflegeintervention und auf seine Wichtigkeit für die Evaluation des Ergebnisbegriffs. Die Experten wurden ebenso gebeten, Indikatoren vorzuschlagen, von denen sie glaubten, dass sie vergessen worden waren.

3. Gewichtete Verhältnisse wurden für jede Indikatorformulierung berechnet (für die Beurteilungen der Wichtigkeit und Bezogenheit). Die Verhältnisse wurden ermittelt, indem die Gewichtungen, die jeder Antwort zugeschrieben wurden, addiert wurden und dann durch die Summe der Gesamtanzahl von Antworten dividiert wurden. Es wurden die von Fehring vorgeschlagenen Gewichtungen angewandt: $5 = 1; 4 = 0.75; 3 = 0.5; 2 = 0.25; 1 = 0$.

4. Die pflegebezogenen Ergebnisindikatoren mit Beurteilungen zur Wichtigkeit und Bezogenheit von mehr als 0.8 wurden zu den Indikatoren mit der größten Bezogenheit erklärt, diejenigen mit Beurteilungen zur Wichtigkeit und Bezogenheit von 0.6 oder weniger wurden verworfen. Wenn das Mittel zwischen 0.61 und 0.79 lag, wurden die Indikatoren als unterstützende Faktoren in der Bestimmung des Patientenzustandes in Bezug auf das Ergebnis bestimmt.[25] Sparks und Lien-Gieschen erhöhten den unteren Koeffizienten für weniger bedeutende Eigenschaften auf 0.6, um eine beherrschbare Anzahl von definierenden Eigenschaften für eine Pflegediagnose zu erreichen. Das NOC-Team übernahm und veränderte das revidierte Kriterium, um einen minimalen Bestand von Indikatoren mit der Einschätzung einer hohen inhaltlichen Validität zu behalten.

5. Die Werte für die inhaltliche Validität der Ergebnisse und die Trefferempfindlichkeit der Ergebnisse wurden für jedes Ergebnis gebildet, indem die Beurteilungen zur Wichtigkeit und Bezogenheit summiert und der Durchschnitt ermittelt wurde.

Um die Indikatoren zu beurteilen, wurden Pflegeexperten mit einem Masterabschluss aufgrund ihrer fachlichen Expertise und ihrer größeren Vertrautheit mit der Begriffsentwicklung, den Forschungstechniken, der Notwendigkeit von pflegerischen Nomenklaturen und Klassifikationen und der fachlichen Praxistheorie ausgewählt. Die Namen und Adressen der Pflegeexperten wurden über die folgenden Fachvereinigungen bezogen:

Academy of Medical Surgical Nursing
American Academy of Ambulatory Care Nursing
American Association of Critical Care Nurses
American Association of Neuroscience Nurses
American Holistic Nurses Association
American Psychiatric Nurses Association
American Society for Parenteral & Enteral Nutrition
American Nurses Association (ANA): Community Public Health

ANA: General Practice

ANA: Gerontology

ANA: Medical Surgical

ANA: Pediatrics

ANA: Psychiatric/Mental Health

American Nurses Credentialing Center (ANCC): Clinical Specialist in Medical
   Surgical Nursing

ANCC: Community Health Nurse

ANCC: Family Nurse Practitioner

Association of Nurses in AIDS Care

Association of Rehabilitation Nurses

Association of Women's Health, Obstetric and Neonatal Nurses

Drug & Alcohol Nursing Association

National Association of Orthopedic Nurses

National Association of Pediatric Nurse Associates and Practitioners

National Association of School Nurses, Inc.

National Gerontological Nursing Association

North American Nursing Diagnosis Association

Oncology Nursing Society

Respiratory Nursing Society

Wound Ostomy and Continence Nurses Society

Die erhaltenen Listen wurden überprüft und doppelte Namen wurden entfernt. Eine Zufallsstichprobe von Pflegeexperten wurde aus den entsprechenden Listen für jede Begutachtung gebildet und nach Praxiseinrichtung, praktischem Schwerpunkt und Patientenaltersgruppe, mit denen er/sie arbeitet, geschichtet. Die Stichproben waren größtenteils weiblich und repräsentierten den Anteil von anderen Minderheiten in der nationalen Population von Pflegekräften mit einem Masterabschluss, die zu diesen Organisationen gehören.

Jede Begutachtung wurde an 175 oder mehr zufällig ausgewählte Pflegeexperten geschickt, die gebeten wurden, den ausgefüllten Fragebogen innerhalb von zwei Wochen nach Erhalt zurückzusenden. Das Team erwartete einen Rücklauf von 50 %, aber der tatsächliche Rücklauf lag nur bei 30 % bzw. 44 %. Die Begutachtungsfragebögen wurden mit frankierten, adressierten Rückumschlägen versandt und drei Wochen nach dem ersten Anschreiben wurde eine Erinnerungspostkarte geschickt. Jede Begutachtung enthielt 8 bis 10 Ergebnisbegriffe und 6 bis 15 pflegebezogene Indikatoren. Die Pflegeexperten wurden gebeten, jeden Indikator zu beurteilen auf: (1) das Ausmaß, in dem er durch Pflegeinterventionen beeinflusst ist (Bezogenheit) (auf einer Skala von 1 = kein Beitrag bis 5 = Beitrag hauptsächlich durch die Pflege), und (2) die Wichtigkeit des Ergebnisbegriffs (auf einer Skala von 1 = niemals wichtig bis 5 = immer wichtig).

2.8.1 Resultate der Begutachtungen der Pflegeexperten

Mit Bezug auf die Definitionen wurden nur wenige, kleine Veränderungen auf den zurückgesandten Beurteilungen vorgeschlagen und in jedem Fall wurden die Ergebnisbezeichnungen und -definitionen nochmals evaluiert und verändert, wenn dies angezeigt war. Generell wurde die Mehrheit der Indikatoren mit 0.6 oder mehr beurteilt und viele erfüllten das 0.8 Kriterium. Die Befragten schlugen wenige zusätzliche Indikatoren vor und nach einer Überprüfung durch die Forscher und in der Praxis tätigen Mitglieder des Forschungsteams wurden wenige neue Indikatoren hinzugefügt. Die Resultate der Begutachtungen verdeutlichten, dass keine wichtigen Indikatoren der Ergebnisse fehlten und dass Pflegekräfte glauben, dass der pflegerische Beitrag zu den meisten Ergebnissen und Indikatoren substanziell ist. Die Begutachtungserkenntnisse bestätigten, dass die Auswahl, Entwicklung und Weiterentwicklung der pflegebezogenen Ergebnisse und Indikatoren basierend auf der qualitativen Analyse und der Begriffsanalyse valide waren.

Zusammengefasst: Die ersten pflegebezogenen Patientenergebnisse, die das Team generierte, wurden in der MOS und anderen allgemeinen Pflegeergebniskategorien angeordnet und durch Begriffsanalyse und Begutachtungen von Pflegeexperten weiterentwickelt und validiert. So wurden sowohl Strategien zur Begriffssynthese und zur Begriffsanalyse angewandt, um pflegebezogene Patientenergebnisse und Indikatoren zu entwickeln und zu validieren.[28] Die Ergebnisse und Indikatoren wurden daraufhin für die Feldüberprüfung in einer Vielzahl von Praxiseinrichtungen präpariert.

2.9 Feldüberprüfung der pflegebezogenen Ergebnisse und Indikatoren

Wie bereits erwähnt, wurden Feldüberprüfungen der weiterentwickelten Liste von Ergebnissen und Indikatoren in fünf Praxiseinrichtungen durchgeführt: zwei Krankenhäuser der tertiären Versorgung, ein Akutkrankenhaus einer Gemeinde, eine Langzeitpflegeeinrichtung und eine Gesundheitseinrichtung einer Gemeinde. Der Nachweis für die Bezogenheit der Ergebnisse und Indikatoren auf Pflegeinterventionen wie sie von Pflegekräften wahrgenommen wird, die in den verschiedenen Praxiseinrichtungen arbeiten, wurde durch die Häufigkeit der Anwendung und die Verbindung zu Pflegediagnosen und -interventionen demonstriert. Obwohl für die letztendliche Validierung des pflegerischen Einflusses auf spezifische Ergebnisse systematische und kontrollierte Forschung abgewartet werden muss, wird diese Art der Forschung durch die Anwendung einer standardisierten pflegerischen Sprache erleichtert. Standardisierte pflegebezogene Ergebnisse, bei denen es einige Anhaltspunkte dafür gibt, dass sie auf Pflegeinterventionen zurückzuführen sind, werden insbesondere für die Pflegeforschung wichtig sein, um die Effektivität einzuschätzen und die Gesundheitspolitik zu beeinflussen.[23, 24]

Die taxonomische Struktur der NOC ist auf allen inhaltlichen Ebenen einschließlich der Bewertungsskalen kodiert, um die Implementation in klinische Pflegeinformationssysteme zu unterstützen. Die Implementation der NOC in die Informationssysteme der Test-Praxiseinrichtungen zur Einschätzung der klinischen Anwendbarkeit und des umfassenden Charakters der Klassifikationsstruktur, der Ergebnisse und Indikatoren und die Überprüfung der Reliabilität und Validität wird derzeit in Phase III der Forschung durchgeführt und wird äußerst wichtige Informationen für die zukünftige Weiterentwicklung bereitstellen.

2.10 Forschung in Phase III: Test der NOC-Ergebnisse und Maßstäbe mit Daten aus der Praxis

Die Phase III der Forschung wird durch das NINR-Programm #RO1-NR03437 finanziert und derzeit an acht Orten in Iowa, Minnesota, Indiana, Illinois und Michigan durchgeführt. Die Einrichtungen repräsentieren das Kontinuum der Gesundheitseinrichtungen. Die Pflegeergebnisklassifikation wurde (oder wird gerade) in die klinischen Informationssysteme dieser Einrichtungen implementiert. Aus diesen Informationssystemen werden die folgenden Daten erhoben: Patientenalter, medizinische Diagnosen, medizinische Behandlungen, Pflegediagnosen, Pflegeinterventionen sowie pflegebezogene Ergebnisse und Indikatoren. Die Interrater-Reliabilität der Ergebnismaßstäbe zwischen Pflegekräften und Pflegeexperten wird bestimmt. Bestehende standardisierte Maßstäbe der Ergebnisse oder «Known Group»-Techniken werden angewandt werden, um die Validität eines jeden Maßstabs einzuschätzen. Die ausgewählten Ergebnisse und Indikatoren für verschiedene Altersgruppen, medizinische Diagnosen, Pflegediagnosen und -interventionen werden beschrieben und Risikoanpassungsfaktoren werden evaluiert. Die Anwendbarkeit in der Pflegepraxis und der umfassende Charakter der pflegebezogenen Ergebnisse wird durch die folgenden Aspekte beurteilt werden:

1. Die Häufigkeit, mit der jedes Ergebnis und Indikator von Pflegekräften angewandt wird.

2. Die Anwendung eines jeden Ergebnisses und Indikators zur Evaluation spezifischer Pflegeinterventionen für verschiedene Patientengruppen, definiert durch Alter, medizinische Diagnosen und Pflegediagnosen.

3. Die Identifikation von Ergebnissen, die nicht auf der NOC-Liste vorhanden sind, aber von Pflegekräften in der Praxis angewandt werden.

4. Die Diskussion über die Anwendung oder Nichtanwendung der Ergebnisse und Indikatoren durch das Pflegepersonal in jeder der Einrichtungen und die Dokumentation der Gründe für die Anwendung bzw. Nichtanwendung.

Die Fokusgruppen des Forschungsteams, zusammengesetzt aus fachkompetenten Experten der Fakultät und fachlichen Pflegeexperten, werden die folgenden Aspekte überprüfen: die Logik der konzeptuellen Verbindungen zwischen jedem Ergebnis und Indikator, den NIC-Interventionen und NANDA-Diagnosen; das Ausmaß, in dem diese Verbindungen bezüglich bekannter Forschungen empirisch validiert sind und die empirischen Nachweise, die aus der Studie erbracht werden. Abschließend werden dic Nachweise aus den Feldüberprüfungen dazu verwendet, die Ergebnisbegriffe, -definitionen, -indikatoren und -maßstäbe weiterzuentwickeln.

Abschließend ist mittels der elektronischen Möglichkeiten klinischer Informationssysteme geplant, am Center for Nursing Classification der University of Iowa, College of Nursing, klinische Pflegedaten für die Analyse als Download zur Verfügung zu stellen, um die Integrität der Bewertungsverfahren der Ergebnismaßstäbe zu testen. Des Weiteren werden diese Daten die Untersuchung von Assoziationen zwischen Diagnosen, Interventionen und Ergebnissen für die Lehre, pflegerische Effektivitätsforschung und evidenzbasierte Praxis ermöglichen.

Literatur

1 Bond, S. & Thomas, L. H. (1991). Issues in measuring outcomes on nursing. *Journal of Advanced Nursing*, 16, 1492–1502.

2 Clougherty, J., McCloskey, J., Johnson, M., Gardner, D., Kelly, K., & Maas, M. (1991). Software evaluation and usage in nursing service administration laboratory and classes. *Computers in Nursing*, (March/April), 69–74.

3 Cohen, M., Kruckeberg, T., McCloskey, J., Bulechek, G., Craft, M., Crossley, J., Denehy, J., Glick, O., Maas, M., Prophet, C., Tripp-Reimer, T., Carlson, D., Wyman, M., & Titler, M. (1991). A taxonomy of nursing interventions: Inductive methodology with a research team and a large data set. *Nursing Outlook,* 39(4), 162–165.

4 Erben, R., Franzkowiak, P., & Wenzel, E. (1992). Assessment of the outcomes of health intervention. *Social Science Medicine*, 35(4), 359–365.

5 Fehring, R. J. (1986). Validating diagnostic labels: Standardized methodology. In M. E. Hurley (Ed.). *Classification of Nursing Diagnoses: Proceedings of the Sixth Conference*. St. Louis: Mosby.

6 Fehring, R. J. (1987). Methods to validate nursing diagnoses. *Heart & Lung*, 16(6), 625–629.

7 Fleishman, E. A. & Quaintance, M. K. (1984). *Taxonomies of Human Performance: A Description of Human Tasks*. Orlando, FL: Academic Press.

8 Gardner, D., Kelly, K., Johnson, M., McCloskey, J., & Maas, M. (1991). Nursing administration model for administrative practice. *Journal of Nursing Administration*, 21(3), 37–41.

9 Gibbs, J. (1972). *Sociological Theory Construction* (p. 312). Hinsdale, IL: Dryden Press.

10 Grobe, S. J. (1990). Nursing intervention lexicon and taxonomy study: Language and classification methods. *Advances in Nursing Science*, 13(2), 22–33.

11 Hegyvary, S. T. (1991). Issues in outcomes research. *Journal of Nursing Quality Assurance*, 5(2), 1–6.

12 Iowa Intervention Project. (1992). *Nursing Interventions Classification (NIC)*. St. Louis: Mosby.

13 Iowa Intervention Project (1996). *Nursing Interventions Classification (NIC)* (2nd ed.). St. Louis: Mosby.

13a Iowa Outcomes Project. (1997). *Nursing Outcomes Classification (NOC)*. St. Louis: Mosby.

14 Johnson, M., Gardner, D., Kelly, K., Maas, M., & McCloskey, J. (1991). The Iowa Model: A proposed model for nursing administration. *Nursing Economics*, 9(4), 255–262.

15 Lang, N. M. & Clinton, J. F. (1984). Assessment of quality of nursing care. In H. H. Werley & J. J. Fitzpatrick (Eds.). *Annual Review of Nursing Research*, (Vol. 2) (pp. 135–163). New York: Springer.

16 Marek, K. D. (1989). Outcome measurement in nursing. *Journal of Nursing Quality Assurance*, 4(1), 1–9.

17 McCloskey, J., Maas, M., Gardner-Huber, D., Kasparek, A., Sprecht, J., Watson, C. et al., (1994). Nursing management innovations: A need for systematic evaluation. *Nursing Economics*, 12(1), 35–44.

18 Nadzam, D. M. (1991). The agenda for change: Update on indicator development and possible implications for the nursing profession. *Journal of Nursing Quality Assurance*, 5(2), 18–22.

19 North American Nursing Diagnosis Association (NANDA). (1999). *Nursing Diagnoses: Definitions & Classification, 1999/2000*. Philadelphia: The Association.

20 Rantz, M. J. & LeMone, P. (Eds.). (1995). *Classification of nursing diagnoses: Proceedings of the Eleventh Conference of the North American Nursing Diagnosis Association.* Glendale, CA: CINAHL Information Systems.

21 Rodgers, B. L. (1989). Concepts, analysis and the development of nursing knowledge: The evolutionary cycle. *Journal of Advanced Nursing*, 14(4):330–335.

22 Saba, V. K: (1992). The classification of home health care nursing diagnoses and interventions. *Caring*, 11(3), 50–57.

23 Stewart, B. J. & Archbold, P. G. (1992). Nursing intervention studies require outcome measures that are sensitive to change: Part I. *Research in Nursing and Health*, 15, 477–481.

24 Stewart, B. J. & Archbold, P. G. (1993). Nursing intervention studies require outcome measures that are sensitive to change: Part II. *Research in Nursing and Health*, 16, 77–81.

25 Sparks, S. M. & Lien-Gieschen, T. (1994). Modification of the diagnostic content validity model. *Nursing Diagnosis*, 5(1):31–35.

26 Suppe, F. & Jacox, A. (1985). Philosophy of science and the development of nursing theory. In H. Werley & J. Fitzpatrick (Eds.). *Annual Review of Nursing Research* (Vol. e) (pp. 241–267). New York: Springer.

27 Tarlov, A. R., Ware, J. E., Greenfield, S., Nelson, E. C., Perrin, E., & Zubkoff, M. (1989). The Medical Outcomes Study: An application of methods for monitoring the results of medical care. *Journal of the American Medical Association*, 262, 925–930.

28 Walker, L. O. & Avant, K. C. (1988). *Strategies for Theory Construction in Nursing* (2nd ed.) (pp. 51–61). Norwalk, CT: Appleton & Lange.

29 Waltz, C. G., Strickland, O. L., & Lenz, E. R. (1991). *Measurement in Nursing Research.* Philadelphia: F. A. Davis.

30 Werley, H. H. & Devine, E. C. (1987). The Nursing Minimum Data Set: Status and implications. In Hanna, K. J. et al., (Eds.). *Clinical Judgment and Decision Making: The Future of Nursing Diagnosis* (pp. 540–551). New York: John Wiley.

31 Werley, H. H. & Lang, N. M. (Eds.). (1988). *Identification of the Nursing Minimum Data Set.* New York: Springer.

Kapitel 3

Die derzeitige Klassifikation und die zukünftige Entwicklung

Die Identifizierung von Ergebnissen, die auf die Pflege zurückzuführen sind, anstatt von der Anwendung von interdisziplinären Ergebnissen, die meistens für die ärztliche Praxis entwickelt wurden, abhängig zu sein, ist zur Kontrolle der Qualität der Gesundheitsversorgung und für die Entwicklung des pflegerischen Wissens wichtig. Eine Übereinkunft über standardisierte pflegebezogene Ergebnisse wird es Pflegekräften erlauben, die Effekte von Pflegeinterventionen über einen bestimmten Zeitraum und in verschiedenen Einrichtungen untersuchen zu können. Standardisierte Ergebnisse werden Daten bereitstellen, die das pflegerische Wissen erläutern, die Theorieentwicklung fördern und die Informationen über die pflegerische Effektivität zur Formulierung von Gesundheitspolitik geben. Pflegekräfte haben seit Jahrzehnten die Ergebnisse ihrer Interventionen dokumentiert, aber der Mangel an einer gemeinsamen Sprache und zugeordneten Maßstäben für Ergebnisse hat die Datenaggregation, -analyse und -synthese von Informationen über die Effekte von Pflegeinterventionen und Pflegepraxis verhindert. Die Evaluation von Ergebnissen im Gesundheitswesen hat sich dahingehend ausgeweitet, sich nicht nur auf die Wirksamkeit von Interventionen im Gesundheitswesen zu konzentrieren, sondern ebenso auf die Effektivität der Interventionen. In der Wirksamkeitsforschung werden die Ergebnisse von Interventionen unter kontrollierten Bedingungen untersucht,[5] wogegen in der Effektivitätsforschung die Ergebnisse in einer unkontrollierten Praxissituation untersucht werden. Die Wirksamkeitsforschung verdeutlicht gewissermaßen, welche Ergebnisse unter idealen Bedingungen und ohne Beachtung der Kosten möglich sind und die Effektivitätsforschung demonstriert, welche Ergebnisse in der Praxis zu welchen Kosten erreicht werden. Ein bedeutendes Resultat der Betonung, die auf die Evaluation der Effektivität im Gesundheitswesen gelegt wird, ist die Erkenntnis gewesen, dass alle Initiativen zur Evaluation von Effektivität die Identifikation, Standardisierung und valide Bewertung von Ergebnissen erfordern.[8]

3.1 Die Klassifikation

Dieses Buch stellt einen Weg dar, um die Terminologie für pflegebezogene Ergebnisse zu standardisieren. Jedes Ergebnis, das in Teil 2 dargestellt ist, repräsentiert einen Begriff, der angewandt werden kann, um den Zustand eines Patienten oder pflegenden Familienangehörigen, einer Familie oder Gemeinde zur Evaluation der Effekte von Pflegeinterventionen einzuschätzen. Jedes Ergebnis hat eine Definition, eine Bewertungsskala und zugeordnete Indikatoren und Maßstäbe. Die Taxonomie der Pflegeergebnisklassifikation (NOC), die in Teil 3 dargestellt wird, erleichtert das Auffinden der einzelnen Ergebnisse. Eine numerische Liste der Ergebnisse befindet sich im Inhaltsverzeichnis am Anfang des Textes, um es leichter zu machen, ein Ergebnis zu finden.

3.1.1 Die Klassifikation – was sie ist

Die derzeitige Klassifikation ist eine Liste von 260 Ergebnissen mit Definitionen, Indikatoren und Bewertungsskalen. Die Ergebnisse in der Klassifikation sind zur Anwendung auf der Ebene des Individuums, der Familie, der Gemeinde oder von Populationen bestimmt. Der Begriff *Patient* bedeutet in der Klassifikation, dass es sich um ein Individuum als Empfänger von Pflege handelt. Demgegenüber ist es anerkannt, dass der Begriff *Klient* in vielen Gemeinde- und Gesundheitseinrichtungen und der Begriff *Bewohner* in vielen Langzeitpflegeeinrichtungen verwendet wird. Um die Kürze zu bewahren, wurde der Begriff Patient ausgewählt, weil er im Allgemeinen in der Pflege- und Gesundheitsliteratur verwendet wird. Ebenso wird der Begriff *pflegender Angehöriger* verwendet, um ein Familienmitglied, eine nahestehende Person, einen Freund oder eine andere Person zu bezeichnen, die im Namen des Patienten pflegt oder handelt.

Eine Familie ist eine Einheit von zwei oder mehr Menschen, die in einer Beziehung zueinander stehen – biologisch, gesetzlich oder aufgrund freiwilliger Entscheidung – gegenüber der die gesellschaftliche Erwartung besteht, dass ihre Mitglieder ihre Zeit gemeinsam verbringen und füreinander sorgen. Unter einer Population wird im Allgemeinen eine Ansammlung von Individuen verstanden, die eine oder mehrere persönliche (z. B. Geschlecht, Alter, Krankheit) oder umweltbezogene (z. B. Land, Arbeitsplatz) Eigenschaften haben.[11] Eine Gemeinde ist eine interagierende Population mit Beziehungen, die sich in dem Maße herausbilden, wie ihre Mitglieder gemeinsame Behörden und Institutionen entwickeln und in Anspruch nehmen. Die Abteilung Community Health Nursing der American Nurses Association definiert Community Health Nursing als eine Synthese von Pflegepraxis und Praxis des öffentlichen Gesundheitswesens zur Förderung und Bewahrung der Gesundheit von Populationen, wobei die Hauptverantwortung auf der Population als ganzer liegt.[2]

Gemeinde und Population bleiben dennoch Begriffe, bei denen es an begrifflicher Klarheit fehlt. Wenn Individuen von Gemeinden sprechen, beziehen sie sich in der Regel auf den sozialen Kontext, in dem Menschen leben. Die Interaktion der Mitglieder ist Bestandteil der Bedeutung von Gemeinde, aber im Falle von Population ist das nicht der Fall.[4] Soziologen bezeichnen die Gemeinde als den unmittelbaren sozialen

Kontext eincs Individuums – der natürliche Bereich oder die menschliche Landschaft, die von einem Individuum im alltäglichen Leben erfahren wird. Dementsprechend ist die Gemeinde der natürliche Bereich, in dem sich ein Kind bewegt, wenn es die unmittelbare Umgebung der Familie verlässt. In einem allgemeinen Verständnis kann sich Gemeinde auf einen der folgenden Begriffe beziehen: eine Nachbarschaft, eine Stadt (klein oder groß, ländlich oder städtisch), ein Land oder auf irgendeine interagierende Population und die Beziehungen, die sich entwickeln, wenn die Mitglieder gemeinsame Behörden und Institutionen entwickeln und in Anspruch nehmen. In diesem Sinne kann man von einer internationalen Gemeinde oder der Gemeinde der Pflege sprechen. Für die NOC bezieht sich ein gemeindebezogenes Ergebnis auf den unmittelbaren sozialen Kontext von Personen und die Beziehungen, die entstehen, wenn die Mitglieder (d.h. Individuen, Familien, Gruppen) interagieren, gemeinsame Behörden und Institutionen entwickeln und in Anspruch nehmen. Gemeindebezogene NOC-Ergebnisse charakterisieren ebenso Populationen von Individuen, die eine gemeinsame Eigenschaft haben und Mitglieder einer Gruppe, Familie und Gemeinde sind, aber nicht notwendigerweise miteinander interagieren.

Wie bereits angeführt sind die Ergebnisse variable Begriffe, die auf einem Kontinuum bewertet werden können, was bedeutet, dass die Ergebnisse als Begriffe festgehalten sind, die einen aktuellen Zustand eines Patienten, eines pflegenden Familienangehörigen, einer Familie oder einer Gemeinde reflektieren und nicht als erwartete Ziele. Es bedeutet ebenso, dass die Ergebnisse neutral sind, das heißt, sie spezifizieren keinen erwünschten Zustand. Dadurch wird die Variabilität der Ergebnisse beibehalten und die Bewertung des Patientenzustands zu jedem beliebigen Zeitpunkt ermöglicht. Zum Beispiel wird das Ergebnis *Kognitive Fähigkeit* auf einer Fünf-Punkte-Skala von «Extrem gefährdet» zu «Nicht gefährdet» bewertet und das *Verhalten der/des pflegenden Angehörigen: Direkte Versorgung* wird auf einer Fünf-Punkte-Skala von «Nicht adäquat» zu «Vollständig adäquat» bewertet. So wird es Pflegekräften ermöglicht, Veränderungen (oder den aufrechterhaltenen Status) im Ergebniszustand über einen bestimmten Zeitraum und für Individuen zu bestimmten Zeiten und in bestimmten Einrichtungen zu verfolgen.

Die Ergebnisse in der Klassifikation sind typischerweise auf einer höheren Abstraktionsebene als es Zielformulierungen sind. In einigen Fällen ermöglicht es die Anwendung eines variablen Begriffs und einer Fünf-Punkte-Bewertungsskala, das, was zwei oder mehr Ergebnisse gewesen sein können, als ein Ergebnis darzustellen. Zum Beispiel hat die Skala für die Selbstversorgungs-Ergebnisse (z.B. *Selbstversorgung: Kleiden*; *Selbstversorgung: Hygiene*) die folgenden Skalenpunkte:

1. Abhängig, beteiligt sich nicht

2. Benötigt unterstützende Person und Hilfsmittel

3. Benötigt unterstützende Person

4. Unabhängig mit unterstützenden Hilfsmitteln

5. Vollständig unabhängig

Jede dieser Ebenen außer «Abhängig, beteiligt sich nicht» könnte eine separate Zielformulierung für jede Art der Selbstversorgung gewesen sein.

In anderen Fällen repräsentieren die Indikatoren, die angewandt werden, um einen Patientenzustand in Relation zu einem Ergebnis zu bestimmen, die zwischenzeitlichen, spezifischen Ergebnisse, die oft in Zielformulierungen wiedergegeben werden. Zum Beispiel sind einige Indikatoren, die angewandt werden, um das Ergebnis *Kognitive Fähigkeit* zu bestimmen: «demonstriert unmittelbare Erinnerung», «demonstriert zurückliegende Erinnerung», «kommuniziert deutlich und dem Alter und der Fähigkeit angemessen» und «verarbeitet Informationen». Obwohl diese Begriffe als Zwischenergebnisse und Indikatoren für die kognitive Fähigkeit dienen können, bewerten sie nicht die multidimensionalen Aspekte des Begriffs *Kognitive Fähigkeit*, wenn sie allein verwendet werden.

Die Anwendung von Begriffen auf der mittleren Ebene ermöglicht die Anwendung von Ergebnissen in computerisierten Systemen und die Zusammenfassung von Daten für die Effektivitätsforschung und die Formulierung politischer Ziele, die für Individuen dazu tendiert, den Schwerpunkt auf Patientenzustände zu legen, die den funktionellen Status und den Gesundheitsstatus beeinflussen. Die Begriffe auf der mittleren Ebene können ebenso in der Wirksamkeitsforschung nützlich sein. Zum Beispiel kann ein Forscher, der eine Intervention zur Verbesserung des Erinnerungsvermögens evaluiert, die Ergebnisindikatoren nicht nur für die Bestimmung der Effekte der Intervention auf das Erinnerungsvermögen verwenden, sondern auch auf die weiteren Faktoren, die die kognitive Fähigkeit bestimmen. Während die Ergebnisse derzeit keine überprüften Maßstäbe zur Einschätzung der Effekte einer Intervention auf das Erinnerungsvermögen bereitstellen, so legen sie doch nahe, andere Faktoren zu berücksichtigen, die in Verbindung mit überprüften Maßstäben dazu verwendet werden können, zu einer Bestimmung darüber zu gelangen, wie die Verbesserung des Erinnerungsvermögens die kognitive Fähigkeit beeinflusst. Weiterhin besteht nach der Feststellung ihrer psychometrischen Zuverlässigkeit das Potenzial zur Anwendung der Ergebnisse, um Einflussvariablen in der Wirksamkeitsforschung zu bewerten. Die Entwicklung und Überprüfung von Ergebnismaßstäben, die eine praktische Anwendung in klinischen Einrichtungen haben und valide für die Anwendung in der Forschung sind, haben wichtige Implikationen, um den Beitrag der pflegerischen Profession im Gesundheitswesen zu dokumentieren und Daten zur Beeinflussung der Gesundheitspolitik bereitzustellen. Diese Vorteile treffen auch auf die Ergebnisse auf der Ebene von Familien, Gemeinden oder Populationen zu.

Während die Ergebnisse repräsentativ für allgemeine Begriffe auf der mittleren Ebene sind, befinden sie sich auf verschiedenen Ebenen der Spezifität. Zum Beispiel ist *Risikokontrolle* ein allgemeines Ergebnis, definiert als «Handlungen zur Beseitigung oder Reduzierung tatsächlicher, persönlicher und veränderbarer Gesundheitsbedrohungen». Dieses Ergebnis kann zusammen mit jeder Pflegeintervention verwendet werden, die darauf gerichtet ist, Patienten in der Identifizierung und Kontrolle von Risiken zu unterstützen. Trotzdem gibt es in der Klassifikation auch spezifischere Ergebnisse für Risiken (z. B.: *Risikokontrolle: Alkoholkonsum* und *Risikokontrolle: Drogenkonsum*), die im Versorgungsbereich von Pflegekräften eine Rolle spielen. *Gesundheitsniveau in einer Gemeinde* gegenüber *Situation der Gesundheitsversorgung in einer*

Gemeinde: Immunisierung ist ein anderes Beispiel für die Variabilität in den Abstraktionsebenen zwischen den Ergebnissen in der derzeitigen Klassifikation. Mit der Entwicklung und genaueren Ausarbeitung weiterer Ergebnisse erwarten wir, dass sich eine größere Homogenität bezüglich des Abstraktionsniveaus zwischen den Ergebnissen herausbildet. Die Entscheidungen über die Aufnahme neuer Ergebnisse, die eher abstrakt als spezifisch sind, werden jedoch in erster Linie davon abhängen, ob sie sich als sinnvoll für die Pflege erwiesen haben. In der taxonomischen Struktur ist das Abstraktionsniveau auch in den Bereichen, Klassen und Ergebniskategorien reflektiert, wodurch sich die Anwendung der Klassifikation erleichtert.

Die Sprache, die für die Ergebnisse verwendet wird, reflektiert die Sprache, die von Pflegekräften in der Pflegeliteratur angewandt wird. Wo immer es möglich war, wurde die Sprache für die Ergebnisse ausgewählt, die am ehesten mit der von Pflegekräften (gegenüber der anderer Berufsgruppen) übereinstimmt. Trotzdem gibt es dort Ausnahmen, wo die Terminologie, die Pflegekräften am vertrautesten ist, zu spezifisch ist, um einen allgemeinen Patientenzustand zu reflektieren oder als ein negatives Ergebnis bestimmt ist. Zum Beispiel sind «Dekubiti» oder «Hautläsionen» allgemeine Begriffe, die von Pflegekräften verwendet werden. In der Klassifikation wird jedoch zur Beschreibung des Hautzustandes der Begriff *Gewebeintegrität: Haut und Schleimhäute* angewandt. Diese Wortwahl ermöglicht, dass das Ergebnis als ein neutraler Begriff und als ein Begriff auf der mittleren Ebene beschrieben wird, auf den sich Pflegeinterventionen richten.

In einigen Fällen sind unerwünschte oder negative Patientenzustände als Ergebnis verwendet worden, wenn der Begriff nicht adäquat durch einen neutralen Begriff abgedeckt werden konnte. Zum Beispiel enthält die Klassifikation die Ergebnisse *Ausmaß von Schmerz* und *Infektionsstatus*, beides unerwünschte Patientenzustände, die wichtige zu beobachtende Ergebnisse repräsentieren, aber nicht adäquat durch Begriffe wie *Ausmaß von Zufriedenheit* oder *Immunstatus* beschrieben werden können. Unerwünschte Patientenzustände werden auch als Ergebnisse verwendet, wenn die Sprache allgemein durch Anbieter im Gesundheitswesen und Politiker akzeptiert und angewandt wird. Zum Beispiel wird sowohl in den publizierten Richtlinien der Agency for Health Care Policy and Research (AHCPR) als auch durch Forscher und Pflegekräfte in der Praxis der Begriff *Ausmaß von Schmerz* zur Evaluation der Effekte von auf Schmerz bezogenen Interventionen verwendet.

Die Klassifikationsstruktur verwendet Doppelpunkte, um allgemeine Ergebnisbegriffe von Begriffen, die das Ergebnis spezifizieren, zu unterscheiden. So oft wie möglich repräsentiert der erste Begriff des Ergebnisses den Begriff, den Pflegekräfte in der Praxis auswählen könnten, wenn sie nach dem Ergebnis suchen. Zum Beispiel findet sich die Regenerierung von Missbrauch unter der allgemeinen Kategorie Missbrauchsregeneration, ist aber weiter spezifiziert durch: *Missbrauchsregeneration: Emotionale*; *Missbrauchsregeneration: Finanzielle*; *Missbrauchsregeneration: Physische* und *Missbrauchsregeneration: Sexuelle*.

Jeder Begriff repräsentiert einen Zustand eines Patienten, eines pflegenden Angehörigen, einer Familie oder Gemeinde, der in verschiedenen Graden auf Pflegeinterventionen zurückzuführen ist. Das Team hat die Bezogenheit auf eine Pflegeintervention eingeschätzt durch (1) Auswahl der Begriffe aus Ergebnissen aus der Pflegeliteratur und klinischen Informationssystemen; (2) Feststellung, dass die Ergebnisse zur Bewertung der Effekte von Pflegeinterventionen Anwendung gefunden haben und (3) Begutachtung durch Pflegeexperten über die Wichtigkeit der Ergebnisse als Bewertungsmaßstäbe für die Effekte von Pflegeinterventionen. Es wird jedoch anerkannt, dass die letztendliche Überprüfung der Bezogenheit die weit verbreitete Auswahl und Anwendung der Ergebnisse in Praxis und Forschung sein wird. Dabei werden Analysen, in denen die Effekte bezüglich der Interventionen und Ergebnisse isoliert betrachtet werden, durchgeführt. Weil die Ergebnisse für die Anwendung in allen Bereichen, in denen Pflegekräfte praktizieren, entwickelt worden sind, können einige der Ergebnisindikatoren in einem Bereich eher anwendbar sein als in einem anderen. Zum Beispiel kann sich die Anwendung von Blutwerten und anderen diagnostischen Resultaten als Indikatoren auf Intensiv- oder Akutpflegeeinrichtungen beziehen, wird aber weniger anwendbar für häusliche oder Langzeitpflegeeinrichtungen sein. Oder als anderes Beispiel werden gemeindebezogene Ergebnisse am ehesten in Einrichtungen der Gesundheitsversorgung einer Gemeinde Anwendung finden.

Viele der pflegebezogenen Ergebnisse könnten auch angewandt werden, um die Versorgung durch andere Berufsgruppen im Gesundheitswesen zu evaluieren. Zum Beispiel können Physiotherapeuten in hohem Maße bestimmte Mobilitätsgrade des Patienten beeinflussen und konsequenterweise können diese ein angemessenes Ergebnis sein, um die gemeinsamen Resultate von Pflege und Physiotherapie einzuschätzen. Obwohl die Ergebnisse von anderen Berufsgruppen angewandt werden können, können die Indikatoren, die zur Einschätzung eines Patientenzustandes in Relation zu dem Ergebnis verwendet werden, von Berufsgruppe zu Berufsgruppe variieren. Zum Beispiel können Physiotherapeuten Indikatoren anwenden, die den Fortschritt durch den Einsatz von Hilfsmitteln einschätzen, die nicht routinemäßig durch die Pflege verwendet werden. Die Klassifikation enthält ebenso Ergebnisse, die meistens mit Pflegeinterventionen in Verbindung gebracht werden (z. B. *Aufnahme des Stillens: Kindliche*, *Stuhlausscheidung*, *Gesundheitsförderliches Verhalten* und *Wissen: Behandlungsverfahren*). Sobald standardisierte NOC-Ergebnisse in der Praxis ausgewählt und angewandt werden, werden mehr Informationen zur Verfügung stehen, um die Häufigkeit der Anwendung und die Bedingungen, unter denen sie ausgewählt werden, zu bestimmen. Weil die meisten NOC-Ergebnisse von verschiedenen Berufsgruppen geteilt werden, wird ein hoher Bedarf an großen klinischen Datenbanken bestehen, um die Wirksamkeit pflegerischer Interventionen zu bestimmen. Variablen, die den Beitrag anderer Berufsgruppen kennzeichnen; Eigenschaften des Individuums, der Familie oder Gemeinde/Population und Variablen, die die Umweltbedingungen der Versorgung beschreiben, können so kontrolliert werden, um die Effekte der Pflege offen zu legen. Für die Wirksamkeitsforschung ist eine randomisierte kontrollierte Studie (RCT – Randomised Controlled Trial) der Königsweg. Bei RCTs ist die Randomisierung die Kontrolle von Faktoren, die keine Pflegeinterventionen sind und die konkurrierende Erklärungen für die Ergebniswirkungen bieten könnten. RCTs sind jedoch häufig nur schwer in der pflegerischen Praxis durchzuführen, wodurch die Notwendigkeit zur Erstellung großer Datenbanken zur Ermöglichung von Effektivitätsforschung in der Pflege unterstrichen wird.

3.1.2 Die Klassifikation – was sie nicht ist

Obwohl die Klassifikation von Ergebnissen, die in diesem Text dargestellt ist, Ergebnisse enthält, die häufig von Pflegekräften angewandt werden, enthält der Text in diesem Stadium der Entwicklung nicht alle Ergebnisse, die für die Pflege wichtig sein könnten. Sobald Pflegekräfte die Ergebnisse in der Praxis und Forschung überprüfen und anwenden, werden andere Ergebnisse identifiziert werden und gegenwärtige Ergebnisse können Modifikationen erfordern. Die Projektforscher erwarten, dass jede Klassifikation von Ergebnissen Modifikationen unterworfen sein wird, um die Veränderungen in der Pflegepraxis und gesundheitlichen Versorgung zu reflektieren und sich deshalb die Klassifikationen kontinuierlich weiterentwickeln werden.

Die Ergebnisse, die in dieser Ausgabe veröffentlicht sind, sind nicht alle Ergebnisse für Individuen, Gruppen, Familien und Gemeinden, bei denen Pflegekräfte intervenieren. Es sind nur wenige familien- und gemeindebezogene Ergebnisse enthalten, weil sich die Arbeit daran erst in einer frühen Entwicklungsphase befindet. Trotzdem können viele individuumsbezogene Ergebnisse zusammengefasst werden, um Familien, Gemeinden und Populationen zu charakterisieren (z. B. durch eine Pflege- oder medizinische Diagnose, durch eine Diagnostic-Related Group [DRG], durch eine Abteilung oder geografische Region, in der die Versorgung erbracht wird oder durch eine Pflegekraft, die die Pflege erbringt). Zusätzliche Ergebnisse für Familien, Gemeinden und Populationen werden entwickelt werden, um die Effektivität von Interventionen einzuschätzen, die sich auf diese Bereiche beziehen. Es ist möglich, dass einige der individuumsbezogenen Ergebnisse für die Anwendung bei Gruppen verändert werden können. Diese Art der Rückmeldung von Anwendern der Klassifikation wird für die Forscher außerordentlich hilfreich sein. Die Ergebnisklassifikation enthält auch keine Ergebnisse für die Leistung von Organisationen oder für die Kosten der Gesundheitsversorgung. Diese Ergebnisse sind wichtig für die Wirksamkeitsforschung, sie beziehen sich jedoch nicht auf die Effekte von Interventionen auf Patienten. Ergebnisse für Organisationen und Kosten werden vielmehr sinnvoll für die Evaluation der Wirksamkeit von Interventionen im Pflegemanagement oder der Dienstleistungserbringung im Gesundheitswesen sein.

Die Ergebnisse sind nicht vorschreibend. Sie sind keine Ziele für individuelle Patienten oder Patientenpopulationen, obwohl sie in Ziele übersetzt werden können, indem ein erwünschter Zustand auf der Bewertungsskala identifiziert wird. Individuumsbezogene Ergebnisse sind nicht für eine bestimmte Pflegediagnose oder -intervention vorgeschrieben, können aber für eine Diagnose oder Intervention auf der Basis der Beurteilung der Pflegekraft, die für die Pflege eines individuellen Patienten verantwortlich ist, oder auf der Basis der kollektiven Beurteilung einer Gesundheitseinrichtung bei der Entwicklung eines «critical paths» ausgewählt werden. Mögliche Verbindungen zu den Pflegediagnosen der North American Nursing Diagnosis Association (NANDA) werden in Teil 4 diskutiert. Diese Verbindungen werden dargestellt, um die Leser bei der Auswahl von Ergebnissen zu unterstützen und die Beschäftigung mit den vorgeschlagenen Verbindungen zu stimulieren.

Die Ergebnisse sind keine Pflegediagnosen, obwohl viele von ihnen die gleichen Zustände einschätzen, auf die sich Pflegediagnosen beziehen. Eine Diagnose identifiziert einen Zustand, der verändert ist, das Potenzial hat, verändert zu werden oder das Potenzial hat, verbessert zu werden, wogegen ein Ergebnis einen tatsächlichen Zustand zu einem bestimmten Zeitpunkt unter Anwendung einer Fünf-Punkte-Bewertungsskala einschätzt. **Tabelle 3-1** illustriert einige der Unterschiede in der Sprache von Diagnostik und Ergebnissen in der Anwendung der NANDA-Diagnosen und der NOC-Ergebnisse. Die Vergleiche in Tabelle 3-1 illustrieren den Unterschied zwischen der Sprache, die angewandt wird, um einen Zustand zu identifizieren, für den eine Diagnose gestellt wird und derjenigen für einen Zustand, der durch ein Ergebnis bewertet wird. Sie illustrieren ebenso, dass einige Ergebnisse spezifischer sind, als die darauf bezogene Diagnose (z.B. Wissensergebnisse), während einige Diagnosen spezifischer sind, als die darauf bezogenen Ergebnisse (z.B. Diagnose der Stuhlfunktion). Es gibt ebenso einige allgemeine Ergebnisse, für die keine ähnliche Sprache wie in der NANDA-Diagnose verwendet wird; trotzdem könnten diese Ergebnisse für eine Reihe von Diagnosen ausgewählt werden.

Die Ergebnisse sind keine Assessments, obwohl die Indikatoren Patientenzustände, -verhalten oder -wahrnehmungen repräsentieren können, die während einer Patienteneinschätzung evaluiert worden sind. Kein Ergebnis repräsentiert das vollständige Ausmaß des Zustands eines Individuums, einer Familie, Gemeinde oder Population, aus der eine umfassende Patienteneinschätzung besteht. Eine Einschätzung liefert die Datenbasis für klinische Beurteilung, Entscheidungsfindung (einschließlich der Auswahl des Ergebnisses einer Pflegediagnose) und Interventionen. Obwohl die für eine Diagnose entscheidenden Daten den Ergebnisindikatoren entsprechen sollten, die sich auf den selben Patientenzustand beziehen, ist die Validierung von Pflegediagnosen und pflegebezogenen Patientenergebnissen, die notwendig sind, um eine vollständige

Tabelle 3-1: Vergleich von NANDA-Diagnosen und NOC-Ergebnissen

NANDA-Diagnose	NOC-Ergebnis
Beeinträchtigte körperliche Mobilität	Mobilitätsgrad
Hoffnungslosigkeit	Hoffnung
Wissensdefizit	Wissen: Krankheitsprozess Wissen: Medikation Wissen: Gesundheitsverhalten Wissen: Behandlungsplan
Obstipation Diarrhoe	Stuhlkontinenz Stuhlausscheidung
Stressurininkontinenz	Urinausscheidung
Reflexurininkontinenz	Urinkontinenz Gewebeintegrität: Haut und Schleimhäute Wohlbefinden
Unterbrochene Familienprozesse	Funktionsfähigkeit der Familie Familiäre Umgebung: Interne Copingverhalten der Familie

Entsprechung zu erreichen, noch unvollständig. Wie später noch in diesem Kapitel diskutiert wird, wird der Zustand eines Individuums, einer Familie, Gemeinde oder Population auf einer Bewertungsskala bewertet und beurteilt werden müssen, um einen Ausgangswert für den Vergleich mit Bewertungen nach einer Intervention zu haben. Es ist dieser Ausgangswert eines variablen Ergebniszustands, der der Diagnose entsprechen sollte.

Die Klassifikation enthält keine Ergebnisse zur Zufriedenheit. Dies geschah jedoch nicht, weil diese Ergebnisse weniger wichtig für die pflegerische Effektivität sind. Das NOC-Team verzögerte ihre Entwicklung aufgrund der umfangreichen Arbeiten zur Patientenzufriedenheit von vielen Forschergruppen in vielen Einrichtungen. Die Zufriedenheit von Patienten, pflegenden Angehörigen und Familien mit der Pflege bleiben wichtige Bestandteile der Klassifikation für die zukünftige Entwicklung.

3.2 Die NOC-Bewertungsskalen

Die Klassifikation enthält 17 Bewertungsskalen, die in **Tabelle 3-2** ab Seite 96 dargestellt sind. Weil die Ergebnisse variable Begriffe sind, die Patientenzustände, -verhalten und -wahrnehmungen repräsentieren, ist eine Methode zur Bewertung der Begriffe sehr wichtig. Basierend auf dem Ratschlag von Pflegekräften aus der Praxis und von Experten in Bewertungsfragen, wurde die Entscheidung für eine Fünf-Punkt-Likert-Skala getroffen. Diese Skala bietet genügend Optionen, um die Variabilität im Patientenzustand, -verhalten oder -wahrnehmung, die durch das Ergebnis beschrieben wird, zu demonstrieren. Die Skala begrenzt daneben die Präzision, die bei einer Zehn-Punkt-Skala notwendig wäre. Obwohl die Skalen in Pilotstudien und in Praxiseinrichtungen bereits angewandt wurden, ist eine statistische Analyse zur Einschätzung der Reliabilität, Validität und Sensitivität erforderlich. Die Überprüfung der psychometrischen Eigenschaften der Ergebnismaßstäbe ist die Hauptaufgabe im Rahmen der zweiten vierjährigen Überprüfungsphase, die derzeit durchgeführt wird und von den National Institutes of Health (NIH) (RO1 NR03437) finanziert wird.

Jede Skala ist so konstruiert, dass der fünfte bzw. letzte Punkt den erwünschtesten Zustand bezogen auf das Ergebnis darstellt. Wie bereits erwähnt, wird dieser Zustand nicht bei allen Patienten oder Patientengruppen erreichbar sein und das erwünschte Ergebnis für eine Intervention in einer bestimmten Situation kann niedriger als der am meisten gewünschte Patientenzustand sein. Mit der Weiterentwicklung des pflegerischen Wissens und effektiverer Interventionen können Verbesserungen bei den zu erreichenden Ergebnissen erwartet werden. Wichtig ist, dass die Ergebnisse reliabel und valide bewertet werden, so dass die Effektivität von Pflegeinterventionen untersucht werden kann.

Die Bewertungsskalen (Tab. 3-2), ihre Ausmaße und Endpunkte werden im Folgenden kurz beschrieben:

■ Skala (a) reicht von «Extrem gefährdet» zu «Nicht gefährdet» und wird angewandt, um physiologische und psychologische Ergebnisse zu bewerten, die keine standardisierten oder quantifizierbaren Ausmaße haben.

- Skala (b) reicht von «Extreme Abweichung vom erwarteten Ausmaß» bis zu «Keine Abweichung vom erwarteten Ausmaß» und wird für physiologische Zustände mit bekannten Ausmaßen verwendet.

- Skala (c) bewertet den Grad der Abhängigkeit für funktionelle Zustände und Selbstversorgungsergebnisse und reicht von «Abhängig, beteiligt sich nicht» zu «Vollständig unabhängig».

- Skala (f) bewertet den Grad der Angemessenheit für Ergebnisse, die sich auf die Leistung und Sicherheit eines Patienten beziehen und reicht von «Nicht adäquat» zu «Vollständig adäquat».

- Die Endpunkte aus Skala (i) finden sich in umgekehrter Reihenfolge in Skala (h) für Ergebnisse zu Belastungen pflegender Angehöriger und reichen von «Keine» zu «Umfassend».

- Skala (j) ist angemessen, um bei der Wundheilung eine Reihenfolge von «Keine» zu «Vollständige» Heilung zu bewerten, ist aber nicht sinnvoll für Ergebnisse, bei denen die Bewertung «Vollständig» nicht möglich ist.

- Skala (m) reicht von «Nie demonstriert» zu «Konsistent demonstriert» und wird angewandt, um Ergebnisse für Verhaltensweisen zu bewerten, bei denen ein konsistentes Verhalten wichtig ist.

Zur inhaltlichen Validierung der Bewertungsskalen wurden Informationen über die Wichtigkeit eines jeden Indikators für die Bestimmung eines Ergebnisses aus Begutachtungen von Pflegeexperten herangezogen. Die derzeitige Forschung befasst sich mit der Überprüfung der Reliabilität, Validität und Sensitivität der Ergebnisse und Skalen anhand klinischer Daten.

3.2.1 Allgemeine Fragen zur NOC

Um die Informationen, die in diesem und den vorhergehenden Kapiteln gegeben wurden, zusammenzufassen und ein besseres Verständnis und dadurch die Anwendung der NOC zu fördern, sind die im Allgemeinen gestellten Fragen über die Klassifikation aufgelistet und werden kurz diskutiert.

Warum enthält die NOC keine Ergebnisse auf der Ebene von Familien und Gemeinden? Das NOC-Team beabsichtigt, familien- und gemeindebezogene Ergebnisse zu entwickeln. Es wurde allerdings die Entscheidung getroffen, sich zuerst auf individuumsbezogene Ergebnisse zu konzentrieren. Aus diesem Grund enthielt die erste Auflage dieses Buches nur Ergebnisse für individuelle Patienten und pflegende Angehörige. Nach der Entwicklung der Taxonomie der Ergebnisse begann das Team familien- und gemeindebezogene Ergebnisse zu identifizieren und zu beschreiben. Einige dieser Ergebnisse sind nun entwickelt worden und in diesem Buch enthalten.

(Der Text wird fortgesetzt ab Seite 106.)

Tabelle 3-2: Die NOC-Bewertungsskalen

Skala	NOC-Bewertungsskalen			
a	Extrem gefährdet	Weitgehend gefährdet	Mäßig gefährdet	Leicht gefährdet

	Ergebnisse
Nicht gefährdet	(0001) Ausdauer
	(0003) Ruhe
	(0004) Schlaf
	(0005) Aktivitätstoleranz
	(0209) Muskelfunktion
	(0211) Skelettfunktion
	(0400) Effektivität der Herzauswurfleistung
	(0401) Kreislaufstatus
	(0402) Respiratorischer Status: Gasaustausch
	(0403) Respiratorischer Status: Atemvorgang
	(0404) Gewebedurchblutung: Abdominale Organe
	(0405) Gewebedurchblutung: Kardiale
	(0406) Gewebedurchblutung: Zerebrale
	(0407) Gewebedurchblutung: Periphere
	(0408) Gewebedurchblutung: Pulmonale
	(0410) Respiratorischer Status: Freie Atemwege
	(0501) Stuhlausscheidung
	(0503) Urinausscheidung
	(0600) Elektrolyt- und Säure-/Basenhaushalt
	(0601) Flüssigkeitshaushalt
	(0602) Flüssigkeitszufuhr
	(0702) Immunstatus
	(0800) Wärmeregulation
	(0801) Wärmeregulation: Neugeborene
	(0900) Kognitive Fähigkeit
	(0902) Kommunikationsfähigkeit
	(0903) Kommunikation: Ausdrucksfähigkeit
	(0904) Kommunikation: Aufnahmefähigkeit
	(0909) Neurologischer Status
	(0910) Neurologischer Status: Autonomes Nervensystem
	(0911) Neurologischer Status: Zentralmotorische Kontrolle
	(0912) Neurologischer Status: Bewusstsein
	(0913) Neurologischer Status: Sensorische/Motorische Funktion der Hirnnerven
	(0914) Neurologischer Status: Sensorische/Motorische Funktion der Spinalnerven
	(1004) Ernährungsstatus
	(1007) Ernährungsstatus: Energie
	(1010) Status des Schluckvorgangs
	(1011) Status des Schluckvorgangs: Ösophageale Phase
	(1012) Status des Schluckvorgangs: Orale Phase
	(1013) Status des Schluckvorgangs: Pharyngeale Phase
	(1100) Orale Gesundheit
	(1101) Gewebeintegrität: Haut und Schleimhäute
	(1206) Lebenswille
	(2000) Lebensqualität
	(2001) Seelisches Wohlbefinden
	(2002) Wohlbefinden
	(2204) Beziehung zwischen dem/der pflegenden Angehörigen und dem Patienten
	(2400) Sinneswahrnehmung: Tast- und Temperatursinn
	(2401) Sinneswahrnehmung: Hörvermögen
	(2402) Sinneswahrnehmung: Lagesinn

Tabelle 3-2: Fortsetzung

Skala	NOC-Bewertungsskalen			
a	Extrem gefährdet	Weitgehend gefährdet	Mäßig gefährdet	Leicht gefährdet
b	Extreme Abweichung vom erwarteten Ausmaß	Weitgehende Abweichung vom erwarteten Ausmaß	Mäßige Abweichung vom erwarteten Ausmaß	Leichte Abweichung vom erwarteten Ausmaß
c	Abhängig, beteiligt sich nicht	Benötigt unterstützende Person & Hilfsmittel	Benötigt unterstützende Person	Unabhängig m einem erwartet Hilfsmittel
d	Keine Beweglichkeit	Eingeschränkte Beweglichkeit	Mäßige Beweglichkeit	Weitgehende Beweglichkei
e	Überhaupt nicht	In einem geringem Ausmaß	In einem mäßigem Ausmaß	In einem großem Ausm

	Ergebnisse
Nicht gefährdet	(2403) Sinneswahrnehmung: Geschmacks- und Geruchssinn
	(2404) Sinneswahrnehmung: Sehvermögen
	(2506) Emotionale Gesundheit der/des pflegenden Angehörigen
	(2507) Physische Gesundheit der/des pflegenden Angehörigen
	(2508) Wohlbefinden der/des pflegenden Angehörigen
	(2606) Gesundheitsstatus der Familie
Keine Abweichung vom erwarteten Ausmaß	(0110) Wachstum
	(0111) Status des Fetus: vor der Entbindung
	(0112) Status des Fetus: während der Entbindung
	(0113) Physischer Alterungsstatus
	(0114) Physische Reife: Weibliche
	(0115) Physische Reife: Männliche
	(0117) Entwicklung des Frühgeborenen
	(0118) Anpassung des Neugeborenen
	(0409) (Blut-) Gerinnungsstatus
	(0802) Vitalzeichenstatus
	(1005) Ernährungsstatus: Biochemische Messwerte
	(1006) Ernährungsstatus: Körperbau
	(1105) Integrität des Hämodialysezugangs
	(2509) Status der Mutterschaft: vor der Entbindung
	(2510) Status der Mutterschaft: während der Entbindung
	(2511) Status der Mutterschaft: nach der Entbindung
Vollständig unabhängig	(0200) Fortbewegung: Gehen
	(0201) Fortbewegung: Rollstuhl
	(0202) Gleichgewicht
	(0203) Körperposition: Selbstinitiiert
	(0208) Mobilitätsgrad
	(0210) Transferausführung
	(0300) Selbstversorgung: Aktivitäten des täglichen Lebens (ADL)
	(0301) Selbstversorgung: Waschen
	(0302) Selbstversorgung: Kleiden
	(0303) Selbstversorgung: Essen
	(0304) Selbstversorgung: Äußeres Erscheinungsbild
	(0305) Selbstversorgung: Hygiene
	(0306) Selbstversorgung: Instrumentelle Aktivitäten des täglichen Lebens (IADL)
	(0307) Selbstversorgung: Nicht-parenterale Medikation
	(0308) Selbstversorgung: Mund-/Zahnpflege
	(0309) Selbstversorgung: Parenterale Medikation
	(0310) Selbstversorgung: Toilettenbenutzung
Vollständige Beweglichkeit	(0206) Gelenkbewegung: Aktive
	(0207) Gelenkbewegung: Passive
In einem sehr großem Ausmaß	(0002) Energieerhaltung
	(0700) Kontrolle über eine Bluttransfusionsreaktion
	(0701) Kontrolle von Überempfindlichkeit des Immunsystems
	(1303) Würdevolles Sterben

Tabelle 3-2: Fortsetzung

Skala	NOC-Bewertungsskalen			
e	Überhaupt nicht	In einem geringem Ausmaß	In einem mäßigem Ausmaß	In einem großem Ausma*
f	Nicht adäquat	Wenig adäquat	Mäßig adäquat	Weitgehend adäquat
g	Über 9	7–9	4–6	1–3
h	Ausgedehnt	Weitgehend	Mäßig	Begrenzt
i	Keine	Begrenzt	Mäßig	Weitgehend

	Ergebnisse
In einem sehr großem Ausmaß	(1304) Auflösung von Trauer
	(2300) Blutzuckerkontrolle
	(2301) Reaktion auf medikamentöse Therapie
Vollständig adäquat	(0116) Spielgestaltung
	(1000) Aufnahme des Stillens: Kindliche
	(1001) Aufnahme des Stillens: Mütterliche
	(1002) Stillen: Weiterführung
	(1003) Stillen: Abstillen
	(1008) Ernährungsstatus: Nahrungs- und Flüssigkeitszufuhr
	(1009) Ernährungsstatus: Nährstoffzufuhr
	(1501) Rollenverhalten
	(1604) Freizeitgestaltung
	(1901) Elterliche Fürsorge: Soziale Sicherheit
	(1909) Sicherheitsverhalten: Sturzprävention
	(1910) Sicherheitsverhalten: Häusliche Umgebung
	(1911) Sicherheitsverhalten: Persönliches
	(2205) Verhalten der/des pflegenden Angehörigen: Direkte Versorgung
	(2206) Verhalten der/des pflegenden Angehörigen: Indirekte Versorgung
	(2210) Potential der Beständigkeit der/des pflegenden Angehörigen
	(2211) Elterliche Fürsorge
	(2501) Schutz vor Missbrauch
Keine	(1912) Sicherheitsstatus: Sturzvorkommen
Keine	(1203) Einsamkeit
	(2208) Belastungsfaktoren der/des pflegenden Angehörigen
Umfassend	(1201) Hoffnung
	(1300) Akzeptanz: Gesundheitszustand
	(1301) Anpassung eines Kindes an Hospitalisation
	(1305) Psychosoziale Anpassung: Lebensveränderung
	(1502) Soziale Interaktionsfähigkeiten
	(1503) Soziale Eingebundenheit
	(1504) Soziale Unterstützung
	(1800) Wissen: Stillen
	(1801) Wissen: Sicherheit des Kindes
	(1802) Wissen: Diät
	(1803) Wissen: Krankheitsprozess
	(1804) Wissen: Energieerhaltung
	(1805) Wissen: Gesundheitsverhalten
	(1806) Wissen: Gesundheitsressourcen
	(1807) Wissen: Infektionskontrolle
	(1808) Wissen: Medikation
	(1809) Wissen: Persönliche Sicherheit
	(1810) Wissen: Schwangerschaft
	(1811) Wissen: Vorgeschriebene Aktivität
	(1812) Wissen: Kontrolle des Konsums von Substanzen
	(1813) Wissen: Behandlungsplan

Tabelle 3-2: Fortsetzung

Skala	NOC-Bewertungsskalen			
i	Keine	Begrenzt	Mäßig	Weitgehend
j	Keine	Wenig	Mäßig	Weitgehend
k	Niemals positiv	Selten positiv	Manchmal positiv	Oft positiv
l	Sehr schwach	Schwach	Mäßig	Stark
m	Nie demonstriert	Selten demonstriert	Manchmal demonstriert	Oft demonstriert

	Ergebnisse
Umfassend	(1814) Wissen: Behandlungsverfahren
	(1815) Wissen: Sexualverhalten
	(1816) Wissen: Förderung der Fertilität
	(1817) Wissen: Entbindung und Geburt
	(1818) Wissen: Nachsorge in der Mutterschaft
	(1819) Wissen: Säuglingspflege
	(1820) Wissen: Leben mit Diabetes
	(1821) Wissen: Empfängnisverhütung
	(1822) Wissen: Vorbereitung auf die Mutterschaft
	(1823) Wissen: Gesundheitsförderung
	(1824) Wissen: Versorgung bei Erkrankung
	(1825) Wissen: Gesundheit von Mutter und Kind
	(2100) Ausmaß von Zufriedenheit
	(2200) Anpassung der/des pflegenden Angehörigen an die Institutionalisierung des Patienten
	(2202) Bereitschaft der/des pflegenden Angehörigen für die häusliche Versorgung
	(2502) Missbrauchsregeneration: Emotionale
	(2503) Missbrauchsregeneration: Finanzielle
	(2504) Missbrauchsregeneration: Physische
	(2505) Missbrauchsregeneration: Sexuelle
Vollständig	(1102) Wundheilung: Primäre
	(1103) Wundheilung: Sekundäre
	(1104) Knochenheilung
Konsistent positiv	(1200) Körperbild
	(1205) Selbstwertgefühl
Sehr stark	(1700) Gesundheitsüberzeugungen
	(1701) Gesundheitsüberzeugungen: Wahrgenommene Handlungsfähigkeit
	(1702) Gesundheitsüberzeugungen: Wahrgenommene Kontrolle
	(1703) Gesundheitsüberzeugungen: Wahrgenommene Ressourcen
	(1704) Gesundheitsüberzeugungen: Wahrgenommene Bedrohung
	(1705) Gesundheitsorientierung
Konsistent demonstriert	(0006) Psychomotorische Antriebskraft
	(0119) Sexualverhalten
	(0500) Stuhlkontinenz
	(0502) Urinkontinenz
	(0704) Kontrolle von Asthma
	(0901) Kognitive Orientierung
	(0905) Konzentration
	(0906) Entscheidungsfähigkeit
	(0907) Informationsverarbeitung
	(0908) Gedächtnisleistung
	(1202) Identität
	(1204) Stimmungsgleichgewicht
	(1207) Sexuelle Identität: Akzeptanz
	(1302) Coping

Tabelle 3-2: Fortsetzung

Skala	NOC-Bewertungsskalen			
m	Nie demonstriert	Selten demonstriert	Manchmal demonstriert	Oft demonstriert
n	Schwer	Weitgehend	Mäßig	Leicht

	Ergebnisse
Konsistent demonstriert	(1400) Selbstkontrolle bei missbrauchendem Verhalten
	(1401) Kontrolle von Aggression
	(1402) Kontrolle von Angst
	(1403) Kontrolle über verzerrte Wahrnehmung
	(1404) Kontrolle von angstauslösenden Gefühlen
	(1405) Kontrolle von Trieben
	(1406) Einschränkung von Selbstverletzung
	(1408) Selbstbeherrschung bei suizidalem Verhalten
	(1409) Kontrolle von Depression
	(1500) Eltern-Kind-Bindung
	(1600) Adhärenzverhalten
	(1601) Complianceverhalten
	(1602) Gesundheitsförderliches Verhalten
	(1603) Gesundheitsförderndes Verhalten
	(1605) Schmerzkontrolle
	(1606) Beteiligung: Entscheidungen über die Gesundheitsversorgung
	(1607) Gesundheitsverhalten in der Schwangerschaft
	(1608) Symptomkontrolle
	(1609) Behandlungsverhalten: Krankheit oder Verletzung
	(1610) Kompensation von Hörbeeinträchtigungen
	(1611) Kompensation von Sehbeeinträchtigungen
	(1612) Gewichtskontrolle
	(1613) Selbstbestimmte Versorgung
	(1900) Immunisierungsverhalten
	(1902) Risikokontrolle
	(1903) Risikokontrolle: Alkoholkonsum
	(1904) Risikokontrolle: Drogenkonsum
	(1905) Risikokontrolle: Sexuell übertragbare Krankheiten (SÜK/STD)
	(1906) Risikokontrolle: Tabakkonsum
	(1907) Risikokontrolle: Ungewollte Schwangerschaft
	(1908) Risikowahrnehmung
	(1914) Risikokontrolle: Herzkreislauferkrankung
	(1915) Risikokontrolle: Schädigung des Hörvermögens
	(1916) Risikokontrolle: Schädigung des Sehvermögens
	(1917) Risikokontrolle: Krebserkrankung
	(1918) Kontrolle von Aspiration
	(2302) Systemische Entgiftung: Dialyse
	(2600) Copingverhalten der Familie
	(2601) Familiäre Umgebung: Interne
	(2602) Funktionsfähigkeit der Familie
	(2603) Familienintegrität
	(2604) Normalisierungsprozesse in der Familie
	(2605) Beteiligung der Familie an der professionellen Versorgung
Keine	(0204) Konsequenzen von Immobilität: Physiologische
	(0205) Konsequenzen von Immobilität: Psychische
	(0703) Infektionsstatus
	(1208) Ausmaß von Depression
	(1306) Schmerz: Psychische Reaktion
	(1407) Suchtkonsequenzen

Tabelle 3-2: Fortsetzung

Skala	NOC-Bewertungsskalen			
n	Schwer	Weitgehend	Mäßig	Leicht
o	Keine Anzeichen	Begrenzte Anzeichen	Mäßige Anzeichen	Weitgehende Anzeichen
p	Extreme Verzögerung gegenüber dem erwarteten Ausmaß	Weitgehende Verzögerung gegenüber dem erwarteten Ausmaß	Mäßige Verzögerung gegenüber dem erwarteten Ausmaß	Leichte Verzögerung gegenüber dem erwarteten Ausmaß
r	Gering	Mäßig	Durchschnittlich	Gut

Warum sind die Ergebnisse nicht als Ziele für den Patienten festgelegt? Das Forschungsteam entwickelte die Ergebnisse als variable Begriffe aus zwei wichtigen Gründen. Zum einen sind die Ergebnisse als variable Begriffe entwickelt worden, damit patienten-, familien- oder gemeindebezogene Zustände als Reaktion auf Pflegeinterventionen über einen bestimmten Zeitraum und zwischen verschiedenen Einrichtungen dokumentiert und beobachtet werden können, um später verglichen zu werden. Zum anderen ergeben sich aus variablen Ergebnissen mehr Informationen als aus der Aussage, ob ein Ziel erreicht wurde oder nicht. Für Zwecke der klinischen Praxis und Forschung haben Daten vom Typ «entweder/oder» nur begrenzte Aussagekraft und beschränken die Möglichkeiten von Pflegefachkräften, die Effekte ihrer Interventionen adäquat zu evaluieren. Wenn Ziele nicht erreicht werden, ist es wichtig zu wissen, ob es einen Fortschritt gegeben hat oder in welchem Ausmaß sich der Ergebniszustand verschlechtert hat. Es ist dennoch wichtig darauf hinzuweisen, dass NOC-Ergebnisse dazu verwendet werden können, ein Ziel für einen Patienten, eine Familie oder eine

	Ergebnisse
Keine	(1913) Sicherheitsstatus: Physische Verletzung
	(2003) Ausmaß des Leidens
	(2101) Schmerz: Zermürbende Auswirkungen
	(2102) Ausmaß von Schmerz
	(2103) Symptomstärke
	(2104) Symptomstärke: Klimakterium
	(2105) Symptomstärke: Störungen im Menstruationszyklus
	(2203) Störung der Lebenssituation der/des pflegenden Angehörigen
Ausgedehnte Anzeichen	(2500) Ende einer Missbrauchssituation
	(2512) Erholung von einer Vernachlässigungssituation
Keine Verzögerung gegenüber dem erwarteten Ausmaß	(0100) Kindesentwicklung: 2 Monate
	(0101) Kindesentwicklung: 4 Monate
	(0102) Kindesentwicklung: 6 Monate
	(0103) Kindesentwicklung: 12 Monate
	(0104) Kindesentwicklung: 2 Jahre
	(0105) Kindesentwicklung: 3 Jahre
	(0106) Kindesentwicklung: 4 Jahre
	(0107) Kindesentwicklung: 5 Jahre
	(0108) Kindesentwicklung: Mittlere Kindheit (6–11 Jahre)
	(0109) Kindesentwicklung: Jugend/Adoleszenz (12–17 Jahre)
Ausgezeichnet	(2004) Körperliche Fitness
	(2700) Kompetenz einer Gemeinde
	(2701) Gesundheitsniveau in der Gemeinde
	(2800) Situation der Gesundheitsversorgung in einer Gemeinde: Immunisierung
	(2801) Risikokontrolle in der Gemeinde: Chronische Krankheiten
	(2802) Risikokontrolle in der Gemeinde: Infektionskrankheiten
	(2803) Risikokontrolle in der Gemeinde: Bleibelastung

Gemeinde festzulegen, dass dieses aber in Ergänzung zur Bewertung des Zustands ausgehend vom variablen Ausgangswert und über einen bestimmten Zeitraum geschehen sollte.

Wie unterscheiden sich die Ergebnisse von Pflegediagnosen? NOC-Ergebnisse beschreiben eine/n variable/n Zustand, Verhaltensweise oder Wahrnehmung. Die Ergebnisfestlegung für einen bestimmten Zeitpunkt kann auf jedem Punkt eines negativen bis positiven Kontinuums erfolgen. Auf der anderen Seite beschreiben Pflegediagnosen Zustände, die auf gewisse Art weniger positiv sind als erwünscht. Pflegediagnosen beschreiben tatsächliche oder potenzielle Probleme, die die Pflegekraft durch Intervention aufzulösen hofft.

In welchen Abständen sollten die Ergebnisse eingeschätzt und dokumentiert werden? Forschung ist notwendig, um diese Frage definitiv zu beantworten. Im Moment sollte die Pflegekraft die Abstände, wann ein Ergebnis für die Bewertung und Dokumentation des Ergebnisses eingeschätzt werden sollte, auf der Basis der klinischen Beurteilung bestimmen. Die Festlegung bestimmter Verfahrensweisen wird ebenfalls die Abstände für die Bewertung und Dokumentation bestimmen. Trotzdem sollten die Ergebnisse wenigstens eingeschätzt und dokumentiert werden: (1) wenn ein Patient oder eine Familie in eine Pflegeeinrichtung eingewiesen wird oder einen ersten Besuch bei der Pflegekraft zur Versorgung macht und (2) wenn der Patient oder die Familie entlassen, in eine andere Einrichtung verlegt oder zu einer anderen Fachkraft überwiesen wird. Die Abstände der Bewertung der gemeindebezogenen Ergebnisse wird durch die Pflegekraft oder die interdisziplinären Anbieter kommunaler Dienstleistungen bestimmt werden.

Wie werden die Ergebnisse in «critical paths» verwendet? Die NOC-Ergebnisse sind sehr nützlich für «critical pathways», weil sie die Quantifizierung von Patientenzuständen, -verhalten oder -wahrnehmungen erlauben, von denen erwartet wird, dass sie zu bestimmten Zeitpunkten für einen erwünschten «pathway» während der Versorgungsphase auftreten. Beispiele für die Anwendung in «critical paths» sind im Anhang B dieser Ausgabe enthalten. Die Fähigkeit, Abweichungen von einem «pathway» zu beobachten und die Erreichung spezifischer Zustände über Einrichtungen und Anbieter hinweg zu vergleichen sind große Vorteile in der Anwendung. Im Gegensatz zu den eher begrenzten, einheitlichen Datenbanken einer Einrichtung oder eines Anbieters, die daraus resultieren, dass einrichtungs- oder anbieterspezifische Datenbanken in «critical pathways» und der Versorgungsplanung eingesetzt werden, wird die Anwendung standardisierter Ergebnisse die Entwicklung großer Datenbanken über Einrichtungen und Anbieter hinweg stark vereinfachen.

Warum ist es für Pflegekräfte notwendig, eine eigene Liste von Ergebnissen zu haben? Die NOC-Ergebnisse sind patienten-, familien- und gemeindebezogene Ergebnisse und sie sind auf Pflegeinterventionen zurückzuführen. Sie besitzen keine Ausschließlichkeit für die Pflege. Klar ist, dass die meisten, wenn nicht alle Patientenergebnisse von vielen Anbietern im Gesundheitswesen ebenso beeinflusst sind wie von anderen patienten-, familien-, gemeinde- oder populationsbezogenen Charakteristiken und Umweltfaktoren. Trotzdem ist es für Pflegekräfte enorm wichtig, die Effekte ihrer Intervention auf die Patientenergebnisse zu bewerten. Die NOC stellt Indikatoren für jedes Ergebnis zur Verfügung, das im Wesentlichen auf Pflegeinterventionen zurückzuführen ist. Während das NOC-Team erwartet, dass alle Berufsgruppen die Mehrzahl der Ergebnisse anwendet, werden verschiedene Indikatoren die größte Anwendung bei verschiedenen Berufsgruppen des Gesundheitswesens finden. Ohne disziplin-spezifische Indikatoren für gemeinsame Ergebnisse wird es unmöglich sein, die Verantwortlichkeit einer jeden Berufsgruppe für die Verbesserung oder Verschlechterung von Ergebnissen zu beobachten. Um sicherzustellen, dass der pflegerische Beitrag zu patienten-, familien- und gemeindebezogenen Ergebnissen nicht anderen Berufsgruppen zugeschrieben wird, müssen standardisierte pflegerische Datenelemente in klinischen Datenbanken enthalten sein. Große Datenbestände, die diese Daten zusammen mit anderen patienten-, familien- und gemeindebezogenen Charakteristiken und

Anbietereigenschaften enthalten, sind notwendig, um die unabhängigen Effekte pflegerischer Interventionen auf Patientenergebnisse zu isolieren.[7]

Warum ist es notwendig, die Ergebnisse über verschiedene Versorgungseinrichtungen hinweg einzuschätzen? Die Kontinuität der Versorgung ist ein wichtiger Wert für die pflegerische Profession. Bis jetzt ist die Kommunikation zwischen Einrichtungen und Pflegeanbietern begrenzt gewesen. Ein großes Hindernis ist der Mangel an einer standardisierten Nomenklatur gewesen, um die Patientenprobleme, die Pflegekräfte behandeln, die Interventionen, die sie anwenden und die resultierenden Ergebniszustände zu beschreiben. Die Unfähigkeit, die Kontinuität der Versorgung zu optimieren, ist kostenintensiv für Patienten, Familien und für das gesamte Gesundheitswesen. Im derzeitigen ressourcenbegrenzten Umfeld wird eine größere Betonung auf die Kontinuität der Versorgung zur Kostenreduktion gelegt. Des Weiteren werden Netzwerke entwickelt, die Anbieter und Einrichtungen über das Pflegekontinuum erfassen, um die Kontinuität zu erhöhen und die Versorgung in einem möglichst kostenreduzierenden Umfeld zu optimieren. Die Anstrengungen zur Kostenreduzierung haben eine entsprechende Betonung der Demonstration von Effektivität hinsichtlich der Ergebnisse ausgelöst. Die NOC stellt eine standardisierte Sprache für die Ergebnisse zur Verfügung, die entlang des gesamten Kontinuums der Versorgung bewertet werden können und essenzielle Informationen liefert, die Pflegekräfte in der direkten Versorgung benötigen, um eine Kontinuität zu erreichen und die Kosteneffektivität der Versorgung einzuschätzen.

Warum ist es notwendig, die Ergebnisbezeichnungen zu verwenden, wenn die Indikatoren nützlicher erscheinen? In Ergänzung zur Medizin ist die pflegerische Profession ein wichtiges Mitglied des interdisziplinären Teams im Gesundheitswesen. Der pflegerische Beitrag zu den interdisziplinären Ergebnissen muss dokumentiert und die Effekte von Pflegeinterventionen müssen evaluiert werden. Große, standardisierte Datenbanken werden Ergebnisse wie die aus der NOC enthalten, aber wahrscheinlich aus Platzgründen nicht in allen Fällen die disziplin-spezifischen Indikatoren. Deshalb muss die pflegerische Profession die standardisierten Ergebnisbezeichnungen verwenden, die in großen Datenbanken enthalten sein müssen, um sicherzustellen, dass der Einfluss der Profession auf Ergebnisse eingeschätzt wird, um die pflegerische Effektivität zu bestimmen und Gesundheitspolitik zu beeinflussen.

Warum wird die Standardisierung von Ergebnissen befürwortet, wenn jede/r Patient, Familie oder Gemeinde/Population an sich einzigartig ist? Die Standardisierung der Sprache, die angewandt wird, um Ergebnisse zu beschreiben, beeinträchtigt in keiner Weise die Einschätzung eines jeden Patienten, einer jeden Familie oder Gemeinde/Population als einzigartig. Mehr noch wird die Anwendung der NOC-Ergebnisse Pflegekräfte befähigen, jeden Ergebniszustand für jede/s Individuum, Familie und Gemeinde zu bewerten und wird mehr Informationen bereitstellen, um den jeweiligen Fortschritt zu beobachten. Des Weiteren können jeweils spezifisch quantifizierte Ziele gesetzt werden und das Ausmaß, in dem die Ziele erreicht oder nicht erreicht werden, kann über einen Zeitraum und über Einrichtungen hinweg dokumentiert und anschließend verglichen werden. Mit anderen Worten erhöhen standardisierte Pflegediagnosen, -interventionen und -ergebnisse tatsächlich die Fähigkeit von Pflegefachkräften, die Diagnosen, die einzigartig für jeden Patienten sind, zu identifizieren und zu dokumentieren, die Interventionen, die für jeden Patienten spezifisch sind, zu verschreiben und die Reaktion im Ergebnis bezüglich der Interventionen für jedes Individuum über Zeit und Einrichtungen hinweg zu dokumentieren.

3.3 Die Klassifikation – laufende und zukünftige Arbeit

Die derzeitige Klassifikation repräsentiert die Beendigung der ersten und zweiten Phase der Forschung zur Entwicklung und Überprüfung einer Taxonomie pflegebezogener Patientenergebnisse und die beginnende Arbeit der dritten Phase zur Entwicklung und Klassifikation familien- und gemeindebezogener Ergebnisse. Wie in den vorhergehenden Kapiteln beschrieben, wurden mehr als 200 Ergebnisse für individuelle Patienten und pflegende Familienangehörige entwickelt, hinsichtlich ihrer inhaltlichen Validität evaluiert und ihre Anwendbarkeit in der Praxis in den ersten beiden Phasen überprüft. Diese Ergebnisse wurden in einer Taxonomie mit sechs Bereichen und 26 Klassen klassifiziert und alle Elemente der Taxonomie wurden einschließlich der Bewertungsskalen kodiert. Ergebnisse für individuelle Patienten werden auch weiterhin zur weiteren Entwicklung durch das NOC-Team und Anwender in der Praxis identifiziert. Derzeit befinden sich 49 dieser Ergebnisse auf der Liste zur weiteren Entwicklung. Das Forschungsteam führt die Begriffsanalyse durch und befragt Pflegeexperten, die benötigt werden, um die Ergebnisse zu entwickeln und zu evaluieren, die zur NOC hinzugefügt werden sollen.

Die Arbeit an der Entwicklung und Validierung familien- und gemeindebezogener Ergebnisse wurde aufgenommen und einige sind bereits in dieser Ausgabe enthalten. Der NOC-Taxonomie wurden Bereiche und Klassen von familien- und gemeindebezogenen Ergebnissen hinzugefügt und es existieren dementsprechend jetzt sieben Bereiche und 29 Klassen. Die NOC-Fokusgruppen setzen diese Arbeit fort. Auch graduierte Studierende sind in die Entwicklung einiger Ergebnisse, die einen Bezug zu ihrer Praxis haben, als Teil ihres Graduiertenprogramms involviert. In der dritten Phase der Studie werden weitere familien- und gemeindebezogene Ergebnisse entwickelt.

Die dritte Phase der Forschung, gefördert durch NIH (RO1 NR03437), die darauf ausgerichtet ist, die psychometrischen Eigenschaften der NOC einzuschätzen, die Verbindungen zwischen Pflegediagnosen, -interventionen und -ergebnissen zu beschreiben und die Risikoanpassungsfaktoren für die pflegerische Effektivitätsforschung zu evaluieren, findet derzeit in neun Einrichtungen statt. Die Bereiche, die eine Rolle bei der Untersuchung der Reliabilität und Validität der Ergebnismaßstäbe spielen, sind u.a. die folgenden:

1. Sind alle Indikatoren notwendig? Sollten einige verworfen werden? Sollten andere hinzugefügt werden? Sollten einige gewichtet werden?

2. Sollte eine Fünf-Punkte-Skala verwendet werden oder würde eine Drei-Punkte- oder Zehn-Punkte-Skala reliabler sein?

3. Wie viele Skalen mit verschiedenen Endpunkten sollten verwendet werden? Sollten die Endpunkte für jedes Ergebnis beschreibender sein oder können allgemeine Endpunkte verwendet werden?

4. Sind die Skalen anwenderfreundlich? Können Pflegekräfte sie leicht und ohne substanzielle Erhöhung des Zeitaufwands benutzen, der zur Identifikation und Einschätzung der Ergebnisse verwendet wird?

5. Sind die Ergebnisse nachhaltig auf Pflegeinterventionen bezogen?

6. Sind die Maßstäbe reliabel und valide für die Einschätzung der Ergebnisse in allen Bereichen pflegerischer Praxis und für alle Populationen?

Zu den anderen Aspekten, die in Ergänzung zur Reliabilität und Validität der Ergebnismaßstäbe in der dritten Phase der Forschung eine wichtige Rolle spielen werden, gehören:

1. Welche umweltbezogenen strukturellen und kontextuellen Faktoren beeinflussen die Effekte von Pflegeinterventionen auf Pflegeergebnisse?

2. Welche Patientencharakteristiken (z.B. demographische Faktoren und Co-Morbiditäten) müssen bei der Analyse der Effekte von Pflegeinterventionen auf Patientenergebnisse kontrolliert werden?

3. Welche Pflegeinterventionen führen Pflegekräfte bei spezifischen Pflegediagnosen und zur Beeinflussung bestimmter Patientenergebnisse durch? Unterscheiden sich diese Interventionen in Abhängigkeit zur Population oder Einrichtung?

4. Sind die von Pflegefachkräften verschriebenen Interventionen standardisiert, klar definiert und operationalisiert?

5. Sind Interventionen und Ergebnisse von Pflegekräften in der Praxis dokumentiert, die nicht in der NIC und NOC entwickelt und enthalten sind?

3.4 Überprüfung der Angemessenheit der NOC Ergebnismaßstäbe

Derzeit werden verschiedene Eigenschaften eingeschätzt, um zu bestimmen, ob die Ergebnismaßstäbe adäquat für die Anwendung in der klinischen Praxis sind oder nicht und ob sie valide, aggregierte Maßstäbe zur Evaluation der Qualität darstellen oder nicht. Die Kriterien zur Evaluation der Angemessenheit der Ergebnismaßstäbe sind: (1) Äquivalenz und Reliabilität der internen Konsistenz; (2) Kriteriums- und Konstruktvalidität; (3) Sensitivität und Spezifität und (4) Praktikabilität, Anwendbarkeit und Vollständigkeit. Die Reliabilität bezieht sich auf den Grad der Konsistenz, mit dem ein Instrument, ein Verfahren oder eine Skala misst, was es messen soll.[10] Verschiedene Aspekte der Reliabilität (z.B. Stabilität, interne Konsistenz und Äquivalenz) sind bei der Einschätzung in Abhängigkeit von der bewerteten Eigenschaft und der angewandten Bewertungsstrategie wichtig. Validität bezieht sich auf den Grad, in dem ein Instrument misst, was es messen soll.[10] Kriteriums- und Konstruktvalidität sind die Verfahren zur Einschätzung der Validität eines Maßstabs. Die Sensitivität eines Maßstabs bezieht sich auf seine Fähigkeit, zuverlässig Abweichungen einer Eigenschaft festzustellen und seine Fähigkeit, tatsächlich existierende Korrelationen festzustellen. (Ein Maßstab, der zuverlässig nur große Abweichungen feststellen kann ist weniger sensitiv als ein Maßstab, der zuverlässig kleinere Abweichungen feststellen kann). Umgekehrt ist die Spezifität eines Instruments die Fähigkeit, die Feststellung falsch positiver Verbindungen zurückzuweisen. Sensitivität und Spezifität eines Ergebnismaßstabs sind das Ausmaß, in dem er zwischen tatsächlichen und falschen Abweichungen eines Ergebniszustands unterscheiden kann. Dies ist ein wichtiger Aspekt bei der Bewertung der Validität der Ergebnisse. Die entscheidenden Eigenschaften jedes NOC-Ergebnismaßstabs, die zuerst in der dritten Phase der Forschung untersucht werden, sind: Interrater-Reliabilität, Kriteriumsvalidität, Sensitivität, Spezifität und Praktikabilität/ Anwendbarkeit. Die Einschätzung der Reliabilität der internen Konsistenz der Ergebnisindikatoren und der Konstruktvalidität durch Faktoranalyse wird durchgeführt, wenn (1) mehr Informationen über die Ergebnisindikatoren verfügbar sind, die entscheidend für eine spezifische Diagnose und die entsprechenden Umstände ist und (2) wenn große computergestützte Datenbanken zur Analyse von Daten aus Praxiseinrichtungen verfügbar sind.

Ursprüngliche Überlegungen enthielten die Demonstration der Stabilität der fachlichen Anwendung der NOC-Maßstäbe bei Pflegekräften in der Praxis und die Einschätzung der Validität der Maßstäbe, um angestrebte Ergebniszustände, Verhalten oder Wahrnehmungen einschließlich der Veränderungen in diesen Zuständen abzubilden. Simultane Beurteilungen von zwei Pflegefachkräften für jedes Ergebnis wurden erhoben, um die anfängliche Interrater-Reliabilität einzuschätzen. Ein Kappa-Wert von 0.90 wird das Kriterium für die Äquivalenz sein. Es werden existierende, standardisierte (psychometrisch zuverlässige) Maßstäbe für jedes NOC-Ergebnis identifiziert werden und zur Einschätzung seiner Kriteriumsvalidität zur Anwendung kommen. Jedes NOC-Ergebnis und der entsprechende Kriteriumsmaßstab wird bei wenigstens 50 Patienten beurteilt werden. Der Standard zur Demonstration der Kriteriumsvalidität wird eine Pearson Korrelation von $r > 0.80$ sein. Falls kein bestehender, psychometrisch zuverlässiger Maßstab gefunden werden kann, wenden wir eine andere Methode zur Einschätzung der Validität an, z. B. «Known Group-»Verfahren oder Faktoranalysen, wenn ausreichend große Datenbestände verfügbar sind. Bei der Anwendung der Diskrimanzanalyse ist das Kriterium für Sensitivität (tatsächlich positive Wahrscheinlichkeit) > 0.90 und für Spezifität (tatsächlich negative Wahrscheinlichkeit) < 0.10.

Die Anwendbarkeit, Praktikabilität und Vollständigkeit der Ergebnisse und Maßstäbe werden basierend auf den Rückmeldungen von Pflegefachkräften aus den Praxiseinrichtungen evaluiert. Ihre dokumentierten Rückmeldungen werden die Entscheidungen über die Auswahl oder Zurückweisung von Maßstäben beeinflussen. Kriterien für die letztendliche Auswahl werden u. a. sein: einfaches Ausfüllen der Dokumentation für Patienten und Pflegefachkräfte; Reliabilität, Validität und Sensitivität; die Ergebnisse, die von Pflegekräften benötigt werden, sind in der NOC enthalten; Häufigkeit, in der jeder Ergebnismaßstab in verschiedenen Einrichtungen und bei verschiedenen Patientenpopulationen verwendet wird.

3.5 Andere Faktoren, die die Evaluation der Effektivität von Pflegeinterventionen beeinflussen

Viele Menschen stimmen der Aussage zu, dass Forschung notwendig ist, um die Effekte von Pflegeinterventionen auf Ergebnisse für Individuen, Familien und Gemeinden (Populationen) zu dokumentieren. Obwohl der Königsweg der Forschung zur Überprüfung der Effekte von Interventionen in der Durchführung kontrollierter, klinischer Studien besteht, ist die Effektivitätsforschung ebenfalls wichtig. Die Effektivitätsforschung untersucht die Effekte von Interventionen im Gesundheitswesen, wie sie in den Einrichtungen durchgeführt werden. Die Entwicklung großer, klinischer Pflegedatenbanken, ermöglicht durch computergestützte Informationssysteme, die standardisierte Pflegediagnosen, -interventionen und -ergebnisse enthält, wird die Effektivitätsforschung in der Pflege relativ einfach und nicht zu teuer machen.

Wenn keine kontrollierten, klinischen Studien zur Einschätzung der Effekte von Interventionen auf Ergebnisse zum Einsatz kommen, müssen jedoch andere Faktoren bei der Analyse berücksichtigt werden. Diese Faktoren sind kontextuelle oder umweltbezogene Variablen und die Charakteristiken von Patienten, Familien und Gemeinden selbst, die die Effekte von Interventionen negativ beeinflussen können. Kontextuelle Variablen, die die Eigenschaften externer Umweltbedingungen beschreiben, müssen bewertet und bei der Analyse der Ergebniseffekte durch Pflegeinterventionen miteinbezogen werden. Beispiele kontextueller Variablen, die die Effekte von Pflegeinterventionen beeinflussen können, sind die Anzahl des Personals, die Zusammenstellung des Personals, die Ausstiegsrate aus dem Beruf sowie Strukturen und Prozesse in Organisationen wie beispielsweise die Autorität von Pflegefachkräften bei der Entscheidungsfindung in bestimmten Einrichtungen.[1] Das Nursing Minimum Data Set (NMDS) enthält eine Reihe kontextueller Variablen, die in pflegerischen Informationssystemen enthalten sein sollten, damit sie bei der Analyse der pflegerischen Effektivität kontrolliert werden können.[3]

Eigenschaften der Analyseeinheiten selbst (z. B. Individuen, Familien und Gemeinden) müssen also bei der Forschung zur Evaluation der Effektivität pflegerischer Interventionen kontrolliert werden. In der medizinischen Effektivitätsforschung heißt dieser Vorgang Anpassung an Risiken. Die meisten Methoden zur Risikoanpassung in der medizinischen Effektivitätsforschung haben sich auf die Schwere von Krankheiten und einige demographische Daten konzentriert. Derzeit existieren nur wenige Berichte über die Anwendung von Risikoanpassung bei der Evaluation von Pflegeinterventionen.[6] In der dritten Forschungsphase werden Daten zu Alter, Geschlecht, sozioökonomischem Status, medizinischer Hauptdiagnose, Co-Morbiditäten und Schwere der Erkrankung der Patienten gesammelt und ihre Beziehungen zu Interventionen und Ergebnissen werden untersucht.[6, 9] Das Ziel besteht in der Entwicklung und Überprüfung von Modellen zur Risikoanpassung, die in der pflegerischen Effektivitätsforschung angewandt werden können. Die Gewinnung dieser Daten für die Effektivitätsforschung zur Dokumentation der pflegerischen Verantwortlichkeit wird leichter und zu vernünftigen Kosten möglich sein, wenn klinische Daten unter Anwendung einer standardisierten Pflegesprache in großen, staatlichen, regionalen, nationalen und internationalen Datenbeständen enthalten sind.

3.6 Zusammenfassung

Dieses Kapitel bietet eine Übersicht über die derzeitige Ergebnisklassifikation und ihre Anwendung in Praxis, Ausbildung und Forschung. Allgemeine Fragen zur NOC wurden gestellt und beantwortet. Die derzeitige und zukünftige Arbeit des NOC-Team wurde unter Berücksichtigung der klinischen Überprüfung der Reliabilität, Validität, Sensitivität, Spezifität und Anwendbarkeit der Ergebnismaßstäbe dargestellt. Andere Faktoren, die die Effekte von Pflegeinterventionen beeinflussen, wurden diskutiert und die Pläne des NOC-Teams zur ersten Entwicklung und Überprüfung von Modellen zur Risikoanpassung wurden beschrieben.

Eine Taxonomie pflegebezogener Ergebnisse für Patienten, Familien und Gemeinden wird niemals vollständig sein, wird sich aber durch den Wissenszuwachs innerhalb der Disziplin und der Überprüfung in der Praxis beständig erweitern und verbessern. Leser und Anwender der Klassifikation werden ermutigt, dem Forschungsteam Rückmeldung zu geben. Zur Identifikation von Problemen, Themen und Ergebnissen für die weitere Entwicklung wird ebenfalls ermutigt. Anhang E enthält ein Rückmeldeformular, das ausgefüllt und an die Forscher zurückgeschickt werden kann.

Obwohl ein gesteigertes Interesse am Ergebnismanagement, am Qualitätsassessment und der Qualitätsverbesserung sowie der Effektivitätsforschung besteht, bleibt die Pflege größtenteils in großen Datenbeständen unsichtbar und es wird nur wenig pflegerische Effektivitätsforschung durchgeführt. Die Studien, die in der Pflege durchgeführt wurden, beziehen sich meistens nur auf eine Einrichtung und viele sind außerdem nicht veröffentlicht. Die NOC wird entwickelt, damit der pflegerische Beitrag zur gesundheitlichen Versorgung dokumentiert und sichtbar wird. Die Einrichtungen, die mit der NOC arbeiten, werden nicht nur in der Lage sein, die pflegerische Verantwortlichkeit und den pflegerischen Beitrag im Rahmen der gesundheitlichen Versorgung zu dokumentieren, sondern auch die Erreichung von Ergebnissen über einen bestimmten Zeitraum und zwischen verschiedenen Einrichtungen zu vergleichen. Die Autoren laden alle Pflegefachkräfte dazu ein, daran mitzuarbeiten, standardisierte pflegerische Sprachen in alle klinischen Informationssysteme einzuarbeiten, damit pflegerische Daten in großen lokalen, nationalen und internationalen Datenbeständen verfügbar sind. Ausgerüstet mit Daten zur Demonstration der pflegerischen Effektivität, werden Pflegende Gesundheitspolitik zum besten Nutzen ihrer Klienten beeinflussen.

Literatur

1 Aiken, L. H., Sochalski, J., & Lake, E. T. (1997). Studying outcomes of organizational change in health services. *Medical Care*, 35(11), NS6-NS18.

2 American Nurses Association. (1986). *Standards of Community Health Nursing Practice*. Kansas City, MO: The Association.

3 Delaney, C. (1998). *Nursing Management Minimum Data Set (NMMDS)*. San Diego: American Organization of Nurse Executives, March 20.

4 Kuss, T., Proulx-Girouard, L., Lovitt, S., Katz, C. B., & Kennelly, P. (1997). A public health nursing model. *Public Health Nursing*, 14(2), 81–91.

 5 Lohr, K. (1988). Outcome measurement: Concepts an questions. *Inquiry*, 25(1), 37–50.

 6 Maas, M. & Kerr, P. (1999). Risk adjustment in nursing effectiveness research. *Journal of Nursing Outcomes Management*, 4(1).

 7 Marek, K. D. (1997). Measuring the effectiveness of nursing care. *Journal of Nursing Outcomes Management*, 1(1), 8–11.

 8 McCloskey, J. C. & Bulechek, G. M. (1994). Standardizing the language for nursing treatments: An overview of the issues. *Nursing Outlook*, 42(2), 56–63.

 9 Moore, K. (1997). Socioeconomic status as quarantine: Unfortunate consequences of the inability to afford health care. *Journal of Nursing Outcomes Management*, 1(1), 41.48.

10 Nunnally, J. (1978). *Psychometric Theory*. New York: McGraw-Hill.

11 Stanhope, M. & Lancaster, J. (1996). *Community health nursing: Promoting the health of aggregates, families, and individuals* (4th Ed.). St. Louis: Mosby.

Kapitel 4

Anwendungen und Einführung der NOC

Die Entwicklung standardisierter Ergebnisse für die Pflege ist ein Muster ohne Wert, wenn die Ergebnisse in der Praxis keine Anwendung finden. Die Ergebnisse müssen Pflegefachkräften die Gelegenheit bieten, Patientenzustände zu dokumentieren ohne die Dokumentationsanforderungen zu erhöhen. Deshalb müssen die Ergebnisse leicht in die tägliche Praxis zu integrieren sein. Der zunehmende Gebrauch von computergestützten Informationssystemen in normalen Praxisbereichen bietet eine unvergleichliche Gelegenheit für die Pflege, die Ergebnisse, die sich auf die Pflegepraxis beziehen, auszuwählen und in diese Systeme zu integrieren. Dieses Kapitel beschreibt, wie die Klassifikation und die daraus resultierenden Daten in der Praxis und der Ausbildung von Pflegenden angewandt werden können. Eine Reihe von Beispielen, die von bisherigen Anwendern zur Verfügung gestellt wurden und in diesem Kapitel diskutiert werden, können im Anhang des Buches nachgelesen werden.

4.1 Die Klassifikation und ihre Anwendungen

Die Klassifikation kann in der Pflegepraxis, -forschung und -ausbildung angewandt werden. Sie bietet ein standardisiertes Vokabular und darauf bezogene Maßstäbe zur Evaluation von Patientenzuständen und kann verwendet werden, um Veränderungen im Patientenzustand nach einer Pflegeintervention zu demonstrieren. Die Ergebnisse können zusammen mit Pflegediagnosen, -interventionen und Patientencharakteristiken verwendet werden, um Auszubildenden und Berufsanfängern in der Pflege Fähigkeiten zur fachlichen Entscheidungsfindung zu vermitteln. Einige der Anwendungsbereiche und Vorschläge zur Einführung in die Praxis werden im folgenden Text diskutiert.

4.1.1 Anwendungen in der Praxis

Die Ergebnisse sind für eine Vielzahl von Anwendungen in der Praxis adaptierbar. Obwohl die Ergebnisse neutrale Begriffe sind, erlaubt es die Anwendung der zugehörigen Bewertungsskalen, sie als erwartete Ergebnisse oder Ziele zu formulieren. Die Bewertungsskalen ermöglichen außerdem die Aggregation und Quantifizierung von Daten, die in verschiedener Art und Weise analysiert werden können. Die folgenden Beispiele möglicher Anwendungen sind nicht vollständig.

Ergebnisziele für individuelle Klienten. Eine Bewertungsskala kann neben ihrer Anwendung zur Evaluation eines aktuellen Zustands eines Individuum, einer Familie oder einer Gemeinde auch zur Identifikation eines erwünschten Ergebniszustands Anwendung finden. Nach Durchführung eines Assessment sollte die Pflegekraft den Klienten hinsichtlich des ausgewählten Ergebnisses mit Hilfe der Fünf-Punkte-Bewertungsskala beurteilen und die wünschenswerte Beurteilung identifizieren, die nach der Intervention erreicht werden soll. Zum Beispiel kann ein Patient mit der Beurteilung des Ergebnisses *Kognitive Fähigkeit* «extrem gefährdet» in eine Pflegesituation eintreten und weil die Ursache für das beeinträchtigte Erkenntnisvermögen nicht vollständig ausgeschlossen werden kann, könnte das erwünschte Ziel für diesen Patienten nach der Behandlung eine Beurteilung als «mäßig gefährdet» sein. In einigen Fällen kann dieses Ziel während eines kurzen Versorgungszeitraums nicht erreicht werden, sollte aber zu einem späteren Zeitpunkt entweder während eines Haus- oder Klinikbesuchs evaluiert werden. Trotzdem kann der Patient während des kurzen Versorgungszeitraums Verbesserungen bei einigen Indikatoren zeigen, die auf einen Fortschritt zu dem langfristigen Ziel des «mäßig gefährdet» hindeuten. Ein anderer Patient kann eine «extrem gefährdete» *kognitive Fähigkeit* aufgrund einer Bedingung besitzen, die ausgeschlossen oder vollständig kontrolliert werden kann. Der erwünschte Ergebnisstatus für einen solchen Patienten nach einem kurzen Versorgungszeitraum kann «nicht gefährdet» sein. Die Bezeichnung der Ergebnisse als variable Konzepte erlaubt es, die Zielformulierungen für jeden Patienten unter Beibehaltung der standardisierten Ergebnissprache und -maßstäbe zu individualisieren. Sie erkennen ebenso an, was alle Pflegekräfte wissen, dass nämlich nicht alle Patienten in der Lage sein werden, das wünschenswerteste Ergebnis trotz intensivster Versorgung zu erreichen. Variable Ergebnisse, die auf einem Kontinuum bewertet werden, ermöglichen es der Pflegekraft, das Ausmaß oder den Mangel an Fortschritt für individuelle Patienten zu evaluieren. Diese Informationen stehen nicht zur Verfügung, wenn die Ergebnisse nur den am meisten erwünschten Patientenzustand repräsentieren und die Evaluation zum Abschluss eines Versorgungszeitraums ein erreichtes oder nicht erreichtes Ziel repräsentiert. Die Dokumentation, ob ein erwünschtes Ergebnis (z. B. die erwünschte Beurteilung auf der Skala) erreicht oder nicht erreicht wurde, bleibt dennoch wichtig; es bleibt immer die Option, für spezifische Datenbanken zu dokumentieren, ob ein Ergebnisziel erreicht oder nicht erreicht worden ist.

Ergebnisziele für Patientengruppen. Die Ergebnisse können auch als Ziele in «critical paths» oder standardisierten Pflegeplänen angewandt werden. In diesen Situationen sollte das Ergebnis mit einem spezifischen erwünschten Maßstabspunkt auf der Skala bezeichnet werden. Zum Beispiel könnte das erwünschte Ziel bei Schlaganfallpatienten mit «extrem gefährdeter» *kognitiver Fähigkeit* zum Zeitpunkt der Einweisung am Ende einer Akutversorgungsphase «weitgehend gefährdet» mit dem Ziel von «mäßig gefährdeter» oder «leicht gefährdeter» *kognitiver Fähigkeit* nach der Rehabilitation sein. Wenn die Akutversorgungsphase extrem kurz ist, kann das Ziel die Aufrechterhaltung der Ebene von «extrem gefährdet» sein; mit leichter Verbesserung bei spezifischen Indikatoren, d.h. den Zwischenergebnissen, die auf einen Fortschritt zur Verbesserung der *kognitiven Fähigkeit* hindeuten. Auf der anderen Seite könnte das erwünschte Ziel bei Patienten mit hepatischer Enzephalopathie und «extrem gefährdeter» *kognitiver Fähigkeit* zum Zeitpunkt der Einweisung ein Fortschritt zu «mäßig gefährdeter» oder «leicht gefährdeter» *kognitiver Fähigkeit* nach einer Akutversorgungsphase sein. Bei dieser Patientengruppe sollte im Rahmen der Nachsorge genau auf das Ergebnis *Kognitive Fähigkeit* geschaut werden, weil die Verschlechterung dieses Ergebnisses ein frühes Anzeichen für einen Krankheitsfortschritt ist. Für Patienten im akuten Verwirrtheitszustand und «weitgehend gefährdeter» *kognitiver Fähigkeit* durch chemisches Ungleichgewicht kann das erwünschte Ziel nach einer Akutversorgungsphase eine «nicht gefährdete» *kognitive Fähigkeit* sein. Wenn die Ursache des chemischen Ungleichgewichts eher von einem akuten denn von einem chronischen Zustand herrührt, werden die Indikatoren für die *Kognitive Fähigkeit* wahrscheinlich nicht über einen bestimmten Zeitraum bewertet, weil der zugrunde liegende pathologische Faktor nicht länger existieren würde und keine Veränderungen in der kognitiven Fähigkeit erwartet würden.

Ergebnismaßstäbe. Die Ergebnisse können ebenso zur Datenaggregation und -analyse von Patientenpopulationen adaptiert werden. Zum Beispiel kann das Ergebnis *Ausmaß von Schmerz* als ein Ergebnismaßstab bei jeder Patientenpopulation verwendet werden, bei der Schmerz ein Symptom ist und Interventionen zur Schmerzlinderung initiiert werden. *Ausmaß von Schmerz* ist definiert als «das Ausmaß von berichtetem oder gezeigtem Schmerz». Die Schmerz-Maßstabsskala beurteilt Schmerz als: (1) schwer, (2) weitgehend; (3) mittelmäßig; (4) leicht und (5) kein. Diese Beurteilungen bilden den *Zähler* eines Ergebnismaßstabs. Der *Nenner* eines Ergebnismaßstabs ist jede Patientenpopulation, bei der Schmerzmanagement eine Intervention ist und das Ausmaß des Schmerzes ein wichtiges Ergebnis ist. Im folgenden Beispiel (entwickelt von G. Bulechek, B. Head, M. Johnson, J. McCloskey und B. Wakefield sowie Fakultätsstudenten und Doktoranden der Universität Iowa) ist die Patientenpopulation definiert als Patienten mit Lungenkrebs:

Der Ergebnismaßstab oder die Beurteilung kann definiert werden als der Prozentsatz von Patienten mit Lungenkrebs mit Beurteilungen des Schmerzausmaßes von entweder 1, 2, 3, 4 oder 5. In diesem Beispiel würde die Gleichung, um einen Maßstab oder eine Beurteilung für Lungenkrebspatienten mit verschiedenen Schmerzausmaßen zu bestimmen, wie folgt gestellt:
Zähler: Anzahl von Lungenkrebspatienten mit einer Beurteilung von 1, 2, 3, 4 oder 5 auf der Schmerz-Maßstabsskala.
Nenner: Anzahl von Lungenkrebspatienten, die sich einer chirurgischen oder nichtchirurgischen Therapie oder palliativer Versorgung unterzogen haben.

Wenn die Anzahl der Patienten nicht ausreichend ist, um sie in fünf Gruppen aufzuteilen, können die Beurteilungen kombiniert werden, um weniger Nummern im Zähler zu haben. Der Ergebnismaßstab kann definiert werden als Prozentsatz der Lungenkrebspatienten mit Beurteilungen von 1 bis 2, 3 oder 4 bis 5. Dadurch werden die Patienten in drei anstatt fünf Gruppen aufgeteilt. Falls benötigt, kann der Nenner auch spezifischer sein und die Beurteilung kann für Lungenkrebspatienten, die sich einer chirurgischen Behandlung unterzogen haben, für diejenigen, die eine nicht-chirurgische Therapie erhalten haben und für diejenigen, die eine palliative Versorgung erhalten haben, separat bestimmt werden. Die Patienten in der nicht-chirurgischen Therapie können weiterhin spezifiziert werden als diejenigen, die eine Chemotherapie erhalten haben und diejenigen, die eine Bestrahlungstherapie erhalten haben. So ist ein Maßstab gebildet worden und Daten über die Schmerzausmaße, die durch die Behandlung bei einer spezifischen Patientengruppe erreicht wurden, können bestimmt werden. Falls benötigt, können die Mittelwerte der Schmerzausmaße für jede Patientengruppe bestimmt werden, indem jedes Schmerzausmaß gewichtet wird, um die Anzahl von Patienten mit einer Beurteilung von 1, 2, 3, 4 oder 5 widerzuspiegeln.

Bei der Datensammlung für das Ergebnismanagement sollte der Zeitpunkt für die Bewertung eines Ergebnisses bestimmt werden. Mögliche Zeitpunkte für die Datensammlung im vorangehenden Beispiel könnten der Tag der Einweisung, jeder aufeinanderfolgende dritte Tag während der Behandlung und der Tag der Entlassung sein. Der Zeitpunkt der Datensammlung könnte variieren, wenn der Nenner spezifischer auf eine Art der geleisteten Therapie bezogen ist. Es könnten ebenso vorgeschlagene Pflegeinterventionen für die Schmerzkontrolle identifiziert werden, indem man NIC-Interventionen verwendet, welche einschließen könnten, aber nicht begrenzt sein müssen auf: Biofeedback, Medikamentenanordnung, Schmerzmanagement, einfache Entspannungsübungen, Phantasiereisen. Wenn der Stichprobenumfang ausreichend ist, können die Mittelwerte der Schmerzausmaße nach jeder dieser Pflegeinterventionen berechnet werden.

Der Vorteil der Datensammlung, die Patienten mit einem Schmerzausmaß von «leichtem» oder «keinem» (gegenüber nur denen mit «schwerem» oder «weitgehendem») Schmerz nach einer schmerzlindernden Intervention identifiziert, ist, dass ein Anbieter im Gesundheitswesen Patientendokumentationen überprüfen kann, um die Faktoren zu bestimmen, die sich in den beiden Populationen unterscheiden, z. B.: Liegt der Unterschied in der Eigenschaft des Patienten? im Ausmaß eines pathologischen Zustands? oder in einer Abweichung der durchgeführten Intervention? Diese Art der Analyse ist nicht möglich, wenn nur ein unerwünschtes Ergebnis zusammengefasst wird – in diesem Fall Patienten mit einem Schmerzausmaß von «schwer» oder «weitgehend» nach einer Intervention.

Ergebnismanagement. Ergebnismanagement ist definiert als die Anwendung von Ergebnisdaten zur Verbesserung der Praxis mit dem Zweck, Patientenergebnisse zu verbessern. Ein umfassendes Ergebnismanagementprogramm in einer Organisation oder einem integrierten System erfordert die Bewertung, Überwachung und Analyse von Ergebnissen bezogen auf Patienten/Familien, Anbieter und Organisationen. Die Evaluation eines regionalen oder nationalen Gesundheitssystems basiert auf populations- und gemeindebezogenen Ergebnissen (z. B. Krankheitsinzidenz, Immunisierungsraten, Situation der Gesundheitsversorgung in einer Gemeinde). Ergebnisdaten werden in Relation zum Versorgungsprozess (einschließlich solcher Faktoren wie: Wer führt die Versorgung durch? Wie wird sie durchgeführt? und Art der angewandten Interventionen), zu Patientencharakteristiken, die als Risikofaktoren angesehen werden können und Eigenschaften der Anbieter und Organisationen untersucht. Das Ergebnismanagement erfordert die Arbeit interdisziplinärer Teams, die oft auch kooperative Praxisteams genannt werden.[11] Häufig angewandte Instrumente des Ergebnismanagements umfassen «critical paths», Protokolle und Praxisleitlinien. Zur Datenanalyse können grundlegende statistische Verfahren[10] sowie Varianz- und Regressionsanalysen[3, 5] angewandt werden.

Aus einer Vielzahl von Gründen können die Ergebnisse aus der Pflegeergebnisklassifikation (NOC) wertvolle Pluspunkte beim Ergebnismanagement sein. Erstens können die Daten zu Patientenergebnissen in verschiedener Art und Weise quantifiziert und analysiert werden, die mit den dichotomen Informationen über die Zielerreichung nicht möglich sind. Die Fähigkeit, die Ergebnisdaten zu quantifizieren ist eine wichtige Anforderung an Daten für das Ergebnismanagement. Zweitens können die Ergebnisse in interdisziplinären Instrumenten wie den «critical paths» angewandt werden. Obwohl sie für die Pflegepraxis entwickelt wurden, bewerten die Ergebnisse Patientenzustände, die auch von anderen Anbietern beeinflusst sein können, aber nach wie vor die Möglichkeit bieten, Information über den Patientenzustand bezogen auf die Pflege zu sammeln, die nur selten in anderen Ergebnisinstrumenten gesammelt werden. Drittens können die Ergebnisse als Teil klinischer Dokumentations- und Informationssysteme angewandt werden. Die Dokumentation von Ergebnisdaten als Teil des gesamten Versorgungsprozesses macht die gesonderte Sammlung von Ergebnisdaten überflüssig und spart dadurch wertvolle Personalstunden und kann daneben Informationen über die Häufigkeit liefern, mit der spezifische Ergebnisse ausgewählt werden. Dieser letzte Aspekt ist eine wichtige Überlegung, weil es eine Kontroverse darüber gibt, welche spezifischen Ergebnisse zur Evaluation von Effektivität ausgewählt werden sollen.[9]

4.1.2 Anwendung in Forschung, Politik und Ausbildung

Weil sie standardisierte Ergebnisse bereitstellt, kann die Klassifikation genutzt werden, um das pflegerische Wissen durch Theorieentwicklung und Wirksamkeitsforschung zu erweitern. Implikationen für ihre Anwendung in diesen Bereichen sind in den vorhergehenden Kapiteln diskutiert worden.

Die Klassifikation kann ebenso genutzt werden, um Informationen zur Effektivitätsforschung und Politikentwicklung zu liefern. Forscher im Gesundheitswesen verwenden Effektivität, gleiche Zugänglichkeit für die Bevölkerung und Wirksamkeit von Gesundheitsdienstleistungen, um die Leistungen des US-amerikanischen medizinischen Versorgungssystems einzuschätzen.[1] In diesem Zusammenhang «betrifft Effektivität den Nutzen der medizinischen Versorgung, die in Verbesserungen der Gesundheit bewertet wird».[1] Obwohl Forscher im Gesundheitswesen dazu tendieren, alle Dienstleistungen des Gesundheitswesens im Begriff *medizinische Versorgung* einzuschließen, wird die Betonung auf den Nutzen der ärztlichen Versorgung gelegt. Um sicherzustellen, dass die Vorteile der pflegerischen Versorgung anerkannt und in Effektivitätsforschung einbezogen wird, muss die pflegerische Profession standardisierte Maßstäbe entwickeln, die die Datenaggregation ermöglichen. Die Einbeziehung in solche Forschungsprojekte ist deshalb wichtig, weil die Forschungsergebnisse oftmals grundlegende, beschreibende Daten über die Leistungen des US-amerikanischen Gesundheitswesens liefern, die bei der Formulierung von Gesundheitspolitik Anwendung finden.

Die Klassifikation wird in der Lehre von Fähigkeiten zur Entscheidungsfindung bei Auszubildenden und Berufsanfängern in der Pflege hilfreich sein. Weil die Klassifikation nicht vorschreibend ist, ist die Pflegekraft dazu verpflichtet, Ergebnisse zu identifizieren, die auf dem Wissen um die Pflegediagnose und die medizinische Diagnose des Patienten und den der Pflegekraft verfügbaren Interventionen basieren. Hinzu kommt, das die Ergebnisse nicht als Ziele festgehalten wurden und die Pflegekraft zusätzlich individuelle Ergebnisse bestimmen muss, die auf dem Wissen um den individuellen Patientenzustand und die Ressourcen basieren. Die Formulierung von Ergebnissen für Patientengruppen erfordert das Wissen um die damit zusammenhängende Forschung, die Ergebnisse beschreibt, die durch verschiedene Interventionen erreicht wurden. Wenn der Lernende aufgefordert wird, einen Pflegeplan für den Patienten zu entwickeln, kann er oder sie dies unter Anwendung der Ergebnisklassifikation tun.

4.2 Einführung der Klassifikation in die Praxis

In diesem Abschnitt wird die Einführung der Klassifikation in Praxiseinrichtungen diskutiert. Die Anwendung der verschiedenen Bestandteile des Ergebnisses (d.h. die Ergebnisbezeichnung, die Indikatoren und die Bewertungsskalen) wird diskutiert.

4.2.1 Vorbereitung der Einführung

Die Einführung der NOC in die Praxis erfordert das Engagement der gesamten Organisation und die Entwicklung eines Einführungsplans. Die Vorteile der Anwendung der NOC müssen identifiziert und gegenüber den Leitungskräften und dem Pflegepersonal kommuniziert werden. Die Stärken der NOC, die hervorgehoben werden können, sind u.a.:[8]

1. *Umfang:* Die NOC enthält Ergebnisse für Individuen, Familien, pflegende Angehörige und Gemeinden, die für alle Praxisbereiche anwendbar sind.

2. *Fachlicher Gebrauchswert:* Die NOC kann in einem Manual oder in einem computerisierten, klinischen Informationssystem angewandt werden. Die Ergebnisse können in «critical paths» und Versorgungsplänen Verwendung finden und können herangezogen werden, um zu erwartende Ziele für Patienten oder Gruppen von Patienten festzulegen.

3. *Bewertung und Analyse von Daten:* Aus der Patientendokumentation können Daten gesammelt, quantifiziert und bei der Ergebnisanalyse verwendet werden.

4. *Anerkannte Pflegesprache:* Die NOC ist eine von sieben Pflegesprachen, die vom ANA Steering Committee on Databases to Support Clinical Practice anerkannt ist.[2]

Es kann sein, dass es unter den Leitungskräften und dem Pflegepersonal einen Fortbildungsbedarf hinsichtlich der Wichtigkeit der Anwendung standardisierter Sprachen für die Pflegepraxis gibt. Es muss eine Schlüsselperson für den Einführungsprozess geben, die dem Projekt verbunden und in der Lage ist, die Vorteile der Anwendung standardisierter Sprachen darzulegen. Die für das Pflegeinformationssystem oder das Ergebnismanagement verantwortliche Pflegekraft ist oftmals die geeignete Person, die als Projektleitung für den Einführungsprozess ausgewählt werden kann.

Pflegende, die mit der NOC arbeiten werden, sollten identifiziert und hinsichtlich der Klassifikation fortgebildet werden. Eine Task Force mit Vertretern aller relevanten Bereiche und Einsatzorte sollte eingerichtet werden, um die Projektleitung in dem Prozess zu unterstützen.[6] Die Task Force kann bei der Entwicklung des Einführungsplans und der Fortbildung der Mitarbeiter hilfreich sein. Zu dem Einführungsplan gehören die Ziele, die erreicht werden sollen, die einzelnen Schritte der Einführung (einschließlich des Zeitplans und der verantwortlichen Personen), der Evaluationsplan und die mit der Einführung verbundenen Kosten. Bei der Planung sollte berücksichtigt werden, welche anderen Daten in Verbindung mit den Ergebnisdaten zur klinischen und administrativen Analyse gesammelt werden sollten. Zum Beispiel können Patientencharakteristiken, Personalzusammensetzung, Kosten, Pflegediagnosen und -interventionen mit den Ergebnisdaten verbunden werden, um klinische oder administrative Fragen zu beantworten. Während dieser Phase sollte die Brauchbarkeit und Leistungsfähigkeit des computerisierten Informationssystems zur Verbindung von Patientenergebnissen mit anderen Daten hinterfragt werden und notwendige Verbindungen zu anderen Daten sollten in notwendigem Umfang hergestellt werden. (In einigen Testeinrichtungen hat sich hier ein Problem ergeben, weil die Systeme keine Verbindungen zwischen Pflegediagnosen, -ergebnissen und -interventionen anbieten konnten.)

Die Einführung der Ergebnisse auf einer oder mehr Pilotabteilungen wird empfohlen, um Probleme vor der Einführung im gesamten Haus einschätzen und korrigieren zu können. In den ausgewählten Abteilungen sollten Mitarbeiter arbeiten, die dem Projekt verbunden sind. Sobald die Pilotabteilungen identifiziert wurden, sollten die NOC-Ergebnisse, die für die Population dieser Abteilungen am häufigsten angewandt werden, identifiziert werden. Dies kann mit Hilfe des NOC Use Survey[7] oder durch die Bildung einer Task Force aus Mitarbeitern zur Identifikation der häufigsten Ergebnisse geschehen. Das Survey-Instrument ist eine effiziente Methode zur Identifikation von Ergebnissen für verschiedene Populationen und kann vom gesamten Personal oder nur von der Task Force ausgefüllt werden. Wenn das Survey nicht verwendet wird, die Abteilung allerdings über eine Liste der am häufigsten angewandten Ergebnisziele verfügt, können die entsprechenden NOC-Ergebnisse anstelle der Ziele eingefügt werden. Wenn ein benötigtes Ergebnis nicht verfügbar ist, kann die Task Force dieses Ergebnisse unter Anwendung der Richtlinien am Ende dieses Buches entwickeln und das Ergebnis beim NOC-Team einreichen oder das Team über den Bedarf an diesem Ergebnis informieren. Eine Beschreibung zur Auswahl von Kernergebnissen, die von Case Managern der Mayo Clinic durchgeführt werden, findet sich in Anhang A.

4.2.2 Einführung der Ergebnisse

Die Ergebnisbezeichnung und die Ergebnisdefinition sind die standardisierten Bestandteile des Ergebnisses; konsequenterweise sollte die Terminologie nicht verändert werden. Es wird empfohlen, dass die Skala nicht verändert wird, da Aussagen über die Reliabilität und Validität der Skala nach Abschluss der derzeitigen Forschungsphase verfügbar sein werden. Die Zeitpunkte, zu denen die Ergebnisse evaluiert werden sollten, sind nicht spezifiziert, aber die minimale Anforderung ist die Bewertung eines Ergebnisses, wenn die Pflege beginnt (z. B. die Ausgangsbewertung) und wenn die Pflege beendet wird (z. B. die Entlassungsbewertung). Für Akutpflegeeinrichtungen kann dies ausreichend sein (insbesondere unter Berücksichtigung des zeitlich kurzen Versorgungszeitraums); dennoch haben sich einige dieser Einrichtungen entschieden, den Patientenzustand einmal am Tag oder einmal pro Schicht zu evaluieren. In der Gemeinde kann die Entscheidung getroffen werden, den Patientenzustand bei jedem Besuch oder jedem zweiten Besuch (wenn der Patient einen täglichen Besuch erhält) zu evaluieren. Weil die Bewertungszeitpunkte nicht standardisiert sind, ist die Dokumentation des Zeitpunkts oder Pflegetages wichtig, an dem die Bewertung durchgeführt wurde, um Vergleiche zwischen Populationen und Einrichtungen anzustellen. Das Festhalten der Zeitpunkte der Ergebnisbewertung wird Informationen liefern, die notwendig zur Formulierung von Empfehlungen zu Zeitintervallen für die verschiedenen Ergebnisse und Patientenpopulationen sind.

Wie bereits bemerkt, werden die Ergebnisse, die für einen individuellen Patienten oder eine Patientengruppe angemessen sind, im Wesentlichen in derselben Weise ausgewählt, wie ein Ergebnisziel ausgewählt wird. Das heißt, nach der Einschätzung des Patienten und der Bestimmung der dazugehörigen Pflegediagnose und Patientenprobleme werden die Ergebnisse zur Evaluation der Effektivität der Versorgung identifiziert. Wenn der Patient eine Pflegediagnose *unwirksamer Atemvorgang* hat, würden mögliche Ergebnisse *Respiratorischer Status: Gasaustausch* oder *Respiratorischer Status: Atemvorgang* sein. Abhängig von den Gründen für den ungenügenden Atemvorgang könnten beide Ergebnisse oder nur eines ausgewählt werden. Nach der Auswahl des entsprechenden Ergebnisses wird die Pflegekraft den Patientenzustand auf der vorliegenden Ergebnisskala beurteilen – in diesem Fall von «extrem gefährdet» zu «nicht gefährdet». Dann kann die Pflegekraft auf der Skala bestimmen, welcher Punkt das erwünschte Ergebnis für den individuellen Patienten oder die Patientengruppe darstellt. Die Pflegekraft kann sich ebenso dazu entscheiden, kein erwünschtes Ergebnis zu bestimmen, wenn das Wissen um erreichbare Ergebnisse nicht ausreichend ist. In jedem Fall sollte der Patientenzustand mit Bezug auf das Ergebnis in bestimmten Abständen und zum Zeitpunkt der Entlassung nochmals evaluiert werden. Veränderungen im Patientenzustand (oder ein Mangel an Veränderung) wird durch die Patientenbeurteilungen unmittelbar illustriert. Zum Beispiel kann ein Patient mit der Ergebnisbeurteilung *Respiratorischer Status: Atemvorgang* «extrem gefährdet» eingewiesen werden und die Versorgungssituation mit der Ergebnisbeurteilung *Respiratorischer Status: Atemvorgang* «mäßig gefährdet» verlassen. Wenn es das erwünschte Ziel war, einen Patientenzustand von «nicht gefährdet» erreicht zu haben, wird die Anwendung der Beurteilungsskala eher eine Analyse der Versorgung nach sich ziehen, als wenn ein Ziel wie «verbesserter Atmungszustand» verwendet worden wäre, weil dieses Ziel erreicht worden wäre und keine weitere Analyse der Versorgung erfolgen müsste.

4.2.3 Einführung der Ergebnisindikatoren

Der Zweck der Ergebnisindikatoren ist es, einer Pflegekraft zu helfen, den Patientenzustand für ein Ergebnis zu bestimmen. Sie können verstanden werden als spezifischere Ergebnisse zur Bestimmung einer Patientenbeurteilung auf der Ergebnisskala. Zwei Abkürzungen, die bei den Indikatoren verwendet werden sind IEA: «in erwartetem Ausmaß» und ING: «innerhalb normaler Grenzen» *[Anmerkung der Übersetzer: im Original lauten diese Abkürzungen IER: in expected range und WNL: within normal limits]*. Diese Abkürzungen sind anstelle von spezifischen Ausmaßen verwendet worden, die sich in der Krankheitspathologie oder bei Labortechniken, die in bestimmten Einrichtungen angewandt werden, unterscheiden können.

Die Sprache der Indikatoren sollte so weit wie möglich standardisiert bleiben. Trotzdem können Pflegekräfte in der Praxis den Wunsch haben, einige Indikatoren hinzuzufügen, die auf einen bestimmten Praxisbereich bezogen sind oder die Indikatoren mehr spezifizieren. Zum Beispiel können spezifische Ausmaße für einen individuellen Patienten oder eine Patientengruppe ersetzt werden, wenn der Indikator IEA oder ING benennt. Ebenso können einige der Indikatoren verworfen werden, wenn sie sich nicht auf individuelle Patienten oder Patientengruppen beziehen.

Die Auswahl von Indikatoren, die für einen individuellen Patienten wichtig sind, und die Patientenbeurteilung bezüglich der ausgewählten Indikatoren werden dabei helfen, die Patientenbeurteilung für das Ergebnis zu bestimmen. Wenn eine Pflegekraft ein Ergebnis verwendet und mit den zugehörigen Indikatoren vertraut wird, kann es unnötig sein, den Patientenzustand zu jedem Indikator zu beurteilen, da die Pflegekraft automatisch die Indikatoren zur Bestimmung des Patientenzustands in Relation zum Ergebnis berücksichtigen wird. Es muss aber darauf hingewiesen werden, dass wertvolle nützliche Daten zur Bestimmung, welche Indikatoren vorhersagend für den Patientenzustand sind, verloren gehen, wenn die Indikatorbeurteilungen nicht in den Datenbanken erhalten bleiben.

Die Datenquelle für die Indikatoren wird variieren. Einige Daten können aus der Patientendokumentation bezogen werden, z. B. Informationen über chemische Messwerte oder Vitalzeichen. Einige Daten werden aus der Beobachtung oder der physischen Einschätzung bezogen werden, z. B. für die folgenden Indikatoren: «handelt Vorlieben in der Versorgung aus», «Übelkeit nicht vorhanden» oder «auskultierte Atemgeräusche IEA». Andere Indikatoren können es erfordern, den Patienten nach Informationen oder Wahrnehmungen zu befragen, z. B. «beschreibt Strategien, seine Gesundheit zu maximieren», «fühlt sich isoliert» oder «Zufriedenheit mit dem Gesundheitszustand».

Die Indikatoren sind weniger abstrakt als das Ergebnis und können zu bestimmten Zeiten als Zwischenergebnisse in einem «critical path» oder standardisierten Pflegeplan dienen. Indikatoren für eine Patientenpopulation oder einen «critical path» können von der Task Force der Abteilung ausgewählt werden, weil sie die Ergebnisse evaluieren, die in der Abteilung angewandt werden. Wenn ein Indikator als wichtiger Maßstab für den Patientenfortschritt erachtet wird, können die Pflegekräfte entscheiden, Daten zu einem bestimmten Indikator ebenso wie zu dem Ergebnis zusammenzustellen. Dies kann insbesondere bei Patienten mit einer kurzen Versorgungsphase vorkommen, bei denen der Fortschritt in Relation zu dem Ergebnis nicht möglich sein wird, aber ein Fortschritt in Relation zu signifikanten Indikatoren erreicht werden kann.

4.2.4 Einführung der Bewertungsskalen

Die Klassifikation enthält 17 Bewertungsskalen, die in Tabelle 3-2 dargestellt sind. Jede Skala ist so konstruiert, dass der fünfte bzw. der Endpunkt den am meisten erwünschten Patientenzustand in Bezug auf das Ergebnis darstellt. Es wurde bereits darauf hingewiesen, dass der am meisten erwünschte Zustand nicht für alle Patienten oder Patientengruppen erreichbar sein wird und dass das erwünschte Ergebnis in einer bestimmten Situation geringer als «5» auf der Bewertungsskala sein kann. Wenn die Ergebnisdaten gesammelt und analysiert werden, können Patienten- und Systemeigenschaften, die die Erreichung des Ergebnisses beeinflussen, beschrieben und die erwartete Ergebnisbeurteilung für verschiedene Populationen basierend auf klinischer Evidenz bestimmt werden.

Es gibt Bewertungsskalen für Ergebnisse und Indikatoren und in allen Fällen wird für beide die gleiche in Tabelle 3-2 dargestellte Skala benutzt. Um zu vermeiden, dass die Skalen für gewünschte und unerwünschte Patientenzustände umgedreht werden, leiten die Begriffe *frei von* oder *Abwesenheit von* den am wenigsten erwünschten Zustand ein. Dies erfordert von der Pflegekraft eine gedankliche Umkehrung, wenn ein Patient in Bezug auf unerwünschte Charakteristiken beurteilt wird. Zum Beispiel wird der Zustand eines/einer pflegenden Angehörigen als «nicht gefährdet» beurteilt, wenn diese/r pflegende Angehörige keine Symptome von Depression zeigt (d.h. «*frei von* Depression») und als «extrem gefährdet», wenn mehrere schwere Symptome von Depression vorhanden sind. Sich daran zu gewöhnen, ist einer der schwierigeren Aspekte für Pflegekräfte beim Erlernen des Umgangs mit den Skalen gewesen. Je mehr sie jedoch mit den Indikatoren vertraut waren, lernten sie, diese Veränderung im Denken vorzunehmen. Um die Effekte, die diese Indikatorbeurteilung auf die Ergebnisbeurteilung des emotionalen Gesundheitszustands pflegender Angehöriger haben sollte und um Interventionen für Angehörige zu planen, muss die Pflegekraft bestimmen, ob die Depression bereits vorhanden war, bevor die entsprechende Person pflegende/r Angehörige/r wurde oder ob sie nach Übernahme dieser Rolle aufgetreten ist.

Obwohl die Indikatorskalen bei der Bestimmung der Patientenbeurteilung auf der Ergebnisskala helfen werden, sind sie derzeit nicht gewichtet, um einen Mittelwert oder eine additive Beurteilung zur Verfügung zu stellen. Praktiker sollten sowohl das Ausmaß als auch die Häufigkeit der Patientenbeurteilungen auf der Indikatorskala als Hilfsmittel bei der Bestimmung einer Ergebnisbeurteilung zu Rate ziehen. Im Allgemeinen wird eine niedrige Beurteilung von 1 und 2 auf der Indikatorskala eine Beurteilung von 1 oder 2 auf der Ergebnisskala bedeuten. Für das Ergebnis aus **Tabelle 4-1**

Tabelle 4-1: Beispiel zu Indikatorbeurteilungen

(2506) Emotionale Gesundheit der/des pflegenden Angehörigen

Bereich VI: Familiengesundheit
Klasse Z – Gesundheitszustand eines Familienmitglieds
Skala (a): Extrem gefährdet bis Nicht gefährdet

Definition: Gefühle, Einstellungen und Emotionen eines pflegenden Angehörigen in der Familie während der Versorgung eines Familienmitglieds oder einer nahe stehenden Bezugsperson über eine ausgedehnte Zeitspanne

Emotionale Gesundheit der/des pflegenden Angehörigen	Extrem gefährdet 1	Weitgehend gefährdet 2	Mäßig gefährdet 3	Leicht gefährdet 4	Nicht gefährdet 5
Indikatoren:					
250601 Zufriedenheit mit dem Leben	1	2	3	4	5
250602 Gefühl von Kontrolle	1	2	3	4	5
250603 Selbstachtung	1	2	3	4	5
250604 Frei von Wut	1	2	3	4	5
250605 Frei von beleidigt sein	1	2	3	4	5
250606 Frei von Schuld	1	2	3	4	5
250607 Frei von Depression	1	2	3	4	5
250608 Frei von Frustration	1	2	3	4	5
250609 Frei von Ambivalenz über die Situation	1	2	3	4	5
250610 Sicherheit über die Zukunft	1	2	3	4	5
250611 Wahrgenommene soziale Verbundenheit	1	2	3	4	5
250612 Wahrgenommenes spirituelles Wohlbefinden	1	2	3	4	5
250613 Frei von subjektiv erlebter Belastung	1	2	3	4	5
250614 Wahrgenommene Adäquatheit von Ressourcen	1	2	3	4	5
250615 Konsum psychotroper Drogen	1	2	3	4	5
250616 Andere (Spezifizieren)	1	2	3	4	5

deuten die gleich verteilten Beurteilungen von 1 und 2 bei den Indikatoren darauf hin, dass der *emotionale Gesundheitszustand des/der pflegenden Angehörigen* als «extrem gefährdet» einzustufen ist, weil eine ganze Anzahl von Indikatoren des emotionalen Gesundheitszustands als extrem gefährdet eingestuft wurde. Falls jedoch die Indikatorbeurteilungen von «extrem gefährdet» beim Indikator Frustration bis zu «leicht» oder «nicht gefährdet» bei den übrigen Indikatoren reicht, wird die Pflegekraft wissen wollen, ob die Frustration eine bereits bestehende Eigenschaft des/der pflegenden Angehörigen war, die durch die Pflegerolle besonders zum Ausbruch gekommen ist. Falls dem so ist, könnte die Pflegekraft den allgemeinen emotionalen Gesundheitszustand als «mäßig gefährdet» beurteilen; falls aber die Frustration ein direktes Resultat der Rolle als pflegende/r Angehörige/r ist, sollte die Pflegekraft das extreme Ausmaß der Frustration durch die Pflegerolle berücksichtigen, die Beurteilung einen Schritt niedriger als «leicht gefährdet» vornehmen und Interventionen zur Erleichterung der Frustration des/der pflegenden Angehörigen einleiten. Falls Anwender zwischen den Punkten liegende Beurteilungen vornehmen wollen und die Datenbank diese Punkte aufnehmen und bearbeiten kann, könnte die Pflegekraft Patientenbeurteilungen von 1 und 2 als 1,5 vornehmen, d.h. die Beurteilung um 0,5 niedriger ansetzen, wenn nur ein wichtiger Indikator niedriger ist als die anderen.

Eine Sorge, die oftmals von Anwendern geäußert wurde, ist die Subjektivität der Skalen. Die Indikatoren stehen zur Verfügung, um der Pflegekraft zu helfen, den Patientenzustand zu bestimmen und eine entsprechende Beurteilung auf der Ergebnisskala vorzunehmen, sie verhindern allerdings nicht die Notwendigkeit einer pflegerischen Beurteilung. Weil die Skalenendpunkte nicht für jeden Indikator und jedes Ergebnis spezifisch definiert sind, muss die Pflegekraft eine pflegerische Beurteilung über den Patientenzustand hinsichtlich der Indikatoren und Ergebnisse vornehmen. Obwohl die Akkuratheit dieser Beurteilung noch wichtiger wird, wenn die Ergebnisse quantifiziert werden, so erfordern sie dieselbe Beurteilung, die vorgenommen wird bei der Evaluation, ob ein Patient ein Ziel erreicht hat, sich hinsichtlich der Erreichung eines Ziels verbessert hat oder das Ziel nicht erreicht hat.

Eines der anvisierten Ziele in der derzeitigen Forschung ist die Entwicklung spezifischerer Endpunkte. In der Zwischenzeit haben einige Organisationen sich dafür entschieden, die Endpunkte spezifischer zu definieren, wie im Beispiel des Patientenedukationsplans in Anhang B dargestellt ist. In diesem Beispiel zum Wissen eines Patienten wurde *keine* definiert als «abhängig hinsichtlich aller Informationen» und *extensiv* als «äußert/zeigt unabhängig Informationen ohne vorhergehende Hinweise». Ähnliche generische Definitionen für die Endpunkte werden in der derzeitigen Forschungsphase getestet werden. Die Skalenendpunkte werden eventuell auch für die Indikatoren definiert. Ein Hospiz, das das Ergebnis *Würdevolles Sterben* verwendet, hat die Endpunkte für jeden verwendeten Indikator definiert. Ein Beispiel aus dieser Arbeit findet sich ebenfalls in Anhang B. Diese Herangehensweise ist besonders sinnvoll, wenn die Anzahl von zu verwendenden Ergebnissen bei einer bestimmten Population begrenzt ist oder nur eine begrenzte Anzahl von Ergebnissen in einer Forschungsstudie verwendet wird.

4.2.5 Beispiele der Ergebnisanwendung in der Praxis

Die Anhänge in diesem Buch enthalten eine Reihe von Beispielen, die die Anwendung der NOC in der Praxis verdeutlichen. Diese Pläne wurden von einer Vielzahl von Organisationen, in denen die NOC angewandt wird, zur Verfügung gestellt und sie zeigen, wie die Ergebnisse in verschiedenen Praxisbereichen zum Einsatz gekommen sind. In vielen Fällen beschreiben die Autoren kurz, wie die Formulare entwickelt wurden und wie sie genutzt werden. Das Copyright für die Formulare, die in diesen Plänen angewandt werden, besitzen die Organisationen, die diese Formulare entworfen haben. Die Autoren möchten sich bei allen bedanken, die einen Beitrag beigesteuert haben und sie hoffen, dass diese Beispiele sich für Individuen und Organisationen als nützlich erweisen, die sich gerade auf den Weg der Einführung machen.

Anhang B enthält zwei Pflegepläne, die bereits in der ersten Auflage abgedruckt waren. Einer ist die Illustration eines «critical path» für Patienten mit einem akuten Myokardinfarkt und der andere ist ein Patientenedukationsplan für Patienten mit respiratorischen Problemen. Fünf zusätzliche Pflegepläne, die die Anwendung der NOC in verschiedenen Praxisbereichen darstellen, sind im Anhang enthalten. Einer ist der Pflegeplan für ein Hospiz (Hospice of North Iowa), auf den bereits Bezug genommen wurde. Zwei Pläne illustrieren die Anwendung der NOC in einem Zentrum der tertiären Versorgung (Mayo Clinic). Diese Pläne enthalten Beispiele des Flussdiagramms aus dem klinischen Informationssystem und Anwendungen der NOC für Leitlinien zur Patientenversorgung. Eine andere Ergänzung zeigt die Anwendung in einer Einrichtung der akuten psychiatrischen Versorgung (Abbott Northwestern Hospital). In Ergänzung zu den beiden Pflegeplänen aus dem Buch wurden Pflegepläne für Patienten mit verändertem Gedankenprozess, akuter Verwirrtheit, Suizidabsichten, bipolaren Störungen und Risiko zur Gewaltanwendung gegenüber anderen entwickelt. Ein weiterer Plan zur Anwendung bei Schulkindern mit Aufmerksamkeitsstörungen wurde entwickelt. Dieser Plan wurde von einer Pflegefachkraft aus einer Schule erarbeitet, um diesem allgemeinen Gesundheitsproblem zu begegnen. Das letzte Beispiel illustriert die Anwendung der NOC-Ergebnisse in einer Organisation zur öffentlichen Gesundheitsfürsorge. Darin sind 18 Ergebnisse für das Pilotprogramm des Public Health Field Nursing of Orange County, California gelistet, und es zeigt ein Beispiel für die angewandten Formulare, die in dem Pilotprogramm zum Einsatz kommen.

4.3 Einführung der Klassifikation in der Ausbildung

Die Einführung standardisierter Sprachen wie der NOC in ein Curriculum erfordert den gleichen Grad an Engagement wie die Einführung in die Praxis. Alle Aspekte des Curriculums – die Philosophie, die Ausbildungsziele und die individuellen Kursziele – müssen dieses Engagement widerspiegeln. Häufig sind es ein oder mehrere Mitglieder der Ausbildungseinrichtung, die sich für die Einführung der NOC in einem Kurs interessieren, die Sprache dann in diesem Kurs verwenden und anschließend die Aufnahme in das gesamte Curriculum vorschlagen. Solche Personen können die Projektleiter bei der Weiterbildung ihrer Kollegen sein und zeigen, wie die Kursinhalte angepasst werden können, damit diese die NOC und andere standardisierte Sprachen enthalten.

4.3.1 Strategien zur Einführung

Es gibt eine Reihe von Strategien, die bei der Überlegung zur Anwendung kommen können, wie die NOC in ein Curriculum zu integrieren ist. Eine dieser Strategien geht von der Annahme aus, dass die NANDA-Diagnosen, die NIC und die NOC eingeführt werden sollen und enthält die folgenden Schritte:[4]

1. Bestimmung, welche Diagnosen in jedem Kurs und Praxisbereich angewandt werden. Dies kann durch einzelne Lehrende, durch Lehrende in einzelnen Kursen oder durch alle Lehrenden zusammen erfolgen.

2. Identifikation der Diagnosen, die in mehr als einem Kurs verwendet werden und derjenigen, die gar nicht verwendet werden. Entscheidung, wie damit umgegangen werden soll (d.h. Unterricht in mehr als einem Kurs, ausgerichtet auf einen Kurs oder gar nicht im Curriculum zu verwenden). Dieser Schritt kann von einer Gruppe durchgeführt werden, die alle praktischen Kurse repräsentiert oder von allen Lehrenden zusammen.

3. Identifikation der NIC-Interventionen, die in jedem Kurs unterrichtet werden. Dies kann mittels einer Begutachtung geschehen, bei der auf der horizontalen Achse alle Kurse und auf der vertikalen Achse alle Interventionen aufgelistet werden. Ebenso könnte die NIC-Interventionsbezeichnung anstelle der bisherigen Intervention eingefügt werden.

4. Als Gruppe sollte entschieden werden, alle Interventionen auszuschließen, die in der Erstausbildung nicht unterrichtet werden sollen.

5. Die zur Anwendung kommenden Interventionen werden mit den Diagnosen zusammengebracht. Es mag dabei einige Ungleichheiten geben (am wahrscheinlichsten ist, dass einige Interventionen nicht zu einer Diagnose passen). Es muss dann entschieden werden, wie mit diesen Interventionen umzugehen ist (d.h. ob sie im Curriculum verbleiben oder entfernt werden sollen).

6. Die NOC-Ergebnisse werden mit den Diagnosen und Interventionen, die im Curriculum zur Anwendung kommen, zusammengebracht.

Das Endresultat sollte eine Liste von Diagnosen mit zugehörigen Interventionen und Ergebnissen sein, die das Curriculum bilden und die Ziele des Ausbildungsprogramms widerspiegeln. Der letzte Schritt ist die Entscheidung, in welchem Kurs jede der Diagnosen mit den dazugehörigen Interventionen und Ergebnissen unterrichtet werden soll. Obwohl dieses Verfahren zeitaufwändig ist, wird dadurch das kritische Denken angeregt und es ermöglicht, dass das gesamte System von Patientenproblemen geleitet wird. Dieses Buch und sein Begleiter, die Pflegeinterventionsklassifikation (NIC) bieten Verbindungen zu den NANDA-Diagnosen, die diesen Prozess unterstützen können.

Eine andere Strategie, die angewandt werden kann, ist es, mit den Hauptinterventionen zu beginnen, die von 39 speziellen Praxisbereichen durchgeführt werden und zu bestimmen, welche davon für die Erstausbildung angemessen sind.[12] Diese Interventionen können mit den Interventionen, die derzeit unterrichtet werden, abgeglichen werden, um ergänzende Interventionen zu identifizieren oder einige der ursprünglichen herauszunehmen. Es können ähnliche Schritte gegangen werden, um die ausgewählten Interventionen mit den entsprechenden Pflegediagnosen und Patientenergebnissen zu verbinden. Weitere Vorschläge zur Einführung der NIC in die Ausbildung können im *NIC Implementation Manual* nachgelesen werden.

4.3.2 Beispiele zur Einführung

Nach der Entscheidung über die Aufnahme von standardisierten Sprachen in das Curriculum ist der nächste Schritt die Einführung in die tatsächliche Kursarbeit. Die Beschreibung der Anwendung der NOC in der Praxis kann die Basis für die Anwendung der NOC in Ausbildungskursen sein. Ein großer Unterschied ist die Betonung auf der Lehre von Kompetenzen zur klinischen Entscheidungsfindung. Anhang C enthält eine Beschreibung von Prozessen und Formularen, die in zwei Ausbildungsprogrammen verwendet werden: Bellin School of Nursing und John Hopkins School of Nursing. Sie demonstrieren nicht nur die Anwendung, sondern auch die Methoden, die angewandt werden, um den Auszubildenden Kompetenzen zur klinischen Entscheidungsfindung zu lehren. Anhang C enthält weiterhin eine Fallstudie, die auch in der ersten Auflage erschien. Wir danken den Lehrenden und Auszubildenden, dass sie ihre Arbeit den Lesern dieses Buches zur Verfügung stellen.

4.4 Zusammenfassung

Dieses Kapitel macht Vorschläge zur Anwendung der NOC mit einer Betonung auf der Praxis. Vorschläge zur Einführung der Klassifikation in Praxisbereichen und in der Ausbildung sind ebenso beschrieben. Die Anhänge enthalten eine Reihe von Illustrationen, die weitere Ideen und Anregungen sowohl für Praktiker als auch für Lehrende bieten, wenn sie die Einführung standardisierter Sprachen vorwärts bringen wollen.

Literatur

1 Aday, L. A., Begley, C. E., Lairson, D. R. & Slater, C. H. (1993). *Evaluating the Medical Care System Effectiveness, Efficiency, and Equity*. Ann Arbor, MI: Health Administration Press.
2 ANA Recognizes Classification System. (1997). *American Nurse*, Nov./Dec., 17.
3 Brown, S. W. & Nemeth, L. S. (1998). Developing a variance reporting system to facilitate quality improvement. *Outcomes Management for Nursing Practice*, 2(1), 10–15.
4 Delaney, C. Personal communication, April 7, 1998.
5 Houston, S. & Luquire, R. (1998). Variance analysis: Affecting the outcome through use. *Outcomes Management for Nursing Practice*, 2(1), 6–9.
6 Iowa Intervention Project. (1996). *NIC Implementation Manual*. Iowa City, IA: The University of Iowa, College of Nursing.
7 Iowa Outcome Project. (1997). *NOC Use Survey*. Iowa City, IA: The University of Iowa, College of Nursing.

 8 Johnson, M. & Maas, M. (1998). Implementing the nursing outcomes classification in a practice setting. *Outcomes Management for Nursing Practice*, 2(3), 99–104.
 9 Kleinpell, R. M. (1997). Whose outcomes: Patients, providers or payers? *Nursing Clinics of North America*, 32(3), 513–520.
10 Lagoe, R. J. (1998). Basic statistics for clinical pathway evaluation. *Nursing Economics*, 16(3), 125–131.
11 Luquire, R. & Houston, S. (1997). Outcomes management: Getting started. *Outcomes Management for Nursing Practice*, 1(1), 5–7.
12 McCloskey, J., Bulechek, G., & Donahue, W. (1998). Nursing interventions core to speciality practice. *Nursing Outlook*, 46(2), 67–76.

Teil 2

Die NOC-Taxonomie

Überblick über die NOC-Taxonomie

Das folgende Kapitel enthält die auf drei Ebenen angelegte Taxonomie der Pflege-ergebnisklassifikation (NOC). Nach der Veröffentlichung der ersten Ausgabe dieses Buches stand die Arbeit zur Konstruktion einer taxonomischen Struktur für die NOC-Ergebnisse im Mittelpunkt der Arbeit des Forschungsteams. Ausgehend von der An-nahme, dass die bis zu diesem Zeitpunkt entwickelten Ergebnisse das breite Spektrum der Pflegepraxis repräsentieren und ausreichend für die induktiven Methoden sind, die zur Entwicklung der taxonomischen Struktur angewandt wurden, war das zentrale Anliegen der zweiten Forschungsphase, sich auf die Standardisierung pflegebezogener Ergebnisse zu konzentrieren. Die Absicht war es, eine Struktur zu identifizieren, die über einen längeren Zeitraum stabil bleiben würde, das Hinzufügen neuer Ergebnisse ermöglichen würde, wenn diese entwickelt sind und Pflegekräfte dabei unterstützt, die Ergebnisse für die Diagnosen zu identifizieren und auszuwählen, denen sie in ihrer Praxis begegnen. Weil ähnliche Ergebnisse zusammen gruppiert sind, ermöglicht die taxonomische Struktur eine einfachere Identifikation von Ergebnissen als die alphabe-tische Liste, die in der ersten Phase der Forschung entwickelt wurde.

Die taxonomische Struktur der NOC wurde mittels der Strategien aus dem Iowa-Interventionsprojekt entwickelt.[1] Ziel war die Entwicklung einer taxonomischen Struktur auf drei Ebenen, ähnlich wie sie für die Pflegeinterventionsklassifikation (NIC) entwickelt wurde.[2] Dieser Prozess erforderte eine induktive Herangehensweise, bei der eine qualitative Analyse von Ähnlichkeiten und Unterschieden von vielen Teilnehmern, die die Ergebnisse in Cluster sortierten, durchgeführt wurde. Jedem Teil-nehmer wurde eine Begriffsbezeichnung zugeordnet, von dem er oder sie meinte, dass damit die wesentlichen Aspekte des Clusters abgedeckt waren. Bei der ersten Sortie-rung wurden 175 Ergebnisse auf diesem Weg gruppiert und die Teilnehmer wurden gebeten, basierend auf diesem Sortierungsprozess 15 bis 25 Cluster zu erstellen. An-schließend wurde eine hierarchische Clusteranalyse durchgeführt, um die Resultate der individuellen Sortierung der Teilnehmer zu kombinieren. Durch diesen Prozess wurde die Ebene der Klassen in der NOC-Taxonomie entwickelt, zu der letztendlich 24 Klassen gehören. Die Klassen, die durch diesen Prozess entwickelt wurden, sind: Energieerhaltung, Wachstum und Entwicklung, Mobilität, Selbstversorgung, Herz-kreislaufsystem, Ausscheidung, Flüssigkeits- und Elektrolythaushalt, Immunreaktion, Stoffwechselregulation, Kognitive Funktionen, Ernährung, Gewebeintegrität, Psychi-sches Wohlbefinden, Psychosoziale Anpassung, Selbstkontrolle, Soziale Interaktion, Gesundheitsverhalten, Gesundheitsüberzeugungen, Gesundheitswissen, Risikokont-rolle und Sicherheit, Gesundheits- und Lebensqualität, Symptomstatus, (Status als) pflegende/r Angehörige/r und Auflösung von Fehlbehandlung. In der zweiten Phase wurden die Klassen von den Teilnehmern sortiert, um die höchste Ebene der Taxonomie zu entwickeln. Das Ergebnis war die Identifikation von sechs Bereichen: Funktionale Gesundheit, Physiologische Gesundheit, Psychosoziale Gesundheit, Wissen über Gesundheit und Verhalten, Wahrgenommene Gesundheit und Familiengesundheit. Eine detailliertere Beschreibung dieses Prozesses zur Entwicklung der Taxonomie findet sich in der Literatur.[3]

Nach der Entwicklung der taxonomischen Struktur erhielt die Kodierung der NOC die höchste Priorität. Die Kodierung ist deshalb wichtig, weil es dadurch ermöglicht wird: (1) jedes der taxonomischen Elemente zu repräsentieren, (2) die NOC in Computersystemen zu verwenden, (3) pflegerische Datenbestände zu entwickeln, die mit großen regionalen und nationalen Datenbanken des Gesundheitswesens verbunden werden können und (4) die Patientenergebnisse zur Verbesserung der Qualität der Patientenversorgung zu evaluieren. Die Kodierungsstruktur der NOC enthält Bereiche, Klassen, Ergebnisse, Indikatoren für jedes Ergebnis, Bewertungsskalen und die tatsächlichen Scores, die von den Anwendern vergeben werden (siehe **Tab. 1**).

Diese Kodierungsstruktur ermöglicht die Erweiterung der NOC auf jeder Ebene der Taxonomie und ermöglicht eine eindeutige Identifikation für jedes Ergebnis, jeden Indikator und jede Bewertungsskala. So können zum Beispiel drei zusätzliche Bereiche hinzugefügt werden und die Klassifikation kann bis auf 52 Klassen mit jeweils bis zu 99 Ergebnissen erweitert werden. Diese Struktur ermöglicht substanzielle Ergänzungen der Klassifikation ohne Veränderung der Kodierungsstruktur.

Seit der Entwicklung der Taxonomie wurden 70 zusätzliche Ergebnisse entwickelt und in die Taxonomie aufgenommen. Die zusätzlichen Ergebnisse haben sowohl die Ebene der Bereiche als auch die der Klassen in der Taxonomie beeinflusst. Ein neuer Bereich mit dem Namen Situation der Gesundheitsversorgung in der Gemeinde wurde in die derzeitige Taxonomie aufgenommen, um gemeindebezogene Ergebnisse, die bis heute entwickelt wurden, aufzunehmen. Somit gibt es nun sieben Bereiche. Zusätzliche Ergebnisse mit Bezug zur Gemeinde befinden sich derzeit in der Entwicklung und es wird erwartet, dass sowohl die Bereiche zur Familie als auch zur Gemeinde durch die fortlaufende Arbeit in ihrem Ausmaß wachsen werden. Derzeit gibt es 29 Klassen in der Taxonomie. Seit der Entwicklung der Taxonomie wurden die folgenden neuen Klassen identifiziert: Wahrnehmungsfunktionen und Reaktion auf Therapie/Behandlung (unter dem Bereich Physiologische Gesundheit). Die Klasse Auflösung von Fehlbehandlung (unter dem Bereich Familiengesundheit) wurde erweitert und in Gesundheitszustand eines Familienmitglieds umbenannt. Zusätzlich wurde eine neue Klasse, Familiäres Wohlbefinden, zum Bereich Familiengesundheit hinzugefügt. Unter

Tabelle 1: Kodierungsstruktur der NOC

Bereich (1–7)	Klasse (A–X)	Ergebnis (vierstellig)	Indikator (01–99)	Skala (a) – (p) 17 Skalen	Skalenwerte (1–5)
#	A	####	##	a	#

dem neuen Bereich: Situation der Gesundheitsversorgung in der Gemeinde wurden zwei Klassen identifiziert: Gesundheitliche Lebensqualität in einer Gemeinde und Status der gesundheitlichen Prävention in einer Gemeinde.

Literatur

1 Iowa Intervention Project. (1993). The NIC taxonomy structure. *Image: Journal of Nursing Scholarship,* 25(3),187–192.

2 Iowa Intervention Project, J. C. McCloskey & G. M. Bulechek (Eds.). (1996). *Nursing interventions classification (NIC)* (2nd ed.). St. Louis: Mosby.

3 Moorhead, S., Head, B., Johnson, M. & Maas, M. (1998). The Nursing Outcome Taxonomy: Development and coding. *Journal of Nursing Care Quality,* 12(6), 52–63.

Tabelle 2: Übersicht über die NOC-Taxonomie: alle Bereiche und Klassen der ersten und zweiten Ebene

	(1) Bereich I	**(2) Bereich II**	**(3) Bereich III**
Erste Ebene Bereiche	**Funktionale Gesundheit** Ergebnisse, die die Leistung für und Leistungsfähigkeit zu basalen Anforderungen des Lebens beschreiben	**Physiologische Gesundheit** Ergebnisse, die körperliche Funktionen beschreiben	**Psychosoziale Gesundheit** Ergebnisse, die psychologische und soziale Funktionen beschreiben
Zweite Ebene Klassen	**A-Energieerhaltung** Ergebnisse, die die Energieerneuerung, -erhaltung und -verbrauch einer Person beschreiben **B-Wachstum und Entwicklung** Ergebnisse, die die physische, emotionale und soziale Reifung einer Person beschreiben **C-Mobilität** Ergebnisse, die die körperliche Mobilität und die Folgen eingeschränkter Beweglichkeit für eine Person beschreiben **D-Selbstversorgung** Ergebnisse, die die Fähigkeiten einer Person, grundlegende und instrumentelle Aktivitäten des täglichen Lebens zu vollbringen, beschreiben	**E-Herzkreislaufsystem** Ergebnisse, die den Zustand der kardialen, pulmonalen, Kreislauf- und Gewebedurchblutung einer Person beschreiben **F-Ausscheidung** Ergebnisse, die Exkrementation, Ausscheidungsmuster und -status einer Person beschreiben **G-Flüssigkeits- und Elektrolythaushalt** Ergebnisse, die den Status des Flüssigkeits- und Elektrolythaushalts einer Person beschreiben **H-Immunreaktion** Ergebnisse, die die körperliche Reaktion einer Person auf Fremdstoffe oder Stoffe, die vom Körper als Fremdstoff interpretiert werden, beschreiben **I-Stoffwechselregulation** Ergebnisse, die die Fähigkeit einer Person, den Stoffwechsel zu regulieren, beschreiben **J-Kognitive Funktionen** Ergebnisse, die den neurologischen und kognitiven Zustand einer Person beschreiben **K-Ernährung** Ergebnisse, die die Ernährungsmuster einer Person beschreiben **a-Reaktion auf Therapie/ Behandlung** Ergebnisse, die die systemische Reaktion einer Person auf eine Heilbehandlung, heilende Substanzen oder Heilmethoden beschreiben **L-Gewebeintegrität** Ergebnisse, die den Zustand und die Funktion der Körpergewebe einer Person beschreiben **Y-Wahrnehmungsfunktionen** Ergebnisse, die die Wahrnehmung und die Umsetzung von Sinnesinformationen einer Person beschreiben	**M-Psychisches Wohlbefinden** Ergebnisse, die die emotionale Gesundheit einer Person beschreiben **N-Psychosoziale Anpassung** Ergebnisse, die die psychische oder soziale Anpassung einer Person an Veränderungen in der Gesundheit oder an Lebensumstände beschreiben **O-Selbstkontrolle** Ergebnisse, die die Fähigkeit einer Person beschreiben, Verhaltensweisen zu kontrollieren, die für die Person selbst oder für Dritte emotional oder physisch schädlich sein können **P-Soziale Interaktion** Ergebnisse, die die Beziehungen einer Person zu anderen beschreiben

Bereich IV	(5) Bereich V	(6) Bereich VI	(7) Bereich VII
ssen über Gesundheit d Verhalten ebnisse, die Einstellungen, Verdnis und Handlungen in Bezug Gesundheit und Krankheit beeiben	**Wahrgenommene Gesundheit** Ergebnisse, die die Einstellungen einer Person zu ihrer Gesundheit beschreiben	**Familiengesundheit** Ergebnisse, die den Gesundheitszustand und das Verhalten oder Funktionen der Familie als Ganzes oder einzelner Mitglieder beschreiben	**Situation der Gesundheitsversorgung in einer Gemeinde** Ergebnisse, die die Gesundheit, das Wohlbefinden oder die Funktionen einer Gemeinde oder Population beschreiben
Gesundheitsverhalten ebnisse, die die Handlungen r Person beschreiben, Gesundzu fördern, aufrechtzuerhalten r zurückzuerlangen	**U-Gesundheits- und Lebensqualität** Ergebnisse, die den Gesundheitszustand einer Person und die zum Ausdruck gebrachte Zufriedenheit mit der Gesundheit und den begleitenden Lebensumständen beschreiben	**W-(Status als) Pflegende Angehörige** Ergebnisse, die die Anpassung und Leistungsfähigkeit eines Familienmitglieds beschreiben, für ein abhängiges Kind oder einen abhängigen Erwachsenen zu sorgen	**b-Gesundheitliche Lebensqualität in einer Gemeinde** Ergebnisse, die den umfassenden Gesundheitszustand und die sozialen Kompetenzen einer Gemeinde oder Population beschreiben
Gesundheitserzeugungen ebnisse, die die Ideen und rnehmungen einer Person, das Gesundheitsverhalten nflussen, beschreiben	**V-Symptomstatus** Ergebnisse, die die Anzeichen einer Person auf eine Erkrankung, eine Verletzung oder einen Verlust beschreiben	**Z-Gesundheitszustand eines Familienmitglieds** Ergebnisse, die die physische und emotionale Gesundheit eines Familienmitglieds beschreiben	**c-Status der gesundheitlichen Prävention in einer Gemeinde** Ergebnisse, die die Strukturen und Prozesse (z. B. Programme) in einer Gemeinde beschreiben, Gesundheitsrisiken zu reduzieren oder auszuschalten und die Widerstandsfähigkeit der Gemeinde gegen Gesundheitsbedrohungen zu steigern
esundheitswissen ebnisse, die das Verständnis die Fähigkeit einer Person chreiben, Informationen anenden, um Gesundheit zu ern, aufrechtzuerhalten oder ckzuerlangen		**X-Familiäres Wohlbefinden** Ergebnisse, die die physische, emotionale und soziale Gesundheit der Familie als Einheit beschreiben	
isikokontrolle und herheit bnisse, die den Sicherheitsus einer Person beschreiben, oder Handlungen der Person, erkennbare Bedrohungen der undheit zu vermeiden, zu been oder zu kontrollieren			

Tabelle 2 (Fortsetzung): Übersicht über die NOC-Taxonomie: Bereich I: Funktionale Gesundheit, Klassen A – D und dritte Ebene: Ergebnisse

Erste Ebene	**(1) Bereich I – Funktionale Gesundheit** Ergebnisse, die Leistung für und Leistungsfähigkeit zu basalen Anforderungen des Lebens beschreiben	
Zweite Ebene	**A-Energieerhaltung** Ergebnisse, die die Energieerneuerung, -erhaltung und -verbrauch einer Person beschreiben	**B-Wachstum und Entwicklung** Ergebnisse, die die physische, emotionale und soziale Reifung einer Person beschreiben
Dritte Ebene	(0001) Ausdauer	(0100) Kindesentwicklung: 2 Monate
	(0002) Energieerhaltung	(0101) Kindesentwicklung: 4 Monate
	(0003) Ruhe	(0102) Kindesentwicklung: 6 Monate
	(0004) Schlaf	(0103) Kindesentwicklung: 12 Monate
	(0005) Aktivitätstoleranz	(0104) Kindesentwicklung: 2 Jahre
	(0006) Psychomotorische Antriebskraft	(0105) Kindesentwicklung: 3 Jahre
		(0106) Kindesentwicklung: 4 Jahre
		(0107) Kindesentwicklung: 5 Jahre
		(0108) Kindesentwicklung: Mittlere Kindheit (6–11 Ja
		(0109) Kindesentwicklung: Jugend/Adoleszenz (12–1
		(0110) Wachstum
		(0111) Status des Fetus: vor der Entbindung
		(0112) Status des Fetus: während der Entbindung
		(0113) Physischer Alterungsstatus
		(0114) Physische Reife: Weibliche
		(0115) Physische Reife: Männliche
		(0116) Spielgestaltung
		(0117) Entwicklung des Frühgeborenen
		(0118) Anpassung des Neugeborenen
		(0119) Sexualverhalten

Mobilität
Ergebnisse, die die körperliche Mobilität und die Folgen eingeschränkter Beweglichkeit für eine Person beschreiben

(00) Fortbewegung: Gehen

(01) Fortbewegung: Rollstuhl

(02) Gleichgewicht

(03) Körperposition: Selbstinitiiert

(04) Konsequenzen von Immobilität: Physiologische

(05) Konsequenzen von Immobilität: Psychische

(06) Gelenkbewegung: Aktive

(07) Gelenkbewegung: Passive

(08) Mobilitätsgrad

(09) Muskelfunktion

(10) Transferausführung

(11) Skelettfunktion

D-Selbstversorgung
Ergebnisse, die die Fähigkeiten einer Person, grundlegende und instrumentelle Aktivitäten des täglichen Lebens zu vollbringen, beschreiben

(0300) Selbstversorgung: Aktivitäten des täglichen Lebens (ADL)

(0301) Selbstversorgung: Waschen

(0302) Selbstversorgung: Kleiden

(0303) Selbstversorgung: Essen

(0304) Selbstversorgung: Äußeres Erscheinungsbild

(0305) Selbstversorgung: Hygiene

(0306) Selbstversorgung: Instrumentelle Aktivitäten des täglichen Lebens (IADL)

(0307) Selbstversorgung: Nicht-parenterale Medikation

(0308) Selbstversorgung: Mund-/Zahnpflege

(0309) Selbstversorgung: Parenterale Medikation

(0310) Selbstversorgung: Toilettenbenutzung

Tabelle 2 (Fortsetzung): Übersicht über die NOC-Taxonomie: Bereich II: Physiologische Gesundheit, Klassen E – L, Y & a und dritte Ebene: Ergebnisse

Erste Ebene	**(2) Bereich II – Physiologische Gesundheit** Ergebnisse, die körperliche Funktionen beschreiben				
Zweite Ebene	**E-Herzkreislaufsystem** Ergebnisse, die den Zustand der kardialen, pulmonalen, Kreislauf- und Gewebedurchblutung einer Person beschreiben	**F-Ausscheidung** Ergebnisse, die Exkrementation, Ausscheidungsmuster und -status einer Person beschreiben	**G-Flüssigkeits- und Elektrolythaushalt** Ergebnisse, die den Status des Flüssigkeits- und Elektrolythaushalts einer Person beschreiben	**H-Immunreaktion** Ergebnisse, die die körperliche Reaktion einer Person auf Fremdstoffe oder Stoffe, die vom Körper als Fremdstoff interpretiert werden, beschreiben	**I-Stoffwechselregulation** Ergebnisse, die di... keit einer Person, ... Stoffwechsel zu re... ren, beschreiben
Dritte Ebene	(0400) Effektivität der Herzauswurfleistung (0401) Kreislaufstatus (0402) Respiratorischer Status: Gasaustausch (0403) Respiratorischer Status: Atemvorgang (0404) Gewebedurchblutung: Abdominale Organe (0405) Gewebedurchblutung: Kardiale (0406) Gewebedurchblutung: Zerebrale (0407) Gewebedurchblutung: Periphere (0408) Gewebedurchblutung: Pulmonale (0409) (Blut-) Gerinnungsstatus (0410) Respiratorischer Status: Freie Atemwege	(0500) Stuhlkontinenz (0501) Stuhlausscheidung (0502) Urinkontinenz (0503) Urinausscheidung	(0600) Elektrolyt- & Säure-/Basenhaushalt (0601) Flüssigkeitshaushalt (0602) Flüssigkeitszufuhr	(0700) Kontrolle über eine Bluttransfusionsreaktion (0701) Kontrolle von Überempfindlichkeit des Immunsystems (0702) Immunstatus (0703) Infektionsstatus (0704) Kontrolle von Asthma	(0800) Wärmereg... (0801) Wärmereg... Neugeborene (0802) Vitalzeiche...

gnitive tionen	K-Ernährung	a-Reaktion auf Therapie/Behandlung	L-Gewebeintegrität	Y-Wahrnehmungs-funktionen
nisse, die den neuro- hen und kognitiven nd einer Person be- ben	Ergebnisse, die die Ernäh-rungsmuster einer Person beschreiben	Ergebnisse, die die systemi-sche Reaktion einer Person auf eine Heilbehandlung, heilende Substanzen oder Heilmethoden beschreiben	Ergebnisse, die den Zustand und die Funktion der Kör-pergewebe einer Person beschreiben	Ergebnisse, die die Wahr-nehmung und die Umset-zung von Sinnesinfor-mationen einer Person beschreiben

Kognitive Fähigkeit	(1000) Aufnahme des Stillens: Kindliche	(2300) Blutzuckerkontrolle	(1100) Orale Gesundheit	(2400) Sinneswahrneh-mung: Tast- und Tempera-tursinn
Kognitive Orientie-	(1001) Aufnahme des Stillens: Mütterliche	(2301) Reaktion auf medi-kamentöse Therapie	(1101) Gewebeintegrität: Haut & Schleimhäute	(2401) Sinneswahrneh-mung: Hörvermögen
Kommunikations-eit	(1002) Stillen: Weiter-führung	(2302) Systemische Entgif-tung: Dialyse	(1102) Wundheilung: Pri-märe	(2402) Sinneswahrneh-mung: Lagesinn
Kommunikation: ucksfähigkeit	(1003) Stillen: Abstillen		(1103) Wundheilung: Se-kundäre	(2403) Sinneswahrneh-mung: Geschmacks- und Geruchssinn
Kommunikation: hmefähigkeit	(1004) Ernährungsstatus		(1104) Knochenheilung	(2404) Sinneswahrneh-mung: Sehvermögen
Konzentration	(1005) Ernährungsstatus: Biochemische Messwerte		(1105) Integrität des Hämodialysezugangs	
Entscheidungs-eit	(1006) Ernährungsstatus: Körperbau			
Informations-eitung	(1007) Ernährungsstatus: Energie			
Gedächtnisleistung	(1008) Ernährungsstatus: Nahrungs- und Flüssig-keitszufuhr			
Neurologischer	(1009) Ernährungsstatus: Nährstoffzufuhr			
Neurologischer Autonomes Nerven-	(1010) Status des Schluck-vorgangs			
Neurologischer Zentralmotorische lle	(1011) Status des Schluck-vorgangs: Ösophageale Phase			
Neurologischer Bewusstsein	(1012) Status des Schluck-vorgangs: Orale Phase			
Neurologischer Sta-nsorische/Motorische on der Hirnnerven	(1013) Status des Schluck-vorgangs: Pharyngeale Phase			
Neurologischer Sta-nsorische/Motorische on der Spinalnerven				

Tabelle 2 (Fortsetzung): Übersicht über die NOC-Taxonomie: Bereich III: Psychosoziale Gesundheit, Klassen M – P und dritte Ebene: Ergebnisse

Erste Ebene	**(3) Bereich III – Psychosoziale Gesundheit** Ergebnisse, die psychologische und soziale Funktionen beschreiben	
Zweite Ebene	**M-Psychisches Wohlbefinden** Ergebnisse, die die emotionale Gesundheit einer Person beschreiben	**N-Psychosoziale Anpassung** Ergebnisse, die die psychische oder soziale Anpassung einer Person an Veränderungen in der Gesundheit oder an Lebensumstände beschreiben
Dritte Ebene	(1200) Körperbild	(1300) Akzeptanz: Gesundheitszustand
	(1201) Hoffnung	(1301) Anpassung eines Kindes an Hospitalisation
	(1202) Identität	(1302) Coping
	(1203) Einsamkeit	(1303) Würdevolles Sterben
	(1204) Stimmungsgleichgewicht	(1304) Auflösung von Trauer
	(1205) Selbstwertgefühl	(1305) Psychosoziale Anpassung: Lebensveränderung
	(1206) Lebenswille	(1306) Schmerz: Psychische Reaktion
	(1207) Sexuelle Identität: Akzeptanz	
	(1208) Ausmaß von Depression	

elbstkontrolle
bnisse, die die Fähigkeit einer Person beschreiben,
altensweisen zu kontrollieren, die für die Person selbst
für Dritte emotional oder physisch schädlich sein können

P-Soziale Interaktion
Ergebnisse, die die Beziehungen einer Person
zu anderen beschreiben

0) Selbstkontrolle bei missbrauchendem Verhalten

1) Kontrolle von Aggression

2) Kontrolle von Angst

3) Kontrolle über verzerrte Wahrnehmung

4) Kontrolle von angstauslösenden Gefühlen

5) Kontrolle von Trieben

6) Einschränkung von Selbstverletzung

7) Suchtkonsequenzen

8) Selbstbeherrschung bei suizidalem Verhalten

9) Kontrolle von Depression

(1500) Eltern-Kind-Bindung

(1501) Rollenverhalten

(1502) Soziale Interaktionsfähigkeiten

(1503) Soziale Eingebundenheit

(1504) Soziale Unterstützung

Tabelle 2 (Fortsetzung): Übersicht über die NOC-Taxonomie: Bereich VI: Wissen über Gesundheit und Verhalten, Klassen Q – T und dritte Ebene: Ergebnisse

Erste Ebene	**(4) Bereich IV – Wissen über Gesundheit und Verhalten** Ergebnisse, die Einstellungen, Verständnis und Handlungen in Bezug auf Gesundheit und Krankheit beschre	
Zweite Ebene	**Q-Gesundheitsverhalten** Ergebnisse, die die Handlungen einer Person beschreiben, Gesundheit zu fördern, aufrechtzuerhalten oder zurückzuerlangen	**R-Gesundheitsüberzeugungen** Ergebnisse, die die Ideen und Wahrnehmungen einer die das Gesundheitsverhalten beeinflussen, beschrei
Dritte Ebene	(1600) Adhärenzverhalten	(1700) Gesundheitsüberzeugungen
	(1601) Complianceverhalten	(1701) Gesundheitsüberzeugungen: Wahrgenommen Handlungsfähigkeit
	(1602) Gesundheitsförderliches Verhalten	
	(1603) Gesundheitsförderndes Verhalten	(1702) Gesundheitsüberzeugungen: Wahrgenommen Kontrolle
	(1604) Freizeitgestaltung	
	(1605) Schmerzkontrolle	(1703) Gesundheitsüberzeugungen: Wahrgenommen Ressourcen
	(1606) Beteiligung: Entscheidungen über die Gesundheitsversorgung	
	(1607) Gesundheitsverhalten in der Schwangerschaft	(1704) Gesundheitsüberzeugungen: Wahrgenommen Bedrohung
	(1608) Symptomkontrolle	(1705) Gesundheitsorientierung
	(1609) Behandlungsverhalten: Krankheit oder Verletzung	
	(1610) Kompensation von Hörbeeinträchtigungen	
	(1611) Kompensation von Sehbeeinträchtigungen	
	(1612) Gewichtskontrolle	
	(1613) Selbstbestimmte Versorgung	

esundheitswissen
bnisse, die das Verständnis und die Fähigkeit einer
on beschreiben, Informationen anzuwenden,
Gesundheit zu fördern, aufrechtzuerhalten oder
ckzuerlangen

T-Risikokontrolle und Sicherheit
Ergebnisse, die den Sicherheitsstatus einer Person
beschreiben und/oder Handlungen der Person,
um erkennbare Bedrohungen der Gesundheit zu
vermeiden, zu begrenzen oder zu kontrollieren

0) Wissen: Stillen

1) Wissen: Sicherheit des Kindes

2) Wissen: Diät

3) Wissen: Krankheitsprozess

4) Wissen: Energieerhaltung

5) Wissen: Gesundheitsverhalten

6) Wissen: Gesundheitsressourcen

7) Wissen: Infektionskontrolle

8) Wissen: Medikation

9) Wissen: Persönliche Sicherheit

0) Wissen: Schwangerschaft

1) Wissen: Vorgeschriebene Aktivität

2) Wissen: Kontrolle des Konsums von Substanzen

3) Wissen: Behandlungsplan

4) Wissen: Behandlungsverfahren

5) Wissen: Sexualverhalten

6) Wissen: Förderung der Fertilität

7) Wissen: Entbindung und Geburt

8) Wissen: Nachsorge in der Mutterschaft

9) Wissen: Säuglingspflege

0) Wissen: Leben mit Diabetes

1) Wissen: Empfängnisverhütung

2) Wissen: Vorbereitung auf die Mutterschaft

3) Wissen: Gesundheitsförderung

4) Wissen: Versorgung bei Erkrankung

5) Wissen: Gesundheit von Mutter und Kind

(1900) Immunisierungsverhalten

(1901) Elterliche Fürsorge: Soziale Sicherheit

(1902) Risikokontrolle

(1903) Risikokontrolle: Alkoholkonsum

(1904) Risikokontrolle: Drogenkonsum

(1905) Risikokontrolle: Sexuell übertragbare
Krankheiten (SÜK/STD)

(1906) Risikokontrolle: Tabakkonsum

(1907) Risikokontrolle: Ungewollte Schwangerschaft

(1908) Risikowahrnehmung

(1909) Sicherheitsverhalten: Sturzprävention

(1910) Sicherheitsverhalten: Häusliche Umgebung

(1911) Sicherheitsverhalten: Persönliches

(1912) Sicherheitsstatus: Sturzvorkommen

(1913) Sicherheitsstatus: Physische Verletzung

(1914) Risikokontrolle: Herzkreislauferkrankung

(1915) Risikokontrolle: Schädigung des Hörvermögens

(1916) Risikokontrolle: Schädigung des Sehvermögens

(1917) Risikokontrolle: Krebserkrankung

(1918) Kontrolle von Aspiration

Tabelle 2 (Fortsetzung): Übersicht über die NOC-Taxonomie: Bereich V: Wahrgenommene Gesundheit, Klassen U & V und dritte Ebene: Ergebnisse

Erste Ebene	(5) Bereich V – Wahrgenommene Gesundheit Ergebnisse, die die Einstellungen einer Person zu ihrer Gesundheit beschreiben
Zweite Ebene	**U-Gesundheits- und Lebensqualität** Ergebnisse, die den Gesundheitszustand einer Person und die zum Ausdruck gebrachte Zufriedenheit mit der Gesundheit und den begleitenden Lebensumständen beschreiben
Dritte Ebene	(2000) Lebensqualität (2001) Seelisches Wohlbefinden (2002) Wohlbefinden (2003) Ausmaß des Leidens (2004) Körperliche Fitness

V-Symptomstatus
Ergebnisse, die die Anzeichen einer Person auf eine Erkrankung, eine Verletzung oder einen Verlust beschreiben

(2100) Ausmaß von Zufriedenheit

(2101) Schmerz: Zermürbende Auswirkungen

(2102) Ausmaß von Schmerz

(2103) Symptomstärke

(2104) Symptomstärke: Klimakterium

(2105) Symptomstärke: Störungen im Menstruationszyklus

Tabelle 2 (Fortsetzung): Übersicht über die NOC-Taxonomie: Bereich VI: Familiengesundheit, Klassen W, X & Z und dritte Ebene: Ergebnisse

Erste Ebene	**(6) Bereich VI – Familiengesundheit** Ergebnisse, die den Gesundheitszustand und das Verhalten oder Funktionen der Familie als Ganzes oder einzelner Mitglieder beschreiben
Zweite Ebene	**W-(Status als) Pflegende Angehörige** Ergebnisse, die die Anpassung und Leistungs- fähigkeit eines Familienmitglieds beschreiben, für ein abhängiges Kind oder einen abhängigen Erwachsenen zu sorgen
Dritte Ebene	(2200) Anpassung der/des pflegenden Angehörigen an die Institutionalisierung des Patienten (2202) Bereitschaft der/des pflegenden Angehörigen für die häusliche Versorgung (2203) Störung der Lebenssituation der/des pflegenden Angehörigen (2204) Beziehung zwischen dem/der pflegenden Angehörigen und dem Patienten (2205) Verhalten der/des pflegenden Angehörigen: Direkte Versorgung (2206) Verhalten der/des pflegenden Angehörigen: Indirekte Versorgung (2208) Belastungsfaktoren der/des pflegenden Angehörigen (2210) Potenzial der Beständigkeit der/des pflegenden Angehörigen (2211) Elterliche Fürsorge

Tabelle 2 (Fortsetzung): Übersicht über die NOC-Taxonomie: Bereich VII: Situation der Gesundheitsversorgung in einer Gemeinde, Klassen b & c und dritte Ebene: Ergebnisse

Erste Ebene	**(7) Bereich VII – Situation der Gesundheitsversorgung in einer Gemeinde** Ergebnisse, die die Gesundheit, das Wohlbefinden oder die Funktionen einer Gemeinde oder Population beschreiben
Zweite Ebene	**b-Gesundheitliche Lebensqualität in einer Gemeinde** Ergebnisse, die den umfassenden Gesundheitszustand und die sozialen Kompetenzen einer Gemeinde oder Population beschreiben
Dritte Ebene	(2700) Kompetenz einer Gemeinde (2701) Gesundheitsniveau in der Gemeinde

esundheitszustand eines Familienmitglieds
onisse, die die physische und emotionale
indheit eines Familienmitglieds beschreiben

X-Familiäres Wohlbefinden
Ergebnisse, die die physische, emotionale und soziale
Gesundheit der Familie als Einheit beschreiben

0) Ende einer Missbrauchssituation

1) Schutz vor Missbrauch

2) Missbrauchsregeneration: Emotionale

3) Missbrauchsregeneration: Finanzielle

4) Missbrauchsregeneration: Physische

5) Missbrauchsregeneration: Sexuelle

6) Emotionale Gesundheit der/des pflegenden Angehörigen

7) Physische Gesundheit der/des pflegenden Angehörigen

8) Wohlbefinden der/des pflegenden Angehörigen

9) Status der Mutterschaft: vor der Entbindung

0) Status der Mutterschaft: während der Entbindung

1) Status der Mutterschaft: nach der Entbindung

2) Erholung von einer Vernachlässigungssituation

(2600) Copingverhalten der Familie

(2601) Familiäre Umgebung: Interne

(2602) Funktionsfähigkeit der Familie

(2603) Familienintegrität

(2604) Normalisierungsprozesse in der Familie

(2605) Beteiligung der Familie an der professionellen Versorgung

(2606) Gesundheitsstatus der Familie

tatus der gesundheitlichen Prävention in einer Gemeinde
ebnisse, die die Strukturen und Prozesse (z. B. Programme) in einer Gemeinde beschreiben, Gesundheitsrisiken
eduzieren oder auszuschalten und die Widerstandsfähigkeit der Gemeinde gegen Gesundheitsbedrohungen zu steigern

00) Situation der Gesundheitsversorgung in einer Gemeinde: Immunisierung

01) Risikokontrolle in der Gemeinde: Chronische Krankheiten

02) Risikokontrolle in der Gemeinde: Infektionskrankheiten

03) Risikokontrolle in der Gemeinde: Bleibelastung

Teil 3

Die Ergebnisse

Bereich I

Funktionale Gesundheit

Klasse A – Energieerhaltung

(0001) Ausdauer
(0002) Energieerhaltung
(0003) Ruhe
(0004) Schlaf
(0005) Aktivitätstoleranz
(0006) Psychomotorische Antriebskraft

Klasse B – Wachstum und Entwicklung

(0100) Kindesentwicklung: 2 Monate
(0101) Kindesentwicklung: 4 Monate
(0102) Kindesentwicklung: 6 Monate
(0103) Kindesentwicklung: 12 Monate
(0104) Kindesentwicklung: 2 Jahre
(0105) Kindesentwicklung: 3 Jahre
(0106) Kindesentwicklung: 4 Jahre
(0107) Kindesentwicklung: 5 Jahre
(0108) Kindesentwicklung: Mittlere Kindheit (6–11 Jahre)
(0109) Kindesentwicklung: Jugend/Adoleszenz (12–17 Jahre)
(0110) Wachstum
(0111) Status des Fetus: vor der Entbindung
(0112) Status des Fetus: während der Entbindung
(0113) Physischer Alterungsstatus
(0114) Physische Reife: Weibliche
(0115) Physische Reife: Männliche
(0116) Spielgestaltung
(0117) Entwicklung des Frühgeborenen
(0118) Anpassung des Neugeborenen
(0119) Sexualverhalten

Klasse C – Mobilität

(0200) Fortbewegung: Gehen
(0201) Fortbewegung: Rollstuhl
(0202) Gleichgewicht
(0203) Körperposition: Selbstinitiiert
(0204) Konsequenzen von Immobilität: Physiologische
(0205) Konsequenzen von Immobilität: Psychische
(0206) Gelenkbewegung: Aktive
(0207) Gelenkbewegung: Passive
(0208) Mobilitätsgrad
(0209) Muskelfunktion
(0210) Transferausführung
(0211) Skelettfunktion

Klasse D – Selbstversorgung

(0300) Selbstversorgung: Aktivitäten des täglichen Lebens (ADL)
(0301) Selbstversorgung: Waschen
(0302) Selbstversorgung: Kleiden
(0303) Selbstversorgung: Essen
(0304) Selbstversorgung: Äußeres Erscheinungsbild
(0305) Selbstversorgung: Hygiene
(0306) Selbstversorgung: Instrumentelle Aktivitäten des täglichen Lebens (IADL)
(0307) Selbstversorgung: Nicht-parenterale Medikation
(0308) Selbstversorgung: Mund-/Zahnpflege
(0309) Selbstversorgung: Parenterale Medikation
(0310) Selbstversorgung: Toilettenbenutzung

(0001) Ausdauer

A

Bereich I: Funktionale Gesundheit
Klasse A – Energieerhaltung
Skala (a): Extrem gefährdet bis Nicht gefährdet

Definition: Ausmaß, in dem Energie die Aktivität einer Person ermöglicht.

Ausdauer	Extrem gefährdet 1	Weitgehend gefährdet 2	Mäßig gefährdet 3	Leicht gefährdet 4	Nicht gefährdet 5
Indikatoren:					
000101 Durchführung der normalen Routine	1	2	3	4	5
000102 Aktivität	1	2	3	4	5
000103 Entspannte Erscheinung	1	2	3	4	5
000104 Konzentration	1	2	3	4	5
000105 Interesse an der Umgebung	1	2	3	4	5
000106 Muskelausdauer	1	2	3	4	5
000107 Essverhalten	1	2	3	4	5
000108 Libido	1	2	3	4	5
000109 Energiewiederherstellung nach Ruhephasen	1	2	3	4	5
000110 Erschöpfung nicht vorhanden	1	2	3	4	5
000111 Lethargie nicht vorhanden	1	2	3	4	5
000112 Blutsauerstoffgehalt ING*	1	2	3	4	5
000113 Hämoglobin ING	1	2	3	4	5
000114 Hämatokrit ING	1	2	3	4	5
000115 Blutzuckerspiegel ING	1	2	3	4	5
000116 Serumelektrolyte ING	1	2	3	4	5
000117 Andere (Spezifizieren)	1	2	3	4	5

*ING = innerhalb normaler Grenzen

Literatur zu Inhalten und Gegenstand der Pflegeergebnisse

Ades, P. A., Ballor, D. L., Ashikaga, T., Utton, J. L., & Streekumaran Nair, K. (1996). Weight training improves walking endurance in healthy elderly persons. *Annals of Internal Medicine*, 124(6), 568–572.

Ellis, J. R., & Nowlis, E. A. 81994). *Providing nursing care within the nursing process* (5th ed.). Philadelphia: J. B. Lippincott.

Johns, M. E. (1991). Activity and exercise. In S. Wingate (Ed.), *Cardiac nursing: A clinical management and patient care resource* (pp. 141–145). Gaithersburg, MD: Aspen.

Lubkin, I. M. (1995). *Chronic illness: Impact and interventions* (3rd ed.). Bosten: Jones and Bartlett.

Potter, P. A., & Perry, A. G. (1997). *Fundamentals of nursing: concepts, process, and practice* (4th ed.). St. Louis: Mosby.

Pugh, L. C., & Milligan, R. (1993). A framework for the study of childbearing fatigue. *Advances in Nursing Science*, 15(4), 60–70.

Topf, M. (1992). Effects of personal control over hospital noise on sleep. *Research in Nursing and Health*, 15, 19–22.

(0002) Energieerhaltung

Bereich I: Funktionale Gesundheit
Klasse A – Energieerhaltung
Skala (e): Überhaupt nicht bis In einem sehr großen Ausmaß

Definition: Ausmaß der aktiven Beherrschung der Energie zur Initiierung und Nachhaltigkeit von Aktivität.

Energieerhaltung	Überhaupt nicht 1	In einem geringen Ausmaß 2	In einem mäßigen Ausmaß 3	In einem großen Ausmaß 4	In einem sehr großen Ausmaß 5
Indikatoren:					
000201 Hält Aktivität und Ruhe im Gleichgewicht	1	2	3	4	5
000202 Nickerchen IEA*	1	2	3	4	5
000203 Erkennt Energiebegrenzungen	1	2	3	4	5
000204 Wendet Energieerhaltungs-techniken an	1	2	3	4	5
000205 Passt den Lebensstil an das Energieniveau an	1	2	3	4	5
000206 Bewahrt eine adäquate Ernährung	1	2	3	4	5
000207 Ausdauerniveau adäquat für Aktivität	1	2	3	4	5
000208 Andere (Spezifizieren)	1	2	3	4	5

*IEA = in erwartetem Ausmaß

Literatur zu Inhalten und Gegenstand der Pflegeergebnisse

Dixon, J. K., Dixon, J. P., & Hickey, M. (1993). Energy as a central factor in the self assessment of health, *Advances in Nursing Science*, 15(4), 1–12.

Lubkin, I. M. (1995). *Chronic illness: Impact and interventions* (3rd ed.). Boston: Jones and Bartlett.

McCane, K. L., & Huether, S. E. (1998). *Pathophysiology: The biologic basis for disease in adults and children* (3rd ed.). St. Louis: Mosby.

Potter, P. A., & Perry, A. G. (1997). *Fundamentals of nursing: concepts, process, and practice* (4th ed.). St. Louis: Mosby.

(0003) Ruhe

A

Bereich I: Funktionale Gesundheit
Klasse A – Energieerhaltung
Skala (a): Extrem gefährdet bis Nicht gefährdet

Definition: Ausmaß und Muster von verminderter Aktivität zur geistigen und physischen Regenerierung.

Ruhe	Extrem gefährdet 1	Weitgehend gefährdet 2	Mäßig gefährdet 3	Leicht gefährdet 4	Nicht gefährdet 5
Indikatoren:					
000301 Ausmaß an Ruhe	1	2	3	4	5
000302 Ruhemuster	1	2	3	4	5
000303 Ruhequalität	1	2	3	4	5
000304 Physisch ausgeruht	1	2	3	4	5
000305 Geistig ausgeruht	1	2	3	4	5
000306 Gefühl der Regeneration nach der Ruhephase	1	2	3	4	5
000307 Andere (Spezifizieren)	1	2	3	4	5

Literatur zu Inhalten und Gegenstand der Pflegeergebnisse

Brown, D. R., Morgan, W. P., & Raglin, J. S. (1993). Effects of exercise and rest on the state anxiety and blood pressure of physically challenged college students. *Journal of Sports Medicine and Physical Fitness*, 33(3), 300–305.

Ellis, J. R., & Nowlis, E. A. (1994). *Providing nursing care within the nursing process* (5th ed.). Philadelphia: J. B. Lippincott.

Luckman, J., & Sorensen, K. C. (1993). *Luckman and Sorensen's medical-surgical nursing: A psychophysiologic approach* (4th ed.). Philadelphia: W. B. Saunders.

Potter, P. A., & Perry, A. G. (1997). *Fundamentals of nursing: Concepts, process, and practice* (4th ed.). St. Louis: Mosby.

(0004) Schlaf

Bereich I: Funktionale Gesundheit
Klasse A – Energieerhaltung
Skala (a): Extrem gefährdet bis Nicht gefährdet

Definition: Ausmaß und Muster des Schlafes zur geistigen und physischen Regenerierung.

Schlaf	Extrem gefährdet 1	Weitgehend gefährdet 2	Mäßig gefährdet 3	Leicht gefährdet 4	Nicht gefährdet 5
Indikatoren:					
000401 Stunden an Schlaf	1	2	3	4	5
000402 Beobachtete Stunden an Schlaf	1	2	3	4	5
000403 Schlafmuster	1	2	3	4	5
000404 Schlafqualität	1	2	3	4	5
000405 Schlafeffizienz (Verhältnis von Schlafzeit und der gesamten Zeit des Versuches, zu schlafen)	1	2	3	4	5
000406 Ununterbrochener Schlaf	1	2	3	4	5
000407 Schlafroutine	1	2	3	4	5
000408 Gefühl der Regeneration nach dem Schlaf	1	2	3	4	5
000409 Schläft dem Alter angemessen	1	2	3	4	5
000410 Zu angemessenen Zeiten erweckbar	1	2	3	4	5
000411 EEG IEA*	1	2	3	4	5
000412 EMG IEA	1	2	3	4	5
000413 EOG IEA	1	2	3	4	5
000414 Vitalzeichen IEA	1	2	3	4	5
000415 Andere (Spezifizieren)	1	2	3	4	5

*IEA = in erwartetem Ausmaß

Literatur zu Inhalten und Gegenstand der Pflegeergebnisse

Ellis, J.R., & Nowlis, E.A. (1994). *Providing nursing care within the nursing process* (5th ed.). Philadelphia: J.B. Lippincott.

Hoch, C.C., Reynolds, C.F., Houck, P. (1988). Sleep patterns in Alzheimer, depressed, and healthy elderly. *Western Journal of Nursing Research*, 10(3), 239–256.

Mead-Bennet, E. (1989). The relationship of primigravid sleep experience and select moods on the first postpartum day. *Journal of Obstetric, Gynecologic, & Neonatal Nursing*, 19(2), 146–152.

Paulsen, V.M., & Shaver, J.L. (1991). Stress, support, psychological states and sleep. *Social Science and Medicine*, 32(11), 1237–1243.

Potter, P.A., & Perry, A.G. (1997). *Fundamentals of nursing: Concepts, process, and practice* (4th ed.). St. Louis: Mosby.

Topf, M. (1992). Effects of personal control over hospital noise on sleep. *Research in Nursing and Health*, 15, 19–22.

Topf, M., & Davis, J.E. (1993). Critical care unit noise and rapid eye movement sleep. *Heart and Lung*, 22(3), 252–258.

Williams, P.D., White, M.A., Powell, G.M., Alexander, D.J., & Conlon, M. (1988). Activity level in hospitalised children during sleep onset latency. *Computers in Nursing*, 6(2), 70–76.

(0005) Aktivitätstoleranz

Bereich I: Funktionale Gesundheit
Klasse A – Energieerhaltung
Skala (a): Extrem gefährdet bis Nicht gefährdet

Definition: Reaktionen auf energieverbrauchende körperliche Aktivitäten bei erforderlichen oder beabsichtigten täglichen Aktivitäten.

Aktivitätstoleranz	Extrem gefährdet 1	Weitgehend gefährdet 2	Mäßig gefährdet 3	Leicht gefährdet 4	Nicht gefährdet 5
Indikatoren:					
000501 Sauerstoffsättigung IEA* als Reaktion auf Aktivität	1	2	3	4	5
000502 Herzfrequenz IEA als Reaktion auf Aktivität	1	2	3	4	5
000503 Atemfrequenz IEA als Reaktion auf Aktivität	1	2	3	4	5
000504 Systolischer Blutdruck IEA als Reaktion auf Aktivität	1	2	3	4	5
000505 Diastolischer RR IEA als Reaktion auf Aktivität	1	2	3	4	5
000506 EKG** ING***	1	2	3	4	5
000507 Farbe der Haut	1	2	3	4	5
000508 Atemleistung IEA als Reaktion auf Aktivität	1	2	3	4	5
000509 Geh- oder Schrittgeschwindigkeit	1	2	3	4	5
000510 Gehstrecke	1	2	3	4	5
000511 Toleranzschwelle beim Treppensteigen	1	2	3	4	5
000512 Belastbarkeit	1	2	3	4	5
000513 Berichtete Leistung in den Aktivitäten des täglichen Lebens (ADLs)	1	2	3	4	5
000514 Fähigkeit, bei körperlicher Anstrengung zu sprechen	1	2	3	4	5
000515 Andere (Spezifizieren)	1	2	3	4	5

*IEA = in erwartetem Ausmaß; **EKG = Elektrokardiogramm; ***ING = innerhalb normaler Grenzen

Literatur zu Inhalten und Gegenstand der Pflegeergebnisse

Buchner, D. M. (1995). Clinical assessments of physical activity in older adults. In L. Z. Rubenstein, D. Wieland, & R. Bernabei, *Geriatric assessment technology: The state of the art*, (pp. 147–159). New York: Springer.
Hosking, R., & Hiller, G. (1989). Using nursing diagnosis in a cardiovascular clinical nurse specialist practice. *Journal of Advanced Medical-Surgical Nursing*, 1(3), 33–41.

Larson, J. L., & Leidy, N. K. (1998). Chronic obstructive pulmonary disease: Strategies to improve functional status. *Annual Review of Nursing Research*, 16, 253–286.

Mol, V. J., & Baker, C. A. (1991). Activity intolerance in the geriatric stroke patient. *Rehabilitation Nursing*, 16(6), 337–44.

Roberts, S. L., & White, B. (1992). Common nursing diagnoses for pulmonary alveolar edema patients. *Dimensions of Critical Care Nursing*, 11(1), 13–27.

Tack, B. B., & Gilliss, C. L. (1990). Nurse-monitored cardiac recovery: a description of the first 8 weeks. *Heart & Lung*, 19(5), 491–499.

Wieseke, A., Twibell, R., Bennett, S., Marine, M., & Schoger, J. (1994). A content validation study of five nursing diagnoses by critical care nurses. *Heart & Lung*, 23(4), 345–351.

(0006) Psychomotorische Antriebskraft

A

Bereich I: Funktionale Gesundheit
Klasse A – Energieerhaltung
Skala (m): Nie demonstriert bis Konsistent demonstriert

Definition: Fähigkeit, die Aktivitäten des täglichen Lebens, die Ernähung und die persönliche Sicherheit aufrechtzuerhalten.

Psychomotorische Antriebskraft	Nie demonstriert 1	Selten demonstriert 2	Manchmal demonstriert 3	Oft demonstriert 4	Konsistent demonstriert 5
Indikatoren:					
000601 Zeigt angemessene Gefühlsregung	1	2	3	4	5
000602 Zeigt Konzentrationsfähigkeit	1	2	3	4	5
000603 Zeigt angemessene Pflege der äußeren Erscheinung und der Hygiene	1	2	3	4	5
000604 Zeigt normalen Appetit	1	2	3	4	5
000605 Befolgt Medikation und Behandlungsplan	1	2	3	4	5
000606 Zeigt Interesse am Umfeld	1	2	3	4	5
000607 Abwesenheit suizidaler Ideen	1	2	3	4	5
000608 Zeigt angemessenes Energieniveau	1	2	3	4	5
000609 Zeigt die Fähigkeit zur Erfüllung täglicher Aufgaben	1	2	3	4	5
000610 Andere (Spezifizieren)	1	2	3	4	5

Literatur zu Inhalten und Gegenstand der Pflegeergebnisse

American Psychiatric Association (1994). *Diagnostic and statistical manual of mental disorders: DSM-IV.* Washington, DC: The Association.

U.S. Department of Health and Human Services (1993). *Depression in primary care, Vol. 1. Detection and diagnosis* (AHCPR Pub. No. 93–0550). Rockville, MD: Public Health Service Agency for Health Care Policy and Research.

U.S. Department of Health and Human Services (1993). *Depression in primary care: Vol. 2. Treatment of major depression* (AHCPR Pub. No. 93–0551). Rockville, MD: Public Health Service Agency for Health Care Policy and Research.

(0100) Kindesentwicklung*: 2 Monate

Bereich I: Funktionale Gesundheit
Klasse B – Wachstum und Entwicklung
Skala (p): Extreme Verzögerung gegenüber dem erwarteten Ausmaß
*   bis Keine Verzögerung gegenüber dem erwarteten Ausmaß*

Definition: Meilensteine des physischen, kognitiven und psychosozialen Fortschritts im 2. Lebensmonat.

Kindesentwicklung: 2 Monate	Extreme Verzögerung gegenüber dem erwarteten Ausmaß 1	Weitgehende Verzögerung gegenüber dem erwarteten Ausmaß 2	Mäßige Verzögerung gegenüber dem erwarteten Ausmaß 3	Leichte Verzögerung gegenüber dem erwarteten Ausmaß 4	Keine Verzögerung gegenüber dem erwarteten Ausmaß 5
Indikatoren:					
010001 Hintere Fontanelle geschlossen	1	2	3	4	5
010002 Verschwinden des Krabbelreflexes	1	2	3	4	5
010003 Hebt den Kopf, den Hals und die obere Brust mit Unterstützung der Unterarme in Bauchlage	1	2	3	4	5
010004 Gewisse Kontrolle des Kopfes in aufrechter Haltung	1	2	3	4	5
010005 Hände häufig offen	1	2	3	4	5
010006 Verschwindender Greifreflex	1	2	3	4	5
010007 Girrt und spricht stimmhaft	1	2	3	4	5
010008 Zeigt Interesse an hörbaren Stimuli	1	2	3	4	5
010009 Zeigt Interesse an sichtbaren Stimuli	1	2	3	4	5
010010 Lächelt	1	2	3	4	5
010011 Zeigt Freude an Interaktionen, speziell mit den wichtigsten Bezugspersonen	1	2	3	4	5
010012 Andere (Spezifizieren)	1	2	3	4	5

* Anm. d. Ü.: In den Bezeichnungen der Pflegeergebnisse 0100 – 0109 spiegelt sich keine der im deutschsprachigen Raum verwendeten Einteilungen in Lebensabschnitte oder Wachstumsperioden wider. Sie sind den hierzulande üblichen Phasen anzupassen.

Literatur zu Inhalten und Gegenstand der Pflegeergebnisse
Bricker, D. (Ed.) (1993). *AEPS measurement for birth-three years* (Vol. 1). Baltimore: Paul H. Brookes.
Cowen, P., & Van Hoozer, H. L. (in press). *Building blocks for healthy tots.*
Green, M. (Ed.) (1994). *Brigth futures: Guidelines for health supervision of infants, children and adolescents.* Arlington, VA: National Center for Education in Maternal and Child Health.

(0101) Kindesentwicklung: 4 Monate

Bereich I: Funktionale Gesundheit
Klasse B – Wachstum und Entwicklung   **B**
Skala (p): Extreme Verzögerung gegenüber dem erwarteten Ausmaß
*   bis Keine Verzögerung gegenüber dem erwarteten Ausmaß*

Definition: Meilensteine des physischen, kognitiven und psychosozialen Fortschritts im 4. Lebensmonat.

	Extreme Verzögerung gegenüber dem erwarteten Ausmaß	Weitgehende Verzögerung gegenüber dem erwarteten Ausmaß	Mäßige Verzögerung gegenüber dem erwarteten Ausmaß	Leichte Verzögerung gegenüber dem erwarteten Ausmaß	Keine Verzögerung gegenüber dem erwarteten Ausmaß
Kindesentwicklung: 4 Monate	1	2	3	4	5

Indikatoren:

010101	Hält den Kopf in Bauchlage aufrecht und stützt den Körper auf die Hände auf	1	2	3	4	5
010102	Kontrolliert den Kopf gut	1	2	3	4	5
010103	Rollt vom Bauch auf den Rücken	1	2	3	4	5
010104	Hält die eigenen Hände	1	2	3	4	5
010105	Greift nach der Rassel	1	2	3	4	5
010106	Greift nach Gegenständen	1	2	3	4	5
010107	Schlägt nach Gegenständen	1	2	3	4	5
010108	Plappert und girrt	1	2	3	4	5
010109	Erkennt die Stimmen der Eltern	1	2	3	4	5
010110	Erkennt die Berührung der Eltern	1	2	3	4	5
010111	Schaut nach einem Mobile und wird erregt	1	2	3	4	5
010112	Lächelt, lacht und quietscht	1	2	3	4	5
010113	Schläft wenigstens sechs Stunden	1	2	3	4	5
010114	Macht es sich selbst behaglich (z. B. schläft selbst ein ohne Brust oder Flasche)	1	2	3	4	5
010115	Andere (Spezifizieren)	1	2	3	4	5

Literatur zu Inhalten und Gegenstand der Pflegeergebnisse
Cowen, P., & Van Hoozer, H. L. (in press). Building blocks for healthy tots.
Green, M. (Ed.) (1994). *Bright futures: Guidelines for health supervision of infants, children and adolescents*. Arlington, VA: National Center for Education in Maternal and Child Health.

(0102) Kindesentwicklung: 6 Monate

Bereich I: Funktionale Gesundheit
Klasse B – Wachstum und Entwicklung
Skala (p): Extreme Verzögerung gegenüber dem erwarteten Ausmaß
        bis Keine Verzögerung gegenüber dem erwarteten Ausmaß

Definition: Meilensteine des physischen, kognitiven und psychosozialen Fortschritts im 6. Lebensmonat.

Kindesentwicklung: 6 Monate	Extreme Verzögerung gegenüber dem erwarteten Ausmaß 1	Weitgehende Verzögerung gegenüber dem erwarteten Ausmaß 2	Mäßige Verzögerung gegenüber dem erwarteten Ausmaß 3	Leichte Verzögerung gegenüber dem erwarteten Ausmaß 4	Keine Verzögerung gegenüber dem erwarteten Ausmaß 5
Indikatoren:					
010201 Kein Zurückbleiben des Kopfes beim Aufsetzen	1	2	3	4	5
010202 Dreht sich um	1	2	3	4	5
010203 Sitzt mit Unterstützung	1	2	3	4	5
010204 Steht, wenn aufgestellt und hält das Gewicht	1	2	3	4	5
010205 Greift Gegenstände und nimmt sie in den Mund	1	2	3	4	5
010206 Gesten (z. B.: Zeigen, Kopfschütteln)	1	2	3	4	5
010207 Beginnt, selber zu essen	1	2	3	4	5
010208 Zeigt Interesse an Spielzeugen	1	2	3	4	5
010209 Reicht kleine Gegenstände von einer Hand zur anderen	1	2	3	4	5
010210 Spricht/singt Silben (z. B.: «Dada, Baba»)	1	2	3	4	5
010211 Wechselseitiges Plappern	1	2	3	4	5
010212 Lächelt, lacht, quietscht, imitiert Geräusche	1	2	3	4	5
010213 Wendet sich Geräuschen zu	1	2	3	4	5
010214 Beginnt zu fremdeln	1	2	3	4	5
010215 Macht es sich selbst behaglich	1	2	3	4	5
010216 Andere (Spezifizieren)	1	2	3	4	5

Literatur zu Inhalten und Gegenstand der Pflegeergebnisse

Bricker, D. (Ed.) (1993). *AEPS measurement for birth-three years,* Vol. 1. Baltimore: Paul H. Brookes.

Cowen, P., & Van Hoozer, H. L. (in press). Building blocks for healthy tots.

Green, M. (Ed.) (1994). *Bright futures: Guidelines for health supervision of infants, children and adolescents.* Arlington, VA: National Center for Education in Maternal and Child Health.

Rossetti, L. M. (1990). *Infant-toddler assessment: An interdisciplinary approach.* Boston: Little, Brown.

(0103) Kindesentwicklung: 12 Monate

Bereich I: Funktionale Gesundheit
Klasse B – Wachstum und Entwicklung
Skala (p): Extreme Verzögerung gegenüber dem erwarteten Ausmaß
            bis Keine Verzögerung gegenüber dem erwarteten Ausmaß

B

Definition: Meilensteine des physischen, kognitiven und psychosozialen Fortschritts im 12. Lebensmonat.

Kindesentwicklung: 12 Monate	Extreme Verzögerung gegenüber dem erwarteten Ausmaß	Weitgehende Verzögerung gegenüber dem erwarteten Ausmaß	Mäßige Verzögerung gegenüber dem erwarteten Ausmaß	Leichte Verzögerung gegenüber dem erwarteten Ausmaß	Keine Verzögerung gegenüber dem erwarteten Ausmaß
	1	2	3	4	5
Indikatoren:					
010301 Zieht sich in den Stand	1	2	3	4	5
010302 Krabbelt um die Möbel	1	2	3	4	5
010303 Versucht, allein Schritte zu gehen	1	2	3	4	5
010304 Präzise Zugriffe	1	2	3	4	5
010305 Zeigt mit dem Zeigefinger	1	2	3	4	5
010306 Schlägt Steine zusammen	1	2	3	4	5
010307 Trinkt aus einer Tasse	1	2	3	4	5
010308 Isst selbst mit den Fingern	1	2	3	4	5
010309 Isst selbst mit dem Löffel	1	2	3	4	5
010310 Wendet Vokabular mit ein bis drei Wörtern zusätzlich zu «Mama» und «Dada» an	1	2	3	4	5
010311 Imitiert Stimmen	1	2	3	4	5
010312 Schaut auf einen heruntergefallenen oder hochgehobenen Gegenstand	1	2	3	4	5
010313 Spielt gemeinsame Spiele	1	2	3	4	5
010314 Winkt zum Abschied	1	2	3	4	5
010315 Andere (Spezifizieren)	1	2	3	4	5

Literatur zu Inhalten und Gegenstand der Pflegeergebnisse
Bricker, D. (Ed.) (1993). *AEPS measurement for birth-three years*, Vol. 1. Baltimore: Paul H. Brookes.
Cowen, P., & Van Hoozer, H. L. (in press). Building blocks for healthy tots.
Green, M. (Ed.) (1994). *Bright futures: Guidelines for health supervision of infants, children and adolescents.* Arlington, VA: National Center for Education in Maternal and Child Health.
Rossetti, L. M. (1990). *Infant-toddler assessment: An interdisciplinary approach.* Boston: Little, Brown.

(0104) Kindesentwicklung: 2 Jahre

Bereich I: Funktionale Gesundheit
Klasse B – Wachstum und Entwicklung
Skala (p): Extreme Verzögerung gegenüber dem erwarteten Ausmaß
*   bis Keine Verzögerung gegenüber dem erwarteten Ausmaß*

Definition: Meilensteine des physischen, kognitiven und psychosozialen Fortschritts im 2. Lebensjahr.

Kindesentwicklung: 2 Jahre	Extreme Verzögerung gegenüber dem erwarteten Ausmaß	Weitgehende Verzögerung gegenüber dem erwarteten Ausmaß	Mäßige Verzögerung gegenüber dem erwarteten Ausmaß	Leichte Verzögerung gegenüber dem erwarteten Ausmaß	Keine Verzögerung gegenüber dem erwarteten Ausmaß
	1	**2**	**3**	**4**	**5**
Indikatoren:					
010401 Geht schnell	1	2	3	4	5
010402 Bückt sich gut	1	2	3	4	5
010403 Geht in einem Schritt Stufen rauf und runter	1	2	3	4	5
010404 Geht rückwärts	1	2	3	4	5
010405 Kickt einen Ball	1	2	3	4	5
010406 Wirft einen Ball	1	2	3	4	5
010407 Macht zirkuläre und horizontale Striche mit dem Kreidestift	1	2	3	4	5
010408 Stapelt fünf bis sechs Steine	1	2	3	4	5
010409 Isst selbst mit Löffel und Gabel	1	2	3	4	5
010410 Befolgt zweischrittige Anweisungen	1	2	3	4	5
010411 Äußert Wünsche verbal	1	2	3	4	5
010412 Wendet Ausdrücke mit zwei bis drei Wörtern an	1	2	3	4	5
010413 Hört sich eine Geschichte beim Anschauen von Bildern an	1	2	3	4	5
010414 Zeigt auf einige Körperteile	1	2	3	4	5
010415 Verfolgt szenische Abläufe	1	2	3	4	5
010416 Imitiert Erwachsene	1	2	3	4	5
010417 Interagiert mit Erwachsenen in einfachen Spielen	1	2	3	4	5
010418 Andere (Spezifizieren)	1	2	3	4	5

Literatur zu Inhalten und Gegenstand der Pflegeergebnisse

Bricker, D. (Ed.) (1993). *AEPS measurement for birth-three years*, Vol. 1. Baltimore: Paul H. Brookes.

Cowen, P., & Van Hoozer, H.L. (in press). Building blocks for healthy tots.

Green, M. (Ed.) (1994). *Bright futures: Guidelines for health supervision of infants, children and adolescents.* Arlington, VA: National Center for Education in Maternal and Child Health.

Rossetti, L.M. (1990). *Infant-toddler assessment: An interdisciplinary approach.* Boston: Little, Brown.

B

(0105) Kindesentwicklung: 3 Jahre

Bereich I: Funktionale Gesundheit
Klasse B – Wachstum und Entwicklung
Skala (p): Extreme Verzögerung gegenüber dem erwarteten Ausmaß
bis Keine Verzögerung gegenüber dem erwarteten Ausmaß

Definition: Meilensteine des physischen, kognitiven und psychosozialen Fortschritts im 3. Lebensjahr.

Kindesentwicklung: 3 Jahre	Extreme Verzögerung gegenüber dem erwarteten Ausmaß **1**	Weitgehende Verzögerung gegenüber dem erwarteten Ausmaß **2**	Mäßige Verzögerung gegenüber dem erwarteten Ausmaß **3**	Leichte Verzögerung gegenüber dem erwarteten Ausmaß **4**	Keine Verzögerung gegenüber dem erwarteten Ausmaß **5**
Indikatoren:					
010501 Hält das Gleichgewicht auf einem Fuß	1	2	3	4	5
010502 Setzt ein fahrendes Spielzeug mit einem Pedal in Gang	1	2	3	4	5
010503 Zieht sich selbst an	1	2	3	4	5
010504 Kontrolliert Schreib- und Malutensilien	1	2	3	4	5
010505 Zeichnet einen Kreis nach	1	2	3	4	5
010506 Zeichnet ein Kreuz nach	1	2	3	4	5
010507 Kontrolliert den Darm am Tag	1	2	3	4	5
010508 Kontrolliert die Blase am Tag	1	2	3	4	5
010509 Unterscheidet die Geschlechter	1	2	3	4	5
010510 Nennt den eigenen Vornamen	1	2	3	4	5
010511 Nennt das eigene Alter	1	2	3	4	5
010512 Befasst sich mit magischem Denken/Phantasien	1	2	3	4	5
010513 Spielt interaktive Spiele mit Spielgefährten	1	2	3	4	5
010514 Beginnt mit kooperativem Spiel in Gruppen	1	2	3	4	5
010515 Wendet Sätze mit drei oder vier Wörtern an	1	2	3	4	5
010516 Die Sprache wird von Fremden verstanden	1	2	3	4	5
010517 Andere (Spezifizieren)	1	2	3	4	5

Literatur zu Inhalten und Gegenstand der Pflegeergebnisse

Bricker, D. (Ed.) (1993). *AEPS measurement for birth-three years*, Vol. 1. Baltimore: Paul H. Brookes.

Cowen, P., & Van Hoozer, H. L. (in press). Building blocks for healthy tots.

Green, M. (Ed.) (1994). *Bright futures: Guidelines for health supervision of infants, children and adolescents.* Arlington, VA: National Center for Education in Maternal and Child Health.

(0106) Kindesentwicklung: 4 Jahre

Bereich I: Funktionale Gesundheit
Klasse B – Wachstum und Entwicklung
Skala (p): Extreme Verzögerung gegenüber dem erwarteten Ausmaß
bis Keine Verzögerung gegenüber dem erwarteten Ausmaß

B

Definition: Meilensteine des physischen, kognitiven und psychosozialen Fortschritts im 4. Lebensjahr.

Kindesentwicklung: 4 Jahre	Extreme Verzögerung gegenüber dem erwarteten Ausmaß 1	Weitgehende Verzögerung gegenüber dem erwarteten Ausmaß 2	Mäßige Verzögerung gegenüber dem erwarteten Ausmaß 3	Leichte Verzögerung gegenüber dem erwarteten Ausmaß 4	Keine Verzögerung gegenüber dem erwarteten Ausmaß 5
Indikatoren:					
010601 Geht, klettert und läuft	1	2	3	4	5
010602 Geht die Treppe hinauf und herunter	1	2	3	4	5
010603 Hüpft und springt auf einem Fuß	1	2	3	4	5
010604 Fährt Dreirad oder Fahrrad mit Stützrädern	1	2	3	4	5
010605 Wirft einen Ball von oben herab	1	2	3	4	5
010606 Baut einen Turm mit 10 Steinen	1	2	3	4	5
010607 Zeichnet eine Person mit drei Teilen	1	2	3	4	5
010608 Nennt den Vor- und Nachnamen	1	2	3	4	5
010609 Wendet Sätze mit vier bis fünf Worten und kurze Absätze an	1	2	3	4	5
010610 Das Vokabular enthält die Vergangenheitsform	1	2	3	4	5
010611 Beschreibt ein gegenwärtiges Erlebnis	1	2	3	4	5
010612 Kann ein Lied singen	1	2	3	4	5
010613 Unterscheidet Phantasie von Realität	1	2	3	4	5
010614 Beschreibt den Gebrauch von Gegenständen, die im Haus gebraucht werden (z. B. Nahrung und Zubehör)	1	2	3	4	5
010615 Andere (Spezifizieren)	1	2	3	4	5

Literatur zu Inhalten und Gegenstand der Pflegeergebnisse
Green, M. (Ed.) (1994). *Bright futures: Guidelines for health supervision of infants, children and adolescents.* Arlington, VA: National Center for Education in maternal and Child Health.

(0107) Kindesentwicklung: 5 Jahre

Bereich I: Funktionale Gesundheit
Klasse B – Wachstum und Entwicklung
Skala (p): Extreme Verzögerung gegenüber dem erwarteten Ausmaß
*   bis Keine Verzögerung gegenüber dem erwarteten Ausmaß*

Definition: Meilensteine des physischen, kognitiven und psychosozialen Fortschritts im 5. Lebensjahr.

Kindesentwicklung: 5 Jahre	Extreme Verzögerung gegenüber dem erwarteten Ausmaß 1	Weitgehende Verzögerung gegenüber dem erwarteten Ausmaß 2	Mäßige Verzögerung gegenüber dem erwarteten Ausmaß 3	Leichte Verzögerung gegenüber dem erwarteten Ausmaß 4	Keine Verzögerung gegenüber dem erwarteten Ausmaß 5
Indikatoren:					
010701 Geht, klettert und läuft mit Koordination	1	2	3	4	5
010702 Fähig zu hüpfen	1	2	3	4	5
010703 Zieht sich ohne Hilfe an	1	2	3	4	5
010704 Zeichnet eine Person mit Kopf, Körper, Armen und Beinen	1	2	3	4	5
010705 Zeichnet ein Dreieck oder ein Quadrat nach	1	2	3	4	5
010706 Zählt mit den Fingern	1	2	3	4	5
010707 Erkennt die meisten Buchstaben des Alphabets	1	2	3	4	5
010708 Schreibt einige Buchstaben in Druckschrift	1	2	3	4	5
010709 Verwendet vollständige Sätze mit fünf Wörtern	1	2	3	4	5
010710 Das Vokabular enthält die Zukunftsform	1	2	3	4	5
010711 Spricht kurze Absätze	1	2	3	4	5
010712 Gibt die eigene Adresse wieder	1	2	3	4	5
010713 Gibt die eigene Telefonnummer wieder	1	2	3	4	5
010714 Befolgt die Regeln interaktiver Spiele mit Spielgefährten	1	2	3	4	5
010715 Andere (Spezifizieren)	1	2	3	4	5

Literatur zu Inhalten und Gegenstand der Pflegeergebnisse
Green, M. (Ed.) (1994). *Bright futures: Guidelines for health supervision of infants, children and adolescents.* Arlington, VA: National Center for Education in maternal and Child Health.

(0108) Kindesentwicklung: Mittlere Kindheit (6–11 Jahre)

Bereich I: Funktionale Gesundheit
Klasse B – Wachstum und Entwicklung
Skala (p): Extreme Verzögerung gegenüber dem erwarteten Ausmaß
bis Keine Verzögerung gegenüber dem erwarteten Ausmaß

B

Definition: Meilensteine des physischen, kognitiven und psychosozialen Fortschritts in der mittleren Kindheit (6.–11. Lebensjahr).

	Extreme Verzögerung gegenüber dem erwarteten Ausmaß	Weitgehende Verzögerung gegenüber dem erwarteten Ausmaß	Mäßige Verzögerung gegenüber dem erwarteten Ausmaß	Leichte Verzögerung gegenüber dem erwarteten Ausmaß	Keine Verzögerung gegenüber dem erwarteten Ausmaß
Kindesentwicklung: Mittlere Kindheit (6–11 Jahre)	1	2	3	4	5

Indikatoren:

010801 Praktiziert gute Gesundheitsgewohnheiten	1	2	3	4	5
010802 Spielt in Gruppen	1	2	3	4	5
010803 Entwickelt enge Freundschaften	1	2	3	4	5
010804 Identifiziert sich mit Gruppen des gleichen Geschlechts	1	2	3	4	5
010805 Übernimmt Verantwortung für Haushaltsaufgaben	1	2	3	4	5
010806 Folgt außerlehrplanmäßigen Aktivitäten mit Verbindlichkeit	1	2	3	4	5
010807 Drückt Gefühle konstruktiv aus	1	2	3	4	5
010808 Entfaltet Selbstvertrauen	1	2	3	4	5
010809 Versteht richtig und falsch	1	2	3	4	5
010810 Befolgt Sicherheitsregeln	1	2	3	4	5
010811 Drückt in zunehmendem Maße komplexe Gedanken aus	1	2	3	4	5
010812 Zeigt Kreativität	1	2	3	4	5
010813 Versteht in zunehmendem Maße komplexe Ideen	1	2	3	4	5
010814 Übernimmt Verantwortung für Hausarbeit	1	2	3	4	5
010815 Leistungen in der Schule auf dem Niveau der Fähigkeit	1	2	3	4	5
010816 Andere (Spezifizieren)	1	2	3	4	5

Literatur zu Inhalten und Gegenstand der Pflegeergebnisse
Green, M. (Ed.) (1994). *Bright futures: Guidelines for health supervision of infants, children and adolescents.* Arlington, VA: National Center for Education in maternal and Child Health.

(0109) Kindesentwicklung: Jugend/Adoleszenz (12–17 Jahre)

Bereich I: Funktionale Gesundheit
Klasse B – Wachstum und Entwicklung
Skala (p): Extreme Verzögerung gegenüber dem erwarteten Ausmaß
*   bis Keine Verzögerung gegenüber dem erwarteten Ausmaß*

Definition: Meilensteine des physischen, kognitiven und psychosozialen Fortschritts
in der Jugend/Adoleszenz (12.–17. Lebensjahr).

Kindesentwicklung: Jugend/Adoleszenz (12–17 Jahre)	Extreme Verzögerung gegenüber dem erwarteten Ausmaß	Weitgehende Verzögerung gegenüber dem erwarteten Ausmaß	Mäßige Verzögerung gegenüber dem erwarteten Ausmaß	Leichte Verzögerung gegenüber dem erwarteten Ausmaß	Keine Verzögerung gegenüber dem erwarteten Ausmaß
	1	2	3	4	5
Indikatoren:					
010901 Praktiziert gute Gesundheitsgewohnheiten	1	2	3	4	5
010902 Beschreibt die sexuelle Entwicklung	1	2	3	4	5
010903 Drückt Zufriedenheit mit der eigenen sexuellen Identität aus	1	2	3	4	5
010904 Wendet soziale Interaktionsfähigkeiten an	1	2	3	4	5
010905 Wendet Konfliktlösungsfähigkeiten an	1	2	3	4	5
010906 Bewahrt gute Gruppenbeziehungen zum gleichen Geschlecht	1	2	3	4	5
010907 Bewahrt gute Gruppenbeziehungen zum anderen Geschlecht	1	2	3	4	5
010908 Demonstriert die Kapazität für Intimität	1	2	3	4	5
010909 Praktiziert verantwortliches sexuelles Verhalten	1	2	3	4	5
010910 Vermeidet Alkohol, Tabak und Drogen	1	2	3	4	5
010911 Demonstriert Coping	1	2	3	4	5
010912 Entfaltet einen zunehmenden Grad an Autonomie	1	2	3	4	5
010913 Beschreibt ein persönliches Wertesystem	1	2	3	4	5
010914 Wendet formales operationales Denken an	1	2	3	4	5
010915 Setzt akademische Ziele	1	2	3	4	5
010916 Leistungen in der Schule auf dem Niveau der Fähigkeit	1	2	3	4	5
010917 Andere (Spezifizieren)	1	2	3	4	5

Literatur zu Inhalten und Gegenstand der Pflegeergebnisse
Green, M. (Ed.) (1994). *Bright futures: Guidelines for health supervision of infants, children and adolescents.* Arlington, VA: National Center for Education in maternal and Child Health.

(0110) Wachstum

Bereich I: Funktionale Gesundheit
Klasse B – Wachstum und Entwicklung
Skala (b): Extreme Abweichung vom erwarteten Ausmaß bis Keine Abweichung vom erwarteten Ausmaß

B

Definition: Eine normale Steigerung von Körpergröße und -gewicht.

Wachstum	Extreme Abweichung vom erwarteten Ausmaß 1	Weitgehende Abweichung vom erwarteten Ausmaß 2	Mäßige Abweichung vom erwarteten Ausmaß 3	Leichte Abweichung vom erwarteten Ausmaß 4	Keine Abweichung vom erwarteten Ausmaß 5
Indikatoren:					
011001 Relation von Geschlecht und Gewicht (Perzentile)	1	2	3	4	5
011002 Relation von Alter und Gewicht (Perzentile)	1	2	3	4	5
011003 Relation von Größe und Gewicht (Perzentile)	1	2	3	4	5
011004 Grad der Gewichtszunahme	1	2	3	4	5
011005 Grad der Größenzunahme	1	2	3	4	5
011006 Längen-/Größenrelation gemäß des Alters (Perzentile)	1	2	3	4	5
011007 Längen-/Größenrelation gemäß des Geschlechts (Perzentile)	1	2	3	4	5
011008 Relation von Kopfumfang und Alter (Perzentile)	1	2	3	4	5
011009 Knochenbauindex	1	2	3	4	5
011010 Durchschnittlicher Körperbau	1	2	3	4	5
011011 Andere (Spezifizieren)	1	2	3	4	5

Literatur zu Inhalten und Gegenstand der Pflegeergebnisse

Allen, K. D., Warzak, W. J., Greger, N. G., Bernotas, T. D., & Huseman, C. A. (1993). Psychosocial adjustment of children with isolated growth hormone deficiency, *Children's Health Care*, 22(1), 61–72.

Blinkin, N. J., Yip, R., Fleshood, L., & Trowbridge, F. L. (1988). Birth weight and childhood growth. *Pediatrics*, 82(6), 828–834.

Dietz, W., & Gortmaker, S. (1985). Do we fatten our children at the television set? Obesity and television viewing in children and adolescents. *Pediatrics*, 107(5), 807–812.

Georgieff, M. K., Hoffman, J. S., Pereira, G. R., Bernbaum, J., & Hoffman-Williamson, M. (1985). Effect of neonatal caloric deprivation on head growth and 1-year developmental status in preterm infants. *Journal of Pediatrics*, 107, 581–587.

Jung, E., & Czajka-Narins, D. M. (1985). Birth weight doubling and tripling times: An updated look at the effects of birth weight, sex, race and type of feeding. *The American Journal of Clinical Nutrition*, 42(8), 182–189.

Sapala, S. (1994). Pediatric management problems. *Pediatric Nursing*, 20(1), 54–55.

Tanner, J. M., & Davies, P. S. W. (1985). Clinical longitudinal standards for height and height velocity for North American children. *The Journal of Pediatrics*, 107(3), 317–329.

Whaley, L., & Wong, D. (1991). *Nursing care of infants and children* (4th ed.). St. Louis: Mosby.

(0111) Status des Fetus: vor der Entbindung

Bereich I: Funktionale Gesundheit
Klasse B – Wachstum und Entwicklung
Skala (b): Extreme Abweichung vom erwarteten Ausmaß bis Keine Abweichung vom erwarteten Ausmaß

Definition: Bedingungen, die das körperliche Wohlergehen des Fetus von der Empfängnis bis zum Einsetzen der Wehen anzeigen.

Status des Fetus: vor der Entbindung	Extreme Abweichung vom erwarteten Ausmaß 1	Weitgehende Abweichung vom erwarteten Ausmaß 2	Mäßige Abweichung vom erwarteten Ausmaß 3	Leichte Abweichung vom erwarteten Ausmaß 4	Keine Abweichung vom erwarteten Ausmaß 5
Indikatoren:					
011101 Fetale Herzschlagfrequenz 120–160/min	1	2	3	4	5
011102 Dezelerationsmuster in den Ergebnissen der Kardiotokographie (CTG)	1	2	3	4	5
011103 Variabilität in den Ergebnissen der Kardiotokographie (CTG)	1	2	3	4	5
011104 Ergebnisse der Fetometrie	1	2	3	4	5
011105 Frequenz der fetalen Bewegungen	1	2	3	4	5
011106 Fetale Bewegungsmuster	1	2	3	4	5
011107 Non-Stress-Test	1	2	3	4	5
011108 Kontraktions-Stress-Test	1	2	3	4	5
011109 Auskultatorischer Akzelerations-Test	1	2	3	4	5
011110 Biophysikalisches Profil (Score)	1	2	3	4	5
011111 Ergebnisse der Fruchtwasserdiagnostik	1	2	3	4	5
011112 Arterielle Durchflussgeschwindigkeit in der Nabelschnur	1	2	3	4	5
011113 Andere (Spezifizieren)	1	2	3	4	5

Literatur zu Inhalten und Gegenstand der Pflegeergebnisse

Association of Womens's Health, Obstetric and Neonatal Nurses (1993). *Nursing practice competencies and educational guidelines from limited ultrasound examinations in obstetric and gynaecologic/infertility settings.* Washington DC: The Association.

Bobak, I., Lowdermilk, D., et al. (1995). *Maternity nursing.* St. Louis: Mosby.

Calhoun, S. (1990). "Ask the experts": Daily fetal movement counts. *NAACOG. Newsletter,* 17(8), 6.

Chez, B. F., Skurnick, J. H., Chez, R. A., Verklan, M. T., Biggs, S., Hage, M. L. (1990). Interpretations of nonstress tests by obstetric nurses. *JOGNN,* 19(3), 227.

Gaffney, S., Solinger, L., Vinzileos, A. (1990). The biophysical profile for fetal surveillance. *MCN,* 15:356.

Gebauer, C., & Lowe, N. (1993). The biophysical profile: Antepartal assessment of fetal well-being. *JOGNN,* 22(2), 115–123.

Gegor, C.L., & Paine, L. L. (1992). Antepartum fetal assessment techniques: an update for today's perinatal nurse. *Journal of Perinatal and Neonatal Nursing,* 5(4), 1–15.

Givens, S. R., & Morre, M. L. (1995). Status report on maternal and child health indicators. *Journal of Perinatal and Neonatal Nursing,* 9(1), 8–18.

Paine, L., et al. (1992). A comparison of the auscultated acceleration test and the nonstress test as predicators of perinatal outcomes. *Nursing Research,* 41(2), 87–91.

Petrikovsky, B. M. (1991). Antepartum fetal evaluation. A search for the ideal test. *Neonatal Intensive Care,* September/October, 38–39.

Public Health Service Expert Panel on the Content of Prenatal care (1989). *Caring for our future: the content of prenatal care.* Washington, DC: U. S. Public Health Service.

Tucker, S. M. (1996). *Fetal monitoring and assessment.* St. Louis, Mosby.

B

(0112) Status des Fetus: während der Entbindung

Bereich I: Funktionale Gesundheit
Klasse B – Wachstum und Entwicklung
Skala (b): Extreme Abweichung vom erwarteten Ausmaß bis Keine Abweichung vom erwarteten Ausmaß

Definition: Bedingungen und Verhaltensweisen, die das Wohlergehen des Fetus vom Einsetzen der Wehen bis zur Entbindung anzeigen.

Status des Fetus: während der Entbindung	Extreme Abweichung vom erwarteten Ausmaß 1	Weitgehende Abweichung vom erwarteten Ausmaß 2	Mäßige Abweichung vom erwarteten Ausmaß 3	Leichte Abweichung vom erwarteten Ausmaß 4	Keine Abweichung vom erwarteten Ausmaß 5
Indikatoren:					
011201 Fetale Herzschlagfrequenz 120–160/min	1	2	3	4	5
011202 Dezelerationsmuster in den Ergebnissen der Kardiotokographie (CTG)	1	2	3	4	5
011203 Variabilität in den Ergebnissen der Kardiotokographie (CTG)	1	2	3	4	5
011204 Fruchtwasserfärbung	1	2	3	4	5
011205 Fruchtwassermenge	1	2	3	4	5
011206 Stellung des Fetus	1	2	3	4	5
011207 Lage des Fetus	1	2	3	4	5
011208 Herzschlagfrequenz des Fetus	1	2	3	4	5
011209 Mikroblutuntersuchung	1	2	3	4	5
011210 Reaktion auf Kopfhautberührung	1	2	3	4	5
011211 Andere (Spezifizieren)	1	2	3	4	5

Literatur zu Inhalten und Gegenstand der Pflegeergebnisse

Dickason, E. J., Silverman, B. L., & Schult, M. O. 81994). *Maternal-infant nursing care.* St. Louis: Mosby.

Hodnett, E. (1996). Nursing support of the labouring woman. *Journal of Obstetric and Neonatal Nursing,* 25(3), 257–263.

Lowe, N. K. (1996). The pain and discomfort of labor and birth. *Journal of Obstetric and Neonatal Nursing,* 25(1), 82–92.

Mattson, S., & Smith, J. E. (Eds.) (1993). *Core curriculum for maternal-newborn nursing.* Philadelphia: W. B. Saunders.

Tucker, S. M. (1996). *Fetal monitoring and assessment.* St. Louis: Mosby.

(0113) Physischer Alterungsstatus

Bereich I: Funktionale Gesundheit
Klasse B – Wachstum und Entwicklung
Skala (b): Extreme Abweichung vom erwarteten Ausmaß bis Keine Abweichung vom erwarteten Ausmaß

B

Definition: Physische Veränderungen, die im Allgemeinen mit dem Alterungsprozess einhergehen.

Physischer Alterungsstatus	Extreme Abweichung vom erwarteten Ausmaß 1	Weitgehende Abweichung vom erwarteten Ausmaß 2	Mäßige Abweichung vom erwarteten Ausmaß 3	Leichte Abweichung vom erwarteten Ausmaß 4	Keine Abweichung vom erwarteten Ausmaß 5
Indikatoren:					
011301 Durchschnittlicher Körperbau	1	2	3	4	5
011302 Knochendichte	1	2	3	4	5
011303 Herzauswurfleistung	1	2	3	4	5
011304 Vitalkapazität	1	2	3	4	5
011305 Blutdruck	1	2	3	4	5
011306 Hautelastizität	1	2	3	4	5
011307 Muskelstärke	1	2	3	4	5
011308 Hörschärfe	1	2	3	4	5
011309 Sehschärfe	1	2	3	4	5
011310 Riechschärfe	1	2	3	4	5
011311 Tastschärfe	1	2	3	4	5
011312 Grundumsatzrate	1	2	3	4	5
011313 Fettverteilungsmuster	1	2	3	4	5
011314 Haarverteilungsmuster	1	2	3	4	5
011315 Menstruationsmuster	1	2	3	4	5
011316 Sexuelle Funktionsfähigkeit	1	2	3	4	5
011317 Andere (Spezifizieren)	1	2	3	4	5

Literatur zu Inhalten und Gegenstand der Pflegeergebnisse
Friedberg, K. (1992). *Human development: A life span approach* (4th ed.). Boston: Jones and Bartlett.
Miller, B., & Keane, C. (1992). *Encyclopedia and dictionary of medicine ,nursing, and allied health* (5th ed.). Philadelphia: W. B. Saunders.
Schuster, C., & Ashburn, S. (1992). *The process of human development: A holistic approach* (3rd ed.). Philadelphia. J. B. Lippincott.
Whaley, L., & Wong, D. (1991). *Nursing care of infants and children* (4th ed.). St. Louis: Mosby.

(0114) Physische Reife: Weibliche

Bereich I: Funktionale Gesundheit
Klasse B – Wachstum und Entwicklung
Skala (b): Extreme Abweichung vom erwarteten Ausmaß bis Keine Abweichung vom erwarteten Ausmaß

Definition: Normale physische Veränderungen bei der Frau, die beim Übergang von der Kindheit zum Erwachsensein auftreten.

Physische Reife: Weibliche	Extreme Abweichung vom erwarteten Ausmaß 1	Weitgehende Abweichung vom erwarteten Ausmaß 2	Mäßige Abweichung vom erwarteten Ausmaß 3	Leichte Abweichung vom erwarteten Ausmaß 4	Keine Abweichung vom erwarteten Ausmaß 5
Indikatoren:					
011401 Wachstumssprung zwischen 9,5–14,5 Lebensjahr	1	2	3	4	5
011402 Knochenverschluss	1	2	3	4	5
011403 Stimmveränderungen	1	2	3	4	5
011404 Haarverteilung einer Erwachsenen	1	2	3	4	5
011405 Brustentwicklung	1	2	3	4	5
011406 Beginn der Menstruation	1	2	3	4	5
011407 Vergrößerte Muskelmasse	1	2	3	4	5
011408 Vermindertes Körperfett	1	2	3	4	5
011409 Steigerung der Talgdrüsensekretion	1	2	3	4	5
011410 Steigerung der Perspiration	1	2	3	4	5
011411 Andere (Spezifizieren)	1	2	3	4	5

Literatur zu Inhalten und Gegenstand der Pflegeergebnisse
Friedberg, K. (1992). *Human development: A life span approach* (4th ed.). Boston: Jones and Bartlett.
Miller, B., & Keane, C. (1992). *Encyclopedia and dictionary of medicine ,nursing, and allied health* (5th ed.). Philadelphia: W. B. Saunders.
Schuster, C., & Ashburn, S. (1992). *The process of human development: A holistic approach* (3rd ed.). Philadelphia. J. B. Lippincott.
Whaley, L., & Wong, D. (1991). *Nursing care of infants and children* (4th ed.). St. Louis: Mosby.

(0115) Physische Reife: Männliche

Bereich I: Funktionale Gesundheit
Klasse B – Wachstum und Entwicklung
Skala (b): Extreme Abweichung vom erwarteten Ausmaß bis Keine Abweichung vom erwarteten Ausmaß

B

Definition: Normale physische Veränderungen beim Mann, die beim Übergang von der Kindheit zum Erwachsensein auftreten.

	Extreme Abweichung vom erwarteten Ausmaß	Weitgehende Abweichung vom erwarteten Ausmaß	Mäßige Abweichung vom erwarteten Ausmaß	Leichte Abweichung vom erwarteten Ausmaß	Keine Abweichung vom erwarteten Ausmaß
Physische Reife: Männliche	1	2	3	4	5
Indikatoren:					
011501 Wachstumssprung zwischen dem 10,5 und 16. Lebensjahr	1	2	3	4	5
011502 Knochenverschluss	1	2	3	4	5
011503 Stimmveränderungen	1	2	3	4	5
011504 Haarverteilung eines Erwachsenen	1	2	3	4	5
011505 Hodensenkung	1	2	3	4	5
011506 Penisvergrößerung	1	2	3	4	5
011507 Erste Spermienejakulation («feuchter Traum»)	1	2	3	4	5
011508 Vergrößerte Muskelmasse	1	2	3	4	5
011509 Vermindertes Körperfett	1	2	3	4	5
011510 Steigerung der Talgdrüsensekretion	1	2	3	4	5
011511 Steigerung der Perspiration	1	2	3	4	5
011512 Andere (Spezifizieren)	1	2	3	4	5

Literatur zu Inhalten und Gegenstand der Pflegeergebnisse
Friedberg, K. (1992). *Human development: A life span approach* (4th ed.). Boston: Jones and Bartlett.
Miller, B., & Keane, C. (1992). *Encyclopedia and dictionary of medicine ,nursing, and allied health* (5th ed.). Philadelphia: W. B. Saunders.
Schuster, C., & Ashburn, S. (1992). *The process of human development: A holistic approach* (3rd ed.). Philadelphia. J. B. Lippincott.
Whaley, L., & Wong, D. (1991). *Nursing care of infants and children* (4th ed.). St. Louis: Mosby.

(0116) Spielgestaltung

Bereich I: Funktionale Gesundheit
Klasse B – Wachstum und Entwicklung
Skala (f): Nicht adäquat bis Vollständig adäquat

Definition: Von Kindern in erforderlichem Maße durchgeführte Handlungen für Spaß, Unterhaltung und Entwicklung.

Spielgestaltung	Nicht adäquat 1	Wenig adäquat 2	Mäßig adäquat 3	Weitgegend adäquat 4	Vollständig adäquat 5
Indikatoren:					
011601 Teilnahme am Spiel	1	2	3	4	5
011602 Angemessenheit des Spiels	1	2	3	4	5
011603 Ausdruck von Spaß am Spiel	1	2	3	4	5
011604 Anwendung sozialer Fähigkeiten während des Spielens	1	2	3	4	5
011605 Anwendung physischer Fähigkeiten während des Spielens	1	2	3	4	5
011606 Anwendung von Phantasie während des Spielens	1	2	3	4	5
011607 Ausdruck von Emotionen während des Spielens	1	2	3	4	5
011608 Anwendung von Rollenspielen	1	2	3	4	5
011609 Andere (Spezifizieren)	1	2	3	4	5

Literatur zu Inhalten und Gegenstand der Pflegeergebnisse

Gillis, A. J. (1989). The effect of play on immobilized children in hospital. *International Journal of Nursing Studies,* 26(3), 261–269.

Gray, E. (1989). The emotional and play needs of the dying child. *Issues in Comprehensive Pediatric Nursing,* 12(2/3), 207–224.

Jack, L. W. (1987). Using play in psychiatric rehabilitation. *Journal of Psychosocial Nursing,* 25/7), 17–20.

Post, C. (1990). Play therapy with an abused child: A case study. *Journal of Child and Adolescent Psychiatric and Mental Health Nursing,* 2(2), 48–51.

(0117) Entwicklung des Frühgeborenen

Bereich I: Funktionale Gesundheit
Klasse B – Wachstum und Entwicklung
Skala (b): Extreme Abweichung vom erwarteten Ausmaß bis Keine Abweichung vom erwarteten Ausmaß

B

Definition: Extrauterine Integration der physiologischen und verhaltensbezogenen Funktionen des in der 24. bis 37. Schwangerschaftswoche geborenen Kindes.

Entwicklung des Frühgeborenen	Extreme Abweichung vom erwarteten Ausmaß 1	Weitgehende Abweichung vom erwarteten Ausmaß 2	Mäßige Abweichung vom erwarteten Ausmaß 3	Leichte Abweichung vom erwarteten Ausmaß 4	Keine Abweichung vom erwarteten Ausmaß 5
Indikatoren:					
011701 Herzfrequenz 120–160/min	1	2	3	4	5
011702 Ballard-Score	1	2	3	4	5
011703 Atemfrequenz 30–60/min	1	2	3	4	5
011704 Sauerstoffsättigung > 85 %	1	2	3	4	5
011705 Wärmeregulation	1	2	3	4	5
011706 Hautfarbe	1	2	3	4	5
011707 Toleranz der Nahrungsaufnahme	1	2	3	4	5
011708 Entspannter Muskeltonus	1	2	3	4	5
011709 flüssige, synchrone Bewegungen	1	2	3	4	5
011710 gebeugte Körperhaltung	1	2	3	4	5
011711 Hände an den Mund geführt	1	2	3	4	5
011712 Tiefschlaf	1	2	3	4	5
011713 oberflächlicher Schlaf	1	2	3	4	5
011714 Aufmerksamkeit in Ruhe	1	2	3	4	5
011715 Aufmerksamkeit bei Aktivitäten	1	2	3	4	5
011716 Aufnahmebereitschaft auf Stimuli	1	2	3	4	5
011717 Reaktion auf Stimuli	1	2	3	4	5
011718 Angemessene Signale der einsetzenden Müdigkeit	1	2	3	4	5
011719 Anhaltende Wachheit während Interaktion	1	2	3	4	5
011720 Interaktion mit Pflegeperson	1	2	3	4	5
011721 Eigenständige Beruhigung des Kindes	1	2	3	4	5
011722 Andere (Spezifizieren)	1	2	3	4	5

Literatur zu Inhalten und Gegenstand der Pflegeergebnisse

Blackburn, S. (1978). Sleep and wake states of the newborn. In K. E. Barnard et al. (Eds.), *Early parent-infant relationships, module 3-A. A staff development program in perinatal nursing* (pp. 22–32). White Plains, NY: The National Foundation: March of Dimes.

Blackburn, S. T. & VanderBerg, K. A. (1993). Assessment and management of neurodevelopmental behavior development. In C. Kenner, A. Bueggenmeyer, & L. P. Gunderson (Eds.), *Comprehensive neonatal nursing* (pp. 1094–1121). Philadelphia: W. B. Saunders.

D'Apolito K. (1991). What is an organized infant? *Neonatal Network, 2*(1), 23–29.

Jorgensen, K. M. (1993). *Developmental care of the preterm infant,* South Weymouth, MA: Children's Medical Ventures, Inc.

McGrath, J. M., & Conliffe-Torres (1996). Integrating family centered developmental assessment and interventions with routine cares in the neonatal intensive care unit. *Nursing Clinics of North America, 31*(2), 367–385.

National Association of Neonatal Nurses (1993). *Infant developmental care guidelines* (pp. 1–16). Petaluma, CA: National Association of Neonatal Nurses.

Wyngarden, K. (1994). *Altered behavioural organization of the high-risk infant.* Classification of nursing diagnoses. *Proceedings of the Classification of Nursing Diagnosis Tenth Conference* (p. 330). San Diego, CA.

(0118) Anpassung des Neugeborenen

Bereich I: Funktionale Gesundheit
Klasse B – Wachstum und Entwicklung
Skala (b): Extreme Abweichung vom erwarteten Ausmaß bis Keine Abweichung vom erwarteten Ausmaß

B

Definition: Anpassung an das extrauterine Umfeld durch die physiologische Reifung
des Neugeborenen innerhalb der ersten 28 Tage.

Anpassung des Neugeborenen	Extreme Abweichung vom erwarteten Ausmaß 1	Weitgehende Abweichung vom erwarteten Ausmaß 2	Mäßige Abweichung vom erwarteten Ausmaß 3	Leichte Abweichung vom erwarteten Ausmaß 4	Keine Abweichung vom erwarteten Ausmaß 5
Indikatoren:					
011801 APGAR Schema	1	2	3	4	5
011802 Ballard-Score	1	2	3	4	5
011803 Herzfrequenz 100–160/min	1	2	3	4	5
011804 Atemfrequenz 30–60/min	1	2	3	4	5
011805 Blutdruckverhältnis Arm-Bein	1	2	3	4	5
011806 Sauerstoffsättigung > 90 %	1	2	3	4	5
011807 Wärmeregulation	1	2	3	4	5
011808 Hautfarbe	1	2	3	4	5
011809 Klare Augen	1	2	3	4	5
011810 Eintrocknung der Nabelschnur	1	2	3	4	5
011811 Gewicht	1	2	3	4	5
011812 Toleranz der Nahrungsaufnahme	1	2	3	4	5
011813 Saugreflex	1	2	3	4	5
011814 Muskeltonus	1	2	3	4	5
011815 flüssige, synchrone Bewegungen	1	2	3	4	5
011816 Aufnahmebereitschaft auf Stimuli	1	2	3	4	5
011817 Reaktion auf Stimuli	1	2	3	4	5
011818 Anhaltende Wachheit während Interaktion	1	2	3	4	5
011819 Interaktion mit Pflegeperson	1	2	3	4	5
011820 Eigenständige Beruhigung des Kindes	1	2	3	4	5
011821 Blutzucker	1	2	3	4	5
011822 Coombs Test	1	2	3	4	5
011823 Bilirubinspiegel	1	2	3	4	5
011824 Darmausscheidung	1	2	3	4	5
011825 Urinausscheidung	1	2	3	4	5
011826 Andere (Spezifizieren)	1	2	3	4	5

Literatur zu Inhalten und Gegenstand der Pflegeergebnisse

American Academy of Pediatrics & The American College of Obstetricians and Gynecologists (1997). *Guidelines for perinatal care* (4th ed.). Washington, DC: The American College of Obstetricians and Gynecologists.

AWHONN (1996). *Perinatal nursing.* Philadelphia: Lippincott.

AWHONN Voice (1996). Clinical commentary: Physiologic assessment of the healthy newborn. *JOGNN*, 4(6), 5–6.

Committee on Fetus and Newborn (1993). Routine evaluation of blood pressure, hematocrit, and glucose in newborns. *Pediatrics*, 92(3), 474–476.

Gorrie, T. M., McKinney, E. S., & Murray, S. S. (1994). *Foundations of maternal newborn nursing.* Philadelphia: W. B. Saunders.

Nurses' Association of the American College of Obstetricians and Gynecologists (1991). *NAACOG standards for the nursing care of women and newborns* (4th ed.). Washington, DC: The Association.

(0119) Sexualverhalten

Bereich I: Funktionale Gesundheit
Klasse B – Wachstum und Entwicklung
Skala (m): Nie demonstriert bis Konsistent demonstriert

B

Definition: Integration physischer, sozio-emotionaler und intellektueller Aspekte sexueller Ausdrucksweisen*.

Sexualverhalten	Nie demonstriert 1	Selten demonstriert 2	Manchmal demonstriert 3	Oft demonstriert 4	Konsistent demonstriert 5
Indikatoren:					
011901 Erreicht Zustand sexueller Erregung	1	2	3	4	5
011902 Erektion des Penis/der Klitoris bis zum Orgasmus	1	2	3	4	5
011903 Hält den Zustand sexueller Erregung bis zum Orgasmus aufrecht	1	2	3	4	5
011904 Vollzieht den Geschlechtsverkehr mit Hilfsmitteln, soweit benötigt	1	2	3	4	5
011905 Passt sexuelle Techniken, soweit als nötig, an	1	2	3	4	5
011906 Frei von Substanzgebrauch, der die Sexualfunktion gegenteilig beeinflusst	1	2	3	4	5
011907 Drückt die Fähigkeit aus, den Geschlechtsverkehr ungeachtet körperlicher Unzulänglichkeiten zu vollziehen	1	2	3	4	5
011908 Drückt Zufriedenheit mit der eigenen Sexualität aus	1	2	3	4	5
011909 Drückt Selbstwertgefühl aus	1	2	3	4	5
011910 Drückt Zufriedenheit mit dem eigenen Körper aus	1	2	3	4	5
011911 Drückt sexuelles Interesse aus	1	2	3	4	5
011912 Drückt Fähigkeit zur Intimität aus	1	2	3	4	5
011913 Drückt sexuelle Bereitschaft aus	1	2	3	4	5
011914 Berichtet Zugang zu einem/einer Sexualpartner/in	1	2	3	4	5
011915 Drückt Respektierung des Partners aus	1	2	3	4	5
011916 Drückt Akzeptanz des Partners aus	1	2	3	4	5
011917 Drückt Kenntnisse über das sexuelle Vermögen des Partners aus	1	2	3	4	5

(0119) Sexualverhalten: *Fortsetzung*

Definition: Integration physischer, sozio-emotionaler und intellektueller Aspekte sexueller Ausdrucksweisen*.

Sexualverhalten	Nie demon-striert 1	Selten demon-striert 2	Manchmal demon-striert 3	Oft demon-striert 4	Konsistent demon-striert 5
Indikatoren:					
011918 Drückt Kenntnisse über das eigene sexuelle Vermögen aus	1	2	3	4	5
011919 Drückt Kenntnisse über die sexuellen Bedürfnisse des Partners aus	1	2	3	4	5
011920 Drückt Kenntnisse über die eigenen sexuellen Bedürfnisse aus	1	2	3	4	5
011921 Kommuniziert verständnisvoll mit dem Partner	1	2	3	4	5
011922 Kommuniziert sexuelle Bedürfnisse	1	2	3	4	5
011923 Kommuniziert sexuelle Vorlieben	1	2	3	4	5
011924 Vollzieht den Geschlechtsverkehr in einer förderlichen Umgebung	1	2	3	4	5
011925 Vollzieht den Geschlechtsverkehr ohne den Partner dazu zu zwingen	1	2	3	4	5
011926 Andere (Spezifizieren)	1	2	3	4	5

* Definition der Weltgesundheitsorganisation – WHO (1975). Education and treatment in human sexuality: The training of health professionals. Report of a WHO meeting, Technical Report Series No. 572, Geneva: The Organization.

Literatur zu Inhalten und Gegenstand der Pflegeergebnisse

Clark, J. C. (1993). Psychosocial responses of the patient: Altered sexual health. In S. L. Groenwald, M. H., Frogge, M. Goodman, & C. H. Yarbro (Eds.), *Cancer nursing principles and practice* (3rd ed.) (pp. 449–467). Boston: Jones & Bartlett.

Dobkin, P. L., & Bradley, I. (1991). Assessment of sexual dysfunction in oncology patients: Review, critique, and suggestions. *Journal of Psychosocial Oncology*, 9(1), 43–71.

Dunning, P. (1993). Sexuality and woman with diabetes. *Patient Education and Counseling*, 21, 5–14.

Masters, W. H., & Johnson, V. E. (1970). *Human sexual inadequacy*. Boston: Little, Brown and Company.

Tuttle, B. (1984). Adult sexual response. In L. P. Higgins, & J. W. Hawkins (Eds.), *Human sexuality across the life span: Implications for nursing practice* (pp. 39–76). Monterey, CA: Wadsworth.

(0200) Fortbewegung: Gehen

Bereich I: Funktionale Gesundheit
Klasse C – Mobilität
Skala (c): Abhängig, beteiligt sich nicht bis Vollständig unabhängig

C

Definition: Fähigkeit, von einem Ort an den anderen zu gehen.

	Abhängig, beteiligt sich nicht	Benötigt unterstützende Person u. Hilfsmittel	Benötigt unterstützende Person	Unabhängig mit einem unterstützenden Hilfsmittel	Vollständig unabhängig
Fortbewegung: Gehen	1	2	3	4	5
Indikatoren:					
020001 Trägt das Gewicht	1	2	3	4	5
020002 Geht mit effektivem Schritt	1	2	3	4	5
020003 Geht in langsamer Geschwindigkeit	1	2	3	4	5
020004 Geht in mittlerer Geschwindigkeit	1	2	3	4	5
020005 Geht mit hoher Geschwindigkeit	1	2	3	4	5
020006 Geht Stufen hinauf	1	2	3	4	5
020007 Geht Stufen hinunter	1	2	3	4	5
020008 Geht Steigungen hinauf	1	2	3	4	5
020009 Geht Steigungen hinab	1	2	3	4	5
020010 Geht kurze Strecken (weniger als ein Häuserblock ≙ weniger als 200 m*)	1	2	3	4	5
020011 Geht mittlere Strecken (zwischen einem und fünf Häuserblocks ≙ zwischen 200 m und 1000 m*)	1	2	3	4	5
020012 Geht weite Strecken (fünf Häuserblocks und mehr ≙ 1000 m und mehr*)	1	2	3	4	5
020013 Andere (Spezifizieren)	1	2	3	4	5

* Der Begriff «Häuserblock» stammt aus dem amerikanischen Sprachraum und entspricht einer Distanz von circa 660 Fuß bzw. 0,125 Meilen. Metrisch umgerechnet stellt dies ungefähr eine Entfernung von 200 Metern (m) dar.

Literatur zu Inhalten und Gegenstand der Pflegeergebnisse
Dittmar, S. (1989). *Rehabilitation nursing: Process and application*. St. Louis: Mosby.
Jirovec, M. M. (1991). The impact of daily exercise on the mobility, balance, and urine control of cognitively impaired nursing home residents. *International Journal of Nursing Studies*, 28(2), 145–151.
Mikulic, M. A., Griffith, E. R., & Jebsen, R. H. (1976). Clinical application of a standardized mobility test. *Archives of Physical Medicine and Rehabilitation*, 57(3), 143–146.
Pomeroy, V. (1990). Development of an ADL-oriented assessment-of-mobility scale suitable for use for elderly people with dementia. *Physiotherapy*, 76(8), 446–448.
Tinetti, M. E. (1986). Performance-oriented assessment of mobility problems in elderly patients. *Journal of the American Geriatric Society*, 34, 199–126.

(0201) Fortbewegung: Rollstuhl

Bereich I: Funktionale Gesundheit
Klasse C – Mobilität
Skala (c): Abhängig, beteiligt sich nicht bis Vollständig unabhängig

Definition: Fähigkeit, sich im Rollstuhl von einem Ort an den anderen zu bewegen.

Fortbewegung: Rollstuhl	Abhängig, beteiligt sich nicht	Benötigt unterstützende Person u. Hilfsmittel	Benötigt unterstützende Person	Unabhängig mit einem unterstützenden Hilfsmittel	Vollständig unabhängig
	1	**2**	**3**	**4**	**5**
Indikatoren:					
020101 Transferiert sich in den und aus dem Rollstuhl	1	2	3	4	5
020102 Setzt den Rollstuhl sicher in Bewegung	1	2	3	4	5
020103 Fährt den Rollstuhl über eine kurze Entfernung	1	2	3	4	5
020104 Fährt den Rollstuhl über eine mittlere Entfernung	1	2	3	4	5
020105 Fährt den Rollstuhl über eine lange Entfernung	1	2	3	4	5
020106 Manövriert Bordsteine	1	2	3	4	5
020107 Manövriert Türeingänge	1	2	3	4	5
020108 Manövriert Rampen	1	2	3	4	5
020109 Andere (Spezifizieren)	1	2	3	4	5

Literatur zu Inhalten und Gegenstand der Pflegeergebnisse
Dittmar, S. (1989). *Rehabilitation nursing: Process and application.* St. Louis: Mosby.
Kane, R. L., & Kane, R. A. (1981). *Assessing the elderly: A practical guide to measurement.* Lexington, MA: Lexington Books.
Mikulic, M. A., Griffith, E. R., & Jebsen, R. H. (1976). Clinical application of a standardized mobility test. *Archives of Physical Medicine and Rehabilitation,* 57(3), 143–146.

Gleichgewicht (0202)

Bereich I: Funktionale Gesundheit
Klasse C – Mobilität
Skala (c): Abhängig, beteiligt sich nicht bis Vollständig unabhängig

C

Definition: Fähigkeit, das Körpergleichgewicht zu halten.

	Abhängig, beteiligt sich nicht	Benötigt unterstützende Person u. Hilfsmittel	Benötigt unterstützende Person	Unabhängig mit einem unterstützenden Hilfsmittel	Vollständig unabhängig
Gleichgewicht	1	2	3	4	5
Indikatoren:					
020201 Gleichgewicht im Stehen	1	2	3	4	5
020202 Gleichgewicht im Sitzen	1	2	3	4	5
020203 Gleichgewicht beim Gehen	1	2	3	4	5
020204 Andere (Spezifizieren)	1	2	3	4	5

Literatur zu Inhalten und Gegenstand der Pflegeergebnisse

Dittmar, S. (1989). *Rehabilitation nursing: Process and application.* St. Louis: Mosby.

Gresham, G. E., Duncan, P. W., Stason, W. B., et al. (1995). *Post-stroke rehabilitation. Clinical practice guideline, No. 16.* (AHCPR Pub. No. 95–0062). Rockville, MD: U. S. Department of Health and Human Services. Public Health Services, Agency for Health Care Policy and Research.

Pomeroy, V. (1990). Development of an ADL-oriented assessment-of-mobility scale suitable for use with elderly people with dementia. *Physiotherapy*, 76(8), 446–448.

Roberts, B. L. (1989). Effects of walking on balance among elders. *Nursing Research*, 38(3), 180–182.

Tinetti, M. E. (1986). Performance-oriented assessment of mobility problems in elderly patients. *Journal of the American Geriatric Society*, 34, 119–126.

(0203) Körperposition: Selbstinitiiert

Bereich I: Funktionale Gesundheit
Klasse C – Mobilität
Skala (c): Abhängig, beteiligt sich nicht bis Vollständig unabhängig

Definition: Fähigkeit, die eigene Körperposition zu verändern.

Körperposition: Selbstinitiiert	Abhängig, beteiligt sich nicht	Benötigt unterstützende Person u. Hilfsmittel	Benötigt unterstützende Person	Unabhängig mit einem unterstützenden Hilfsmittel	Vollständig unabhängig
	1	2	3	4	5
Indikatoren:					
020301 Vom Liegen zum Liegen	1	2	3	4	5
020302 Vom Liegen zum Sitzen	1	2	3	4	5
020303 Vom Sitzen zum Liegen	1	2	3	4	5
020304 Vom Sitzen zum Stehen	1	2	3	4	5
020305 Vom Stehen zum Sitzen	1	2	3	4	5
020306 Vom Stehen zum Knien	1	2	3	4	5
020307 Vom Knien zum Stehen	1	2	3	4	5
020308 Vom Stehen zum Hocken	1	2	3	4	5
020309 Vom Hocken zum Stehen	1	2	3	4	5
020310 Sich im Stehen bücken	1	2	3	4	5
020311 Von einer Seite zur anderen	1	2	3	4	5
020312 Andere (Spezifizieren)	1	2	3	4	5

Literatur zu Inhalten und Gegenstand der Pflegeergebnisse

Mikulic, M. A., Griffith, E. R., & Jebsen, R. H. (1976). Clinical application of a standardized mobility test. *Archives of Physical Medicine and Rehabilitation*, 57(3), 143–146.

(0204) Konsequenzen von Immobilität: Physiologische

Bereich I: Funktionale Gesundheit
Klasse C – Mobilität
Skala (n): Schwer bis Keine

Definition: Gefährdung der physiologischen Funktionsfähigkeit infolge beeinträchtigter physischer Mobilität.

Konsequenzen von Immobilität: Physiologische	Schwer 1	Weitgehend 2	Mäßig 3	Leicht 4	Keine 5
Indikatoren:					
020401 Druckgeschwür(e)	1	2	3	4	5
020402 Obstipation	1	2	3	4	5
020403 Koteinklemmung	1	2	3	4	5
020404 Verminderter Ernährungsstatus	1	2	3	4	5
020405 Hypoaktiver Darm	1	2	3	4	5
020406 Paralytischer Ileus	1	2	3	4	5
020407 Harnkonkremente	1	2	3	4	5
020408 Harnverhalt	1	2	3	4	5
020409 Fieber	1	2	3	4	5
020410 Harnwegsinfektion	1	2	3	4	5
020411 Verminderte Muskelstärke	1	2	3	4	5
020412 Verminderter Muskeltonus	1	2	3	4	5
020413 Knochenfraktur	1	2	3	4	5
020414 Beeinträchtigte Gelenkbewegung	1	2	3	4	5
020415 Kontrahierte Gelenke	1	2	3	4	5
020416 Versteifte Gelenke	1	2	3	4	5
020417 Orthostatische Hypotonie	1	2	3	4	5
020418 Venenthrombose	1	2	3	4	5
020419 Lungenstauung	1	2	3	4	5
020420 Verminderte Husteneffektivität	1	2	3	4	5
020421 Verminderte Vitalkapazität	1	2	3	4	5
020422 Pneumonie	1	2	3	4	5
020423 Andere (Spezifizieren)	1	2	3	4	5

Literatur zu Inhalten und Gegenstand der Pflegeergebnisse

Bloomfield, S. A. (1997). Changes in musculoskeletal structure and function with prolonged bed rest. *Medicine & Science in Sports & Exercise*, 29(2), 197–206.

Greenleaf, J. E. (1997). Intensive exercise training during bed rest attenuates deconditioning. *Medicine & Science in Sport & Exercise*, 29(2), 207–215.

Kottke, F. J., & Lehmann, J. F. (1990). *Krusen's handbook of physical medicine and rehabilitation* (4th ed.). Philadelphia: W. B. Saunders.

Maas, M. (1991). Impaired physical mobility. In M. Maas, K. C. Buckwalter, & M. Hardy (Eds.), *Nursing diagnoses and interventions for the elderly* (pp. 263–284). Redwood City, CA: Addison-Wesley.

Milde, F. K. (1981). Physiological immobilization. In L. Hart, J. Reese, & M. Hardy (Eds.), *Concepts common to acute illness: Identification and management* (pp. 67–109). St. Louis: Mosby.

Olson, E. V., Johnson, B. J., Thompson, L. F., McCarthy, J. S., Edmonds, R. E., Schroeder, L. M., & Wade, M. (1967): The hazards of immobility. *American Journal of Nursing*, 67(4), 780–797.

Potter, P. A., & Perry, A. G. (1997). Mobility and immobility. In P. A. Potter & A. G. Perry (Eds.), *Fundamentals of nursing: Concepts, process, and practice* (4th ed.) (pp. 1460–1520). St. Louis: Mosby.

Rubin, M. (1988). The physiology of bedrest. *American Journal of Nursing*, 88(1), 50–55.

(0205) Konsequenzen von Immobilität: Psychische

Bereich I: Funktionale Gesundheit
Klasse C – Mobilität
Skala (n): Schwer bis Keine

C

Definition: Ausmaß der Gefährdung der psycho-kognitiven Funktionsfähigkeit infolge von beeinträchtigter physischer Mobilität.

Konsequenzen von Immobilität: Psychische	Schwer	Weitgehend	Mäßig	Leicht	Keine
	1	2	3	4	5
Indikatoren:					
020501 Verminderte Wachsamkeit	1	2	3	4	5
020502 Verminderte Orientierung	1	2	3	4	5
020503 Verminderte Aufmerksamkeit	1	2	3	4	5
020504 Wahrnehmungsstörungen	1	2	3	4	5
020505 Vermindertes kinästhetisches Gefühl	1	2	3	4	5
020506 Vermindertes Interesse und Motivation	1	2	3	4	5
020507 Übertriebene Emotionen	1	2	3	4	5
020508 Schlafstörungen	1	2	3	4	5
020509 Vermindertes Selbstwertgefühl	1	2	3	4	5
020510 Negatives Körperbild	1	2	3	4	5
020511 Unfähigkeit zu handeln	1	2	3	4	5
020512 Andere (Spezifizieren)	1	2	3	4	5

Literatur zu Inhalten und Gegenstand der Pflegeergebnisse

Friedrich, R. M., & Lively, S. I. (1981). Psychological immobilization. In L. Hart, J. Reese, & M. Fearing (Eds.), *Concepts common to acute illness. Identification and management* (pp. 51–66). St. Louis: Mosby.

Greenleaf, J. E. (1997). Intensive exercise training during bed rest attenuates deconditioning. *Medicine & Science in Sports & Exercise*, 29(2), 207–215.

Maas, M. (1991). Impaired physical mobility. In M. Maas, K. C. Buckwalter, & M. Hardy (Eds.), *Nursing diagnoses and interventions for the elderly* (pp. 263–284). Redwood City, CA: Addison-Wesley.

Rubin, M. (1988). How bedrest changes perception. *American Journal of Nursing*, 88(1), 55–56.

(0206) Gelenkbewegung: Aktive

Bereich I: Funktionale Gesundheit
Klasse C – Mobilität
Skala (d): Keine Beweglichkeit bis Vollständige Beweglichkeit

Definition: Ausmaß an Beweglichkeit mit selbstinitiierten Bewegungen.

Gelenkbewegung: Aktive	Keine Beweglichkeit 1	Eingeschränkte Beweglichkeit 2	Mäßige Beweglichkeit 3	Weitgehende Beweglichkeit 4	Vollständige Beweglichkeit 5
Indikatoren:					
020601 Kiefer	1	2	3	4	5
020602 Hals	1	2	3	4	5
020603 Finger (rechts)	1	2	3	4	5
020604 Finger (links)	1	2	3	4	5
020605 Daumen (rechts)	1	2	3	4	5
020606 Daumen (links)	1	2	3	4	5
020607 Handgelenk (rechts)	1	2	3	4	5
020608 Handgelenk (links)	1	2	3	4	5
020609 Ellenbogen (rechts)	1	2	3	4	5
020610 Ellenbogen (links)	1	2	3	4	5
020611 Schulter (rechts)	1	2	3	4	5
020612 Schulter (links)	1	2	3	4	5
020613 Sprunggelenk (rechts)	1	2	3	4	5
020614 Sprunggelenk (links)	1	2	3	4	5
020615 Knie (rechts)	1	2	3	4	5
020616 Knie (links)	1	2	3	4	5
020617 Hüfte (rechts)	1	2	3	4	5
020618 Hüfte (links)	1	2	3	4	5
020619 Andere (Spezifizieren)	1	2	3	4	5

Literatur zu Inhalten und Gegenstand der Pflegeergebnisse

Bates, B. (1995). *A guide to the physical examination and history taking* (6th ed.). Philadelphia: J. B. Lippincott.

Dittmar, S. (1989). *Rehabilitation nursing: Process an application.* St. Louis: Mosby.

Seidel, H. M., Ball, J. W., Dains, J. E., & Benedict, G. W. (1995). *Mosby's guide to physical examination.* (3rd ed.). St. Louis: Mosby.

(0207) Gelenkbewegung: Passive

Bereich I: Funktionale Gesundheit
Klasse C – Mobilität
Skala (d): Keine Beweglichkeit bis Vollständige Beweglichkeit

Definition: Ausmaß der Gelenkbeweglichkeit mit unterstützender Bewegung.

Gelenkbewegung: Passive	Keine Beweglichkeit 1	Eingeschränkte Beweglichkeit 2	Mäßige Beweglichkeit 3	Weitgehende Beweglichkeit 4	Vollständige Beweglichkeit 5
Indikatoren:					
020701 Kiefer	1	2	3	4	5
020702 Hals	1	2	3	4	5
020703 Finger (rechts)	1	2	3	4	5
020704 Finger (links)	1	2	3	4	5
020705 Daumen (rechts)	1	2	3	4	5
020706 Daumen (links)	1	2	3	4	5
020707 Handgelenk (rechts)	1	2	3	4	5
020708 Handgelenk (links)	1	2	3	4	5
020709 Ellenbogen (rechts)	1	2	3	4	5
020710 Ellenbogen (links)	1	2	3	4	5
020711 Schulter (rechts)	1	2	3	4	5
020712 Schulter (links)	1	2	3	4	5
020713 Sprunggelenk (rechts)	1	2	3	4	5
020714 Sprunggelenk (links)	1	2	3	4	5
020715 Knie (rechts)	1	2	3	4	5
020716 Knie (links)	1	2	3	4	5
020717 Hüfte (rechts)	1	2	3	4	5
020718 Hüfte (links)	1	2	3	4	5
020719 Andere (Spezifizieren)	1	2	3	4	5

Literatur zu Inhalten und Gegenstand der Pflegeergebnisse

Bates, B. (1995). *A guide to the physical examination and history taking* (6th ed.). Philadelphia: J. B. Lippincott.

Dittmar, S. (1989). *Rehabilitation nursing: Process an application.* St. Louis: Mosby.

Seidel, H. M., Ball, J. W., Dains, J. E., & Benedict, G. W. (1995). *Mosby's guide to physical examination.* (3rd ed.). St. Louis: Mosby.

(0208) Mobilitätsgrad

Bereich I: Funktionale Gesundheit
Klasse C – Mobilität
Skala (c): Abhängig, beteiligt sich nicht bis Vollständig unabhängig

Definition: Fähigkeit, sich zweckmäßig zu bewegen.

Mobilitätsgrad	Abhängig, beteiligt sich nicht	Benötigt unterstützende Person u. Hilfsmittel	Benötigt unterstützende Person	Unabhängig mit einem unterstützenden Hilfsmittel	Vollständig unabhängig
	1	2	3	4	5
Indikatoren:					
020801 Halten des Gleichgewichts	1	2	3	4	5
020802 Ausführung der Körperpositionierung	1	2	3	4	5
020803 Muskelbewegung	1	2	3	4	5
020804 Gelenkbewegung	1	2	3	4	5
020805 Transferausführung	1	2	3	4	5
020806 Fortbewegung: Gehen	1	2	3	4	5
020807 Fortbewegung: Rollstuhl	1	2	3	4	5
020808 Andere (Spezifizieren)	1	2	3	4	5

Literatur zu Inhalten und Gegenstand der Pflegeergebnisse

Gresham, G. E., Duncan, P. W., Stason, W. B. et al. (1995). *Post-stroke rehabilitation.* Clinical practice guideline, No. 16 (AHCPR Pub. No. 95–0062). Rockville, MD: U. S. Department of Health and Human Services. Public Health Services, Agency for Health Care Policy and Research.

Maas, M. (1991). Impaired physical mobility. In M. Maas, K., Buckwalter, & M. Hardy (Eds.), *Nursing diagnosis and interventions for the elderly* (pp. 263–284). Redwood City, CA: Addison-Wesley.

Rukenstein, L. Z., Wieland, D., & Bernakei, R. (Eds.) (1995). *Geriatric assessment technology: The state of the art.* New York: Springer.

(0209) Muskelfunktion

Bereich I: Funktionale Gesundheit
Klasse C – Mobilität
Skala (a): Extrem gefährdet bis Nicht gefährdet

C

Definition: Adäquatheit der Muskelkontraktion, die zur Bewegung erforderlich ist.

Muskelfunktion	Extrem gefährdet 1	Weitgehend gefährdet 2	Mäßig gefährdet 3	Leicht gefährdet 4	Nicht gefährdet 5
Indikatoren:					
020901 Stärke der Muskelkontraktion	1	2	3	4	5
020902 Muskeltonus	1	2	3	4	5
020903 Nachhaltige Muskelbewegung	1	2	3	4	5
020904 Muskelmasse	1	2	3	4	5
020905 Geschwindigkeit der Bewegung	1	2	3	4	5
020906 Beständigkeit der Bewegung	1	2	3	4	5
020907 Kontrolle der Bewegung	1	2	3	4	5
020908 Andere (Spezifizieren)	1	2	3	4	5

Literatur zu Inhalten und Gegenstand der Pflegeergebnisse

Guyton, A. C. (1992). *Human physiology and mechanisms of disease* (5th ed.). Philadelphia: W. B. Saunders.

Harris, T. (1997). Muscle mass and strength: Relation to function in population studies. *Journal of Nutrition,* 127(Supp. 5), 10045–10065.

Matteson, M. A., McConell, E. S., & Linton, A. D. (1997). *Gerontological nursing: Concepts and practice* (2nd ed.). Philadelphia: W. B. Saunders.

(0210) Transferausführung

Bereich I: Funktionale Gesundheit
Klasse C – Mobilität
Skala (c): Abhängig, beteiligt sich nicht bis Vollständig unabhängig

Definition: Fähigkeit, Körperpositionen zu verändern.

Transferausführung	Abhängig, beteiligt sich nicht	Benötigt unterstützende Person u. Hilfsmittel	Benötigt unterstützende Person	Unabhängig mit einem unterstützenden Hilfsmittel	Vollständig unabhängig
	1	2	3	4	5
Indikatoren:					
021001 Transfer vom Bett in den Stuhl	1	2	3	4	5
021002 Transfer vom Stuhl in das Bett	1	2	3	4	5
021003 Transfer von Stuhl zu Stuhl	1	2	3	4	5
021004 Transfer vom Rollstuhl in das Auto	1	2	3	4	5
021005 Transfer vom Auto in den Rollstuhl	1	2	3	4	5
021006 Andere (Spezifizieren)	1	2	3	4	5

Literatur zu Inhalten und Gegenstand der Pflegeergebnisse

Kane, R. L., Kane, R. A. (1981). *Assessing the elderly: A practical guide to measurement.* Lexington, MA: Lexington Books.
Mikulic, M. A., Griffith, E. R., & Jebsen, R. H. (1976). Clinical application of a standardized mobility test. *Archives of Physical Medicine and Rehabilitation, 57*(3), 143–146.

(0211) Skelettfunktion

Bereich I: Funktionale Gesundheit
Klasse C – Mobilität
Skala (a): Extrem gefährdet bis Nicht gefährdet

Definition: Ausmaß der Funktionsfähigkeit der Knochen, den Körper zu stützen und Bewegungen zu ermöglichen.

Skelettfunktion	Extrem gefährdet 1	Weitgehend gefährdet 2	Mäßig gefährdet 3	Leicht gefährdet 4	Nicht gefährdet 5
Indikatoren:					
021101 Integrität der Knochen	1	2	3	4	5
021102 Knochendichte	1	2	3	4	5
021103 Gelenkbeweglichkeit	1	2	3	4	5
021104 Tragfähigkeit des Körpergewichts	1	2	3	4	5
021105 Skeletale Ausrichtung	1	2	3	4	5
021106 Gelenkstabilität	1	2	3	4	5
021107 Andere (Spezifizieren)	1	2	3	4	5

Literatur zu Inhalten und Gegenstand der Pflegeergebnisse

Bouxsein, M. L., Myers, E. R., & Hayes, W. C. (1996). Biomechanics of age-related fractures. In R. Marcus, D. Feldman, & J. Kelsey (Eds.), *Osteoporosis*. San Diego: Academic Press.

Carter, D. R., Van Der Meulen, M. C. H., & Beaupre, G. S. (1996). Skeletal development: Mechanical consequences of growth, aging, and disease. In R. Marcus, D. Feldman, & J. Kelsey (Eds.). *Osteoporosis*, San Diego: Academic Press.

Krahl, H., Michaelis, U., Peiper, H., Quack, G., & Montag, M. (1994). Stimulation of bone growth through sports: A radiologic investigation of the upper extremities in professional tennis players. *The American Journal of Sports Medicine*, 22(6), 751–758.

Melton, L. J. (1997). Epidemiology of spinal osteoporosis. *Spine*, 22(24S), 2S–11S.

Mourad, L. (1991). *Orthopedic disorders*. St. Louis: Mosby.

Sowers, M. (1997). Clinical epidemiology and osteoporosis: Measures and their interpretation. *Epidemiology and Clinical Decision Making* 26(1), 219–231.

(0300) Selbstversorgung: Aktivitäten des täglichen Lebens (ADL)

Bereich I: Funktionale Gesundheit
Klasse D – Selbstversorgung
Skala (c): Abhängig, beteiligt sich nicht bis Vollständig unabhängig

Definition: Fähigkeit, die wesentlichen, grundlegenden physischen Aufgaben und Handlungen der persönlichen Versorgung zu verrichten.

Selbstversorgung: Aktivitäten des täglichen Lebens	Abhängig, beteiligt sich nicht	Benötigt unterstützende Person u. Hilfsmittel	Benötigt unterstützende Person	Unabhängig mit einem unterstützenden Hilfsmittel	Vollständig unabhängig
	1	2	3	4	5
Indikatoren:					
030001 Essen	1	2	3	4	5
030002 Sich kleiden	1	2	3	4	5
030003 Die Toilette benutzen	1	2	3	4	5
030004 Sich waschen	1	2	3	4	5
030005 Äußeres Erscheinungsbild	1	2	3	4	5
030006 Hygiene	1	2	3	4	5
030007 Mund-/Zahnpflege	1	2	3	4	5
030008 Fortbewegung: Gehen	1	2	3	4	5
030009 Fortbewegung: Rollstuhl	1	2	3	4	5
030010 Transferausführung	1	2	3	4	5
030011 Andere (Spezifizieren)	1	2	3	4	5

Literatur zu Inhalten und Gegenstand der Pflegeergebnisse

Katz, S., Ford, A. B., Moskowitz, R. W., Jackson, B. A., & Jaffe, M. W. (1963). Studies of illness in the aged. The index of ADL: A standardized measure of biological and psychosocial function. *Journal of the American Medical Association*, 185(12), 914–919.

Klein, R. M., & Bell, B. (1982). Self-care skills: Behavioral measurement with Klein-Bell ADL Scale. *Archives of Physical Medicine and Rehabilitation*, 63(7), 335–338.

(0301) Selbstversorgung: Waschen

Bereich I: Funktionale Gesundheit
Klasse D – Selbstversorgung
Skala (c): Abhängig, beteiligt sich nicht bis Vollständig unabhängig

Definition: Fähigkeit, den eigenen Körper zu reinigen.

D

	Abhängig, beteiligt sich nicht	Benötigt unterstützende Person u. Hilfsmittel	Benötigt unterstützende Person	Unabhängig mit einem unterstützenden Hilfsmittel	Vollständig unabhängig
Selbstversorgung: Waschen	1	2	3	4	5

Indikatoren:

030101	Gelangt in das und aus dem Badezimmer	1	2	3	4	5
030102	Verschafft sich Waschzusätze	1	2	3	4	5
030103	Erhält Wasser	1	2	3	4	5
030104	Dreht das Wasser auf	1	2	3	4	5
030105	Reguliert die Wassertemperatur	1	2	3	4	5
030106	Reguliert den Wasserfluss	1	2	3	4	5
030107	Wäscht sich am Waschbecken	1	2	3	4	5
030108	Wäscht sich in der Badewanne	1	2	3	4	5
030109	Wäscht sich in der Dusche	1	2	3	4	5
030110	Wäscht den Körper	1	2	3	4	5
030111	Trocknet sich den Körper ab	1	2	3	4	5
030112	Andere (Spezifizieren)	1	2	3	4	5

Literatur zu Inhalten und Gegenstand der Pflegeergebnisse
Gulick, E. E. (1990). The self-administered ADL scale for persons wit multiple sclerosis. In C. F. Waltz & O. L. Strickland (Eds.), *Measurement of nursing outcomes* (pp. 128–147). New York: Springer.
Klein, R. M., & Bell, B. (1982). Self-care skills: Behavioral measurement with Klein-Bell ADL scale. *Archives of Physical Medicine and Rehabilitation*, 63, 335–338.
McKeighten, R. J., Mehmert, P. A., & Dickel, C. A. (1990). Bathing/hygiene self-care deficit: Defining characteristics and related factors across age groups and diagnosis-related groups in an acute care setting. *Nursing Diagnosis*, 1(4), 155–161.
Shillam, L. L., & Beeman, c., & Loshin, P. (1983). Effect of occupational therapy intervention on bathing independence of disabled persons. *The American Journal of Occupational Therapy*, 37(11), 744–748.

(0302) Selbstversorgung: Kleiden

Bereich I: Funktionale Gesundheit
Klasse D – Selbstversorgung
Skala (c): Abhängig, beteiligt sich nicht bis Vollständig unabhängig

Definition: Fähigkeit, sich selbst zu bekleiden.

Selbstversorgung: Kleiden	Abhängig, beteiligt sich nicht	Benötigt unterstützende Person u. Hilfsmittel	Benötigt unterstützende Person	Unabhängig mit einem unterstützenden Hilfsmittel	Vollständig unabhängig
	1	2	3	4	5
Indikatoren:					
030201 Wählt die Kleidung aus	1	2	3	4	5
030202 Nimmt die Bekleidung aus der Kommode oder dem Schrank	1	2	3	4	5
030203 Nimmt Kleidung auf	1	2	3	4	5
030204 Bekleidet den Oberkörper	1	2	3	4	5
030205 Bekleidet den Unterkörper	1	2	3	4	5
030206 Knöpft die Kleidung (zu/auf)	1	2	3	4	5
030207 Verwendet Verschlüsse	1	2	3	4	5
030208 Verwendet Reißverschlüsse	1	2	3	4	5
030209 Zieht sich Socken an	1	2	3	4	5
030210 Zieht sich Schuhe an	1	2	3	4	5
030211 Zieht die Kleidung aus	1	2	3	4	5
030212 Andere (Spezifizieren)	1	2	3	4	5

Literatur zu Inhalten und Gegenstand der Pflegeergebnisse

Beck, C. (1988). Measurement of dressing performance in persons with dementia. *American Journal of Alzheimer's Care and Related Disorders and Research*, 3(3), 21–25.

Cole, S. L. (1992). Dress for success: A nurse's knowledge of simple clothing adaptations and dressing aids may make the difference between rehabilitation success and failure. *Geriatric Nursing*, 13(4), 217–221.

Cook, E. A., Luschen, L., & Sikes, S. (1991). Dressing training for an elderly woman with cognitive and perceptual impairments. *The American Journal of Occupational Therapy*, 45, 652–654.

Dudgeon, B. J., DeLisa, J. A., & Miller, R. M. (1984). Optokinetic nystagmus and upper extremity dressing independence after stroke. *Archives of Physical Medicine & Rehabilitation*, 66, 164–167.

Ford, L. J. (1975). Teaching dressing skills to a severely retarded child. *The American Journal of Occupational Therapy*, 2(29), 87–92.

Panikoff, L. B. (1983). Recovery trends of functional skills in the head injured adult. *The American Journal of Occupational Therapy*, 37, 735–743.

Runge, M. (1967). Self-dressing techniques for patients with spinal cord injury. *The American Journal of Occupational Therapy*, 21, 367–375.

(0303) Selbstversorgung: Essen

Bereich I: Funktionale Gesundheit
Klasse D – Selbstversorgung
Skala (c): Abhängig, beteiligt sich nicht bis Vollständig unabhängig

Definition: Fähigkeit, Nahrung zuzubereiten und zu sich zu nehmen.

D

	Abhängig, beteiligt sich nicht	Benötigt unterstützende Person u. Hilfsmittel	Benötigt unterstützende Person	Unabhängig mit einem unterstützenden Hilfsmittel	Vollständig unabhängig
Selbstversorgung: Essen	1	2	3	4	5

Indikatoren:

030301	Bereitet Nahrung zur Nahrungsaufnahme zu	1	2	3	4	5
030302	Öffnet Behälter	1	2	3	4	5
030303	Verwendet Geschirr	1	2	3	4	5
030304	Bekommt die Nahrung auf das Geschirr	1	2	3	4	5
030305	Nimmt eine Tasse oder ein Glas auf	1	2	3	4	5
030306	Führt die Nahrung mit den Fingern zum Mund	1	2	3	4	5
030307	Führt die Nahrung mit einem Behälter zum Mund	1	2	3	4	5
030308	Führt die Nahrung mit dem Geschirr zum Mund	1	2	3	4	5
030309	Trinkt aus einer Tasse oder einem Glas	1	2	3	4	5
030310	Bringt die Nahrung in den Mund	1	2	3	4	5
030311	Bearbeitet die Nahrung im Mund	1	2	3	4	5
030312	Kaut die Nahrung	1	2	3	4	5
030313	Schluckt die Nahrung	1	2	3	4	5
030314	Isst eine Mahlzeit auf	1	2	3	4	5
030315	Andere (Spezifizieren)	1	2	3	4	5

Literatur zu Inhalten und Gegenstand der Pflegeergebnisse

Athlin, E., Norberg, A., Axelson, K., Moller, A., & Nordstrom, G. (1989). Aberrant eating behavior in elderly parkinsonian patients with and without dementia: Analysis of video-recorded meals. *Research in Nursing and Health*, 12, 41–51.

Luiselli, J. K. (1993). Training self-feeding skills in children who are deaf and blind. *Behavior Modification*, 17(4), 457–473.

Piazza, C. C., Anderson, C., & Fisher, W. (1993). Teaching self-feeding skills to patients with Rett Syndrome. *Developmental Medicine and Child Neurology*, 35, 991–996.

(0304) Selbstversorgung: Äußeres Erscheinungsbild

Bereich I: Funktionale Gesundheit
Klasse D – Selbstversorgung
Skala (c): Abhängig, beteiligt sich nicht bis Vollständig unabhängig

Definition: Fähigkeit, das äußere Erscheinungsbild zu bewahren.

Selbstversorgung: Äußeres Erscheinungsbild	Abhängig, beteiligt sich nicht	Benötigt unterstützende Person u. Hilfsmittel	Benötigt unterstützende Person	Unabhängig mit einem unterstützenden Hilfsmittel	Vollständig unabhängig
	1	2	3	4	5
Indikatoren:					
030401 Wäscht sich die Haare	1	2	3	4	5
030402 Kämmt oder bürstet die Haare	1	2	3	4	5
030403 Rasiert sich	1	2	3	4	5
030404 Verwendet Make-up	1	2	3	4	5
030405 Pflegt die Nägel	1	2	3	4	5
030406 Bewahrt ein gepflegtes äußeres Erscheinungsbild	1	2	3	4	5
030407 Verwendet einen Spiegel	1	2	3	4	5
030408 Andere (Spezifizieren)	1	2	3	4	5

Literatur zu Inhalten und Gegenstand der Pflegeergebnisse

Cole, G. (1991). Hygiene and care of the patient's environment. In G. Cole (Ed.), *Basic nursing skills and concepts* (pp. 261–290). St. Louis: Mosby.

Hallstrom, R., & Beck, S. L. (1993). Implementation of the AORN skin shaving standard: Evaluation of a planned change. *AORN Journal*, 58(3), 498–506.

Wong, S. E., Flanagan, S. G., Kuehnel, T. G., Liberman, R. P., Hunnicut, R., & Adams-Badgett, J. (1988). Training chronic mental patients to independently practice personal grooming skills. *Hospital and community Psychiatry*, 39(8), 874–879.

(0305) Selbstversorgung: Hygiene

Bereich I: Funktionale Gesundheit
Klasse D – Selbstversorgung
Skala (c): Abhängig, beteiligt sich nicht bis Vollständig unabhängig

Definition: Fähigkeit, die eigene Hygiene zu bewahren.

D

	Abhängig, beteiligt sich nicht	Benötigt unterstützende Person u. Hilfsmittel	Benötigt unterstützende Person	Unabhängig mit einem unterstützenden Hilfsmittel	Vollständig unabhängig
Selbstversorgung: Hygiene	1	2	3	4	5
Indikatoren:					
030501 Wäscht die Hände	1	2	3	4	5
030502 Verwendet Deodorant	1	2	3	4	5
030503 Reinigt den Dammbereich	1	2	3	4	5
030504 Reinigt die Ohren	1	2	3	4	5
030505 Behält die Nase geputzt und sauber	1	2	3	4	5
030506 Beachtet die Mund-/Zahnpflege	1	2	3	4	5
030507 Andere (Spezifizieren)	1	2	3	4	5

Literatur zu Inhalten und Gegenstand der Pflegeergebnisse

Cole, G. (1991). Hygiene and care of the patient's environment. In G. Cole (Ed.), *Basic nursing skills and concepts* (pp. 261–290). St. Louis: Mosby.

McKeighten, R. J., Mehmert, P. A., & Dickel, C. A. (1990). Bathing/hygiene self-care deficit: Defining characteristics and related factors across age groups and diagnosis-related groups in an acute care setting. *Nursing Diagnosis*, 1(4), 155–161.

Ney, D. F. (1993). Cerumen impaction, ear hygiene practices, and hearing acuity. *Geriatric Nursing-American Journal of Care for the Aging*, 14(2), 70–73.

(0306) Selbstversorgung: Instrumentelle Aktivitäten des täglichen Lebens (IADL)

Bereich I: Funktionale Gesundheit
Klasse D – Selbstversorgung
Skala (c): Abhängig, beteiligt sich nicht bis Vollständig unabhängig

Definition: Fähigkeit, Handlungen durchzuführen, die für die Funktionsfähigkeit Zuhause und in der Gemeinde erforderlich sind

Selbstversorgung: Instrumentelle Aktivitäten des täglichen Lebens (IADL)	Abhängig, beteiligt sich nicht	Benötigt unterstützende Person u. Hilfsmittel	Benötigt unterstützende Person	Unabhängig mit einem unterstützenden Hilfsmittel	Vollständig unabhängig
	1	2	3	4	5
Indikatoren:					
030601 Kauft Lebensmittel ein	1	2	3	4	5
030602 Kauft Kleidung ein	1	2	3	4	5
030603 Kauft Haushaltsbedarf ein	1	2	3	4	5
030604 Bereitet Mahlzeiten zu	1	2	3	4	5
030605 Trägt Mahlzeiten auf	1	2	3	4	5
030606 Gebraucht das Telefon	1	2	3	4	5
030607 Handhabt geschriebene Kommunikation	1	2	3	4	5
030608 Öffnet Behälter	1	2	3	4	5
030609 Verrichtet die Hausarbeit	1	2	3	4	5
030610 Verrichtet Haushaltsreparaturen	1	2	3	4	5
030611 Arbeitet im Garten	1	2	3	4	5
030612 Handhabt die finanziellen Angelegenheiten (einschließlich Umgang mit Bargeld)	1	2	3	4	5
030613 Handhabt die beruflichen Angelegenheiten	1	2	3	4	5
030614 Benutzt öffentliche Verkehrsmittel	1	2	3	4	5
030615 Fährt eigenes Auto	1	2	3	4	5
030616 Kümmert sich um die eigene Wäsche	1	2	3	4	5
030617 Handhabt Medikamente	1	2	3	4	5
030618 Andere (Spezifizieren)	1	2	3	4	5

Literatur zu Inhalten und Gegenstand der Pflegeergebnisse

Fillenbaum, G. G., Smyer, M. A. (1981). The development, validity, and reliability of the OARS multidimensional functional assessment questionnaire. *Journal of Gerontology*, 36, 428.

Jette, A. M. (1980). Functional status index: Reliability of a chronic disease evaluation instrument. *Archives of Physical Medicine & Rehabilitation*, 61, 395–401.

Lawton, M. P. (1983). Assessment of behaviors required to maintain residence in the community. In T. Crook, S. Ferris, & R. Bartus (Eds.), *Assessment in geriatric psychopharmacology* (pp. 119–135). New Canaan, CT: Mark Powley Associates.

Lawton, M. P., & Brody, E. M. (1969). Assessment of older people: Self-maintaining and instrumental activities of daily living. *Gerontologist*, 9, 179–186.

Linn, M. W., & Linn, B. W. (1982). The rapid disability rating scale-2. *Journal of American Geriatric Society*, 30, 378–382.

Meenan, R. F., Gertman, P. M., & Mason, J. H. (1980). Measuring health status in arthritis: The arthritis impact measurement scales. *Arthritis and Rheumatism*, 23(2), 146–152.

Pearlman, R. (1987). Development of a functional assessment questionnaire for geriatric patients: The comprehensive older persons' evaluation (COPE). *Journal of Chronic Disease*, 40(56), 85S–94S.

Shanas, E., Townsend, P., Wedderburn, D., Friis, H., Milhoj, P., & Stehouwer, J. (1968). *Old people in three industrial societies*. New York: Atherton Press.

D

(0307) Selbstversorgung: Nicht-parenterale Medikation

Bereich I: Funktionale Gesundheit
Klasse D – Selbstversorgung
Skala (c): Abhängig, beteiligt sich nicht bis Vollständig unabhängig

Definition: Fähigkeit, sich orale und örtliche Medikamente zur Erreichung therapeutischer Ziele zu verabreichen.

Selbstversorgung: Nicht-parenterale Medikation	Abhängig, beteiligt sich nicht	Benötigt unterstützende Person u. Hilfsmittel	Benötigt unterstützende Person	Unabhängig mit einem unterstützenden Hilfsmittel	Vollständig unabhängig
	1	2	3	4	5
Indikatoren:					
030701 Identifiziert das Medikament	1	2	3	4	5
030702 Bestimmt die korrekte Dosis	1	2	3	4	5
030703 Beschreibt die Wirkung des Medikaments	1	2	3	4	5
030704 Passt die Dosis angemessen an	1	2	3	4	5
030705 Beschreibt Vorsichtsmaßnahmen für das Medikament	1	2	3	4	5
030706 Beschreibt Nebenwirkungen des Medikaments	1	2	3	4	5
030707 Verwendet Erinnerungshilfen	1	2	3	4	5
030708 Führt selbstbeobachtende Handlungen durch	1	2	3	4	5
030709 Gebraucht Beobachtungsgegenstände fehlerlos	1	2	3	4	5
030710 Hält den erforderlichen Vorrat bereit	1	2	3	4	5
030711 Verabreicht das Medikament korrekt	1	2	3	4	5
030712 Lagert das Medikament korrekt	1	2	3	4	5
030713 Entsorgt das Medikament angemessen	1	2	3	4	5
030714 Bemüht sich um die erforderlichen Laboruntersuchungen	1	2	3	4	5
030715 Andere (Spezifizieren)	1	2	3	4	5

Literatur zu Inhalten und Gegenstand der Pflegeergebnisse

Barry, K. (1993). Patient self-medication: An innovative approach to medication teaching. *Journal of Nursing Care Quality*, 8, 75–82.

Felsenthal, G., Glomski, N., & Jones, D. (1986). Medication education program in an inpatient geriatric rehabilitation unit. *Archives of Physical Medication and Rehabilitation*, 67, 27–29.

Lorish, D. D., Richards, B., & Brown, S. (1990). Perspective of the patient with rheumatoid arthritis on issues related to missed medication. *Arthritis Care and Research*, 3(2), 78–84.

(0308) Selbstversorgung: Mund-/Zahnpflege

Bereich I: Funktionale Gesundheit
Klasse D – Selbstversorgung
Skala (c): Abhängig, beteiligt sich nicht bis Vollständig unabhängig

Definition: Fähigkeit, den eigenen Mund und die eigenen Zähne zu pflegen.

D

	Abhängig, beteiligt sich nicht	Benötigt unterstützende Person u. Hilfsmittel	Benötigt unterstützende Person	Unabhängig mit einem unterstützenden Hilfsmittel	Vollständig unabhängig
Selbstversorgung: Mund-/Zahnpflege	1	2	3	4	5

Indikatoren:

030801 Putzt sich die Zähne	1	2	3	4	5
030802 Benutzt Zahnseide	1	2	3	4	5
030803 Reinigt Mund, Gaumen und Zunge	1	2	3	4	5
030804 Reinigt Zahnersatz und Zahnersatzzubehör	1	2	3	4	5
030805 Handhabt die notwendige Ausstattung	1	2	3	4	5
030806 Gebraucht Fluoride	1	2	3	4	5
030807 Erhält eine reguläre dentale Versorgung	1	2	3	4	5
030808 Beachtet eine Ernährung mit geringem Risiko für Karies	1	2	3	4	5
030809 Andere (Spezifizieren)	1	2	3	4	5

Literatur zu Inhalten und Gegenstand der Pflegeergebnisse
Fischman, S. (1993). Self-care: Practical periodontal care in today's practice. *International Dental Journal*, 43, 179–183.
Horowitz, L. G. (1990). Dental patient education: Self-care to healthy human development. *Patient Education and Counseling*, 15(1), 65–71.
Rayant, G. A., & Sheiham, A. (1980). An analysis of factors affecting compliance with tooth-cleaning recommendations. *Journal of Clinical Periodontology*, 7, 289–299.
Richardson, A. (1987). A process standard for oral care. *Nursing Times*, 83, 38–40.

(0309) Selbstversorgung: Parenterale Medikation

Bereich I: Funktionale Gesundheit
Klasse D – Selbstversorgung
Skala (c): Abhängig, beteiligt sich nicht bis Vollständig unabhängig

Definition: Fähigkeit, sich selbst parenterale Medikamente zur Erreichung therapeutischer Ziele zu verabreichen.

Selbstversorgung: Parenterale Medikation	Abhängig, beteiligt sich nicht	Benötigt unterstützende Person u. Hilfsmittel	Benötigt unterstützende Person	Unabhängig mit einem unterstützenden Hilfsmittel	Vollständig unabhängig
	1	2	3	4	5
Indikatoren:					
030901 Identifiziert das Medikament	1	2	3	4	5
030902 Bemisst die korrekte Dosis	1	2	3	4	5
030903 Beschreibt die Wirkung des Medikaments	1	2	3	4	5
030904 Passt die Dosis angemessen an	1	2	3	4	5
030905 Beschreibt Vorsichtsmaßnahmen für das Medikament	1	2	3	4	5
030906 Beschreibt Nebenwirkungen des Medikaments	1	2	3	4	5
030907 Verwendet Erinnerungshilfen	1	2	3	4	5
030908 Führt selbstbeobachtende Handlungen durch	1	2	3	4	5
030909 Gebraucht Beobachtungsgegenstände fehlerlos	1	2	3	4	5
030910 Hält den erforderlichen Vorrat bereit	1	2	3	4	5
030911 Verabreicht das Medikament korrekt	1	2	3	4	5
030912 Lagert das Medikament korrekt	1	2	3	4	5
030913 Entsorgt das Medikament angemessen	1	2	3	4	5
030914 Bewahrt die Asepsis	1	2	3	4	5
030915 Beobachtet die Injektionsstellen	1	2	3	4	5
030916 Bemüht sich um die erforderlichen Laboruntersuchungen	1	2	3	4	5
030917 Andere (Spezifizieren)	1	2	3	4	5

Literatur zu Inhalten und Gegenstand der Pflegeergebnisse

Gilbert, D. N., Dworkin, R. J., Raber, S. R., & Leggett, J. E. (1997). Outpatient parenteral antimicrobial-drug therapy. *New England Journal of Medicine*, 337(12), 829–838.

Robinson, J., Gould, M. A., Burrows-Hudson, S., Baltz, P., Currier, H., Piwkiewicz, D., & Smith, L. J. (1991). A care plan for self-administration of epoetin alpha. *ANNA Journal*, 18(6), 573–580.

Sarisley, C. (1987). Designing a teaching program for outpatient antibiotic therapy. *Journal of Nursing Staff Development*, 3(3), 128–135.

D

(0310) Selbstversorgung: Toilettenbenutzung

Bereich I: Funktionale Gesundheit
Klasse D – Selbstversorgung
Skala (c): Abhängig, beteiligt sich nicht bis Vollständig unabhängig

Definition: Fähigkeit, selbstständig die Toilette zu benutzen.

Selbstversorgung: Toilettenbenutzung	Abhängig, beteiligt sich nicht	Benötigt unterstützende Person u. Hilfsmittel	Benötigt unterstützende Person	Unabhängig mit einem unterstützenden Hilfsmittel	Vollständig unabhängig
	1	2	3	4	5
Indikatoren:					
031001 Bemerkt und reagiert auf eine volle Blase	1	2	3	4	5
031002 Erkennt und reagiert auf den Drang zur Darmentleerung	1	2	3	4	5
031003 Kann zur Toilette gehen und zurück	1	2	3	4	5
031004 Entfernt die Kleidung	1	2	3	4	5
031005 Setzt sich selbst auf die Toilette oder den Nachtstuhl	1	2	3	4	5
031006 Leert die Blase oder den Darm	1	2	3	4	5
031007 Benutzt eigenständig Toilettenpapier nach der Urin- oder Darmentleerung	1	2	3	4	5
031008 Steht von der Toilette auf	1	2	3	4	5
031009 Bringt die Kleidung nach der Toilettenbenutzung in Ordnung	1	2	3	4	5
031010 Andere (Spezifizieren)	1	2	3	4	5

Literatur zu Inhalten und Gegenstand der Pflegeergebnisse

Burgio, K. L., Burgio, L. D., McCormick, K. A., & Engel, B. T. (1991). Assessing toileting skills and habits in an adult day care center. *Journal of Gerontological Nursing*, 17(12), 32–35.

Okamoto, G. A., Sousa, J., Telzrow, R. W., Holm, R. A., McCartin, R., & Shurtleff, D. B. (1984). Toileting skills in children with myelomeningocele: Rates of learning. *Archives of Physical Medicine and Rehabilitations*, 65, 182–185.

Seim, H. C. (1989). Toilet training in first children. *The Journal of Family Practice*, 29(6), 633–636.

Bereich II

Physiologische Gesundheit

Klasse E – Herzkreislaufsystem

(0400) Effektivität der Herzauswurfleistung
(0401) Kreislaufstatus
(0402) Respiratorischer Status: Gasaustausch
(0403) Respiratorischer Status: Atemvorgang
(0404) Gewebedurchblutung: Abdominale Organe
(0405) Gewebedurchblutung: Kardiale
(0406) Gewebedurchblutung: Zerebrale
(0407) Gewebedurchblutung: Periphere
(0408) Gewebedurchblutung: Pulmonale
(0409) (Blut-) Gerinnungsstatus
(0410) Respiratorischer Status: Freie Atemwege

Klasse F – Ausscheidung

(0500) Stuhlkontinenz
(0501) Stuhlausscheidung
(0502) Urinkontinenz
(0503) Urinausscheidung

Klasse G – Flüssigkeits- und Elektrolythaushalt

(0600) Elektrolyt- und Säure-/Basenhaushalt
(0601) Flüssigkeitshaushalt
(0602) Flüssigkeitszufuhr

Klasse H – Immunreaktion

(0700) Kontrolle über eine Bluttransfusionsreaktion
(0701) Kontrolle von Überempfindlichkeit des Immunsystems

(0702) Immunstatus
(0703) Infektionsstatus
(0704) Kontrolle von Asthma

Klasse I – Stoffwechselregulation

(0800) Wärmeregulation
(0801) Wärmeregulation: Neugeborene
(0802) Vitalzeichenstatus

Klasse J – Kognitive Funktionen

(0900) Kognitive Fähigkeit
(0901) Kognitive Orientierung
(0902) Kommunikationsfähigkeit
(0903) Kommunikation: Ausdrucksfähigkeit
(0904) Kommunikation: Aufnahmefähigkeit
(0905) Konzentration
(0906) Entscheidungsfähigkeit
(0907) Informationsverarbeitung
(0908) Gedächtnisleistung
(0909) Neurologischer Status
(0910) Neurologischer Status: Autonomes Nervensystem
(0911) Neurologischer Status: Zentralmotorische Kontrolle
(0912) Neurologischer Status: Bewusstsein
(0913) Neurologischer Status: Sensorische/Motorische Funktion der Hirnnerven
(0914) Neurologischer Status: Sensorische/Motorische Funktion der Spinalnerven

Klasse K – Ernährung

(1000) Aufnahme des Stillens: Kindliche
(1001) Aufnahme des Stillens: Mütterliche
(1002) Stillen: Weiterführung
(1003) Stillen: Abstillen
(1004) Ernährungsstatus
(1005) Ernährungsstatus: Biochemische Messwerte
(1006) Ernährungsstatus: Körperbau
(1007) Ernährungsstatus: Energie
(1008) Ernährungsstatus: Nahrungs- und Flüssigkeitszufuhr
(1009) Ernährungsstatus: Nährstoffzufuhr
(1010) Status des Schluckvorgangs
(1011) Status des Schluckvorgangs: Ösophageale Phase

(1012) Status des Schluckvorgangs: Orale Phase
(1013) Status des Schluckvorgangs: Pharyngeale Phase

Klasse a – Reaktion auf Therapie/Behandlung

(2300) Blutzuckerkontrolle
(2301) Reaktion auf medikamentöse Therapie
(2302) Systemische Entgiftung: Dialyse

Klasse L – Gewebeintegrität

(1100) Orale Gesundheit
(1101) Gewebeintegrität: Haut und Schleimhäute
(1102) Wundheilung: Primäre
(1103) Wundheilung: Sekundäre
(1104) Knochenheilung
(1105) Integrität des Hämodialysezugangs

Klasse Y – Wahrnehmungsfunktionen

(2400) Sinneswahrnehmung: Tast- und Temperatursinn
(2401) Sinneswahrnehmung: Hörvermögen
(2402) Sinneswahrnehmung: Lagesinn
(2403) Sinneswahrnehmung: Geschmacks- und Geruchssinn
(2404) Sinneswahrnehmung: Sehvermögen

(0400) Effektivität der Herzauswurfleistung

Bereich II: Physiologische Gesundheit
Klasse E – Herzkreislaufsystem
Skala (a): Extrem gefährdet bis Nicht gefährdet

Definition: Ausmaß, in dem Blut pro Minute aus dem linken Ventrikel ausgestoßen wird, um einen systemischen Perfusionsdruck zu gewährleisten.

Effektivität der Herzauswurfleistung	Extrem gefährdet 1	Weitgehend gefährdet 2	Mäßig gefährdet 3	Leicht gefährdet 4	Nicht gefährdet 5
Indikatoren:					
040001 Blutdruck IEA*	1	2	3	4	5
040002 Herzfrequenz IEA	1	2	3	4	5
040003 Herzindex IEA	1	2	3	4	5
040004 Ejektionsfraktion IEA	1	2	3	4	5
040005 Aktivitätstoleranz IEA	1	2	3	4	5
040006 Kräftige periphere Pulse	1	2	3	4	5
040007 Normale Herzgröße	1	2	3	4	5
040008 Farbe der Haut	1	2	3	4	5
040009 Schwellung der Halsvenen nicht vorhanden	1	2	3	4	5
040010 Arrhythmien nicht vorhanden	1	2	3	4	5
040011 Abnorme Herzgeräusche nicht vorhanden	1	2	3	4	5
040012 Angina-pectoris-Symptome nicht vorhanden	1	2	3	4	5
040013 Periphere Ödeme nicht vorhanden	1	2	3	4	5
040014 Pulmonale Ödeme nicht vorhanden	1	2	3	4	5
040015 Übermäßiges Schwitzen nicht vorhanden	1	2	3	4	5
040016 Übelkeit nicht vorhanden	1	2	3	4	5
040017 Extreme Müdigkeit nicht vorhanden	1	2	3	4	5
040018 Andere (Spezifizieren)	1	2	3	4	5

*IEA = in erwartetem Ausmaß

Literatur zu Inhalten und Gegenstand der Pflegeergebnisse

Bumann, R., & Speltz, M. (1989). Decreased cardiac output: A nursing diagnosis. Dimensions of *Critical Care Nursing*, 8(1), 6–15.

Dalton, J. (1985). A descriptive study: Defining characteristics of the nursing diagnosis cardiac output, alterations in: Decreased. *IMAGE-The Journal of Nursing Scholarship*, 17(4), 113–117.

Dougherty, C. (1986). Decreased cardiac output: Validation of a nursing diagnosis. *Dimensions of Critical Care Nursing*, 5(3), 182–188.

Futrell, A. (1990). Decreased cardiac output: Case for a collaborative diagnosis. *Dimensions of Critical Care Nursing*, 9(4), 202–209.

U. S. Department of Health and Human Services. (1994). *Heart Failure: Evaluation and care of patients with left-ventricular systolic dysfunction* (AHCPR Pub. No. 94–0612). Rockville, MD: Public Health Service Agency for Health Care Policy and Research.

U. S. Department of Health and Human Services. (1994). *Unstable Angina: Diagnosis and management* (AHCPR Pub. No. 94–0602). Rockville, MD: Public Health Service Agency for Health Care Policy and Research.

E

(0401) Kreislaufstatus

Bereich II: Physiologische Gesundheit
Klasse E – Herzkreislaufsystem
Skala (a): Extrem gefährdet bis Nicht gefährdet

Definition: Ausmaß, in dem das Blut ungehindert, gleichgerichtet und mit einem angemessenen Druck durch die großen Gefäße des großen und kleinen Kreislaufs fließt.

Kreislaufstatus	Extrem gefährdet 1	Weitgehend gefährdet 2	Mäßig gefährdet 3	Leicht gefährdet 4	Nicht gefährdet 5
Indikatoren:					
040101 Systolischer Blutdruck IEA*	1	2	3	4	5
040102 Diastolischer Blutdruck IEA	1	2	3	4	5
040103 Pulsdruck IEA	1	2	3	4	5
040104 Mittlerer Blutdruck IEA	1	2	3	4	5
040105 Zentraler Venendruck IEA	1	2	3	4	5
040106 Pulmonaler Keildruck IEA	1	2	3	4	5
040107 Orthostatischer Hypotonus nicht vorhanden	1	2	3	4	5
040108 Herzfrequenz IEA	1	2	3	4	5
040109 Abnorme Herzgeräusche nicht vorhanden	1	2	3	4	5
040110 Angina-pectoris-Symptome nicht vorhanden	1	2	3	4	5
040111 Blutgase IEA	1	2	3	4	5
040112 Arteriovenöse Sauerstoffdifferenz (AVDO$_2$) IEA	1	2	3	4	5
040113 Zusätzliche Atemgeräusche nicht vorhanden	1	2	3	4	5
040114 24-Stunden Ein- und Ausfuhr-Bilanz ausgeglichen	1	2	3	4	5
040115 Periphere Gewebedurchblutung	1	2	3	4	5
040116 Starke periphere Pulse	1	2	3	4	5
040117 Symmetrische periphere Pulse	1	2	3	4	5
040118 Quetschungen der großen Gefäße nicht vorhanden	1	2	3	4	5
040119 Halsvenenschwellung nicht vorhanden	1	2	3	4	5
040120 Periphere Ödeme nicht vorhanden	1	2	3	4	5
040121 Aszites nicht vorhanden	1	2	3	4	5
040122 Kognitiver Status IEA	1	2	3	4	5
040123 Extreme Müdigkeit nicht vorhanden	1	2	3	4	5
040124 Andere (Spezifizieren)	1	2	3	4	5

*IEA = in erwartetem Ausmaß

Literatur zu Inhalten und Gegenstand der Pflegeergebnisse

Andreoli, K. G., Zipes, D. P., Wallace, A. G., Kinney, M. R., & Fowkes, V. K. (Eds.) (1996). *Comprehensive cardiac care* (8th ed.). St. Louis: Mosby.

Cullen, L. (1992). Interventions related to circulatory care. *Nursing Clinics of North America, 27*(2), 445–477.

Douglas, M. K., & Shinn, J. A. (1985). *Advances in cardiovascular nursing,* Rockville, MD: Aspen.

Fahey, V. A. (Ed.) (1994). *Vascular nursing* (2nd ed.). Philadelphia: W. B. Saunders.

Luckman, J., & Sorenson, K. C. (1987). *Medical-surgical nursing: A psychophysiological approach* (3rd ed.). Philadelphia: W. B. Saunders.

McCloskey, J. C., & Bulechek, G. M. (Eds.) (1995). *Nursing interventions classification* (NIC) (2nd ed.). St. Louis: Mosby.

Murphy, T. G., & Bennett, E. J. (1992). Low-tech, high-touch perfusion assessment. *American Journal of Nursing,* May, 36–46.

Sheehy, S. B. (1990). *Manual of emergency care* (3rd ed.). St. Louis: Mosby.

Smith, S. L. (1990). Postoperative perfusion deficits. *Critical Care Nursing Clinics of North America, 2*(4), 567–578.

E

(0402) Respiratorischer Status: Gasaustausch

Bereich II: Physiologische Gesundheit
Klasse E – Herzkreislaufsystem
Skala (a): Extrem gefährdet bis Nicht gefährdet

Definition: Alveolarer Austausch von CO_2 oder O_2 zur Aufrechterhaltung der arteriellen Blutgaskonzentrationen.

Respiratorischer Status: Gasaustausch	Extrem gefährdet 1	Weitgehend gefährdet 2	Mäßig gefährdet 3	Leicht gefährdet 4	Nicht gefährdet 5
Indikatoren:					
040201 Psychischer Status IEA*	1	2	3	4	5
040202 Mühelosigkeit des Atmens	1	2	3	4	5
040203 Ruhedyspnoe nicht vorhanden	1	2	3	4	5
040204 Belastungsdyspnoe nicht vorhanden	1	2	3	4	5
040205 Unruhe nicht vorhanden	1	2	3	4	5
040206 Zyanose nicht vorhanden	1	2	3	4	5
040207 Müdigkeit nicht vorhanden	1	2	3	4	5
040208 pO_2 ING**	1	2	3	4	5
040209 pCO_2 ING	1	2	3	4	5
040210 Arterieller pH-Wert ING	1	2	3	4	5
040211 Sauerstoffsättigung ING	1	2	3	4	5
040212 Endexpiratorischer CO_2 IEA	1	2	3	4	5
040213 Ergebnisse der Thorax-Röntgen-untersuchung IEA	1	2	3	4	5
040214 Ventilations-/Perfusionsverhältnis	1	2	3	4	5
040215 Andere (Spezifizieren)	1	2	3	4	5

*IEA = in erwartetem Ausmaß; **ING = innerhalb normaler Grenzen

Literatur zu Inhalten und Gegenstand der Pflegeergebnisse

Ahrens, T. (1993). Changing perspectives in the assessment of oxygenation. *Critical Care Nurse,* 13(4), 78–83.
Hayden, R. (1992). What keeps oxygenation on track? *American Journal of Nursing,* 92(12), 32–40.
Janson-Bjerklie, S. (1993). Predicting the outcomes of living with asthma. *Research in Nursing and Health,* 16(4), 241–249.
McCarty, K., & Wilkins, R. (1990). Synopsis of clinical findings in respiratory disorders. In R. Wilkins et al. (Eds.), *Clinical assessment in respiratory care* (2nd ed.) (pp. 294–302). St. Louis: Mosby.
Morton, P. (1989). Respiratory systems. In *Health assessment in nursing* (pp. 243–281). Springhouse, PA: Springhouse.
Patrick, M. et al. (1991). *Medical-surgical nursing: Pathophysiological concepts* (2nd ed.). Philadelphia: J. B. Lippincott.
Potter, P. A., & Perry, A. G. (1991). *Oxygenation: Basic nursing theory and practice.* St. Louis: Mosby.

(0403) Respiratorischer Status: Atemvorgang

Bereich II: Physiologische Gesundheit
Klasse E – Herzkreislaufsystem
Skala (a): Extrem gefährdet bis Nicht gefährdet

Definition: Bewegung von Luft in die Lungen und aus den Lungen.

Respiratorischer Status: Atemvorgang	Extrem gefährdet 1	Weitgehend gefährdet 2	Mäßig gefährdet 3	Leicht gefährdet 4	Nicht gefährdet 5
Indikatoren:					
040301 Atemfrequenz IEA*	1	2	3	4	5
040302 Atemrhythmus IEA	1	2	3	4	5
040303 Inspirationstiefe	1	2	3	4	5
040304 Symmetrische Brustausdehnung	1	2	3	4	5
040305 Mühelosigkeit des Atmens	1	2	3	4	5
040306 Hustet Bronchialsekret ab	1	2	3	4	5
040307 Adäquates Sprechen	1	2	3	4	5
040308 Luftausstoß	1	2	3	4	5
040309 Anwendung der Hilfsmuskulatur nicht vorhanden	1	2	3	4	5
040310 Zusätzliche Atemgeräusche nicht vorhanden	1	2	3	4	5
040311 Brusteinziehung nicht vorhanden	1	2	3	4	5
040312 Atmung durch geschürzte Lippen nicht vorhanden	1	2	3	4	5
040313 Ruhedyspnoe nicht vorhanden	1	2	3	4	5
040314 Belastungsdyspnoe nicht vorhanden	1	2	3	4	5
040315 Orthopnoe nicht vorhanden	1	2	3	4	5
040316 Kurzatmigkeit nicht vorhanden	1	2	3	4	5
040317 Tastbare Brustwandvibrationen (Fremitus) nicht vorhanden	1	2	3	4	5
040318 Perkutierte Geräusche IEA	1	2	3	4	5
040319 Auskultierte Atemgeräusche IEA	1	2	3	4	5
040320 Auskultierte Vokalisationen IEA	1	2	3	4	5
040321 Bronchophonie IEA	1	2	3	4	5
040322 Egophonie IEA	1	2	3	4	5
040323 Tidalvolumen IEA	1	2	3	4	5
040324 Vitalkapazität IEA	1	2	3	4	5

E

(0403) Respiratorischer Status: Atemvorgang: *Fortsetzung*

Definition: Bewegung von Luft in die Lungen und aus den Lungen.

Respiratorischer Status: Atemvorgang	Extrem gefährdet 1	Weitgehend gefährdet 2	Mäßig gefährdet 3	Leicht gefährdet 4	Nicht gefährdet 5
Indikatoren:					
040325 Ergebnisse der Thorax-Röntgen-aufnahme IEA	1	2	3	4	5
040326 Lungenfunktionsprüfung IEA	1	2	3	4	5
040327 Andere (Spezifizieren)	1	2	3	4	5

*IEA = in erwartetem Ausmaß

Literatur zu Inhalten und Gegenstand der Pflegeergebnisse

Ahrens, T. (1993). Changing perspectives in the assessment of oxygenation. *Critical Care Nurse,* 13(4), 78–83.

Hayden, R. (1992). What keeps oxygenation on track? *American Journal of Nursing,* 92(12), 32–40.

Janson-Bjerklie, S. (1993). Prediciting the outcomes of living with asthma. *Research in Nursing and Health,* 16(4), 241–249.

McCarty, K., & Wilkins, R. (1990). Synopsis of clinical findings in respiratory disorders. In R. Wilkins et al. (Eds.), *Clinical assessment in respiratory care* (2nd ed.) (pp. 294–302). St. Louis: Mosby.

Morton, P. (1989). Respiratory systems. In *Health assessment in nursing* (pp. 243–281). Springhouse, PA: Springhouse.

Patrick, M. et al. (1991). *Medical-surgical nursing:* Pathophysiological concepts (2nd ed.). Philadelphia: J. B. Lippincott.

Potter, P. A., & Perry, A. G. (1991). *Oxygenation: Basic nursing theory and practice.* St. Louis: Mosby.

(0404) Gewebedurchblutung: Abdominale Organe

Bereich II: Physiologische Gesundheit
Klasse E – Herzkreislaufsystem
Skala (a): Extrem gefährdet bis Nicht gefährdet

Definition: Ausmaß, in dem das Blut durch die kleinen Gefäße der Bauchorgane fließt und die Organfunktion aufrecht erhält.

Gewebedurchblutung: Abdominale Organe	Extrem gefährdet 1	Weitgehend gefährdet 2	Mäßig gefährdet 3	Leicht gefährdet 4	Nicht gefährdet 5
Indikatoren:					
040401 Vitalzeichen	1	2	3	4	5
040402 Urinausscheidung	1	2	3	4	5
040403 Elektrolyt- und Säure-/Basenhaushalt	1	2	3	4	5
040404 Flüssigkeitshaushalt	1	2	3	4	5
040405 Darmgeräusche	1	2	3	4	5
040406 Appetit	1	2	3	4	5
040407 Abnormes Durstgefühl nicht vorhanden	1	2	3	4	5
040408 Abdominaler Schmerz nicht vorhanden	1	2	3	4	5
040409 Übelkeit nicht vorhanden	1	2	3	4	5
040410 Erbrechen nicht vorhanden	1	2	3	4	5
040411 Malabsorptionsstörungen nicht vorhanden	1	2	3	4	5
040412 Chronische Gastritis nicht vorhanden	1	2	3	4	5
040413 Abdominale Schwellung nicht vorhanden	1	2	3	4	5
040414 Aszites nicht vorhanden	1	2	3	4	5
040415 Gastrointestinale Varizen nicht vorhanden	1	2	3	4	5
040416 Obstipation nicht vorhanden	1	2	3	4	5
040417 Diarrhö nicht vorhanden	1	2	3	4	5
040418 Spezifisches Uringewicht ING*	1	2	3	4	5
040419 Harnstoffgehalt im Serum ING	1	2	3	4	5
040420 Plasmakreatinin ING	1	2	3	4	5
040421 Leberfunktionstests ING	1	2	3	4	5
040422 Pankreasenzyme ING	1	2	3	4	5
040423 Andere (Spezifizieren)	1	2	3	4	5

E

*ING = innerhalb normaler Grenzen

Literatur zu Inhalten und Gegenstand der Pflegeergebnisse

Lewis, S. M., Collier, I. C., & Heitkemper, M. M. (1996). *Medical-surgical nursing: Assessment & management of clinical problems* (4th ed.). St. Louis: Mosby.

McCance, K. L., & Huether, S. E. (1998). *Pathophysiology: The biologic basis for disease in adults and children* (3rd ed.). St. Louis: Mosby.

(0405) Gewebedurchblutung: Kardiale

Bereich II: Physiologische Gesundheit
Klasse E – Herzkreislaufsystem
Skala (a): Extrem gefährdet bis Nicht gefährdet

Definition: Ausmaß, in dem das Blut durch die koronaren Gefäße fließt und die Herzfunktion aufrecht erhält.

Gewebedurchblutung: Kardiale	Extrem gefährdet 1	Weitgehend gefährdet 2	Mäßig gefährdet 3	Leicht gefährdet 4	Nicht gefährdet 5
Indikatoren:					
040501 Effektivität der Herzauswurfleistung IEA*	1	2	3	4	5
040502 Pulmonaldruck IEA	1	2	3	4	5
040503 Herzindex IEA	1	2	3	4	5
040504 Pektanginöse Beschwerden nicht vorhanden	1	2	3	4	5
040505 Übermäßiges Schwitzen nicht vorhanden	1	2	3	4	5
040506 Übelkeit nicht vorhanden	1	2	3	4	5
040507 Erbrechen nicht vorhanden	1	2	3	4	5
040508 Vitalzeichen ING	1	2	3	4	5
040509 EKG ING**	1	2	3	4	5
040510 Herzenzyme ING	1	2	3	4	5
040511 Koronarangiogramm ING	1	2	3	4	5
040512 Stress-Belastungstest ING	1	2	3	4	5
040513 Thallium-Szintigraphie ING	1	2	3	4	5
040514 Andere (Spezifizieren)	1	2	3	4	5

E

* IEA = in erwartetem Ausmaß; **ING = innerhalb normaler Grenzen

Literatur zu Inhalten und Gegenstand der Pflegeergebnisse

Lewis, S. M., Collier, I. C., & Heitkemper, M. M. (1996). *Medical-surgical nursing: Assessment & management of clinical problems* (4th ed.). St. Louis: Mosby.

McCance, K. L., & Huether, S. E. (1998). *Pathophysiology: The biologic basis for disease in adults and children* (3rd ed.). St. Louis: Mosby.

Wenger, N. K., Froelicher, E. S., Smith, L. K. et al. (1995). *Cardiac rehabilitation,* Clinical Practice Guideline, No. 17 (AHCPR Pub. No. 96–0672). Rockville, MD: U. S. Department of Health and Human Services. Public Health Services, Agency for Health Care Policy and Research and the National Heart, Lung, and Blood Institute.

(0406) Gewebedurchblutung: Zerebrale

Bereich II: Physiologische Gesundheit
Klasse E – Herzkreislaufsystem
Skala (a): Extrem gefährdet bis Nicht gefährdet

Definition: Ausmaß, in dem das Blut durch die zerebralen Gefäße fließt und die Gehirnfunktion aufrecht erhält.

Gewebedurchblutung: Zerebrale	Extrem gefährdet 1	Weitgehend gefährdet 2	Mäßig gefährdet 3	Leicht gefährdet 4	Nicht gefährdet 5
Indikatoren:					
040601 Neurologischer Status	1	2	3	4	5
040602 Intrakranieller Druck ING*	1	2	3	4	5
040603 Kopfschmerz nicht vorhanden	1	2	3	4	5
040604 Karotisgeräusch nicht vorhanden	1	2	3	4	5
040605 Unruhe nicht vorhanden	1	2	3	4	5
040606 Teilnahmslosigkeit nicht vorhanden	1	2	3	4	5
040607 Unerklärter Angstzustand nicht vorhanden	1	2	3	4	5
040608 Agitation nicht vorhanden	1	2	3	4	5
040609 Erbrechen nicht vorhanden	1	2	3	4	5
040610 Schluckauf nicht vorhanden	1	2	3	4	5
040611 Synkopen nicht vorhanden	1	2	3	4	5
040612 Andere (Spezifizieren)	1	2	3	4	5

*ING = innerhalb normaler Grenzen

Literatur zu Inhalten und Gegenstand der Pflegeergebnisse

Lewis, S. M., Collier, I. C., & Heitkemper, M. M. (1996). *Medical-surgical nursing: Assessment & management of clinical problems* (4th ed.). St. Louis: Mosby.

McCance, K. L., & Huether, S. E. (1998). *Pathophysiology: The biologic basis for disease in adults and children* (3rd ed.). St. Louis: Mosby.

(0407) Gewebedurchblutung: Periphere

Bereich II: Physiologische Gesundheit
Klasse E – Herzkreislaufsystem
Skala (a): Extrem gefährdet bis Nicht gefährdet

Definition: Ausmaß, in dem Blut durch die kleinen Gefäße der Extremitäten fließt und die Gewebefunktion aufrecht erhält.

Gewebedurchblutung: Periphere	Extrem gefährdet 1	Weitgehend gefährdet 2	Mäßig gefährdet 3	Leicht gefährdet 4	Nicht gefährdet 5
Indikatoren:					
040701 Schnelle Wiederauffüllung der Kapillaren	1	2	3	4	5
040702 Starke distale periphere Pulse	1	2	3	4	5
040703 Starke proximale periphere Pulse	1	2	3	4	5
040704 Symmetrische distale periphere Pulsschläge	1	2	3	4	5
040705 Symmetrische proximale periphere Pulsschläge	1	2	3	4	5
040706 Normales Empfindungsvermögen	1	2	3	4	5
040707 Normale Farbe der Haut	1	2	3	4	5
040708 Intakte Muskelfunktion	1	2	3	4	5
040709 Intakte Haut	1	2	3	4	5
040710 Temperatur der Extremitäten warm	1	2	3	4	5
040711 Blaue Flecke an den Extremitäten nicht vorhanden	1	2	3	4	5
040712 Periphere Ödeme nicht vorhanden	1	2	3	4	5
040713 Lokalisierte Schmerzen an den Extremitäten nicht vorhanden	1	2	3	4	5
040714 Andere (Spezifizieren)	1	2	3	4	5

E

Literatur zu Inhalten und Gegenstand der Pflegeergebnisse

Cohen, I. K., Diegelmann, R. F., & Lindblad, W. L. (1992). *Wound healing: Biochemical and clinical aspects.* Philadelphia: W. B. Saunders.

Lazarus, G. S., Cooper, D. M., Knighton, D. R., Margohs, D. J., Pecoraro, R. E., Rodeheaver, G., & Robson, M. C. (1994). Definitions and guidelines for assessment of wounds and evaluation of healing. *Archives of Dermatiology,* 130, 489–493.

Maklebust, J., & Sieggreen, M. (1996). *Pressure ulcers: Guidelines for prevention and nursing management* (2nd ed.). Springhouse, PA: Springhouse.

Potter, P. A., & Perry, A. G. (1997). *Fundamentals of nursing: Concepts, process, and practice* (4th ed.). St. Louis: Mosby.

Rijswijk, L. et al. (1993). Full-thickness leg ulcers: Patient demographics and predictors of healing. *The Journal of Family Practice,* 36(6), 625–632.

(0408) Gewebedurchblutung: Pulmonale

Bereich II: Physiologische Gesundheit
Klasse E – Herzkreislaufsystem
Skala (a): Extrem gefährdet bis Nicht gefährdet

Definition: Ausmaß, in dem Blut durch intakte Pulmonalgefäße mit einem angemessenen Druck und Volumen fließt und die Alveolen und Kapillaren durchblutet.

Gewebedurchblutung: Pulmonale	Extrem gefährdet 1	Weitgehend gefährdet 2	Mäßig gefährdet 3	Leicht gefährdet 4	Nicht gefährdet 5
Indikatoren:					
040801 Respiratorischer Status: Gasaustausch	1	2	3	4	5
040802 Respiratorischer Status: Atemvorgang	1	2	3	4	5
040803 Effektivität der Herzauswurfleistung	1	2	3	4	5
040804 Vitalzeichen	1	2	3	4	5
040805 Brustschmerz nicht vorhanden	1	2	3	4	5
040806 Pleurareiben nicht vorhanden	1	2	3	4	5
040807 Hämoptoe nicht vorhanden	1	2	3	4	5
040808 Unerklärter Angstzustand nicht vorhanden	1	2	3	4	5
040809 Arterielle Blutgase ING*	1	2	3	4	5
040810 Ventilations-Perfusions-Quotient ING	1	2	3	4	5
040811 Pulmonalarteriendruck ING	1	2	3	4	5
040812 EKG ING	1	2	3	4	5
040813 Andere (Spezifizieren)	1	2	3	4	5

*ING = innerhalb normaler Grenzen

Literatur zu Inhalten und Gegenstand der Pflegeergebnisse

Lewis, S. M., Collier, I. C., & Heitkemper, M. M. (1996). *Medical-surgical nursing: Assessment & management of clinical problems* (4th ed.). St. Louis: Mosby.

McCance, K. L., & Huether, S. E. (1998). *Pathophysiology: The biologic basis for disease in adults and children* (3rd ed.). St. Louis: Mosby.

(0409) (Blut-) Gerinnungsstatus

Bereich II: Physiologische Gesundheit
Klasse E – Herzkreislaufsystem
Skala (b): Extreme Abweichung vom erwarteten Ausmaß bis Keine Abweichung vom erwarteten Ausmaß

Definition: Ausmaß, in dem das Blut in der erwarteten Zeitspanne gerinnt.

(Blut-) Gerinnungsstatus	Extreme Abweichung vom erwarteten Ausmaß 1	Weitgehende Abweichung vom erwarteten Ausmaß 2	Mäßige Abweichung vom erwarteten Ausmaß 3	Leichte Abweichung vom erwarteten Ausmaß 4	Keine Abweichung vom erwarteten Ausmaß 5
Indikatoren:					
040901 Koagelbildung	1	2	3	4	5
040902 Blutung	1	2	3	4	5
040903 Hämatome	1	2	3	4	5
040904 Petechien/Hautblutungen	1	2	3	4	5
040905 Thromboplastinzeit (INR/Quick)	1	2	3	4	5
040906 Erythrozytenzahl	1	2	3	4	5
040907 partielle Thromboplastinzeit (PTT)	1	2	3	4	5
040908 Thrombozytenzahl (Plättchenfaktor)	1	2	3	4	5
040909 Fibrinogenspiegel	1	2	3	4	5
040910 Hämatokrit	1	2	3	4	5
040911 Andere (Spezifizieren)	1	2	3	4	5

E

Literatur zu Inhalten und Gegenstand der Pflegeergebnisse
Clochesy, J. M., Brey, C., Cardin, S., Whittaker, A. A., & Rudy, E. B. (1996). *Critical care nursing* (2nd ed.). Philadelphia: W. B. Saunders.
Lewis, S. M., Collier, I. C., & Heitkemper, M. M. (1996). *Medical surgical nursing: Assessment and management of clinical problems* (4th ed.). St. Louis: Mosby.
McCance, K. L., & Huether, S. E. (1998). *Pathophysiology: The biologic basis for disease in adults and children* (3rd ed.). St. Louis: Mosby.
Smeltzer, S. C., & Bare, B. G. (1996). *Brunner and Suddarth's textbook of medical-surgical nursing* (8th ed.). Philadelphia: Lippincott.

(0410) Respiratorischer Status: Freie Atemwege

Bereich II: Physiologische Gesundheit
Klasse E – Herzkreislaufsystem
Skala (a): Extrem gefährdet bis Nicht gefährdet

Definition: Ausmaß, in dem die Atemwegspassage offen bleibt.

Respiratorischer Status: Freie Atemwege	Extrem gefährdet 1	Weitgehend gefährdet 2	Mäßig gefährdet 3	Leicht gefährdet 4	Nicht gefährdet 5
Indikatoren:					
041001 Fieber nicht vorhanden	1	2	3	4	5
041002 Angst nicht vorhanden	1	2	3	4	5
041003 Luftnot nicht vorhanden	1	2	3	4	5
041004 Atemfrequenz IEA*	1	2	3	4	5
041005 Atemrhythmus IEA	1	2	3	4	5
041006 Hustet Bronchialsekret ab	1	2	3	4	5
041007 Frei von zusätzlichen Atemgeräuschen	1	2	3	4	5
041008 Andere (Spezifizieren)	1	2	3	4	5

*IEA = in erwartetem Ausmaß

Literatur zu Inhalten und Gegenstand der Pflegeergebnisse

Clochesy, J. M., Brey, C., Cardin, S., Whittaker, A. A., & Rudy, E. B. (1996). *Critical care nursing* (2nd ed.). Philadelphia. W. B. Saunders.

Lewis, S. M., Collier, I. C., & Heitkempler, M. M. (1996). *Medical surgical nursing: Assessment and management of clinical problems* (4th ed.). St. Louis: Mosby.

McCance, K. L., & Huether, S. E. (1998). *Pathophysiology: The biologic basis for disease in adults and children* (3rd ed.). St. Louis: Mosby.

Smeltzer, S. C., & Bare, B. G. (1996). *Bruner and Suddarth's textbook of medical-surgical nursing* (8th ed.). Philadelphia: J. B. Lippincott.

(0500) Stuhlkontinenz

Bereich II: Physiologische Gesundheit
Klasse F – Ausscheidung
Skala (m): Nie demonstriert bis Konsistent demonstriert

Definition: Kontrolle der Stuhlausscheidung aus dem Darm.

Stuhlkontinenz	Nie demonstriert 1	Selten demonstriert 2	Manchmal demonstriert 3	Oft demonstriert 4	Konsistent demonstriert 5
Indikatoren:					
050001 Vorhersagbare Stuhlausscheidung	1	2	3	4	5
050002 Bewahrt die Kontrolle über die Stuhlausscheidung	1	2	3	4	5
050003 Reguläre Stuhlausscheidung wenigstens alle drei Tage	1	2	3	4	5
050004 Diarrhö nicht vorhanden	1	2	3	4	5
050005 Obstipation nicht vorhanden	1	2	3	4	5
050006 Sphinktertonus adäquat, um die Defäkation zu kontrollieren	1	2	3	4	5
050007 Sphinkterinnervation funktional	1	2	3	4	5
050008 Identifiziert den Defäkationsdrang	1	2	3	4	5
050009 Reagiert rechtzeitig auf den Defäkationsdrang	1	2	3	4	5
050010 Verwendet Hilfsmittel angemessen, um Kontinenz zu erreichen	1	2	3	4	5
050011 Beherrscht Stuhlgangs-vorrichtungen unabhängig	1	2	3	4	5
050012 Erreicht die Toilette unabhängig vor der Defäkation	1	2	3	4	5
050013 Nimmt eine adäquate Flüssig-keitsmenge zu sich	1	2	3	4	5
050014 Nimmt eine adäquate Menge an Faserstoffen zu sich	1	2	3	4	5
050015 Kennt die Beziehung zwischen Nahrungsaufnahme und Ausscheidungsmuster	1	2	3	4	5
050016 Andere (Spezifizieren)	1	2	3	4	5

F

Literatur zu Inhalten und Gegenstand der Pflegeergebnisse

Hogstel, M. O., & Nelson, M. (1992). Anticipation and early detection can reduce bowel elimination complications. *Geriatric Nursing,* Jan./Feb., 28–33.

Maas, M., & Specht, J. (1991). Bowel incontinence. In Maas, M., Buckwalter, K. C., & Hardy, M. (Eds.). *Nursing diagnoses and interventions for the elderly.* Redwood City, CA: Addison-Wesley.

McLane, A. (1987). *Classification of nursing diagnoses: Proceedings of the 7th conference.* St. Louis: Mosby.

(0501) Stuhlausscheidung

Bereich II: Physiologische Gesundheit
Klasse F – Ausscheidung
Skala (a): Extrem gefährdet bis Nicht gefährdet

Definition: Fähigkeit des Gastrointestinaltrakts, effektiv den Stuhl zu bilden und auszuscheiden.

Stuhlausscheidung	Extrem gefährdet 1	Weitgehend gefährdet 2	Mäßig gefährdet 3	Leicht gefährdet 4	Nicht gefährdet 5
Indikatoren:					
050101 Ausscheidungsmuster IEA*	1	2	3	4	5
050102 Kontrolle der Darmbewegungen	1	2	3	4	5
050103 Farbe des Stuhls ING**	1	2	3	4	5
050104 Menge des Stuhls entsprechend der Ernährungsweise	1	2	3	4	5
050105 Stuhl weich und geformt	1	2	3	4	5
050106 Stuhlgeruch ING	1	2	3	4	5
050107 Fett im Stuhl ING	1	2	3	4	5
050108 Stuhl frei von Blut	1	2	3	4	5
050109 Stuhl frei von Schleim	1	2	3	4	5
050110 Obstipation nicht vorhanden	1	2	3	4	5
050111 Diarrhö nicht vorhanden	1	2	3	4	5
050112 Leichtigkeit der Stuhlpassage	1	2	3	4	5
050113 Bequemlichkeit der Stuhlpassage	1	2	3	4	5
050114 Sichtbare Peristaltik nicht vorhanden	1	2	3	4	5
050115 Schmerzhafte Krämpfe nicht vorhanden	1	2	3	4	5
050116 Blähungen nicht vorhanden	1	2	3	4	5
050117 Darmgeräusche	1	2	3	4	5
050118 Sphinktertonus	1	2	3	4	5
050119 Muskeltonus zur Ausscheidung des Stuhls	1	2	3	4	5
050120 Beherrscht Stuhlgangsvorrichtungen unabhängig	1	2	3	4	5
050121 Scheidet Stuhl ohne Hilfsmittel aus	1	2	3	4	5
050122 Intervention zur Stuhlausscheidung	1	2	3	4	5
050123 Missbrauch von Hilfsmitteln nicht vorhanden	1	2	3	4	5
050124 Nimmt adäquate Flüssigkeitsmenge zu sich	1	2	3	4	5
050125 Nimmt adäquate Menge an Faserstoffen zu sich	1	2	3	4	5
050126 Scheidet eine adäquate Menge aus	1	2	3	4	5
050127 Andere (Spezifizieren)	1	2	3	4	5

F

*IEA = in erwartetem Ausmaß; **ING = innerhalb normaler Grenzen

Literatur zu Inhalten und Gegenstand der Pflegeergebnisse

Heading, C. (1987). Factors affecting bowel functions. *Nursing,* 21, 773–783.

Hogstel, M. O., & Nelson, M. (1992). Anticipation and early detection can reduce bowel elimination complications. *Geriatric Nursing,* Jan./Feb., 28–33.

Lepshy, M. S., & Michael, A. (1993). Chronic diarrhea: Evaluation and treatment. *American Family Physician,* 48(8), 1461–1466.

Loening-Baucke, V. (1994). Management of chronic constipation in infants and toddlers. *American Family Physician,* 46(2), 397–406.

McLane, A. M., & McShane, R. E. (1991). Constipation. In Maas, M., Buckwalter, K., & Hardy, M. (Eds.). *Nursing diagnoses and interventions for the elderly.* Redwood City, CA: Addison-Wesley.

McShane, R. E., & McLane, A. M. (1988). Constipation: Impact of etiological factors. *Journal of Gerontological Nursing,* 14(4), 31–34.

Morton, P. G. (1989). *Health assessment in nursing.* Springhouse, PA: Springhouse.

Palmer, M. H., McCormick, K. A., Langford, A., Langlais, J., & Alvaran, M. (1992). Continence outcomes: Documentation on medical records in the nursing home environment. *Journal of Nursing Care Quality,* 6(3), 36–43.

Potter, P., & Perry, A. G. (1997). *Fundamentals of nursing: Concepts, process, & practice* (4th ed.). St. Louis: Mosby.

(0502) Urinkontinenz

Bereich II: Physiologische Gesundheit
Klasse F – Ausscheidung
Skala (m): Nie demonstriert bis Konsistent demonstriert

Definition: Kontrolle über die Urinausscheidung.

Urinkontinenz	Nie demonstriert 1	Selten demonstriert 2	Manchmal demonstriert 3	Oft demonstriert 4	Konsistent demonstriert 5
Indikatoren:					
050201 Erkennt den Drang, auszuscheiden	1	2	3	4	5
050202 Vorhersagbares Muster der Urinausscheidung	1	2	3	4	5
050203 Reagiert rechtzeitig auf den Drang	1	2	3	4	5
050204 Scheidet in ein angemessenes Gefäß aus	1	2	3	4	5
050205 Adäquate Zeit zur Erreichung der Toilette zwischen dem Drang und der Ausscheidung	1	2	3	4	5
050206 Scheidet jedes Mal > 150 ml aus	1	2	3	4	5
050207 Frei von Urinabgang zwischen den Ausscheidungen	1	2	3	4	5
050208 Fähig, den Urinstrahl zu beginnen und zu stoppen	1	2	3	4	5
050209 Leert die Blase vollständig	1	2	3	4	5
050210 Nicht Vorhandensein eines Resturins > 100–200 ml	1	2	3	4	5
050211 Kein Urinabgang unter erhöhtem abdominellen Druck (z. B. Niesen, Lachen, Heben)	1	2	3	4	5
050212 Trockene Unterwäsche am Tag	1	2	3	4	5
050213 Trockene Unterwäsche und trockenes Bett in der Nacht	1	2	3	4	5
050214 Abwesenheit von Harnwegsinfektionen (< 10.000 Leukozyten)	1	2	3	4	5
050215 Flüssigkeitsaufnahme IEA*	1	2	3	4	5
050216 Fähig, sich selbstständig an- und auszuziehen	1	2	3	4	5
050217 Fähig, selbstständig die Toilette zu benutzen	1	2	3	4	5

F

(0502) Urinkontinenz: *Fortsetzung*

Definition: Kontrolle über die Urinausscheidung.

Urinkontinenz	Nie demonstriert 1	Selten demonstriert 2	Manchmal demonstriert 3	Oft demonstriert 4	Konsistent demonstriert 5
Indikatoren:					
050218 Bewahrt sich ein hindernisfreies Umfeld für die unabhängige Toilettenbenutzung	1	2	3	4	5
050219 Frei von Medikamenten, die die Urinkontrolle beeinflussen	1	2	3	4	5
050220 Andere (Spezifizieren)	1	2	3	4	5

*IEA = in erwartetem Ausmaß

Literatur zu Inhalten und Gegenstand der Pflegeergebnisse

Palmer, M. H., McCormick, K. A., Lanford, A., Langlais, J., & Alvaran, M. (1992). Continence outcomes: Documentation on medical records in the nursing home environment. *Journal of Nursing Care Quality,* 6(3), 36–43.

Specht, J., Tunink, P., Maas, M., & Bulechek, G. (1991). Urinary incontinence. In M. Maas, K. Buckwalter, & M. Hardy (Eds.), *Nursing diagnoses and interventions for the elderly.* Redwood City, CA: Addison-Wesley.

Urinary Incontinence Guideline Panel (1992). *Urinary incontinence in adults,* Clinical Practice Guideline (AHCPR Pub. No. 92–0038). Rockville, MD: Agency for Health Care Policy and Research, Public Health Service, U. S. Department of Health and Human Services.

(0503) Urinausscheidung

Bereich II: Physiologische Gesundheit
Klasse F – Ausscheidung
Skala (a): Extrem gefährdet bis Nicht gefährdet

Definition: Fähigkeit des urinableitenden Systems, Ausscheidungsprodukte zu filtrieren, Lösungsbestandteile zu konservieren und Urin in einem gesunden Maße zu sammeln und auszuscheiden.

Urinausscheidung	Extrem gefährdet 1	Weitgehend gefährdet 2	Mäßig gefährdet 3	Leicht gefährdet 4	Nicht gefährdet 5
Indikatoren:					
050301 Ausscheidungsmuster IEA*	1	2	3	4	5
050302 Uringeruch IEA	1	2	3	4	5
050303 Urinmenge IEA	1	2	3	4	5
050304 Urinfarbe IEA	1	2	3	4	5
050305 Keine Beimengungen/Partikel im Urin	1	2	3	4	5
050306 Klarheit des Urins	1	2	3	4	5
050307 Verdauung einer adäquaten Flüssigkeitsmenge	1	2	3	4	5
050308 Ausgeglichene Ein- und Ausfuhrbilanz/24 h	1	2	3	4	5
050309 Schmerzfreie Urinausscheidung	1	2	3	4	5
050310 Urinausscheidung ohne Verzögerung	1	2	3	4	5
050311 Urinausscheidung ohne Dringlichkeit	1	2	3	4	5
050312 Urinkontinenz	1	2	3	4	5
050313 vollständige Blasenentleerung	1	2	3	4	5
050314 Bemerken des Harndrangs	1	2	3	4	5
050315 Harnstoffgehalt im Serum ING**	1	2	3	4	5
050316 Serumkreatinin ING	1	2	3	4	5
050317 Spezifisches Uringewicht ING	1	2	3	4	5
050318 Urineiweiß ING	1	2	3	4	5
050319 Uringlukose ING	1	2	3	4	5
050320 Keine Hämaturie	1	2	3	4	5
050321 Urinketonkörper ING	1	2	3	4	5
050322 Urin pH-Wert ING	1	2	3	4	5
050323 Mikroskopische Funde im Urin ING	1	2	3	4	5
050324 Urin-Elektrolyte ING	1	2	3	4	5
050325 Arterieller pCO_2 ING	1	2	3	4	5
050326 Arterieller pH-Wert ING	1	2	3	4	5
050327 Serumelektrolyte	1	2	3	4	5
050328 Andere (Spezifizieren)	1	2	3	4	5

*IEA = in erwartetem Ausmaß; **ING= innerhalb normaler Grenzen

Literatur zu Inhalten und Gegenstand der Pflegeergebnisse

Brundage, D. J., & Linton, A. D. (1997). Age related changes in the genitourinary system. In M. A. Matteson, E. S. McConnell, & A. D. Linton (Eds.), *Gerontological nursing: Concepts in practice* (2nd ed.). Philadelphia, W. B. Saunders.

Frantl J. A., Newman, D.K., Colling, J. et al. (1996). *Urinary incontinence in adults: Acute and chronic management.* Clinical Practice Guideline, No. 2, 1996 update. (AHCPR Pub. No. 96–0682). Rockville, MD: U. S. Department of Health and Human Services. Public Health Service, Agency for Health Care and Policy Research.

McConnell, J. D., Barry, M. J., Bruseketwitz, R. C. et al. (1994). *Benign prostatic hyperplasia: Diagnosis and treatment,* Clinical Practice Guideline, No. 8 (AHCPR Pub. No. 94–9582). Rockville, MD: Agency for Health Care Policy and Research, Public Health Service, U. S. Department of Health and Human Services.

Morton, P. G. (1989). *Health assessment in nursing.* Springhouse, PA: Springhouse.

Palmer, M. H., McCormick, K. A., Lanford, A., Langlais, J., & Alvaran, M. (1992). Continence outcomes: Documentation on medical records in the nursing home environment. *Journal of Nursing Care Quality,* 6(3), 36–43.

Potter, P. A., & Potter, A. G. (1993). Fundamentals of nursing: Concepts, process, and practice (3rd ed.). St. Louis: Mosby.

Specht, J., Tunink, P., Maas, M., & Bulechek, G. (1991). Urinary incontinence. In M. Maas, K. Buckwalter, & M. Hardy (Eds.), *Nursing diagnoses and interventions for the elderly.* Redwood City, CA: Addison-Wesley.

Urinary Incontinence Guideline Panel (1992). *Urinary incontinence in adults,* Clinical Practice Guideline (AHCPR Pub. No. 92–0038). Rockville, MD: Agency for Health Care Policy and Research, Public Health Service, U. S. Department of Health and Human Services.

(0600) Elektrolyt- und Säure-/Basenhaushalt

Bereich II: Physiologische Gesundheit
Klasse G – Flüssigkeits- und Elektrolythaushalt
Skala (a): Extrem gefährdet bis Nicht gefährdet

Definition: Gleichgewicht von Elektrolyten und Nichtelektrolyten in den intrazellulären und extrazellulären Bestandteilen des Körpers.

Elektrolyt- und Säure-/Basenhaushalt	Extrem gefährdet 1	Weitgehend gefährdet 2	Mäßig gefährdet 3	Leicht gefährdet 4	Nicht gefährdet 5
Indikatoren:					
060001 Herzfrequenz IEA*	1	2	3	4	5
060002 Herzrhythmus IEA	1	2	3	4	5
060003 Atemfrequenz IEA	1	2	3	4	5
060004 Atemrhythmus IEA	1	2	3	4	5
060005 Serumnatrium ING**	1	2	3	4	5
060006 Serumkalium ING	1	2	3	4	5
060007 Serumchlorid ING	1	2	3	4	5
060008 Serumcalcium ING	1	2	3	4	5
060009 Serummagnesium ING	1	2	3	4	5
060010 Serum pH-Wert ING	1	2	3	4	5
060011 Serumalbumin ING	1	2	3	4	5
060012 Serumkreatinin ING	1	2	3	4	5
060013 Serumbikarbonat ING	1	2	3	4	5
060014 Blutstickstoffgehalt ING	1	2	3	4	5
060015 Urin pH-Wert ING	1	2	3	4	5
060016 Mentale Aufmerksamkeit	1	2	3	4	5
060017 Kognitive Orientierung	1	2	3	4	5
060018 Muskelstärke	1	2	3	4	5
060019 Neuromuskuläre Nichtirritabilität	1	2	3	4	5
060020 Zittern in den Extremitäten nicht vorhanden	1	2	3	4	5
060021 Andere (Spezifizieren)	1	2	3	4	5

G

*IEA = in erwartetem Ausmaß; **ING = innerhalb normaler Grenzen

Literatur zu Inhalten und Gegenstand der Pflegeergebnisse
Cherry, R. (1992). Furosemide facts. *Emergency Medical Services, 21*(9), 79.
Cullen, L. (1992). Interventions related to fluid and electrolytes. *Nursing Clinics of North America, 27*(2), 60–79.
Innerarity, S. A., & Stark, J. L. (1994). *Fluids and electrolytes* (2nd ed.). Springhouse, PA: Springhouse.
Joy, C. (Ed.) (1989). *Pediatric trauma nursing.* Rockville, MD: Aspen.

McCance, K. L., & Huether, S. E. (1998). *Pathophysiology: The biologic basis for disease in adults and children* (3rd ed.). St. Louis: Mosby.

Methany, N. (1996). *Fluid and elctrolyte balance: Nursing considerations* (3rd ed.). Philadelphia: J. B. Lippincott.

Norris, C. (1982). *Concept clarification in nursing.* Rockville, MD: Aspen.

Schuller, D., Mitchell, J., Calendrino, F., & Schuster, D. (1991). Fluid balance during pulmonary edema: Is fluid gain a marker or a cause of post-operative outcome? *Chest,* 100(4), 1068–1075.

Vullo-Navich, K., Smith, S., Andrews, M., Levine, A. M., Tischer, J. F., & Veglia, J. M. (1998). Comfort and incidence of abnormal serum sodium, BUN, creatinine and osmolality in dehydration of terminal illness, *The American Journal of Hospice & Palliative Care,* 15(2), 77–84.

(0601) Flüssigkeitshaushalt

Bereich II: Physiologische Gesundheit
Klasse G – Flüssigkeits- und Elektrolythaushalt
Skala (a): Extrem gefährdet bis Nicht gefährdet

Definition: Gleichgewicht an Wasser in den intrazellulären und extrazellulären Bestandteilen des Körpers.

Flüssigkeitshaushalt	Extrem gefährdet 1	Weitgehend gefährdet 2	Mäßig gefährdet 3	Leicht gefährdet 4	Nicht gefährdet 5
Indikatoren:					
060101 Blutdruck IEA*	1	2	3	4	5
060102 Mittlerer arterieller Druck IEA	1	2	3	4	5
060103 Zentraler Venendruck IEA	1	2	3	4	5
060104 Pulmonaler Keildruck IEA	1	2	3	4	5
060105 Periphere Pulse tastbar	1	2	3	4	5
060106 Orthostatischer Hypotonus nicht vorhanden	1	2	3	4	5
060107 Ausgeglichene 24-Stunden Bilanz	1	2	3	4	5
060108 Zusätzliche Atemgeräusche nicht vorhanden	1	2	3	4	5
060109 Stabiles Körpergewicht	1	2	3	4	5
060110 Aszites nicht vorhanden	1	2	3	4	5
060111 Halsvenenschwellung nicht vorhanden	1	2	3	4	5
060112 Periphere Ödeme nicht vorhanden	1	2	3	4	5
060113 Eingesunkene Augäpfel nicht vorhanden	1	2	3	4	5
060114 Verwirrung nicht vorhanden	1	2	3	4	5
060115 Abnormer Durst nicht vorhanden	1	2	3	4	5
060116 Feuchtigkeit der Haut	1	2	3	4	5
060117 Feuchte Schleimhäute	1	2	3	4	5
060118 Serumelektrolyte ING**	1	2	3	4	5
060119 Hämatokrit ING	1	2	3	4	5
060120 Spezifisches Uringewicht ING	1	2	3	4	5
060121 Andere (Spezifizieren)	1	2	3	4	5

G

*IEA = in erwartetem Ausmaß; **ING = innerhalb normaler Grenzen

Literatur zu Inhalten und Gegenstand der Pflegeergebnisse

Bosquet, G. L. (1990). Congestive heart failure: A review of nonpharmacologic therapies. *Journal of Cardiovascular Nursing*, 4(3), 35–46.

Coats, A. S., Adamopoulos, S., Meyer, T. E., Conway, J., & Sleight, P. (1990). Effects of physical training in chronic heart failure. *The Lancet*, 335, 63–66.

Fukada, N. (1990). Outcome standards for the client with congestive heart failure. *Journal of Cardiovascular Nursing*, 4(3), 59–70.

Johanson, B.C. et al. (1988). *Standards for critical care* (3rd ed.). St. Louis: Mosby.

Reuther, M.A., & Hansen, C.B. (1985). *Cardiovascular nursing.* New Hyde Park, NY: Medical Examination Publishing.

Sadler, D. (1984). *Nursing for cardiovascular health.* Norwalk, CT: Appleton-Century-Crofts.

Vullo-Navich, K., Schmit, S., Andrews, M., Levine, A. M., Tischer, J. F., & Veglia, J. M. (1998). Comfort and incidence of abnormal serum sodium, BUN, creatinine and osmolality in dehydration of terminal illness, *The American Journal of Hospice & Palliative Care,* 15(2), 77–84.

(0602) Flüssigkeitszufuhr

Bereich II: Physiologische Gesundheit
Klasse G – Flüssigkeits- und Elektrolythaushalt
Skala (a): Extrem gefährdet bis Nicht gefährdet

Definition: Wassermenge in den intrazellulären und extrazellulären Bestandteilen des Körpers.

Flüssigkeitszufuhr	Extrem gefährdet 1	Weitgehend gefährdet 2	Mäßig gefährdet 3	Leicht gefährdet 4	Nicht gefährdet 5
Indikatoren:					
060201 Flüssigkeitsgehalt der Haut	1	2	3	4	5
060202 Feuchte Schleimhäute	1	2	3	4	5
060203 Periphere Ödeme nicht vorhanden	1	2	3	4	5
060204 Aszites nicht vorhanden	1	2	3	4	5
060205 Abnormer Durst nicht vorhanden	1	2	3	4	5
060206 Zusätzliche Atemgeräusche nicht vorhanden	1	2	3	4	5
060207 Kurzatmigkeit nicht vorhanden	1	2	3	4	5
060208 Eingesunkene Augäpfel nicht vorhanden	1	2	3	4	5
060209 Fieber nicht vorhanden	1	2	3	4	5
060210 Perspirationsfähigkeit	1	2	3	4	5
060211 Urinausscheidung ING*	1	2	3	4	5
060212 Blutdruck ING	1	2	3	4	5
060213 Hämatokrit ING	1	2	3	4	5
060214 Andere (Spezifizieren)	1	2	3	4	5

*ING = innerhalb normaler Grenzen

Literatur zu Inhalten und Gegenstand der Pflegeergebnisse

Arieff, A. (1986). Hyponatremia, convulsions, respiratory arrest, and permanent brain damage after elective surgery in healthy woman. *The New England Journal of Medicine*, 314(24), 1529–1534.

Carcillo, J. A., Davis, A. L., & Zaritsky, A. (1991). Role of early fluid resuscitation in pediatric septic shock. *Journal of the American Medical Association*, 266(9), 1242–1245.

Gilski, D. (1993). Controversies in patient management after cardiac surgery. *Journal of Cardiovascular Nursing*, 7(4), 1–13.

Hill, P. & Aldag, J. (1991). Potential indicators of insufficient milk supply. *Research in Nursing and Health*, 14, 11–19.

Innerarity, S. A., & Stark, J. L. (1994). *Fluids and electrolytes* (2nd ed.). Springhouse, PA: Springhouse.

(0700) Kontrolle über eine Bluttransfusionsreaktion

Bereich II: Physiologische Gesundheit
Klasse H – Immunreaktion
Skala (e): Überhaupt nicht bis In einem sehr großen Ausmaß

Definition: Ausmaß, in dem Komplikationen bei Bluttransfusionen minimiert werden.

Kontrolle über eine Bluttransfusionsreaktion	Überhaupt nicht 1	In einem geringen Ausmaß 2	In einem mäßigen Ausmaß 3	In einem großen Ausmaß 4	In einem sehr großen Ausmaß 5
Indikatoren:					
070001 Respiratorischer Status IEA*	1	2	3	4	5
070002 Gastrointestinaler Status IEA	1	2	3	4	5
070003 Urinausscheidung IEA	1	2	3	4	5
070004 Herzfrequenz IEA	1	2	3	4	5
070005 Blutdruck IEA	1	2	3	4	5
070006 Farbe der Haut IEA	1	2	3	4	5
070007 Frei von Fieber	1	2	3	4	5
070008 Frei von Schüttelfrost	1	2	3	4	5
070009 Frei von Juckreiz	1	2	3	4	5
070010 Frei von Hautausschlag	1	2	3	4	5
070011 Frei von Unruhe	1	2	3	4	5
070012 Frei von geäußerter Angst	1	2	3	4	5
070013 Frei von geäußertem Unwohlsein	1	2	3	4	5
070014 Frei von Brustschmerz	1	2	3	4	5
070015 Frei von lumbalem Rückenschmerz	1	2	3	4	5
070016 Frei von Entzündungen der i. v.**-Punktionsstelle	1	2	3	4	5
070017 Frei von Hämaturie	1	2	3	4	5
070018 Frei von unwillkürlichen Muskelkontraktionen (Spasmen) oder -zuckungen	1	2	3	4	5
070019 Andere (Spezifizieren)	1	2	3	4	5

* IEA = in erwartetem Ausmaß; **i. v. = intravenös

Literatur zu Inhalten und Gegenstand der Pflegeergebnisse

Luckmann, J., & Sorenson, K. C. (1993). *Medical-surgical nursing: A psychophysiologic approach* (4th ed.). Philadelphia: W. B. Saunders.

McCance, K. L., & Huether, S. E. (1998). *Pathophysiology: The biologic basis for disease in adults and children* (3rd ed.). St. Louis: Mosby.

Raife, Thomase J. (1997). Adverse effects of transfusions caused by leukocytes. *Journal of Intravenous Nursing*, 20(5), 238–244.

(0701) Kontrolle von Überempfindlichkeit des Immunsystems

Bereich II: Physiologische Gesundheit
Klasse H – Immunreaktion
Skala (e): Überhaupt nicht bis In einem sehr großen Ausmaß

Definition: Ausmaß, in dem unangemessene Immunreaktionen unterdrückt werden.

	Überhaupt nicht	In einem geringen Ausmaß	In einem mäßigen Ausmaß	In einem großen Ausmaß	In einem sehr großen Ausmaß
Kontrolle von Überempfindlichkeit des Immunsystems	**1**	**2**	**3**	**4**	**5**
Indikatoren:					
070101 Respiratorischer Status IEA*	1	2	3	4	5
070102 Kardialer Status IEA	1	2	3	4	5
070103 Gastrointestinaler Status IEA	1	2	3	4	5
070104 Renaler Status IEA	1	2	3	4	5
070105 Neurologischer Status IEA	1	2	3	4	5
070106 Gelenkbeweglichkeit IEA	1	2	3	4	5
070107 Hautintegrität bewahrt	1	2	3	4	5
070108 Schleimhautintegrität bewahrt	1	2	3	4	5
070109 Frei von allergischen Reaktionen	1	2	3	4	5
070110 Frei von lokalisierten Entzündungsreaktionen	1	2	3	4	5
070111 Frei von Autoimmunreaktionen	1	2	3	4	5
070112 Frei von Gefäßentzündungen	1	2	3	4	5
070113 Frei von Transplantatabstoßungen	1	2	3	4	5
070114 Frei von Transplantat-Wirt-Reaktion	1	2	3	4	5
070115 Frei von Juckreiz	1	2	3	4	5
070116 Frei von Ikterus	1	2	3	4	5
070117 Abwesenheit von Autoantikörpern oder Autoantigenen	1	2	3	4	5
070118 Bilirubin ING**	1	2	3	4	5
070119 Blutbild ING	1	2	3	4	5
070120 Differenziale Leukozytenwerte ING	1	2	3	4	5
070121 Ergänzende Bereiche ING	1	2	3	4	5
070122 T4-Wert ING	1	2	3	4	5
070123 T8-Wert ING	1	2	3	4	5
070124 Andere (Spezifizieren)	1	2	3	4	5

H

*IEA = in erwartetem Ausmaß; **ING = innerhalb normaler Grenzen

Literatur zu Inhalten und Gegenstand der Pflegeergebnisse

Birney, M. H. (1991). Psychoneuroimmunology: A holistic framework for the study of stress and illness. *Holistic Nursing Practice,* 5(4), 32–38.

Brandt, B. (1990). Nursing protocol for the patient with neutropenia. *Oncology Nursing Forum,* 17(1) (Supplement), 9–15.

Flaskerud, J. H., & Ungvarski, P. J. (1992). *HIV/AIDS: A guide to nursing care* (2nd ed.). Philadelphia. W. B. Saunders.

Hymes, D. J. (1985). Primary immunodeficiency disorders in the neonate. *Neonatal Network-The Journal of Neonatal Nursing,* 3(4), 40–48.

McCance, K. L., & Huether, S. E. (1998). *Pathophysiology: The biologic basis for disease in adults and children* (3rd ed.). St. Louis: Mosby.

Phillips, M. C., & Olson, L. R. (1993). The immunologic role of the gastrointestinal tract. *Critical Care Nursing Clinics of North America,* 5(1), 107–118.

Van Wynsberghe, D., Noback, C. R., & Carola, R. (1995). *Human anatomy and physiology* (3rd ed.). New York: McGraw-Hill.

Workman, M. L. (1993). The immune system: Your defensive partner and offensive foe. *AACN,* 4(3), 453–470.

(0702) Immunstatus

Bereich II: Physiologische Gesundheit
Klasse H – Immunreaktion
Skala (a): Extrem gefährdet bis Nicht gefährdet

Definition: Adäquatheit der natürlichen und erworbenen, angemessen zielgerichteten Resistenz gegenüber internen und externen Antigenen.

Immunstatus	Extrem gefährdet 1	Weitgehend gefährdet 2	Mäßig gefährdet 3	Leicht gefährdet 4	Nicht gefährdet 5
Indikatoren:					
070201 Regelmäßige Infektionen nicht vorhanden	1	2	3	4	5
070202 Tumoren nicht vorhanden	1	2	3	4	5
070203 Gastrointestinaler Status IEA*	1	2	3	4	5
070204 Respiratorischer Status IEA	1	2	3	4	5
070205 Urogenitalstatus IEA	1	2	3	4	5
070206 Gewicht IEA	1	2	3	4	5
070207 Körpertemperatur IEA	1	2	3	4	5
070208 Hautintegrität	1	2	3	4	5
070209 Schleimhautintegrität	1	2	3	4	5
070210 Chronische Müdigkeit nicht vorhanden	1	2	3	4	5
070211 Laufende Immunisierung	1	2	3	4	5
070212 Antikörpertiterbestimmungen ING**	1	2	3	4	5
070213 Angemessene Hautreaktion bei Reizkontakt	1	2	3	4	5
070214 Absolute Leukozytenwerte ING	1	2	3	4	5
070215 Differenziale Leukozytenwerte ING	1	2	3	4	5
070216 T4-Wert ING	1	2	3	4	5
070217 T8-Wert ING	1	2	3	4	5
070218 Ergänzende Bereiche ING	1	2	3	4	5
070219 Ergebnisse der Thymus-Röntgenuntersuchung ING	1	2	3	4	5
070220 Andere (Spezifizieren)	1	2	3	4	5

*IEA = in erwartetem Ausmaß; **ING = innerhalb normaler Grenzen

Literatur zu Inhalten und Gegenstand der Pflegeergebnisse
Birney, M. H. (1991). Psychoneuroimmunology: A holistic framework for the study of stress and illness. *Holistic Nursing Practice*, 5(4), 32–38.
Brandt, B. (1990). Nursing protocol for the patient with neutropenia. *Oncology Nursing Forum*, 17(1) (Supplement), 9–15.

H

Flaskerud, J. H., & Ungvarski, P. J. (1992). *HIV/AIDS: A guide to nursing care* (2nd ed.). Philadelphia. W. B. Saunders.

Hymes, D. J. (1985). Primary immunodeficiency disorders in the neonate. *Neonatal Network-The Journal of Neonatal Nursing,* 3(4), 40–48.

McCance, K. L., & Huether, S. E. (1998). Pathophysiology: *The biologic basis for disease in adults and children* (3rd ed.). St. Louis: Mosby.

Phillips, M. C., & Olson, L. R. (1993). The immunologic role of the gastrointestinal tract. *Critical Care Nursing Clinics of North America,* 5(1), 107–118.

Van Wynsberghe, D., Noback, C. R., & Carola, R. (1995). *Human anatomy and physiology* (3rd ed.). New York: McGraw-Hill.

Workman, M. L. (1993). The immune system: Your defensive partner and offensive foe. *AACN,* 4(3), 453–470.

(0703) Infektionsstatus

Bereich II: Physiologische Gesundheit
Klasse H – Immunreaktion
Skala (n): Schwer bis Keine

Definition: Vorhandensein und Ausmaß einer Infektion.

Infektionsstatus	Schwer 1	Weitgehend 2	Mäßig 3	Leicht 4	Keine 5
Indikatoren:					
070301 Exanthem	1	2	3	4	5
070302 Nichtverkrustete Bläschen	1	2	3	4	5
070303 Nach Fäulnis riechender Ausfluss	1	2	3	4	5
070304 Eitriges Sputum	1	2	3	4	5
070305 Eitrige Absonderung	1	2	3	4	5
070306 Pyurie	1	2	3	4	5
070307 Fieber	1	2	3	4	5
070308 Schmerz/Empfindlichkeit	1	2	3	4	5
070309 Gastrointestinale Symptome	1	2	3	4	5
070310 Lymphadenopathie	1	2	3	4	5
070311 Unbehagen	1	2	3	4	5
070312 Auskühlung	1	2	3	4	5
070313 Unerklärte kognitive Beeinträchtigung	1	2	3	4	5
070314 Neugeborene: Lethargie	1	2	3	4	5
070315 Neugeborene: Nervosität	1	2	3	4	5
070316 Neugeborene: Hypothermie	1	2	3	4	5
070317 Neugeborene: Atemnot	1	2	3	4	5
070318 Neugeborene: Ungenügende Ernährung	1	2	3	4	5
070319 Infiltration im Thorax-Röntgenbild	1	2	3	4	5
070320 Kolonisation der Blutkultur	1	2	3	4	5
070321 Kolonisation der Sputumkultur	1	2	3	4	5
070322 Kolonisation der Kultur der zerebrospinalen Flüssigkeit	1	2	3	4	5
070323 Kolonisation der Kultur aus dem Wundgebiet	1	2	3	4	5
070324 Kolonisation der Urinkultur	1	2	3	4	5
070325 Kolonisation der Stuhlkultur	1	2	3	4	5
070326 Leukozytenerhöhung	1	2	3	4	5
070327 Leukozytenabfall	1	2	3	4	5
070328 Andere (Spezifizieren)	1	2	3	4	5

H

Literatur zu Inhalten und Gegenstand der Pflegeergebnisse

Albrutyn, E., & Talbot, G. H. (1987). Surveillance strategies: A primer. *Infection Control,* 8(11), 459–464.

Birnbaum , D. (1987). Nosocomial infection surveillance programs. *Infection Control,* 8(11), 474–479.

Haley, R. W., Aber, R. C., & Bennett, J. V. (1986). Surveillance of nosocominal infections. In J. V. Bennett & D. S. Brachkman (Eds.), *Hospital infections* (2nd ed.) (pp. 51–71). Boston: Little, Brown.

Hopkins, C. C. (1983). Epidemiologic principles in intensive care. In M. A. Roderick (Ed.), *Infection control in critical care* (pp. 3–12). Rockville, MD: Aspen.

(0704) Kontrolle von Asthma

Bereich II: Physiologische Gesundheit
Klasse H – Immunreaktion
Skala (m): Nie demonstriert bis Konsistent demonstriert

Definition: Persönliche Handlungen zur Umkehrung eines entzündungsfördernden Zustands, der zu einer Bronchialkonstriktion in den Atemwegen führt.

Kontrolle von Asthma	Nie demonstriert 1	Selten demonstriert 2	Manchmal demonstriert 3	Oft demonstriert 4	Konsistent demonstriert 5
Indikatoren:					
070401 Leitet Handlungen ein, um individuelle Auslöser zu vermeiden	1	2	3	4	5
070402 Leitet Handlungen ein, um individuelle Auslöser zu handhaben	1	2	3	4	5
070403 Stellt angemessene Umgebungsbedingungen her	1	2	3	4	5
070404 Sucht frühzeitig um eine Infektionsbehandlung nach	1	2	3	4	5
070405 Nimmt an altersangemessenen Aktivitäten teil	1	2	3	4	5
070406 Schläft die Nacht ohne nächtliches Husten oder Keuchen durch	1	2	3	4	5
070407 Erwacht ausgeruht	1	2	3	4	5
070408 Leidet nicht unter medikamentösen Nebenwirkungen	1	2	3	4	5
070409 Berichtet symptomfreie Intervalle bei minimaler medikamentöser Behandlung	1	2	3	4	5
070410 Überprüft den Peak Flow routinemäßig	1	2	3	4	5
070411 Überprüft den Peak Flow beim Auftreten von Symptomen	1	2	3	4	5
070412 Trifft angemessene Wahl der Medikation	1	2	3	4	5
070413 Demonstriert angemessenen Gebrauch von Inhalatoren, Giebelrohren und Verneblern	1	2	3	4	5
070414 Handhabt Verschlechterungen selbstständig	1	2	3	4	5

H

(0704) Kontrolle von Asthma: *Fortsetzung*

Definition: Persönliche Handlungen zur Umkehrung eines entzündungsfördernden Zustands, der zu einer Bronchialkonstriktion in den Atemwegen führt.

Kontrolle von Asthma	Nie demonstriert 1	Selten demonstriert 2	Manchmal demonstriert 3	Oft demonstriert 4	Konsistent demonstriert 5
Indikatoren:					
070415 Kontaktiert professionelle Unterstützung, wenn die Symptome nicht beherrscht werden können	1	2	3	4	5
070416 Beteiligt sich an Unterstützungs- und Selbsthilfegruppen	1	2	3	4	5
070417 Andere (Spezifizieren)	1	2	3	4	5

Literatur zu Inhalten und Gegenstand der Pflegeergebnisse

Cross, S. (1997). Revised guidelines on asthma management, *Professional Nurse,* 12(6), 408–410.

Le, J. T., Pearlman, D. S., Nickals, R., Lowenthal, M., & Rosenthal, R. (1998). Algorithm for the diagnosis and management of asthma: A practice parameter update. *Annals of Allergy, Asthma and Immunology,* 81, 415–420.

National Heart, Lung, and Blood Institute. National Asthma Education Program (1997). Expert panel report 2: *Guidelines for the diagnosis and management of asthma.* (NIH Pub. No. 97–4051). Bethesda, MD: Department of Health and Human Services.

Yoos, H. L., & McMullen, A. (1999). Symptom perception and evaluation in childhood asthma. *Nursing Research,* 48(1), 2–8.

(0800) Wärmeregulation

Bereich II: Physiologische Gesundheit
Klasse I – Stoffwechselregulation
Skala (a): Extrem gefährdet bis Nicht gefährdet

Definition: Gleichgewicht zwischen Wärmeproduktion, Wärmezufuhr und Wärmeverlust.

Wärmeregulation	Extrem gefährdet 1	Weitgehend gefährdet 2	Mäßig gefährdet 3	Leicht gefährdet 4	Nicht gefährdet 5
Indikatoren:					
080001 Temperatur der Haut IEA*	1	2	3	4	5
080002 Körpertemperatur ING**	1	2	3	4	5
080003 Kopfschmerzen nicht vorhanden	1	2	3	4	5
080004 Muskelschmerzen nicht vorhanden	1	2	3	4	5
080005 Reizbarkeit nicht vorhanden	1	2	3	4	5
080006 Apathie nicht vorhanden	1	2	3	4	5
080007 Veränderungen der Hautfarbe nicht vorhanden	1	2	3	4	5
080008 Muskelzuckungen nicht vorhanden	1	2	3	4	5
080009 Vorhandensein von Gänsehaut bei Kälte	1	2	3	4	5
080010 Schwitzen bei Wärme	1	2	3	4	5
080011 Zittern bei Kälte	1	2	3	4	5
080012 Pulsfrequenz IEA	1	2	3	4	5
080013 Atemfrequenz IEA	1	2	3	4	5
080014 Adäquate Flüssigkeitszufuhr	1	2	3	4	5
080015 Berichtet Zufriedenheit mit dem Wärmeempfinden	1	2	3	4	5
080016 Andere (Spezifizieren)	1	2	3	4	5

*IEA = in erwartetem Ausmaß; **ING = innerhalb normaler Grenzen

Literatur zu Inhalten und Gegenstand der Pflegeergebnisse

Caruso, C., Hadley, B., Shuklou, R., & Frame, P. (1992). Cooling effects and comfort of four cooling blanket temperatures in humans with fever. *Nursing Research, 41*(2), 68–72.

Erickson, R., & Kerklin, S. (1992). Comparison of methods for core temperature measurement. *Heart and Lung, 21*(3), 297.

Finke, C. (1991). Measurement of the thermoregulatory response: A review. *Focus on Critical Care, 18*(5), 408–412.

Franceschi, V. (1991). Accuracy and feasibility of measuring oral temperature in critically ill adults. *Focus on Critical Care, 18*(3), 221–228.

Hollander, H. (1993). Neurological and febrile syndromes in HIV. *Emergency Medicine, 25*(4), 26–40.

Holtzclaw, B. J. (1992). The febrile response in critical care: State of the science. *Heart und Lung, 21*(5), 482–501.

Kluger, M. (1978). Fever versus hyperthermia. *New England Journal of Medicine, 299,*(10), 555.

Murphy, K. (1992). Acetaminophen and ibuprofen: Finer control and overdose. *Pediatric Nursing, 18*(4), 428–431.

Segatore, M. (1992). Fever after traumatic brain injury. *American Association of Neuroscience Nurse,* 24(2), 104–109.

Stewart, G., & Webster, D. (1992). Re-evaluation of the tympanic thermometer in the emergency department. *Annals of Emergency Medicine,* 21(2), 158–161.

Summers, S., Dudgeon, N., Byram, K., & Zingsheim, K. (1990). The effects of two warming methods on core and surface temperatures, hemoglobin oxygen saturation, blood pressure, and perceived comfort of hypothermic post-anesthesia patients. *Journal of Post Anesthesia Nursing,* 5(5), 354–364.

(0801) Wärmeregulation: Neugeborene

Bereich II: Physiologische Gesundheit
Klasse I – Stoffwechselregulation
Skala (a): Extrem gefährdet bis Nicht gefährdet

Definition: Gleichgewicht zwischen Wärmeproduktion, Wärmezufuhr und Wärmeverlust während der neonatalen Periode.

Wärmeregulation: Neugeborene	Extrem gefährdet 1	Weitgehend gefährdet 2	Mäßig gefährdet 3	Leicht gefährdet 4	Nicht gefährdet 5
Indikatoren:					
080101 Körpertemperatur ING*	1	2	3	4	5
080102 Atemnot nicht vorhanden	1	2	3	4	5
080103 Unruhe nicht vorhanden	1	2	3	4	5
080104 Lethargie nicht vorhanden	1	2	3	4	5
080105 Veränderungen der Hautfarbe IEA**	1	2	3	4	5
080106 Gewichtszunahme IEA	1	2	3	4	5
080107 Temperaturentwicklung ohne Schüttelfrost	1	2	3	4	5
080108 Anwendung einer wärmeerhaltenden Lage	1	2	3	4	5
080109 Anwendung einer wärmeabgebenden Lage	1	2	3	4	5
080110 Entwöhnung vom Inkubator zum Kinderbett	1	2	3	4	5
080111 Adäquate Flüssigkeitszufuhr	1	2	3	4	5
080112 Blutzuckerspiegel ING	1	2	3	4	5
080113 Säure-Basen-Haushalt ING	1	2	3	4	5
080114 Bilirubin ING	1	2	3	4	5
080115 Andere (Spezifizieren)	1	2	3	4	5

*ING = innerhalb normaler Grenzen; **IEA = in erwartetem Ausmaß

Literatur zu Inhalten und Gegenstand der Pflegeergebnisse
Bliss-Holtz, J. (1992). Temperature relationships in cold-stressed infants. *Neonatal Network*, 11(2), 72.
Greer, P. (1988). Head coverings for newborns under radiant warmers. *Journal of Obstetric, Gynecologic, and Neonatal Nursing*, 17(4), 265–270.
Keeling, E. (1992). Thermoregulation and axillary temperature measurements in neonates: A review of the literature. *Maternal-Child Nursing Journal*, 20(3,4), 124–140.
Konrad, C. (1980). *Nursing interventions to assess and control fever in infants and small children.* Unpublished master's thesis, Iowa City, IA, The University of Iowa.

(0802) Vitalzeichenstatus

Bereich II: Physiologische Gesundheit
Klasse I – Stoffwechselregulation
Skala (b): Extreme Abweichung vom erwarteten Ausmaß bis Keine Abweichung vom erwarteten Ausmaß

Definition: Temperatur, Puls, Atmung und Blutdruck im Normbereich für das Individuum.

Vitalzeichenstatus	Extreme Abweichung vom erwarteten Ausmaß 1	Weitgehende Abweichung vom erwarteten Ausmaß 2	Mäßige Abweichung vom erwarteten Ausmaß 3	Leichte Abweichung vom erwarteten Ausmaß 4	Keine Abweichung vom erwarteten Ausmaß 5
Indikatoren:					
080201 Temperatur	1	2	3	4	5
080202 Herzspitzenstoßfrequenz	1	2	3	4	5
080203 Radialis-Pulsfrequenz	1	2	3	4	5
080204 Atemfrequenz	1	2	3	4	5
080205 Systolischer Blutdruck	1	2	3	4	5
080206 Diastolischer Blutdruck	1	2	3	4	5
080207 Andere (Spezifizieren)	1	2	3	4	5

Literatur zu Inhalten und Gegenstand der Pflegeergebnisse

Caruso, C., Hadley, B., Shukla, R., & Frame, P. (1992). Cooling effects and comfort of four cooling blanket temperatures in humans with fever. *Nursing Research,* 41(2), 68–72.

Finke, C. (1991). Measurement of the thermoregulatory response: A review. *Focus on Critical Care,* 18(5), 408–412.

Summers, S., Dudgeon, N., Byram, K., & Zingsheim, K. (1990). The effects of two warning methods on core and surface temperatures, hemoglobin oxygen saturation, blood pressure, and perceived comfort of hypothermic postanesthesia patients. *Journal of Post Anesthesia Nursing,* 5(5), 354–364.

(0900) Kognitive Fähigkeit

Bereich II: Physiologische Gesundheit
Klasse J – Kognitive Funktionen
Skala (a): Extrem gefährdet bis Nicht gefährdet

Definition: Fähigkeit, komplexe mentale Prozesse auszuführen.

Kognitive Fähigkeit	**Extrem gefährdet** **1**	**Weitgehend gefährdet** **2**	**Mäßig gefährdet** **3**	**Leicht gefährdet** **4**	**Nicht gefährdet** **5**
Indikatoren:					
090001 Kommuniziert deutlich und dem Alter und der Fähigkeit angemessen	1	2	3	4	5
090002 Demonstriert Kontrolle über ausgewählte Gelegenheiten und Situationen	1	2	3	4	5
090003 Aufmerksamkeit	1	2	3	4	5
090004 Konzentration	1	2	3	4	5
090005 Orientierung	1	2	3	4	5
090006 Demonstriert sofortige Erinnerung	1	2	3	4	5
090007 Demonstriert jüngste Erinnerung	1	2	3	4	5
090008 Demonstriert zurückliegende Erinnerung	1	2	3	4	5
090009 Verarbeitet Informationen	1	2	3	4	5
090010 Gewichtet Alternativen beim Treffen von Entscheidungen	1	2	3	4	5
090011 Trifft angemessene Entscheidungen	1	2	3	4	5
090012 Andere (Spezifizieren)	1	2	3	4	5

J

Literatur zu Inhalten und Gegenstand der Pflegeergebnisse
Abraham, I., & Reel, S. (1993). Cognitive nursing interventions with long-term care residents: Effects on neurocognitive dimensions. *Archives of Psychiatric Nursing*, VI(6), 356–365.
Agostinelli, B., Demers, K., Garrigan, D., & Waszynski, C. (1994). Targeted interventions: Use of the mini-mental state exam. *Journal of Gerontological Nursing*, 20(8), 15–23.
Costa, P. T., Jr., Williams, T. F., Somerfield, M., et al. (1996). *Recognition and initial assessment of Alzheimer's disease and related dementias*, Nr. 19 (AHCPR Pub. No. 97–0702). Rockville, MD: U. S. Department of Health and Human Services. Public Health Services, Agency for Health Care Policy and Research.
Dellasega, C. (1992). Home health nurses' assessments of cognition. *Applied Nursing Research*, 5(3), 127–133.
Foreman, M., Gilles, D., & Wagner, D. (1989). Impaired cognition in the critically ill elderly patient: clinical implications. *Critical Care Nursing Quarterly*, 12(1), 61–73.
Foreman, M., Theis, S., & Anderson, M. A. (1993). Adverse events in the hospitalised elderly. *Clinical Nursing Research*, 2(3), 360–370.
Gresham, G. E., Duncan, P. W., Stason, W. B., et al. (1995). *Post-stroke rehabilitation*. Clinical Practice Guideline, No. 16 (AHCPR Pub. No. 95–0062). Rockville, MD: U. S. Department of Health and Human Services. Public Health Services, Agency for Health Care Policy and Research.
Inaba-Roland, K., & Mariole, R. (1992). Assessing delirium in the acute care setting. *Heart and Lung*, 21(1), 48–55.
Jubeck, M. (1992). Are you sensitive to the cognitive needs of the elderly? *Home Healthcare Nurse*, 10(5), 20–25.

Kupferer, S., Uebele, J., & Levin, D. (1988). Geriatric ambulatory surgery patients: Assessing cognitive functions. *AORN Journal, 47*(3), 752–766.

Mason, P. (1989). Cognitive assessment parameters and tools for the critically injured adult. *Critical Care Nursing Clinics of North America, 1*(1), 45–53.

Strub, R., & Black, W. (1993). *The mental status examination in neurology* (3rd ed.). Philadelphia: F. A. Davis.

(0901) Kognitive Orientierung

Bereich II: Physiologische Gesundheit
Klasse J – Kognitive Funktionen
Skala (m): Nie demonstriert bis Konsistent demonstriert

Definition: Fähigkeit, eine Person, einen Ort und die Zeit zu identifizieren.

Kognitive Orientierung	Nie demonstriert 1	Selten demonstriert 2	Manchmal demonstriert 3	Oft demonstriert 4	Konsistent demonstriert 5
Indikatoren:					
090101 Identifiziert sich selbst	1	2	3	4	5
090102 Identifiziert nahestehende Bezugspersonen	1	2	3	4	5
090103 Identifiziert den gegenwärtigen Ort	1	2	3	4	5
090104 Identifiziert den korrekten Tag	1	2	3	4	5
090105 Identifiziert den korrekten Monat	1	2	3	4	5
090106 Identifiziert das korrekte Jahr	1	2	3	4	5
090107 Identifiziert die korrekte Jahreszeit	1	2	3	4	5
090108 Andere (Spezifizieren)	1	2	3	4	5

J

Literatur zu Inhalten und Gegenstand der Pflegeergebnisse

Abraham, I., & Reel, S. (1993). Cognitive nursing interventions and long-term care residents: Effects on neurocognitive dimensions. *Archives of Psychiatric Nursing,* VI(6), 356–365.

Agostinelli, B., Demers, K., Garrigan, D., & Waszynski, C. (1994). Targeted interventions: Use of the mini-mental state exam. *Journal of Gerontological Nursing,* 20(8), 15–23.

Dellasega, C. (1992). Home health nurses' assessments of cognition. *Applied Nursing Research,* 5(3), 127–133.

Foreman, M., Gilles, D., & Wagner, D. (1989). Impaired cognition in the critically ill elderly patient: clinical implications. *Critical Care Nursing Quarterly,* 12(1), 61–73.

Foreman, M., Theis, S., & Anderson, M. A. (1993). Adverse events in the hospitalised elderly. *Clinical Nursing Research,* 2(3), 360–370.

Inaba-Roland, K., & Mariole, R. (1992). Assessing delirium in the acute care setting. *Heart and Lung,* 21(1), 48–55.

Jubeck, M. (1992). Are you sensitive to the cognitive needs of the elderly? *Home Healthcare Nurse,* 10(5), 20–25.

Kupferer, S., Uebele, J., & Levin, D. (1988). Geriatric ambulatory surgery patients: Assessing cognitive functions. *AORN Journal,* 47(3), 752–766.

Mason, P. (1989). Cognitive assessment parameters and tools for the critically injured adult. *Critical Care Nursing Clinics of North America,* 1(1), 45–53.

Strub, R., & Black, W. (1993). *The mental status examination in neurology* (3rd ed.). Philadelphia: F. A. Davis.

(0902) Kommunikationsfähigkeit

Bereich II: Physiologische Gesundheit
Klasse J – Kognitive Funktionen
Skala (a): Extrem gefährdet bis Nicht gefährdet

Definition: Fähigkeit, gesprochene, geschriebene und nonverbale Nachrichten aufzunehmen, zu interpretieren und auszudrücken.

Kommunikationsfähigkeit	Extrem gefährdet 1	Weitgehend gefährdet 2	Mäßig gefährdet 3	Leicht gefährdet 4	Nicht gefährdet 5
Indikatoren:					
090201 Anwendung geschriebener Ausdrucksweise	1	2	3	4	5
090202 Anwendung gesprochener Ausdrucksweise	1	2	3	4	5
090203 Anwendung von Bildern und Zeichnungen	1	2	3	4	5
090204 Anwendung von Zeichensprache	1	2	3	4	5
090205 Anwendung nonverbaler Ausdrucksweise	1	2	3	4	5
090206 Bestätigung aufgenommener Nachrichten	1	2	3	4	5
090207 Äußert die Nachricht angemessen	1	2	3	4	5
090208 Tauscht Nachrichten mit anderen aus	1	2	3	4	5
090209 Andere (Spezifizieren)	1	2	3	4	5

Literatur zu Inhalten und Gegenstand der Pflegeergebnisse

Arnold, E., & Boggs, K. (1995). *Interpersonal relationships: Professional communications skills for nurses* (2nd ed.). Philadelphia: W. B. Saunders.

Gresham, G. E., Duncan, P. W., Stason, W. B., et al. (1995). *Post-stroke rehabilitation. Clinical practice guideline*, No. 16 (AHCPR Pub. No. 95–0062). Rockville, MD: U. S. Department of Health and Human Services. Public Health Services, Agency for Health Care Policy and Research.

Potter, P. A., & Perry, A. G. (1997). *Fundamentals of nursing: Concepts, process and practice* (4th ed.). St. Louis: Mosby.

Strub, R. L., & Black, F. W. (1993). *The mental status examination in neurology* (3rd ed.). Philadelphia: F. A. Davis.

(0903) Kommunikation: Ausdrucksfähigkeit

Bereich II: Physiologische Gesundheit
Klasse J – Kognitive Funktionen
Skala (a): Extrem gefährdet bis Nicht gefährdet

Definition: Fähigkeit, verbale und/oder nonverbale Nachrichten aufzunehmen, zu interpretieren und auszudrücken.

Kommunikation: Ausdrucksfähigkeit	Extrem gefährdet 1	Weitgehend gefährdet 2	Mäßig gefährdet 3	Leicht gefährdet 4	Nicht gefährdet 5
Indikatoren:					
090301 Anwendung geschriebener Ausdrucksweise	1	2	3	4	5
090302 Anwendung gesprochener Ausdrucksweise: mündlich	1	2	3	4	5
090303 Anwendung gesprochener Ausdrucksweise: ösophageal	1	2	3	4	5
090304 Anwendung von Klarheit der Sprache	1	2	3	4	5
090305 Anwendung von Bildern und Zeichnungen	1	2	3	4	5
090306 Anwendung von Zeichensprache	1	2	3	4	5
090307 Anwendung nonverbaler Ausdrucksweise	1	2	3	4	5
090308 Äußert die Nachricht angemessen	1	2	3	4	5
090309 Andere (Spezifizieren)	1	2	3	4	5

J

Literatur zu Inhalten und Gegenstand der Pflegeergebnisse

Arnold, E., & Boggs, K. (1995). *Interpersonal relationships: Professional communications skills for nurses* (2nd ed.). Philadelphia: W. B. Saunders.

Potter, P. A., & Perry, A. G. (1997). *Fundamentals of nursing: Concepts, process and practice* (4th ed.). St. Louis: Mosby.

Strub, R. L., & Black, F. W. (1993). *The mental status examination in neurology* (3rd ed.). Philadelphia: F. A. Davis.

(0904) Kommunikation: Aufnahmefähigkeit

Bereich II: Physiologische Gesundheit
Klasse J – Kognitive Funktionen
Skala (a): Extrem gefährdet bis Nicht gefährdet

Definition: Fähigkeit, verbale und/oder nonverbale Nachrichten aufzunehmen und zu interpretieren.

Kommunikation: Aufnahmefähigkeit	Extrem gefährdet 1	Weitgehend gefährdet 2	Mäßig gefährdet 3	Leicht gefährdet 4	Nicht gefährdet 5
Indikatoren:					
090401 Interpretation geschriebener Ausdrucksweise	1	2	3	4	5
090402 Interpretation gesprochener Ausdrucksweise	1	2	3	4	5
090403 Interpretation von Bildern und Zeichnungen	1	2	3	4	5
090404 Interpretation von Zeichensprache	1	2	3	4	5
090405 Interpretation nonverbaler Ausdrucksweise	1	2	3	4	5
090406 Bestätigung von empfangenen Nachrichten	1	2	3	4	5
090407 Andere (Spezifizieren)	1	2	3	4	5

Literatur zu Inhalten und Gegenstand der Pflegeergebnisse

Arnold, E., & Boggs, K. (1995). *Interpersonal relationships: Professional communications skills for nurses* (2nd ed.). Philadelphia: W.B. Saunders.

Potter, P. A., & Perry, A. G. (1997). *Fundamentals of nursing: Concepts, process and practice* (4th ed.). St. Louis: Mosby.

Strub, R. L., & Black, F. W. (1993). *The mental status examination in neurology* (3rd ed.). Philadelphia: F. A. Davis.

(0905) Konzentration

Bereich II: Physiologische Gesundheit
Klasse J – Kognitive Funktionen
Skala (m): Nie demonstriert bis Konsistent demonstriert

Definition: Fähigkeit, sich auf einen spezifischen Reiz zu konzentrieren.

Konzentration	Nie demonstriert 1	Selten demonstriert 2	Manchmal demonstriert 3	Oft demonstriert 4	Konsistent demonstriert 5
Indikatoren:					
090501 Bewahrt die Aufmerksamkeit	1	2	3	4	5
090502 Bewahrt die Konzentration ohne abgelenkt zu werden	1	2	3	4	5
090503 Reagiert angemessen auf sichtbare Reize	1	2	3	4	5
090504 Reagiert angemessen auf hörbare Reize	1	2	3	4	5
090505 Reagiert angemessen auf taktile Reize	1	2	3	4	5
090506 Reagiert angemessen auf riechbare Reize	1	2	3	4	5
090507 Reagiert angemessen auf sprachliche Reize	1	2	3	4	5
090508 Buchstabiert «Welt» rückwärts	1	2	3	4	5
090509 Zählt rückwärts von 20 in Dreierschritten oder von 100 in Siebenerschritten	1	2	3	4	5
090510 Nennt die Monate des Jahres rückwärts beginnend mit Januar	1	2	3	4	5
090511 Zeichnet einen Kreis	1	2	3	4	5
090512 Zeichnet ein Fünfeck	1	2	3	4	5
090513 Andere (Spezifizieren)	1	2	3	4	5

J

Literatur zu Inhalten und Gegenstand der Pflegeergebnisse

Abraham, I., & Reel, S. (1993). Cognitive nursing interventions with long-term care residents: Effects on neurocognitive dimensions. *Archives of Psychiatric Nursing,* VI(6), 356–365.

Agostinelli, B., Demers, K., Garrigan, D., & Waszynski, C. (1994). Targeted interventions: Use of the mini-mental state exam. *Journal of Gerontological Nursing,* 20(8), 15–23.

Costa, P. T., Jr., Williams, T. F., Somerfield, M., et al. (1996). *Recognition and initial assessment of Alzheimer's disease and related dementias, Nr. 19* (AHCPR Pub. No. 97–0702). Rockville, MD: U. S. Department of Health and Human Services. Public Health Services, Agency for Health Care Policy and Research.

Dellasega, C. (1992). Home health nurses' assessments of cognition. *Applied Nursing Research,* 5(3), 127–133.

Foreman, M., Gilles, D., & Wagner, D. (1989). Impaired cognition in the critically ill elderly patient: clinical implications. *Critical Care Nursing Quarterly,* 12(1), 61–73.

Foreman, M., Theis, S., & Anderson, M. A. (1993). Adverse events in the hospitalised elderly. *Clinical Nursing Research,* 2(3), 360–370.

Inaba-Roland, K., & Mariole, R. (1992). Assessing delirium in the acute care setting. *Heart and Lung,* 21(1), 48–55.

Jubeck, M. (1992). Are you sensitive to the cognitive needs of the elderly? *Home Healthcare Nurse,* 10(5), 20–25.

Kupferer, S., Uebele, J., & Levin, D. (1988). Geriatric ambulatory surgery patients: Assessing cognitive functions. *AORN Journal,* 47(3), 752–766.

Mason, P. (1989). Cognitive assessment parameters and tools for the critically injured adult. *Critical Care Nursing Clinics of North America,* 1(1), 45–53.

Norris, J. A., & Hoffman, P. R. (1996). Attaining, sustaining, and focusing attention: intervention for children with ADHD. *Seminars in Speech & Language,* 17(1), 59–71.

O'Keeffe, S. T., & Gosney, M. A. (1997). Assessing attentiveness in older hospital patients: Global assessment versus tests of attention. *JAGS,* (45)4, 470–473.

Strub, R., & Black, W. (1993). *The mental status examination in neurology* (3rd ed.). Philadelphia: F. A. Davis.

(0906) Entscheidungsfähigkeit

Bereich II: Physiologische Gesundheit
Klasse J – Kognitive Funktionen
Skala (m): Nie demonstriert bis Konsistent demonstriert

Definition: Die Fähigkeit, zwischen zwei oder mehr Alternativen zu entscheiden.

Entscheidungsfähigkeit	Nie demonstriert 1	Selten demonstriert 2	Manchmal demonstriert 3	Oft demonstriert 4	Konsistent demonstriert 5
Indikatoren:					
090601 Identifiziert relevante Informationen	1	2	3	4	5
090602 Identifiziert Alternativen	1	2	3	4	5
090603 Identifiziert mögliche Konsequenzen jeder Alternative	1	2	3	4	5
090604 Identifiziert Ressourcen, die notwendig sind, um jede Alternative zu unterstützen	1	2	3	4	5
090605 Erkennt den Widerspruch gegenüber den Wünschen anderer	1	2	3	4	5
090606 Erkennt den sozialen Kontext der Situation an	1	2	3	4	5
090607 Erkennt relevante gesetzliche Implikationen an	1	2	3	4	5
090608 Gewichtet die Alternativen	1	2	3	4	5
090609 Entscheidet zwischen Alternativen	1	2	3	4	5
090610 Andere (Spezifizieren)	1	2	3	4	5

J

Literatur zu Inhalten und Gegenstand der Pflegeergebnisse

Abraham, I., & Reel, S. (1993). Cognitive nursing interventions with long-term care residents: Effects on neurocognitive dimensions. *Archives of Psychiatric Nursing,* VI(6), 356–365.

Agostinelli, B., Demers, K., Garrigan, D., & Waszynski, C. (1994). Targeted interventions: Use of the mini-mental state exam. Journal of Gerontological Nursing, 20(8), 15–23.

Dellasega, C. (1992). Home health nurses' assessments of cognition. *Applied Nursing Research,* 5(3), 127–133.

Foreman, M., Gilles, D., & Wagner, D. (1989). Impaired cognition in the critically ill elderly patient: clinical implications. *Critical Care Nursing Quarterly,* 12(1), 61–73.

Foreman, M., Theis, S., & Anderson, M. A. (1993). Adverse events in the hospitalised elderly. *Clinical Nursing Research,* 2(3), 360–370.

Inaba-Roland, K., & Mariole, R. (1992). Assessing delirium in the acute care setting. *Heart and Lung,* 21(1), 48–55.

Jubeck, M. (1992). Are you sensitive to the cognitive needs of the elderly? *Home Healthcare Nurse,* 10(5), 20–25.

Kendall, E., Shum, D., Halson, D., Bunning, S., Teb, M. (1997). The assessment of social problem-solving ability following traumatic brain injury. *J Head Trauma Rehabil* 12(3), 68–78.

Kupferer, S., Uebele, J., & Levin, D. (1988). Geriatric ambulatory surgery patients: Assessing cognitive functions. *AORN Journal, 47*(3), 752–766.

Mason, P. (1989). Cognitive assessment parameters and tools for the critically injured adult. *Critical Care Nursing Clinics of North America, 1*(1), 45–53.

Strub, R., & Black, W. (1993). *The mental status examination in neurology* (3rd ed.). Philadelphia: F. A. Davis.

(0907) Informationsverarbeitung

Bereich II: Physiologische Gesundheit
Klasse J – Kognitive Funktionen
Skala (m): Nie demonstriert bis Konsistent demonstriert

Definition: Fähigkeit, Informationen aufzunehmen, zu organisieren und anzuwenden.

Informationsverarbeitung	Nie demonstriert 1	Selten demonstriert 2	Manchmal demonstriert 3	Oft demonstriert 4	Konsistent demonstriert 5
Indikatoren:					
090701 Identifiziert korrekt gebräuchliche Gegenstände	1	2	3	4	5
090702 Liest und versteht einen kurzen Satz oder Absatz	1	2	3	4	5
090703 Verbalisiert eine zusammenhängende Mitteilung	1	2	3	4	5
090704 Zeigt einen organisierten Denkprozess	1	2	3	4	5
090705 Zeigt einen logischen Denkprozess	1	2	3	4	5
090706 Erklärt die Ähnlichkeit oder Nichtähnlichkeit zwischen zwei Gegenständen	1	2	3	4	5
090707 Addiert oder subtrahiert verschiedene Zahlen	1	2	3	4	5
090708 Andere (Spezifizieren)	1	2	3	4	5

J

Literatur zu Inhalten und Gegenstand der Pflegeergebnisse

Abraham, I., & Reel, S. (1993). Cognitive nursing interventions with long-term care residents: Effects on neurocognitive dimensions. *Archives of Psychiatric Nursing*, VI(6), 356–365.

Agostinelli, B., Demers, K., Garrigan, D., & Waszynski, C. (1994). Targeted interventions: Use of the mini-mental state exam. *Journal of Gerontological Nursing*, 20(8), 15–23.

Costa, P. T., Jr., Williams, T. F., Sommerfield, M., et al. (1996). *Recognition and initial assessment of Alzheimer's disease and related dementias, Nr. 19* (AHCPR Pub. No. 97–0702). Rockville, MD: U. S. Department of Health and Human Services. Public Health Services, Agency for Health Care Policy and Research.

Dellasega, C. (1992). Home health nurses' assessments of cognition. *Applied Nursing Research*, 5(3), 127–133.

Foreman, M., Gilles, D., & Wagner, D. (1989). Impaired cognition in the critically ill elderly patient: clinical implications. *Critical Care Nursing Quarterly*, 12(1), 61–73.

Foreman, M., Theis, S., & Anderson, M. A. (1993). Adverse events in the hospitalised elderly. *Clinical Nursing Research*, 2(3), 360–370.

Inaba-Roland, K., & Mariole, R. (1992). Assessing delirium in the acute care setting. *Heart and Lung*, 21(1), 48–55.

Jubeck, M. (1992). Are you sensitive to the cognitive needs of the elderly? *Home Healthcare Nurse*, 10(5), 20–25.

Kupferer, S., Uebele, J., & Levin, D. (1988). Geriatric ambulatory surgery patients: Assessing cognitive functions. *AORN Journal*, 47(3), 752–766.

Mason, P. (1989). Cognitive assessment parameters and tools for the critically injured adult. *Critical Care Nursing Clinics of North America*, 1(1), 45–53.

Strub, R., & Black, W. (1993). *The mental status examination in neurology* (3rd ed.). Philadelphia: F. A. Davis.

(0908) Gedächtnisleistung

Bereich II: Physiologische Gesundheit
Klasse J – Kognitive Funktionen
Skala (m): Nie demonstriert bis Konsistent demonstriert

Definition: Fähigkeit, kognitiv vorher gespeicherte Informationen sich ins Gedächtnis zu rufen und wieder-
zugeben.

Gedächtnisleistung	Nie demonstriert 1	Selten demonstriert 2	Manchmal demonstriert 3	Oft demonstriert 4	Konsistent demonstriert 5
Indikatoren:					
090801 Erinnert sich exakt an unmittelbare Informationen	1	2	3	4	5
090802 Erinnert sich exakt an aktuelle Informationen	1	2	3	4	5
090803 Erinnert sich exakt an vergangene Informationen	1	2	3	4	5
090804 Andere (Spezifizieren)	1	2	3	4	5

Literatur zu Inhalten und Gegenstand der Pflegeergebnisse

Abraham, I., & Reel, S. (1993). Cognitive nursing interventions with long-term care residents: Effects on neurocognitive dimensions. *Archives of Psychiatric Nursing,* VI(6), 356–365.

Agostinelli, B., Demers, K., Garrigan, D., & Waszynski, C. (1994). Targeted interventions: Use of the mini-mental state
exam. *Journal of Gerontological Nursing,* 20(8), 15–23.

Costa, P. T., Jr., Williams, T. F., Sommerfield, M., et al. (1996). *Recognition and initial assessment of Alzheimer's disease
and related dementias, Nr. 19* (AHCPR Pub. No. 97–0702). Rockville, MD: U. S. Department of Health and Human
Services. Public Health Services, Agency for Health Care Policy and Research.

Dellasega, C. (1992). Home health nurses' assessments of cognition. *Applied Nursing Research,* 5(3), 127–133.

Foreman, M., Gilles, D., & Wagner, D. (1989). Impaired cognition in the critically ill elderly patient: clinical implications. *Critical Care Nursing Quarterly,* 12(1), 61–73.

Foreman, M., Theis, S., & Anderson, M. A. (1993). Adverse events in the hospitalised elderly. *Clinical Nursing Research,*
2(3), 360–370.

Inaba-Roland, K., & Mariole, R. (1992). Assessing delirium in the acute care setting. *Heart and Lung,* 21(1), 48–55.

Jubeck, M. (1992). Are you sensitive to the cognitive needs of the elderly? *Home Healthcare Nurse,* 10(5), 20–25.

Kupferer, S., Uebele, J., & Levin, D. (1988). Geriatric ambulatory surgery patients: Assessing cognitive functions. *AORN
Journal,* 47(3), 752–766.

Mason, P. (1989). Cognitive assessment parameters and tools for the critically injured adult. *Critical Care Nursing Clinics of North America,* 1(1), 45–53.

Strub, R., & Black, W. (1993). *The mental status examination in neurology* ([3rd] ed.). Philadelphia: F. A. Davis.

(0909) Neurologischer Status

Bereich II: Physiologische Gesundheit
Klasse J – Kognitive Funktionen
Skala (a): Extrem gefährdet bis Nicht gefährdet

Definition: Ausmaß, in dem das periphere und zentrale Nervensystem interne und externe Stimuli empfangen, verarbeiten und darauf reagieren kann.

Neurologischer Status	Extrem gefährdet 1	Weitgehend gefährdet 2	Mäßig gefährdet 3	Leicht gefährdet 4	Nicht gefährdet 5
Indikatoren:					
090901 Neurologische Funktion: Bewusstsein	1	2	3	4	5
090902 Neurologische Funktion: Zentralmotorische Kontrolle	1	2	3	4	5
090903 Neurologische Funktion: Sensorische/ Motorische Funktion der Hirnnerven	1	2	3	4	5
090904 Neurologische Funktion: Sensorische/ Motorische Funktion der Spinalnerven	1	2	3	4	5
090905 Neurologische Funktion: Autonomes Nervensystem	1	2	3	4	5
090906 Intrakranieller Druck ING*	1	2	3	4	5
090907 Kommunikation	1	2	3	4	5
090908 Pupillengröße	1	2	3	4	5
090909 Pupillenreaktivität	1	2	3	4	5
090910 Augenbewegungsmuster	1	2	3	4	5
090911 Atmungsmuster	1	2	3	4	5
090912 Vitalzeichen ING	1	2	3	4	5
090913 Ruhe-Schlaf-Muster	1	2	3	4	5
090914 Krampfaktivität nicht vorhanden	1	2	3	4	5
090915 Kopfschmerzen nicht vorhanden	1	2	3	4	5
090916 Andere (Spezifizieren)	1	2	3	4	5

*ING = innerhalb normaler Grenzen

Literatur zu Inhalten und Gegenstand der Pflegeergebnisse

American Nurses Association Council on Medical-Surgical Nursing Practice and American Association of Neuroscience Nurses (1985). *Neuroscience nursing practice: process and outcome criteria for selected diagnoses.* Washington, DC: U. S. Government Printing Office.

Gresham, G. E., Duncan, P.W., Statson, W. B. et al. (1995). *Post-stroke rehabilitation: Clinical practice guideline,* No. 16 (AHCPR Pub. No. 95–0062). Rockville, MD: U. S. Department of Health and Human Services. Public Health Services, Agency for Health Care Policy and Research.

Hickey, J. V. (1997). *The clinical practice of neurological and neurosurgical nursing* (4th ed.). Philadelphia: J. B. Lippincott.

Luckmann, J., & Sorensen, K. (1993). *Luckmann and Sorensen's medical-surgical nursing: A psychophysiologic approach* (4th ed.). Philadelphia: W. B. Saunders.

Mitchell, P. H., Hodges, L. C. Muwaswes, M., & Walleck, C. A. (Eds.) (1988). *AANN's neuroscience nursing: phenomena and practice.* Norwalk, CT: Appleton & Lange.

Riess, P. C. (1995). *Validity and reliability of the Riess intracranial aneurysm assessment tool and the Glasgow coma scale in the aneurysm population.* Master's thesis, The University of Iowa, Iowa City.

(0910) Neurologischer Status: Autonomes Nervensystem

Bereich II: Physiologische Gesundheit
Klasse J – Kognitive Funktionen
Skala (a): Extrem gefährdet bis Nicht gefährdet

Definition: Ausmaß, in dem das autonome Nervensystem die Organfunktion koordiniert.

Neurologischer Status: Autonomes Nervensystem	Extrem gefährdet	Weitgehend gefährdet	Mäßig gefährdet	Leicht gefährdet	Nicht gefährdet
	1	2	3	4	5
Indikatoren:					
091001 Herzfrequenz ING*	1	2	3	4	5
091002 Systolischer Blutdruck ING	1	2	3	4	5
091003 Diastolischer Blutdruck ING	1	2	3	4	5
091004 Effektivität der Herzauswurfleistung	1	2	3	4	5
091005 Vasodilatation angemessen	1	2	3	4	5
091006 Vasokonstriktion angemessen	1	2	3	4	5
091007 Perspirationsmuster	1	2	3	4	5
091008 Gänsehaut wenn angemessen	1	2	3	4	5
091009 Darmausscheidungsmuster	1	2	3	4	5
091010 Darmperistaltik	1	2	3	4	5
091011 Urinausscheidungsmuster	1	2	3	4	5
091012 Pupillengröße	1	2	3	4	5
091013 Wärmeregulation	1	2	3	4	5
091014 Periphere Gewebedurchblutung	1	2	3	4	5
091015 Angemessene Reaktion der Sexualorgane	1	2	3	4	5
091016 Bronchospasmus nicht vorhanden	1	2	3	4	5
091017 Intestinale Spasmen nicht vorhanden	1	2	3	4	5
091018 Blasenspasmen nicht vorhanden	1	2	3	4	5
091019 Andere (Spezifizieren)	1	2	3	4	5

J

*ING = innerhalb normaler Grenzen

Literatur zu Inhalten und Gegenstand der Pflegeergebnisse

Luckmann, J., & Sorensen, K. (1993). *Luckmann and Sorensen's medical surgical nursing: A psychophysiologic approach* (4th ed.). Philadelphia: W. B. Saunders.

McCane, K. L., & Juether, S. E. (1998). *Pathophysiology: The biologic basis for disease in adults and children* (3rd ed.). St. Louis: Mosby.

North American Nursing Diagnosis Association. (1997–1998). *Nursing diagnoses: Definitions & classification.* Philadelphia: The Association.

(0911) Neurologischer Status: Zentralmotorische Kontrolle

Bereich II: Physiologische Gesundheit
Klasse J – Kognitive Funktionen
Skala (a): Extrem gefährdet bis Nicht gefährdet

Definition: Ausmaß, in dem die Aktivität der Skelettmuskulatur (Körperbewegung) vom Zentralen Nervensystem koordiniert wird.

Neurologischer Status: Zentralmotorische Kontrolle	Extrem gefährdet 1	Weitgehend gefährdet 2	Mäßig gefährdet 3	Leicht gefährdet 4	Nicht gefährdet 5
Indikatoren:					
091101 Gleichgewicht	1	2	3	4	5
091102 Gangeffektivität	1	2	3	4	5
091103 Aufrechterhaltung der Körperstellung	1	2	3	4	5
091104 Kindliche Reflexe (Automatismen)	1	2	3	4	5
091105 Babinski-Reflex	1	2	3	4	5
091106 Sehnenreflex	1	2	3	4	5
091107 Spastizität nicht vorhanden	1	2	3	4	5
091108 Unfreiwillige Bewegungen nicht vorhanden	1	2	3	4	5
091109 Nystagmus nicht vorhanden	1	2	3	4	5
091110 Anfallsaktivität nicht vorhanden	1	2	3	4	5
091111 Andere (Spezifizieren)	1	2	3	4	5

Literatur zu Inhalten und Gegenstand der Pflegeergebnisse

American Nurses Association Council on Medical-Surgical Nursing Practice and American Association of Neuroscience Nurses (1985). *Neuroscience nursing practice: process and outcome criteria for selected diagnoses.* Washington, DC: U. S. Government Printing Office.

Bates, B. 81995). *A guide to physical examination and history taking* (6th ed.). Philadelphia: J. B. Lippincott.

Hickey, J. V. (1997). *The clinical practice of neurological and neurosurgical nursing* (4th ed.). Philadelphia: J. B. Lippincott.

Luckmann, J., & Sorensen, K. (1993). *Luckmann and Sorensen's medical-surgical nursing: A psychophysiologic approach* (4th ed.). Philadelphia: W. B. Saunders.

Mitchell, P. H., Hodges, L. C. Muwaswes, M., & Walleck, C. A. (Eds.) (1988). *AANN's neuroscience nursing: phenomena and practice.* Norwalk, CT: Appleton & Lange.

(0912) Neurologischer Status: Bewusstsein

Bereich II: Physiologische Gesundheit
Klasse J – Kognitive Funktionen
Skala (a): Extrem gefährdet bis Nicht gefährdet

Definition: Ausmaß, in dem ein Individuum ansprechbar ist, sich orientiert und auf seine Umwelt achtet.

Neurologischer Status: Bewusstsein	Extrem gefährdet 1	Weitgehend gefährdet 2	Mäßig gefährdet 3	Leicht gefährdet 4	Nicht gefährdet 5
Indikatoren:					
091201 Öffnet die Augen aufgrund externer Stimuli	1	2	3	4	5
091202 Kognitive Orientierung	1	2	3	4	5
091203 Situationsangemessene Kommunikation	1	2	3	4	5
091204 Befolgt Anweisungen	1	2	3	4	5
091205 Motorische Reaktionen auf schädigende Reize	1	2	3	4	5
091206 Achtet auf Umweltstimuli	1	2	3	4	5
091207 Anfallsaktivität nicht vorhanden	1	2	3	4	5
091208 Andere (Spezifizieren)	1	2	3	4	5

J

Literatur zu Inhalten und Gegenstand der Pflegeergebnisse
American Nurses Association Council on Medical-Surgical Nursing Practice and American Association of Neuroscience Nurses (1985). *Neuroscience nursing practice: process and outcome criteria for selected diagnoses.* Washington, DC: U.S. Government Printing Office.
Hickey, J. V. (1997). *The clinical practice of neurological and neurosurgical nursing* (4th ed.). Philadelphia: J. B. Lippincott.
Luckmann, J., & Sorensen, K. (1993). *Luckmann and Sorensen's medical-surgical nursing: A psychophysiologic approach* (4th ed.). Philadelphia: W. B. Saunders.
Mitchell, P. H., Hodges, L. C. Muwaswes, M., & Walleck, C. A. (Eds.) (1988). *AANN's neuroscience nursing: phenomena and practice.* Norwalk, CT: Appleton & Lange.
Riess, P. C. (1995). *Validity and reliability of the Riess intracranial aneurysm assessment tool and the Glasgow coma scale in the aneurysm population.* Master's thesis, The University of Iowa, Iowa City.

(0913) Neurologischer Status: Sensorische/Motorische Funktion der Hirnnerven

Bereich II: Physiologische Gesundheit
Klasse J – Kognitive Funktionen
Skala (a): Extrem gefährdet bis Nicht gefährdet

Definition: Ausmaß, in dem die Hirnnerven sensorische und motorische Informationen übertragen.

Neurologischer Status: Sensorische/ Motorische Funktion der Hirnnerven	Extrem gefährdet 1	Weitgehend gefährdet 2	Mäßig gefährdet 3	Leicht gefährdet 4	Nicht gefährdet 5
Indikatoren:					
091301 Geruchssinn	1	2	3	4	5
091302 Sehfähigkeit	1	2	3	4	5
091303 Augenreflexe	1	2	3	4	5
091304 Geschmack	1	2	3	4	5
091305 Hörvermögen	1	2	3	4	5
091306 Empfindungsvermögen im Gesicht	1	2	3	4	5
091307 Muskelbewegung im Gesicht	1	2	3	4	5
091308 Schlucken	1	2	3	4	5
091309 Würgreflex	1	2	3	4	5
091310 Zungenbewegung	1	2	3	4	5
091311 Kopforientierung	1	2	3	4	5
091312 Kopf- und Schulterbewegung	1	2	3	4	5
091313 Vegetative Funktion	1	2	3	4	5
091314 Benommenheit nicht vorhanden	1	2	3	4	5
091315 Störung der Pronation nicht vorhanden	1	2	3	4	5
091316 Andere (Spezifizieren)	1	2	3	4	5

Literatur zu Inhalten und Gegenstand der Pflegeergebnisse
Bates, B. (1995). *A guide to physical examination and history taking* (6th ed.). Philadelphia: J. B. Lippincott.
Luckmann, J., & Sorensen, K. (1993). *Luckmann and Sorensen's medical-surgical nursing: A psychophysiologic approach* (4th ed.). Philadelphia: W. B. Saunders.
Riess, P. C. (1995). *Validity and reliability of the Riess intracranial aneurysm assessment tool and the Glasgow coma scale in the aneurysm population.* Master's thesis, The University of Iowa, Iowa City.

(0914) Neurologischer Status: Sensorische/Motorische Funktion der Spinalnerven

Bereich II: Physiologische Gesundheit
Klasse J – Kognitive Funktionen
Skala (a): Extrem gefährdet bis Nicht gefährdet

Definition: Ausmaß, in dem die spinalen Nerven sensorische und motorische Informationen übertragen.

Neurologischer Status: Sensorische/ Motorische Funktion der Spinalnerven	Extrem gefährdet 1	Weitgehend gefährdet 2	Mäßig gefährdet 3	Leicht gefährdet 4	Nicht gefährdet 5
Indikatoren:					
091401 Bewegung von Kopf und Schulter	1	2	3	4	5
091402 Vegetative Funktion	1	2	3	4	5
091403 Sehnenreflex	1	2	3	4	5
091404 Körperhautempfindlichkeit	1	2	3	4	5
091405 Stärke der Bewegung in den Extremitäten	1	2	3	4	5
091406 Schlaffheit der Muskulatur nicht vorhanden	1	2	3	4	5
091407 Störung der Pronation nicht vorhanden	1	2	3	4	5
091408 Andere (Spezifizieren)	1	2	3	4	5

J

Literatur zu Inhalten und Gegenstand der Pflegeergebnisse

Bates, B. (1995). *A guide to physical examination and history taking* (6th ed.). Philadelphia: J. B. Lippincott.

Luckmann, J., & Sorensen, K. (1993). *Luckmann and Sorensen's medical-surgical nursing: A psychophysiologic approach* (4th ed.). Philadelphia: W. B. Saunders.

Riess, P. C. (1995). *Validity and reliability of the Riess intracranial aneurysm assessment tool and the Glasgow coma scale in the aneurysm population.* Master's thesis, The University of Iowa, Iowa City.

(1000) Aufnahme des Stillens: Kindliche

Bereich II: Physiologische Gesundheit
Klasse K – Ernährung
Skala (f): Nicht adäquat bis Vollständig adäquat

Definition: Korrekte Anlage des Kindes an und Saugen aus der Mutterbrust zur Ernährung in den ersten zwei bis drei Wochen.

Aufnahme des Stillens: Kindliche	Nicht adäquat 1	Wenig adäquat 2	Mäßig adäquat 3	Weitgehend adäquat 4	Vollständig adäquat 5
Indikatoren:					
100001 Korrekte Ausrichtung und Anlage	1	2	3	4	5
100002 Korrektes Greifen der Brustwarzen	1	2	3	4	5
100003 Korrekte Kompression der Brustwarzen	1	2	3	4	5
100004 Korrektes Saugen und korrekte Zungenlage	1	2	3	4	5
100005 Hörbares Schlucken	1	2	3	4	5
100006 Minimum von 5–10 Schlücken an jeder Brust	1	2	3	4	5
100007 Minimum von achtmaligem Stillen am Tag (nach Bedarf)	1	2	3	4	5
100008 Sechs oder mehr Urinausscheidungen am Tag (nachdem das Kleinkind zwei bis drei Tage alt ist)	1	2	3	4	5
100009 Zwei oder mehr lose, gelbe und kernreiche Stuhlgänge am Tag	1	2	3	4	5
100010 Altersangemessene Gewichtszunahme	1	2	3	4	5
100011 Zufriedenheit des Säuglings nach dem Füttern	1	2	3	4	5
100012 Andere (Spezifizieren)	1	2	3	4	5

Literatur zu Inhalten und Gegenstand der Pflegeergebnisse

Lawrence, R. (1994). Breastfeeding: *A guide for the medical professional* (4th ed.). St. Louis: Mosby.

Minchin, M. K. (1989). Positioning for breastfeeding. *Birth: Issues in Perinatal Care and Education*, 16(2), 67–80.

Neifert, M. R., & Seacat, J. M. (1986). A guide to successful breastfeeding. *Contemporary Pediatrics*, 3, 1–14.

Page-Goertz, S. (1989). Discharge planning for the breastfeeding dyad. *Pediatric Nursing*, 15, 543–544.

Righard. L., & Alade, M. O. (1992). Sucking technique and its effect on success of breastfeeding. *Birth: Issues in Perinatal Care and Education*, 19, 185–189.

Riordan, J., & Auerbach, K. G. (1993). *Breastfeeding and human lactation.* Boston: Jones and Bartlett.

Shrago, L., & Bocar, D. (1990. The infant's contribution to breastfeeding. *Journal of Obstetric, Gynecologic, & Neonatal Nursing*, 19, 209–213.

Walker, M. (1989). Functional assessment of infant breastfeeding patterns. *Birth: Issues in Perinatal Care and Education*, 16, 140–147.

(1001) Aufnahme des Stillens: Mütterliche

Bereich II: Physiologische Gesundheit
Klasse K – Ernährung
Skala (f): Nicht adäquat bis Vollständig adäquat

Definition: Die Übernahme eines korrekten Anlegen des Kindes an die Brust durch die Mutter und das Saugen aus der Brust zur Ernährung während der ersten zwei bis drei Wochen.

Aufnahme des Stillens: Mütterliche	Nicht adäquat 1	Wenig adäquat 2	Mäßig adäquat 3	Weitgehend adäquat 4	Vollständig adäquat 5
Indikatoren:					
100101 Bequemlichkeit der Position beim Stillen	1	2	3	4	5
100102 Unterstützt die Brust durch die «C»-Haltung	1	2	3	4	5
100103 Fülle der Brust vor dem Füttern	1	2	3	4	5
100104 Milchausstoßreflex	1	2	3	4	5
100105 Kontralateraler Brustausfluss	1	2	3	4	5
100106 Bemerken, dass das Kind schluckt	1	2	3	4	5
100107 Unterbrechung des Saugens bevor das Kind von der Brust entfernt wird	1	2	3	4	5
100108 Freiheit von Brustwarzenempfindlichkeit	1	2	3	4	5
100109 Vermeidung des Gebrauchs von künstlichen Brustwarzen mit dem Kind	1	2	3	4	5
100110 Vermeidung, dem Kind Wasser zu geben	1	2	3	4	5
100111 Ergänzende Ernährung, angemessen für das Alter und den Gesundheitszustand des Kindes	1	2	3	4	5
100112 Verständnis des Temperaments des Kindes	1	2	3	4	5
100113 Erkennung von frühen Hungeranzeichen	1	2	3	4	5
100114 Fähigkeit, die Brust auszudrücken oder die Pumpe zu benutzen	1	2	3	4	5
100115 Angemessene Lagerung der Milch	1	2	3	4	5
100116 Erkennung von Unterstützung durch die Gemeinde und die Familie	1	2	3	4	5
100117 Inanspruchnahme von Unterstützung durch die Gemeinde und die Familie, wenn erforderlich	1	2	3	4	5
100118 Zufriedenheit mit dem Stillprozess	1	2	3	4	5
100119 Andere (Spezifizieren)	1	2	3	4	5

K

Literatur zu Inhalten und Gegenstand der Pflegeergebnisse

Lawrence, R. (1994). Breastfeeding: *A guide for the medical professional* (4ᵗʰ ed.). St. Louis: Mosby. Education, 16(2), 67–80.

Minchin, M. K. (1989). Positioning for breastfeeding. *Birth: Issues in Perinatal Care and Education,* 16, 67–80.

Neifert, M. R., & Seacat, J. M. (1986). A guide to successful breastfeeding. *Contemporary Pediatrics,* 3, 1–14.

Page-Goertz, S. (1989). Discharge planning for the breastfeeding dyad. *Pediatric Nursing,* 15, 543–544.

Righard, L., & Alade, M. O. (1992). Sucking technique and its effect on success of breastfeeding. *Birth: Issues in Perinatal Care and Education,* 19, 185–189.

Riordan, J., & Auerbach, K. G. (1993). *Breastfeeding and human lactation.* Boston: Jones and Bartlett.

Shrago, L., & Bocar, D. (1990). The infant's contribution to breastfeeding. *Journal of Obstetric, Gynecologic, & Neonatal Nursing,* 19, 209–213.

Walker, M. (1989). Functional assessment of infant breastfeeding patterns. *Birth: Issues in Perinatal Care and Education,* 16, 140–147.

(1002) Stillen: Weiterführung

Bereich II: Physiologische Gesundheit
Klasse K – Ernährung
Skala (f): Nicht adäquat bis Vollständig adäquat

Definition: Weitergeführte Ernährung des Kleinkindes durch Stillen.

Stillen: Weiterführung	Nicht adäquat 1	Wenig adäquat 2	Mäßig adäquat 3	Weitgehend adäquat 4	Vollständig adäquat 5
Indikatoren:					
100201 Wachstum des Kleinkindes in normalem Ausmaß	1	2	3	4	5
100202 Entwicklung des Kleinkindes in normalem Ausmaß	1	2	3	4	5
100203 Verständnis der Familie bzgl. der Wachstumssprünge des Kleinkindes	1	2	3	4	5
100204 Wissen der Familie um die Vorteile eines fortgesetzten Stillens	1	2	3	4	5
100205 Fähigkeit der Mutter, die Muttermilch sicher abzupumpen und zu lagern, wenn erwünscht	1	2	3	4	5
100206 Fähigkeit der Pflegeperson, die gelagerte Muttermilch sicher aufzutauen, zu erwärmen und zu füttern	1	2	3	4	5
100207 Freiheit der Mutter von Brustempfindlichkeit	1	2	3	4	5
100208 Erkennung von Anzeichen für einen verminderten Milchvorrat	1	2	3	4	5
100209 Erkennung von Anzeichen für verstopfte Gänge und Mastitis	1	2	3	4	5
100210 Vermeidung von Selbstmedikation durch die Mutter ohne fachkundige Beratung	1	2	3	4	5
100211 Kontinuität der Laktation der Mutter bei der Rückkehr in die Schule oder an den Arbeitsplatz	1	2	3	4	5
100212 Schriftliches Material, welches alle Versorgungsinformationen bekräftigt	1	2	3	4	5
100213 Erkennung der Familie von Unterstützung durch die Gemeinde und Gesundheitsanbieter	1	2	3	4	5

K

(1002) Stillen: Weiterführung: *Fortsetzung*

Definition: Weitergeführte Ernährung des Kleinkindes durch Stillen.

Stillen: Weiterführung	Nicht adäquat 1	Wenig adäquat 2	Mäßig adäquat 3	Weitgehend adäquat 4	Vollständig adäquat 5
Indikatoren:					
100214 Ausdruck von Zufriedenheit durch die Familie mit der verfügbaren Unterstützung	1	2	3	4	5
100215 Ausdruck von Zufriedenheit der Familie mit dem Stillprozess	1	2	3	4	5
100216 Andere (Spezifizieren)	1	2	3	4	5

Literatur zu Inhalten und Gegenstand der Pflegeergebnisse

Bear, K., & Tigges, B. B. (1993). Management strategies for promoting successful breastfeeding. *Nurse Practitioner: American Journal of Primary Health Care,* 18, 50–60.

Coreil, J., & Murphy, J. E. (1988). Maternal commitment, lactation practices, and breastfeeding duration. *Journal of Obstetric, Gynecologic, & Neonatal Nursing,* 17, 273–278.

Lawrence, R. (1994). *Breastfeeding: A guide for the medical professional* (4th ed.). St. Louis: Mosby.

Rentschler, D. D. (1991). Correlates of successful breastfeeding. *IMAGE-The Journal of Nursing Scholarship,* 23, 151–154.

Riordan, J., & Auerbach, K. G. (1993). *Breastfeeding and human lactation.* Boston: Jones and Bartlett.

(1003) Stillen: Abstillen

Bereich II: Physiologische Gesundheit
Klasse K – Ernährung
Skala (f): Nicht adäquat bis Vollständig adäquat

Definition: Prozess, der zur eventuellen Beendigung des Stillens führt.

Stillen: Abstillen	Nicht adäquat 1	Wenig adäquat 2	Mäßig adäquat 3	Weitgehend adäquat 4	Vollständig adäquat 5
Indikatoren:					
100301 Bewusstsein, dass das Stillen über die Kleinkindphase hinausgehen kann	1	2	3	4	5
100302 Erkennen von Anzeichen beim Kind für die Bereitschaft zum Abstillen	1	2	3	4	5
100303 Verständnis der Familie für Abstilloptionen	1	2	3	4	5
100304 Wissen um die Vorteile eines stufenweisen Abstillens	1	2	3	4	5
100305 Wissen um Richtlinien für das schnelle «Notfall»-Abstillen	1	2	3	4	5
100306 Freiheit der Mutter von verstopften Gängen oder Mastitis	1	2	3	4	5
100307 Vermeidung fester Nahrung bevor das Kind vier bis sechs Monate alt ist	1	2	3	4	5
100308 Ersatz für einen Stillvorgang alle paar Tage	1	2	3	4	5
100309 Einführung von fester Nahrung, indem bei jedem Mal nur eine Art fester Nahrung gegeben wird	1	2	3	4	5
100310 Einführung fester Nahrung mittels eines Löffels	1	2	3	4	5
100311 Zusätzliche Berührung und Aufmerksamkeit für das Kind in der Phase des Abstillens	1	2	3	4	5
100312 Schriftliches Material, das alle Informationen zum Abstillen bekräftigt	1	2	3	4	5
100313 Erkennen von Ressourcen, die zur Unterstützung verfügbar sind	1	2	3	4	5
100314 Inanspruchnahme verfügbarer Ressourcen	1	2	3	4	5

K

(1003) Stillen: Abstillen: *Fortsetzung*

Definition: Prozess, der zur eventuellen Beendigung des Stillens führt.

Stillen: Abstillen	Nicht adäquat 1	Wenig adäquat 2	Mäßig adäquat 3	Weitgehend adäquat 4	Vollständig adäquat 5
Indikatoren:					
100315 Ausdruck von Zufriedenheit der Familie mit der erhaltenen Unterstützung	1	2	3	4	5
100316 Ausdruck von Zufriedenheit der Familie mit dem Prozess des Abstillens	1	2	3	4	5
100317 Andere (Spezifizieren)	1	2	3	4	5

Literatur zu Inhalten und Gegenstand der Pflegeergebnisse

Barness, L. A. (Ed.). (1993). *Pediatric nutrition handbook* (3rd ed.). Elk Grove, IL: American Academy of Pediatrics.

Castiglia, P. T. (1992). Weaning. *Journal of Pediatric Health Care, 6*, 38–39.

Hendricks, K. M., & Badruddin, S. H. (1992). Weaning recommendations: The scientific basis. *Nutrition Reviews, 50*(5), 125–133.

Hervada, A. R. (1992). Weaning: Historical perspectives, practical recommendations, and current controversies. *Current Problems in Pediatrics, 22*, 223–241.

Huggins, K., & Ziedrich, L. (1994). *The nursing mother's guide to weaning.* Boston: The Harvard Common Press.

Lawrence, R. (1994). *Breastfeeding: A guide for the medical professional* (4th ed.). St. Louis: Mosby.

Riordan, J., & Auerbach, K. G. (1993). *Breastfeeding and human lactation.* Boston: Jones and Bartlett.

Rogers, C. S., Morris, S., & Taper, L. J. 81987). Weaning from the breast: Influences on maternal decisions. *Pediatric Nursing, 13*, 341–345.

Spangler, A. (1992). *Amy Spangler's breastfeeding: A parent's guide.* Atlanta: Author.

Walker, C. (1995). When to wean: Whose advice do mothers find helpful? *Health Visitor, 68*, 109–111.

(1004) Ernährungsstatus

Bereich II: Physiologische Gesundheit
Klasse K – Ernährung
Skala (a): Extrem gefährdet bis Nicht gefährdet

Definition: Ausmaß, in dem Nährstoffe zur Erfüllung metabolischer Erfordernisse verfügbar sind.

Ernährungsstatus	Extrem gefährdet 1	Weitgehend gefährdet 2	Mäßig gefährdet 3	Leicht gefährdet 4	Nicht gefährdet 5
Indikatoren:					
100401 Nährstoffzufuhr	1	2	3	4	5
100402 Nahrungs- und Flüssigkeitszufuhr	1	2	3	4	5
100403 Energie	1	2	3	4	5
100404 Körperbau	1	2	3	4	5
100405 Gewicht	1	2	3	4	5
100406 Biochemische Messwerte	1	2	3	4	5
100407 Andere (Spezifizieren)	1	2	3	4	5

K

Literatur zu Inhalten und Gegenstand der Pflegeergebnisse
Chang, B. L., Uman, G. C., Linn, L. S., Ware, J. E., & Kane, R. L. (1985). Adherence to healthcare regimens among elderly women. *Nursing Research*, 34(1), 27–31.
Collinsworth, R., & Boyle, K. (1989). Nutritional assessment of the elderly. *Journal of Gerontological Nursing*, 15(12), 17–21.
Curtas, S., Chapman, G., & Meguid, M. (1989). Evulation of nutritional status. *Nursing Clinics of North America*, 24(2), 301–313.
Folsom, A. R., Kaye, S. A., Sellers, T. A., Hand, C. P., Cerhan, J. R., Potter, J. D., Prineas, R. J. (1993). Body fat distribution and 5 year risk of death in older women. *Journal of the American Medical Association*, 269(4), 483–487.
Gianino, S., & St. John, R. E. (1993). Nutritional assessment of the patient in the intensive care unit. *Critical Care Nursing Clinics of North America*, 5(1), 1–16.

(1005) Ernährungsstatus: Biochemische Messwerte

Bereich II: Physiologische Gesundheit
Klasse K – Ernährung
Skala (b): Extreme Abweichung vom erwarteten Ausmaß bis Keine Abweichung vom erwarteten Ausmaß

Definition: Bestandteile von Körperflüssigkeiten und chemische Kennzeichen des Ernährungsstatus.

Ernährungsstatus: Biochemische Messwerte	Extreme Abweichung vom erwarteten Ausmaß 1	Weitgehende Abweichung vom erwarteten Ausmaß 2	Mäßige Abweichung vom erwarteten Ausmaß 3	Leichte Abweichung vom erwarteten Ausmaß 4	Keine Abweichung vom erwarteten Ausmaß 5
Indikatoren:					
100501 Serumalbumin	1	2	3	4	5
100502 Serumpräalbumin	1	2	3	4	5
100503 Hämatokrit	1	2	3	4	5
100504 Hämoglobin	1	2	3	4	5
100505 Totale Eisenbindungskapazität	1	2	3	4	5
100506 Lymphozyten	1	2	3	4	5
100507 Blutzuckerspiegel	1	2	3	4	5
100508 Cholesterinspiegel im Blut	1	2	3	4	5
100509 Triglyzeridspiegel im Blut	1	2	3	4	5
100510 Serumtransferrin	1	2	3	4	5
100511 Kreatinin im 24-Stunden-Urin	1	2	3	4	5
100512 Harnstoffgehalt im Urin	1	2	3	4	5
100513 Andere (Spezifizieren)	1	2	3	4	5

Literatur zu Inhalten und Gegenstand der Pflegeergebnisse

Chang, B. L., Uman, G. C., Linn, L. S., Ware, J. E., & Kane, R. L. (1985). Adherence to healthcare regimens among elderly women. *Nursing Research, 34*(1), 27–31.

Collinsworth, R., & Boyle, K. (1989). Nutritional assessment of the elderly. *Journal of Gerontological Nursing, 15*(12), 17–21.

Curtas, S., Chapman, G., & Meguid, M. (1989). Evulation of nutritional status. *Nursing Clinics of North America, 24*(2), 301–313.

Folsom, A. R., Kaye, S. A., Sellers, T. A., Hand, C. P., Cerhan, J. R., Potter, J. D., Prineas, R. J. (1993). Body fat distribution and 5 year risk of death in older women. *Journal of the American Medical Association, 269*(4), 483–487.

Gianino, S., & St. John, R. E. (1993). Nutritional assessment of the patient in the intensive care unit. *Critical Care Nursing Clinics of North America, 5*(1), 1–16.

(1006) Ernährungsstatus: Körperbau

Bereich II: Physiologische Gesundheit
Klasse K – Ernährung
Skala (b): Extreme Abweichung vom erwarteten Ausmaß bis Keine Abweichung vom erwarteten Ausmaß

Definition: Übereinstimmung von Körpergewicht, Muskeln und Fett mit der Größe, dem Umfang und dem Geschlecht.

Ernährungsstatus: Körperbau	Extreme Abweichung vom erwarteten Ausmaß	Weitgehende Abweichung vom erwarteten Ausmaß	Mäßige Abweichung vom erwarteten Ausmaß	Leichte Abweichung vom erwarteten Ausmaß	Keine Abweichung vom erwarteten Ausmaß
	1	2	3	4	5

Indikatoren:

100601	Gewicht	1	2	3	4	5
100602	Trizepsumfang	1	2	3	4	5
100603	Dicke der subkapsulären Hautfalte	1	2	3	4	5
100604	Taillen/Hüftumfangsverhältnis (Frauen)	1	2	3	4	5
100605	Hals/Taillenumfangsverhältnis (Männer)	1	2	3	4	5
100606	Körperfettanteil	1	2	3	4	5
100607	Kopfumfangsperzentile (Kind)	1	2	3	4	5
100608	Größenperzentile (Kind)	1	2	3	4	5
100609	Gewichtsperzentile (Kind)	1	2	3	4	5
100610	Andere (Spezifizieren)	1	2	3	4	5

K

Literatur zu Inhalten und Gegenstand der Pflegeergebnisse

Chang, B. L., Uman, G. C., Linn, L. S., Ware, J. E., & Kane, R. L. (1985). Adherence to healthcare regimens among elderly women. *Nursing Research*, 34(1), 27–31.

Collinsworth, R., & Boyle, K. (1989). Nutritional assessment of the elderly. *Journal of Gerontological Nursing*, 15(12), 17–21.

Curtas, S., Chapman, G., & Meguid, M. (1989). Evulation of nutritional status. *Nursing Clinics of North America*, 24(2), 301–313.

Folsom, A. R., Kaye, S. A., Sellers, T. A., Hand, C. P., Cerhan, J. R., Potter, J. D., Prineas, R. J. (1993). Body fat distribution and 5 year risk of death in older women. *Journal of the American Medical Association*, 269(4), 483–487.

Gianino, S., & St. John, R. E. (1993). Nutritional assessment of the patient in the intensive care unit. *Critical Care Nursing Clinics of North America*, 5(1), 1–16.

(1007) Ernährungsstatus: Energie

Bereich II: Physiologische Gesundheit
Klasse K – Ernährung
Skala (a): Extrem gefährdet bis Nicht gefährdet

Definition: Ausmaß, in dem Nährstoffe zelluläre Energie zur Verfügung stellen					
Ernährungsstatus: Energie	**Extrem gefährdet** **1**	**Weitgehend gefährdet** **2**	**Mäßig gefährdet** **3**	**Leicht gefährdet** **4**	**Nicht gefährdet** **5**
Indikatoren:					
100701 Widerstandsfähigkeit	1	2	3	4	5
100702 Ausdauer	1	2	3	4	5
100703 Stärke des Handgriffs	1	2	3	4	5
100704 Gewebeheilung	1	2	3	4	5
100705 Infektionsresistenz	1	2	3	4	5
100706 Wachstum (Kinder)	1	2	3	4	5
100707 Andere (Spezifizieren)	1	2	3	4	5

Literatur zu Inhalten und Gegenstand der Pflegeergebnisse

Chang, B. L., Uman, G. C., Linn, L. S., Ware, J. E., & Kane, R. L. (1985). Adherence to healthcare regimens among elderly women. *Nursing Research,* 34(1), 27–31.

Collinsworth, R., & Boyle, K. (1989). Nutritional assessment of the elderly. *Journal of Gerontological Nursing,* 15(12), 17–21.

Curtas, S., Chapman, G., & Meguid, M. (1989). Evulation of nutritional status. *Nursing Clinics of North America,* 24(2), 301–313.

Folsom, A. R., Kaye, S. A., Sellers, T. A., Hand, C. P., Cerhan, J. R., Potter, J. D., Prineas, R. J. (1993). Body fat distribution and 5 year risk of death in older women. *Journal of the American Medical Association,* 269(4), 483–487.

Gianino, S., & St. John, R. E. (1993). Nutritional assessment of the patient in the intensive care unit. *Critical Care Nursing Clinics of North America,* 5(1), 1–16.

(1008) Ernährungsstatus: Nahrungs- und Flüssigkeitszufuhr

Bereich II: Physiologische Gesundheit
Klasse K – Ernährung
Skala (f): Nicht adäquat bis Vollständig adäquat

Definition: Menge an Nahrung und Flüssigkeit, die dem Körper über 24 Stunden zugeführt werden.

Ernährungsstatus: Nahrungs- und Flüssigkeitszufuhr	Nicht adäquat	Wenig adäquat	Mäßig adäquat	Weitgehend adäquat	Vollständig adäquat
	1	2	3	4	5
Indikatoren:					
100801 Orale Nahrungszufuhr	1	2	3	4	5
100802 Nahrungszufuhr per Sonde	1	2	3	4	5
100803 Orale Flüssigkeitszufuhr	1	2	3	4	5
100804 Intravenöse Flüssigkeitszufuhr	1	2	3	4	5
100805 Zufuhr vollständiger parenteraler Ernährung	1	2	3	4	5
100806 Andere (Spezifizieren)	1	2	3	4	5

K

Literatur zu Inhalten und Gegenstand der Pflegeergebnisse

Champagne, M. T., & Ashley, M. L. (1989). Nutritional support in the critically ill elderly patient. *Critical Care Nursing Quarterly,* 12(1), 15–25.

Gianino, S., & St. John, R. E. (1993). Nutritional assessment of the patient in the intensive care unit. *Critical Care Nursing Clinics of North America,* 5(1), 1–16.

Keithley, J. K., & Kohn, C. L. (1990). Managing nutritional problems in people with AIDS. *Oncology Nursing Forum,* 17(1), 23–27.

(1009) Ernährungsstatus: Nährstoffzufuhr

Bereich II: Physiologische Gesundheit
Klasse K – Ernährung
Skala (f): Nicht adäquat bis Vollständig adäquat

Definition: Adäquate Zufuhr von Nährstoffen in den Körper.

Ernährungsstatus: Nährstoffzufuhr	Nicht adäquat 1	Wenig adäquat 2	Mäßig adäquat 3	Weitgehend adäquat 4	Vollständig adäquat 5
Indikatoren:					
100901 Kalorienzufuhr	1	2	3	4	5
100902 Proteinzufuhr	1	2	3	4	5
100903 Fettzufuhr	1	2	3	4	5
100904 Kohlenhydratzufuhr	1	2	3	4	5
100905 Vitaminzufuhr	1	2	3	4	5
100906 Mineralienzufuhr	1	2	3	4	5
100907 Eisenzufuhr	1	2	3	4	5
100908 Calciumzufuhr	1	2	3	4	5
100909 Andere (Spezifizieren)	1	2	3	4	5

Literatur zu Inhalten und Gegenstand der Pflegeergebnisse

Champagne, M. T., & Ashley, M. L. (1989). Nutritional support in the critically ill elderly patient. *Critical Care Nursing Quarterly,* 12(1), 15–25.

Gianino, S., & St. John, R. E. (1993). Nutritional assessment of the patient in the intensive care unit. *Critical Care Nursing Clinics of North America,* 5(1), 1–16.

Keithley, J. K., & Kohn, C. L. (1990). Managing nutritional problems in people with AIDS. *Oncology Nursing Forum,* 17(1), 23–27.

(1010) Status des Schluckvorgangs

Bereich II: Physiologische Gesundheit
Klasse K – Ernährung
Skala (a): Extrem gefährdet bis Nicht gefährdet

Definition: Ausmaß der sicheren Passage flüssiger und/oder fester Nahrung durch den Mund in den Magen.

Status des Schluckvorgangs	Extrem gefährdet 1	Weitgehend gefährdet 2	Mäßig gefährdet 3	Leicht gefährdet 4	Nicht gefährdet 5
Indikatoren:					
101001 Behält Nahrung im Mund	1	2	3	4	5
101002 Beherrscht Umgang mit oraler Sekretion	1	2	3	4	5
101003 Speichelproduktion	1	2	3	4	5
101004 Kaufähigkeit	1	2	3	4	5
101005 Transport des Bolus in den hinteren Rachenraum löst den Schluckreflex aus	1	2	3	4	5
101006 Fähigkeit, die Mundhöhle zu leeren	1	2	3	4	5
101007 Zeitgerechte Bolusbildung	1	2	3	4	5
101008 Anzahl des Schluckens ist der Größe und Beschaffenheit des Bolus angemessen	1	2	3	4	5
101009 Dauer der Einnahme der Mahlzeit stimmt mit der Menge der aufgenommenen Nahrung überein	1	2	3	4	5
101010 Zeitgerechter Schluckreflex	1	2	3	4	5
101011 Stimmqualität	1	2	3	4	5
101012 Luftnot, Husten oder Würgen nicht vorhanden	1	2	3	4	5
101013 Normaler Schluckvorgang	1	2	3	4	5
101014 Behält Mageninhalt im Magen	1	2	3	4	5
101015 Hält neutrale Kopf- und Rumpfposition	1	2	3	4	5
101016 Nahrungsverträglichkeit	1	2	3	4	5
101017 Zufriedenheit mit dem Schlucken	1	2	3	4	5
101018 Beobachtung des Schluckvorgangs	1	2	3	4	5
101019 Andere (Spezifizieren)	1	2	3	4	5

K

Literatur zu Inhalten und Gegenstand der Pflegeergebnisse
Arvedson, J. & Brodsky, L. (Eds.) (1993). *Pediatric swallowing and feeding.* San Diego: Singular Publishing Group.
Bosch, J., Van Dyke, D., Smith, S., & Poulton, S. (1997). The role of medical condition in the exacerbation of self injurious behavior: An exploratory study. *Mental Retardation,* 35(2), 124–130.
Christensen, J. (1989). Developmental approach to pediatric dysphagia. *Dysphagia,* 3, 131–134.

Cohen, S. (1983). Difficulty with swallowing. In C. Bluestone & S. Stool (Eds.), *Pediatric otolaryngology* (pp. 843–849). Philadelphia: W. B. Saunders.

Feinberg, M. (1997). The effects of medication on swallowing. In B. Sonies, *Dysphagia: A continuum of care* (pp. 107–120). Gaithersburg, MD: Aspen.

Gresham, G. E., Duncan, P. W., Stason, W. B., et al. (1995). *Post-stroke rehabilitation.* Clinical Practice Guideline, No. 16 (AHCPR Pub. No. 95–0062). Rockville, MD: U. S. Department of Health and Human Services. Public Health Services, Agency for Health Care Policy and Research.

Hendrix, T. R. (1993). Art and science of history taking in the patient with difficulty swallowing. *Dysphagia, 8*(2), 69–73.

Kramer, S., & Eicher, P. M. (1993). The evaluation of pediatric feeding abnormalities. *Dysphagia, 8*(3), 215–224.

Lespargot, A., Langevin, M., Muller, S., & Guillemont, S. (1993). Swallowing disturbances associated with drooling in cerebral-palsied children. *Developmental Medicine and Child Neurology, 35*, 298–304.

Logemann, J. (1983). *Evaluation and treatment of swallowing disorders.* Austin: Pro-Ed.

Morris, S. (1989). Development of oral-motor skills in the neurologically impaired child receiving non-oral feedings. *Dysphagia, 3*, 135–154.

Ramsay, M., Gisel, E., & Boutry, M. (1993). Non-organic failure to thrive: Growth failure secondary to feeding skills disorder. *Developmental Medicine and Child Neurology, 35*, 285–297.

Tuchman, D., & Walter, R. (Eds.) (1994). *Disorders of feeding and swallowing in infants and children.* San Diego: Singular Publishing Group.

Weiss, M. (1988). Dysphagia in infants and children. *Otolaryngologic Clinics of North America, 21*, 727–735.

Wolf, L. S., & Glass, R. P. (1992). *Feeding and swallowing disorders in infancy.* Tucson: Therapy Skill Builders.

(1011) Status des Schluckvorgangs: Ösophageale Phase

Bereich II: Physiologische Gesundheit
Klasse K – Ernährung
Skala (a): Extrem gefährdet bis Nicht gefährdet

Definition: Angemessenheit der Passage flüssiger und/oder fester Nahrung durch den Rachen in den Magen.

Status des Schluckvorgangs: Ösophageale Phase	Extrem gefährdet 1	Weitgehend gefährdet 2	Mäßig gefährdet 3	Leicht gefährdet 4	Nicht gefährdet 5
Indikatoren:					
101101 Luftnot und/oder Husten beim Schlucken nicht vorhanden	1	2	3	4	5
101102 Behält Mageninhalt im Magen	1	2	3	4	5
101103 Schmerzen im oberen Bauchraum nicht vorhanden	1	2	3	4	5
101104 Zufriedenheit mit dem Schlucken	1	2	3	4	5
101105 Verhaltensweisen in Verbindung mit den Essenszeiten	1	2	3	4	5
101106 Hält neutrale Kopf- und Rumpfposition	1	2	3	4	5
101107 Schlafmuster	1	2	3	4	5
101108 Nächtliches Husten nicht vorhanden	1	2	3	4	5
101109 Nächtliches Erbrechen nicht vorhanden	1	2	3	4	5
101110 Aufstoßen nicht vorhanden	1	2	3	4	5
101111 Bluterbrechen nicht vorhanden	1	2	3	4	5
101112 Saurer Atemgeruch nicht vorhanden	1	2	3	4	5
101113 Bruxismus (Zähneknirschen) nicht vorhanden	1	2	3	4	5
101114 Nahrungsverträglichkeit	1	2	3	4	5
101115 Verträglichkeit der Nahrungsmenge	1	2	3	4	5
101116 Beobachtung des Schluckvorgangs: ösophageale Phase	1	2	3	4	5
101117 Andere (Spezifizieren)	1	2	3	4	5

K

Literatur zu Inhalten und Gegenstand der Pflegeergebnisse
Arvedson, J. & Brodsky, L. (Eds.) (1993). *Pediatric swallowing and feeding.* San Diego: Singular Publishing Group.
Bosch, J., Van Dyke, D., Smith, S., & Poulton, S. (1997). The role of medical condition in the exacerbation of self injurious behavior: An exploratory study. *Mental Retardation,* 35(2), 124–130.
Christensen, J. (1989). Developmental approach to pediatric dysphagia. *Dysphagia,* 3, 131–134.
Cohen, S. (1983). Difficulty with swallowing. In C. Bluestone & S. Stool (Eds.), *Pediatric otolaryngology* (pp. 843–849). Philadelphia: W. B. Saunders.

Feinberg, M. (1997). The effects of medication on swallowing. In B. Sonies, *Dysphagia:* A continuum of care (pp. 107–120). Gaithersburg, MD: Aspen.

Hendrix, T. R. (1993). Art and science of history taking in the patient with difficulty swallowing. *Dysphagia,* 8(2), 69–73.

Kramer, S., & Eicher, P. M . (1993). The evaluation of pediatric feeding abnormalities. *Dysphagia,* 8(3), 215–224.

Lespargot, A., Langevin, M., Muller, S., & Guillemont, S. (1993). Swallowing disturbances associated with drooling in cerebral-palsied children. *Developmental Medicine and Child Neurology,* 35, 298–304.

Logemann, J. (1983). *Evaluation and treatment of swallowing disorders.* Austin: Pro-Ed.

Morris, S. (1989). Development of oral-motor skills in the neurologically impaired child receiving non-oral feedings. *Dysphagia,* 3, 135–154.

Ramsay, M., Gisel, E., & Boutry, M. (1993). Non-organic failure to thrive: Growth failure secondary to feeding skills disorder. *Developmental Medicine and Child Neurology,* 35, 285–297.

Tuchman, D., & Walter, R. (Eds.) (1994). *Disorders of feeding and swallowing in infants and children.* San Diego: Singular Publishing Group.

Weiss, M. (1988). Dysphagia in infants and children. *Otolaryngologic Clinics of North America,* 21, 727–735.

Wolf, L. S., & Glass, R. P. (1992). *Feeding and swallowing disorders in infancy.* Tucson: Therapy Skill Builders.

(1012) Status des Schluckvorgangs: Orale Phase

Bereich II: Physiologische Gesundheit
Klasse K – Ernährung
Skala (a): Extrem gefährdet bis Nicht gefährdet

Definition: Angemessenheit der Vorbereitung, Aufnahme und Beförderung nach hinten von flüssiger und/oder fester Nahrung im Mund zum Schlucken.

Status des Schluckvorgangs: Orale Phase	Extrem gefährdet 1	Weitgehend gefährdet 2	Mäßig gefährdet 3	Leicht gefährdet 4	Nicht gefährdet 5
Indikatoren:					
101201 Behält Nahrung im Mund	1	2	3	4	5
101202 Beherrscht Umgang mit oraler Sekretion	1	2	3	4	5
101203 Bolusbildung	1	2	3	4	5
101204 Zeitgerechte Bolusbildung	1	2	3	4	5
101205 Kaufähigkeit	1	2	3	4	5
101206 Transport des Bolus in den hinteren Rachenraum löst den Schluckreflex aus	1	2	3	4	5
101207 Fähigkeit, die Mundhöhle zu leeren	1	2	3	4	5
101208 Luftnot, Husten oder Würgen nicht vorhanden	1	2	3	4	5
101209 Lippenschluss	1	2	3	4	5
101210 Anzahl des Schluckens ist der Größe und Beschaffenheit des Bolus angemessen	1	2	3	4	5
101211 Effizientes, schluckweises Trinken	1	2	3	4	5
101212 Menge der Nahrungsaufnahme	1	2	3	4	5
101213 Nasaler Reflux nicht vorhanden	1	2	3	4	5
101214 Würgereflex	1	2	3	4	5
101215 Beobachtung des Schluckvorgangs: orale Phase	1	2	3	4	5
101216 Andere (Spezifizieren)	1	2	3	4	5

K

Literatur zu Inhalten und Gegenstand der Pflegeergebnisse

Arvedson, J. & Brodsky, L. (Eds.) (1993). *Pediatric swallowing and feeding.* San Diego: Singular Publishing Group.

Bosch, J., Van Dyke, D., Smith, S., & Poulton, S. (1997). The role of medical condition in the exacerbation of self injurious behavior: An exploratory study. *Mental Retardation,* 35(2), 124–130.

Christensen, J. (1989). Developmental approach to pediatric dysphagia. *Dysphagia,* 3, 131–134.

Cohen, S. (1983). Difficulty with swallowing. In C. Bluestone & S. Stool (Eds.), *Pediatric otolaryngology* (pp. 843–849). Philadelphia: W. B. Saunders.

Feinberg, M. (1997). The effects of medication on swallowing. In B. Sonies, *Dysphagia: A continuum of care* (pp. 107–120). Gaithersburg, MD: Aspen.

Hendrix, T. R. (1993). Art and science of history taking in the patient with difficulty swallowing. *Dysphagia,* 8(2), 69–73.

Kramer, S., & Eicher, P. M. (1993). The evaluation of pediatric feeding abnormalities. *Dysphagia,* 8(3), 215–224.

Lespargot, A., Langevin, M., Muller, S., & Guillemont, S. (1993). Swallowing disturbances associated with drooling in cerebral-palsied children. *Developmental Medicine and Child Neurology,* 35, 298–304.

Logemann, J. (1983). *Evaluation and treatment of swallowing disorders.* Austin: Pro-Ed.

Morris, S. (1989). Development of oral-motor skills in the neurologically impaired child receiving non-oral feedings. *Dysphagia,* 3, 135–154.

Ramsay, M., Gisel, E., & Boutry, M. (1993). Non-organic failure to thrive: Growth failure secondary to feeding skills disorder. *Developmental Medicine and Child Neurology,* 35, 285–297.

Tuchman, D., & Walter, R. (Eds.) (1994). *Disorders of feeding and swallowing in infants and children.* San Diego: Singular Publishing Group.

Weiss, M. (1988). Dysphagia in infants and children. *Otolaryngologic Clinics of North America,* 21, 727–735.

Wolf, L. S., & Glass, R. P. (1992). *Feeding and swallowing disorders in infancy.* Tucson: Therapy Skill Builders.

(1013) Status des Schluckvorgangs: Pharyngeale Phase

Bereich II: Physiologische Gesundheit
Klasse K – Ernährung
Skala (a): Extrem gefährdet bis Nicht gefährdet

Definition: Angemessenheit der Passage flüssiger und/oder fester Nahrung vom Mund zum Ösophagus.

	Extrem gefährdet	Weitgehend gefährdet	Mäßig gefährdet	Leicht gefährdet	Nicht gefährdet
Status des Schluckvorgangs: Pharyngeale Phase	**1**	**2**	**3**	**4**	**5**
Indikatoren:					
101301 Zeitgerechter Schluckreflex	1	2	3	4	5
101302 Stimmqualität	1	2	3	4	5
101303 Luftnot, Husten oder Würgen nicht vorhanden	1	2	3	4	5
101304 Anzahl des Schluckens ist der Größe und Beschaffenheit des Bolus angemessen	1	2	3	4	5
101305 Hält neutrale Kopfposition	1	2	3	4	5
101306 Normaler Schluckvorgang	1	2	3	4	5
101307 Laryngeale Funktion und Transport	1	2	3	4	5
101308 Zustand der Lungen	1	2	3	4	5
101309 Unklares Fieber nicht vorhanden	1	2	3	4	5
101310 Nasaler Reflux nicht vorhanden	1	2	3	4	5
101311 Nahrungsverträglichkeit	1	2	3	4	5
101312 Beobachtung des Schluckvorgangs: pharyngeale Phase	1	2	3	4	5
101313 Andere (Spezifizieren)	1	2	3	4	5

K

Literatur zu Inhalten und Gegenstand der Pflegeergebnisse
Arvedson, J. & Brodsky, L. (Eds.) (1993). *Pediatric swallowing and feeding.* San Diego: Singular Publishing Group.
Bosch, J., Van Dyke, D., Smith, S., & Poulton, S. (1997). The role of medical condition in the exacerbation of self injurious behavior: An exploratory study. *Mental Retardation,* 35(2), 124–130.
Christensen, J. (1989). Developmental approach to pediatric dysphagia. *Dysphagia,* 3, 131–134.
Cohen, S. (1983). Difficulty with swallowing. In C. Bluestone & S. Stool (Eds.), *Pediatric otolaryngology* (pp. 843–849). Philadelphia: W. B. Saunders.
Feinberg, M. (1997). The effects of medication on swallowing. In B. Sonies, *Dysphagia: A continuum of care* (pp. 107–120). Gaithersburg, MD: Aspen.
Hendrix, T.R. (1993). Art and science of history taking in the patient with difficulty swallowing. *Dysphagia,* 8(2), 69–73.
Kramer, S., & Eicher, P. M. (1993). The evaluation of pediatric feeding abnormalities. *Dysphagia,* 8(3), 215–224.
Lespargot, A., Langevin, M., Muller, S., & Guillemont, S. (1993). Swallowing disturbances associated with drooling in cerebral-palsied children. *Developmental Medicine and Child Neurology,* 35, 298–304.
Logemann, J. (1983). *Evaluation and treatment of swallowing disorders.* Austin: Pro-Ed.

Morris, S. (1989). Development of oral-motor skills in the neurologically impaired child receiving non-oral feedings. *Dysphagia, 3*, 135–154.

Ramsay, M., Gisel, E., & Boutry, M. (1993). Non-organic failure to thrive: Growth failure secondary to feeding skills disorder. *Developmental Medicine and Child Neurology, 35*, 285–297.

Tuchman, D., & Walter, R. (Eds.) (1994). *Disorders of feeding and swallowing in infants and children.* San Diego: Singular Publishing Group.

Weiss, M. (1988). Dysphagia in infants and children. *Otolaryngologic Clinics of North America, 21*, 727–735.

Wolf, L. S., & Glass, R. P. (1992). *Feeding and swallowing disorders in infancy.* Tucson: Therapy Skill Builders.

(2300) Blutzuckerkontrolle

Bereich II: Physiologische Gesundheit
Klasse a – Reaktion auf Therapie/Behandlung
Skala (e): Überhaupt nicht bis In einem sehr großen Ausmaß

Definition: Ausmaß, in dem Plasmaglukosekonzentrationen im erwarteten Ausmaß gehalten werden.

	Überhaupt nicht	In einem geringen Ausmaß	In einem mäßigen Ausmaß	In einem großen Ausmaß	In einem sehr großen Ausmaß
Blutzuckerkontrolle	1	2	3	4	5

Indikatoren:

230001	Blutzuckerspiegel (Plasmaglukose-konzentration)	1	2	3	4	5
230002	Hyperglykämische Zustände	1	2	3	4	5
230003	Hypoglykämische Zustände	1	2	3	4	5
230004	Glykohämoglobin (HbA$_{1c}$)	1	2	3	4	5
230005	Fructosämie (Fruktoseintoleranz)	1	2	3	4	5
230006	Andere (Spezifizieren)	1	2	3	4	5

a

Literatur zu Inhalten und Gegenstand der Pflegeergebnisse

American Diabetes Association (1998). Standards of medical care for patients with diabetes mellitus. *Diabetes Care,* 21(Supp. 1), S23–S31.

American Diabetes Association (1998). Testing of glycemia in diabetes. *Diabetes Care,* 21 (Supp. 1), S69–S71.

Funnell, M. M., Hunt, C., Kulkarni, K., Rubin, R. R., & Yarborough, P. C. (Eds.) (1998). *A core curriculum for Association of Diabetes educators.* Chicago: American Association of Diabetes Educators.

Kelley, D. B. (Ed.) (1998). *Intensive diabetes management* (2nd ed.). Alexandria, VA : American Diabetes Association.

Lebovitz, H. E. (Ed.) (1998). *Therapy for diabetes mellitus and related disorders* (3rd ed.). Alexandria, VA: American Diabetes Association.

Lewis, S. M., Collier, I. C., & Heitkemper, M. M. (1996). *Medical surgical nursing: Assessment and management of clinical problems* (4th ed.). St. Louis: Mosby.

McCance, K. L., & Huether, S. E. (1998). *Pathophysiology: The biologic basis for disease in adults and children* (3rd ed.). St. Louis: Mosby.

(2301) Reaktion auf medikamentöse Therapie

Bereich II: Physiologische Gesundheit
Klasse a – Reaktion auf Therapie/Behandlung
Skala (e): Überhaupt nicht bis In einem sehr großen Ausmaß

Definition: Therapeutische und gegenteilige Wirkungen einer verordneten Medikation.

Reaktion auf medikamentöse Therapie	Überhaupt nicht 1	In einem geringen Ausmaß 2	In einem mäßigen Ausmaß 3	In einem großen Ausmaß 4	In einem sehr großen Ausmaß 5
Indikatoren:					
230101 Erwartete therapeutische Wirkungen sind vorhanden	1	2	3	4	5
230102 Erwartete Veränderungen in den Blutanalysen	1	2	3	4	5
230103 Erwartete Veränderungen der Symptome	1	2	3	4	5
230104 Erhalt der therapeutischen Spiegel der Medikation im Blut	1	2	3	4	5
230105 Abwesenheit allergischer Reaktionen	1	2	3	4	5
230106 Abwesenheit von Nebenwirkungen	1	2	3	4	5
230107 Abwesenheit von Interaktionen der Substanzen	1	2	3	4	5
230108 Substanzverträglichkeit	1	2	3	4	5
230109 Akzeptanz des Patienten	1	2	3	4	5
230110 Andere (Spezifizieren)	1	2	3	4	5

Literatur zu Inhalten und Gegenstand der Pflegeergebnisse
Arnold, G. J. (1998). Clinical recognition of adverse drug reactions: Obstacles and opportunities for the nursing profession. *Journal of Nursing Care Quality,* 13(2), 45–55.
Hodgson, B. B., & Kizior, R. J. (1998). *Saunders nursing drug book.* Philadelphia: W. B. Saunders.
Katzung, B. G. (Ed.) (1995). *Basic and clinical pharmacology* (6th ed.). Norwalk, CT: Appleton & Lange.
Shannon, M. T., Wilson, B. A., & Stang, C. L. (1995). *Drugs and nursing implications* (8th ed.). Norwalk, CT: Appleton & Lange.
Springhouse (1998). *Nurse practitioner's drug handbook* (2nd ed.). Springhouse, PA: Springhouse.

(2302) Systemische Entgiftung: Dialyse

Bereich II: Physiologische Gesundheit
Klasse a – Reaktion auf Therapie/Behandlung
Skala (m): Nie demonstriert bis Konsistent demonstriert

Definition: Ausmaß der Entgiftung des Körpers mittels Peritoneal- oder Hämodialyse.

Systemische Entgiftung: Dialyse	Nie demonstriert 1	Selten demonstriert 2	Manchmal demonstriert 3	Oft demonstriert 4	Konsistent demonstriert 5
Indikatoren:					
230201 Passt sich dem Dialyse-schema an	1	2	3	4	5
230202 Fähig, sich zu konzentrieren	1	2	3	4	5
230203 Übelkeit nicht vorhanden	1	2	3	4	5
230204 Erbrechen nicht vorhanden	1	2	3	4	5
230205 Schwächegefühl nicht vorhanden	1	2	3	4	5
230206 Krankheitsgefühl nicht vorhanden	1	2	3	4	5
230207 Anorexie nicht vorhanden	1	2	3	4	5
230208 Schlaflosigkeit nicht vorhanden	1	2	3	4	5
230209 Ödeme nicht vorhanden	1	2	3	4	5
230210 Benommenheit nicht vorhanden	1	2	3	4	5
230211 Pruritus (unerträglicher Juckreiz) nicht vorhanden	1	2	3	4	5
230212 Reduzierung der harn-pflichtigen Substanzen im Urin	1	2	3	4	5
230213 Gewicht IEA*	1	2	3	4	5
230214 Harnpflichtige Substanzen im Serum IEA	1	2	3	4	5
230215 Andere (Spezifizieren)	1	2	3	4	5

a

* IEA = in erwartetem Ausmaß

Literatur zu Inhalten und Gegenstand der Pflegeergebnisse
Brundage, D. J. (1992). *Renal disorders.* St. Louis: Mosby.
Gutch, C. F., Stoner, M. H., & Carea, A. L. (1993). *Review of hemodialysis for nurses and dialysis personnel* (5th ed.). St. Louis: Mosby.
Guzman, N. J., Peterson, J. C. (1993). In C. C. Tisher & C. S. Wilcox (Eds.), H*ouse officers series: Nephrology* (2nd ed.) (pp. 60–87). Baltimore, MD: Williams & Wilkins.
Lancaster, L. E. (Ed.) (1995). *ANNA's core curriculum for nephrology nurses* (3rd ed.) (Section X). Pitman, NJ: Janetti.

(1100) Orale Gesundheit

Bereich II: Physiologische Gesundheit
Klasse L – Gewebeintegrität
Skala (a): Extrem gefährdet bis Nicht gefährdet

Definition: Zustand von Mund, Zähnen, Gaumen und Zunge.

Orale Gesundheit	Extrem gefährdet 1	Weitgehend gefährdet 2	Mäßig gefährdet 3	Leicht gefährdet 4	Nicht gefährdet 5
Indikatoren:					
110001 Sauberkeit des Mundes	1	2	3	4	5
110002 Sauberkeit der Zähne	1	2	3	4	5
110003 Sauberkeit des Gaumens	1	2	3	4	5
110004 Sauberkeit der Zunge	1	2	3	4	5
110005 Sauberkeit der Zahnprothesen	1	2	3	4	5
110006 Sauberkeit von Zahnzusätzen	1	2	3	4	5
110007 Sitz der Zahnprothesen	1	2	3	4	5
110008 Sitz der Zahnzusätze	1	2	3	4	5
110009 Feuchtigkeit der Lippen	1	2	3	4	5
110010 Feuchtigkeit der Mundschleimhaut und der Zunge	1	2	3	4	5
110011 Farbe der Mundschleimhäute	1	2	3	4	5
110012 Integrität der Mundschleimhaut	1	2	3	4	5
110013 Integrität der Zunge	1	2	3	4	5
110014 Integrität des Gaumens	1	2	3	4	5
110015 Integrität der Zähne	1	2	3	4	5
110016 Atemgeruch	1	2	3	4	5
110017 Atem frei von Mundgeruch	1	2	3	4	5
110018 Frei von Blutungen	1	2	3	4	5
110019 Andere (Spezifizieren)	1	2	3	4	5

Literatur zu Inhalten und Gegenstand der Pflegeergebnisse

Fischman, S. (1993). Self-care: Practical periodontal care in today's practice. *International Dental Journal,* 43, 179–183.

Jones, J. A. (1989). Integrating the oral examination into clinical practice. *Hospital Practice,* 24(10A), 23–30.

Matteson, M. A., McConnell, E. S., Linton, A. d. (1997). *Gerontological nursing: Concepts & practice* (2nd ed.). Philadelphia: W. B. Saunders.

Raybould, T. P., Carpenter, A. D., Ferretti, G. A., Brown, A. T., Lillich, T. T., & Henslee, J. (1994). Emergence of gramnegative bacilli in the mouths of bone marrow transplant recipients using chlorhexidine mouth rinse. *Oncology Nursing Forum,* 21(4), 691–696.

Richardson, A. (1987). A process standard for oral care. *Nursing Times,* 83, 38–40.

Speedie, G. (1983). Nursology of mouth care. Preventing, comforting and seeking activities related to mouth care. *Journal of Advanced Nursing,* 8(1), 33–40.

(1101) Gewebeintegrität: Haut und Schleimhäute

Bereich II: Physiologische Gesundheit
Klasse L – Gewebeintegrität
Skala (a): Extrem gefährdet bis Nicht gefährdet

Definition: Strukturelle Unversehrtheit und normale physiologische Funktion von Haut und Schleimhäuten.

Gewebeintegrität: Haut & Schleimhäute	Extrem gefährdet 1	Weitgehend gefährdet 2	Mäßig gefährdet 3	Leicht gefährdet 4	Nicht gefährdet 5
Indikatoren:					
110101 Gewebetemperatur IEA*	1	2	3	4	5
110102 Empfindung IEA	1	2	3	4	5
110103 Elastizität IEA	1	2	3	4	5
110104 Flüssigkeitszufuhr IEA	1	2	3	4	5
110105 Pigmentation IEA	1	2	3	4	5
110106 Perspiration IEA	1	2	3	4	5
110107 Farbe IEA	1	2	3	4	5
110108 Beschaffenheit IEA	1	2	3	4	5
110109 Stärke IEA	1	2	3	4	5
110110 Gewebe läsionsfrei	1	2	3	4	5
110111 Gewebedurchblutung	1	2	3	4	5
110112 Haarwachstum auf der Haut IEA	1	2	3	4	5
110113 Hautunversehrtheit	1	2	3	4	5
110114 Andere (Spezifizieren)	1	2	3	4	5

L

*IEA = in erwartetem Ausmaß

Literatur zu Inhalten und Gegenstand der Pflegeergebnisse

Cohen, I. K., Diegelmann, R. F., & Lindblad, W. L. (1992). *Wound healing: Biochemical and clinical aspects*. Philadelphia: W. B. Saunders.

Lazarus, G. S., Cooper, D. M., Knighton, D. R., Margohs, D. J., Pecoraro, R. E., Rodeheaver, G., & Robson, M. C. (1994). Definitions and guidelines for assessment of wounds and evaluation of healing. *Archives of Dermatiology*, 130, 489–493.

Maklebust, J., & Sieggreen, M. (1996). *Pressure ulcers: Guidelines for prevention and nursing management* (2nd ed.). Springhouse, PA: Springhouse.

Potter, P. A., & Perry, A. G. (1997). *Fundamentals of nursing: Concepts, process, and practice* (4th ed.). St. Louis: Mosby.

Rijswijk, L. et al. (1993). Full-thickness leg ulcers: Patient demographics and predictors of healing. *The Journal of Family Practice*, 36(6), 625–632.

U. S. Department of Health and Human Services (1992). *Pressure ulcers in adults: Prediction and prevention* (AHCPR Pub. No. 92–0047). Rockville, MD: Public Health Service Agency for Health Care Policy and Research.

U. S. Department of Health and Human Services (1994). *Treatment of pressure ulcers* (AHCPR Pub. No. 95–0652). Rockville, MD: Public Health Service Agency for Health Care Policy and Research.

(1102) Wundheilung: Primäre

Bereich II: Physiologische Gesundheit
Klasse L – Gewebeintegrität
Skala (j): Keine bis Vollständig

Definition: Ausmaß, in dem sich die Zellen und das Gewebe nach einem Wundverschluss regeneriert haben.

Wundheilung: Primäre	Keine 1	Wenig 2	Mäßig 3	Weit-gehend 4	Voll-ständig 5
Indikatoren:					
110201 Hautannäherung	1	2	3	4	5
110202 Rückbildung eitriger Sekretion	1	2	3	4	5
110203 Rückbildung seröser Sekretion aus der Wunde	1	2	3	4	5
110204 Rückbildung blutiger Sekretion aus der Wunde	1	2	3	4	5
110205 Rückbildung serös-blutiger Sekretion aus der Wunde	1	2	3	4	5
110206 Rückbildung blutiger Sekretion aus der Drainage	1	2	3	4	5
110207 Rückbildung serös-blutiger Sekretion aus der Drainage	1	2	3	4	5
110208 Rückbildung des umgebenden Hauterythems	1	2	3	4	5
110209 Rückbildung der Wundödeme	1	2	3	4	5
110210 Rückbildung der Temperaturerhöhung der Haut	1	2	3	4	5
110211 Rückbildung des Wundgeruchs	1	2	3	4	5
110212 Andere (Spezifizieren)	1	2	3	4	5

Literatur zu Inhalten und Gegenstand der Pflegeergebnisse

Bergstrom, N., Bennett, M. A., Carlson, C. E. et al. (1994). *Treatment of pressure ulcers.* Clinical Practice Guideline, No. 15 (AHCPF Pub. No. 95–0652). Rockville, MD: U. S. Department of Health and Human Services, Agency for Health Care Policy and Research.

Cohen, R. K., Diegelmann, R. F., Lindblad, W. L. (1992). *Wound healing: biochemical and clinical aspects.* Philadelphia: W. B. Saunders.

Lazarus, G. S., Cooper, D. M., Knighton, D. R., Margohs, D. J., Pecoraro, R. E., Rodeheaver, G. & Robson, M. C. (1994). Definitions and guidelines for assessment of wounds and evaluation of healing. *Archives of Dermatology,* 130, 489–493.

Potter, P. A., & Perry, A. G. (1997). *Fundamentals of nursing: Concepts, process, and practice* (4th ed.). St. Louis: Mosby.

(1103) Wundheilung: Sekundäre

Bereich II: Physiologische Gesundheit
Klasse L – Gewebeintegrität
Skala (j): Keine bis Vollständig

Definition: Das Ausmaß, in dem sich die Zellen und das Gewebe in einer offenen Wunde regeneriert haben.

Wundheilung: Sekundäre	Keine 1	Wenig 2	Mäßig 3	Weit-gehend 4	Voll-ständig 5
Indikatoren:					
110301 Granulation	1	2	3	4	5
110302 Epithelisierung	1	2	3	4	5
110303 Rückbildung der Eitersekretion	1	2	3	4	5
110304 Rückbildung der serösen Sekretion	1	2	3	4	5
110305 Rückbildung der blutigen Sekretion	1	2	3	4	5
110306 Rückbildung der serös-blutigen Sekretion	1	2	3	4	5
110307 Rückbildung des umgebenden Hauterythems	1	2	3	4	5
110308 Rückbildung der Wundödeme	1	2	3	4	5
110309 Rückbildung abnormer umgebender Haut(schichten)	1	2	3	4	5
110310 Rückbildung der Blasenhaut	1	2	3	4	5
110311 Rückbildung mazerierter Haut	1	2	3	4	5
110312 Rückbildung von Nekrosen	1	2	3	4	5
110313 Rückbildung des Schorfs	1	2	3	4	5
110314 Rückbildung von Fisteln	1	2	3	4	5
110315 Rückbildung der Unterminierung	1	2	3	4	5
110316 Rückbildung der Taschenbildung	1	2	3	4	5
110317 Rückbildung des Wundgeruchs	1	2	3	4	5
110318 Rückbildung des Wundausmaßes	1	2	3	4	5
110319 Andere (Spezifizieren)	1	2	3	4	5

L

Literatur zu Inhalten und Gegenstand der Pflegeergebnisse
Bergstrom, N., Bennett, M. A., Carlson, C. E. et al. (1994). *Treatment of pressure ulcers.* Clinical Practice Guideline, No. 15 (AHCPF Pub. No. 95–0652). Rockville, MD: U. S. Department of Health and Human Services, Agency for Health Care Policy and Research.
Cohen, I. K., Diegelmann, R. F., & Lindblad, W. L. (1992). *Wound healing: Biochemical and clinical aspects.* Philadelphia: W. B. Saunders.
Flanagan, M. (1994). Assessment criteria. *Nursing Times, 90*(35), 76–88.
Frantz, R. A., 6 Gardner, S. (1994). Elderly skin care: Principles of chronic wound care. *Journal of Gerontological Nursing, 20*(9), 35–44.

Lazarus, G. S., Cooper, D. M., Knighton, D. R., Margohs, D. J., Pecoraro, R. E., Rodeheaver, G., & Robson, M. C. (1994). Definitions and guidelines for assessment of wounds and evaluation of healing. *Archives of Dermatology,* 130, 489–493.

Maklebust, J., & Sieggreen, M. (1996). *Pressure ulcers: Guidelines for prevention and nursing management* (2nd ed.). Springhouse, PA: Springhouse.

Potter, P. A., & Perry, A. G. (1997). *Fundamentals of nursing: Concepts, process, and practice* (4th ed.). St. Louis: Mosby.

Rijswijk, L. et al. (1993). Full-thickness leg ulcers: Patient demographics and predictors of healing. *The Journal of Family Practice,* 36(6), 625–632.

(1104) Knochenheilung

Bereich II: Physiologische Gesundheit
Klasse L – Gewebeintegrität
Skala (j): Keine bis Vollständig

Definition: Ausmaß, in dem sich Zellen und Gewebe nach einer Knochenverletzung wieder regeneriert haben.

	Keine	Wenig	Mäßig	Weit-gehend	Voll-ständig
Knochenheilung	**1**	**2**	**3**	**4**	**5**
Indikatoren:					
110401 Hämatombildung ING*	1	2	3	4	5
110402 Zellproliferation ING	1	2	3	4	5
110403 Kallusbildung ING	1	2	3	4	5
110404 Knochenbildung, Konsolidierung und Erneuerung ING	1	2	3	4	5
110405 Zirkulation IEA**	1	2	3	4	5
110406 Wiederkehr der Knochenfunktion	1	2	3	4	5
110407 Rückbildung von Schmerz	1	2	3	4	5
110408 Rückbildung von Ödemen	1	2	3	4	5
110409 Grad der Immobilisation IEA	1	2	3	4	5
110410 Frei von Infektion im umliegenden Gewebe	1	2	3	4	5
110411 Frei von Infektion im Knochen	1	2	3	4	5
110412 Andere (Spezifizieren)	1	2	3	4	5

*ING = innerhalb normaler Grenzen; **IEA = in erwartetem Ausmaß

Literatur zu Inhalten und Gegenstand der Pflegeergebnisse
Porth, C.M. (1998). *Pathophysiology: Concepts of altered health states* (5th ed.). Philadelphia: J. B. Lippincott.
Potter, P. A., & Perry, A. G. (1997). *Fundamentals of nursing: Concepts, process, and practice* (4th ed.). St. Louis: Mosby.

L

(1105) Integrität des Hämodialysezugangs

Bereich II: Physiologische Gesundheit
Klasse L – Gewebeintegrität
Skala (b): Extreme Abweichung vom erwarteten Ausmaß bis Keine Abweichung vom erwarteten Ausmaß

Definition: Ausmaß, in dem ein Dialysezugang funktionsfähig und entzündungsfrei ist.

Integrität des Hämodialysezugangs	Extreme Abweichung vom erwarteten Ausmaß 1	Weitgehende Abweichung vom erwarteten Ausmaß 2	Mäßige Abweichung vom erwarteten Ausmaß 3	Leichte Abweichung vom erwarteten Ausmaß 4	Keine Abweichung vom erwarteten Ausmaß 5
Indikatoren:					
110501 Durchflussrate IEA*	1	2	3	4	5
110502 Hautfarbe der Punktionsstelle	1	2	3	4	5
110503 Drainage an der Punktionsstelle nicht vorhanden	1	2	3	4	5
110504 Körpertemperatur	1	2	3	4	5
110505 Gefäßgeräusche	1	2	3	4	5
110506 Schwirren (bei Palpation tastbare niederfrequente Schwingungen von Gewebe)	1	2	3	4	5
110507 Hämatome an der Punktionsstelle nicht vorhanden	1	2	3	4	5
110508 Blutungen an der Punktionsstelle nicht vorhanden	1	2	3	4	5
110509 Periphere Pulse	1	2	3	4	5
110510 Periphere Hauttemperatur	1	2	3	4	5
110511 Periphere Hautfarbe	1	2	3	4	5
110512 Periphere Ödeme nicht vorhanden	1	2	3	4	5
110513 Shuntlage	1	2	3	4	5
110514 Blutgerinnung IEA	1	2	3	4	5
110515 Berührungsempfindlichkeit an der Punktionsstelle nicht vorhanden	1	2	3	4	5
110516 Andere (Spezifizieren)	1	2	3	4	5

* IEA = in erwartetem Ausmaß

Literatur zu Inhalten und Gegenstand der Pflegeergebnisse

Eisenbud, M. D. (1996). *The handbook of dialysis access.* Columbus, OH: Anadem Publishing.

Lancaster, L. E. (Ed.) (1995). *ANNA's core curriculum for nephrology nurses* (3rd ed.) (Section X). Pitman, NJ: Janetti, Inc.

Levine, D. Z. (1997). *Caring for the renal patient* (3rd ed.). Philadelphia: W. B. Saunders.

Gutch, C. F., Stoner, M. H., & Carea, A. L. (1993). *Review of hemodialysis for nurses and dialysis personnel* (5th ed.). St. Louis. Mosby.

(2400) Sinneswahrnehmung: Tast- und Temperatursinn

Bereich II: Physiologische Gesundheit
Klasse Y – Wahrnehmungsfunktionen
Skala (a): Extrem gefährdet bis Nicht gefährdet

Definition: Ausmaß, in der in einer geschädigten Region Hautstimulationen wahrgenommen werden.

Sinneswahrnehmung: Tast- und Temperatursinn	Extrem gefährdet 1	Weitgehend gefährdet 2	Mäßig gefährdet 3	Leicht gefährdet 4	Nicht gefährdet 5
Indikatoren:					
240001 Unterscheidungsvermögen zwischen spitzen und stumpfen Reizen	1	2	3	4	5
240002 Unterscheidungsvermögen von zwei Punkten	1	2	3	4	5
240003 Unterscheidungsvermögen von Vibrationsreizen	1	2	3	4	5
240004 Unterscheidungsvermögen von Wärmereizen	1	2	3	4	5
240005 Unterscheidungsvermögen von Kältereizen	1	2	3	4	5
240006 Unterscheidungsvermögen von Stich- und Juckreizen	1	2	3	4	5
240007 Unterscheidungsvermögen von Reizen durch Noxen (schädigende Substanzen)	1	2	3	4	5
240008 Parästhesie nicht vorhanden	1	2	3	4	5
240009 Hyperästhesie nicht vorhanden	1	2	3	4	5
240010 Andere (Spezifizieren)	1	2	3	4	5

Y

Literatur zu Inhalten und Gegenstand der Pflegeergebnisse
Lewis, S. M., Collier, I. C., & Heitkemper, M. M. (1996). *Medical-surgical nursing: Assessment and management of clinical problems* (4th ed.). St. Louis: Mosby.
McCance, K. L., & Huether, S. E. (1998). *Pathophysiology: The biologic basis for disease in adults and children* (3rd ed.). St. Louis: Mosby.

(2401) Sinneswahrnehmung: Hörvermögen

Bereich II: Physiologische Gesundheit
Klasse Y – Wahrnehmungsfunktionen
Skala (a): Extrem gefährdet bis Nicht gefährdet

Definition: Ausmaß, in dem Geräusche – mit oder ohne Hilfsmittel – wahrgenommen werden.

Sinneswahrnehmung: Hörvermögen	Extrem gefährdet 1	Weitgehend gefährdet 2	Mäßig gefährdet 3	Leicht gefährdet 4	Nicht gefährdet 5
Indikatoren:					
240101 Hörschärfe links	1	2	3	4	5
240102 Hörschärfe rechts	1	2	3	4	5
240103 Luftleitung von Geräuschen (Schallleitung)	1	2	3	4	5
240104 Knochenleitung von Geräuschen (Schallempfinden)	1	2	3	4	5
240105 Verhältnis Luft- zu Knochenleitung	1	2	3	4	5
240106 Tinnitus nicht vorhanden	1	2	3	4	5
240107 Unterschiedliches Hörempfinden verschiedener Geräusche	1	2	3	4	5
240108 Hört ein Flüstern 15 cm vom Ohr entfernt (Stimmtest)	1	2	3	4	5
240109 Wendet sich der Geräuschquelle zu	1	2	3	4	5
240110 Reagiert auf auditive Reize	1	2	3	4	5
240111 Andere (Spezifizieren)	1	2	3	4	5

Literatur zu Inhalten und Gegenstand der Pflegeergebnisse
Burrell, L. O. (Ed.) (1992). *Adult nursing in hospital and community settings.* Norwalk, CT: Appleton & Lange.
Phipps, W. J., Cassmeyer, V. L., Sands, J. K., & Lehman, M. K. (Eds.) (1995). *Medical-surgical nursing: Concepts and clinical practice* (5th ed.). St. Louis: Mosby.
Smeltzer, S. C., & Bare, B. G. (Eds.) (1996). *Brunner and Suddarth's textbook of medical-surgical nursing* (8th ed.). Philadelphia: J. B. Lippincott.
Stool, S. E., Berg, A. O., Berman, S., Carney, C. J., Cooley, J. R., Culpepper, L., Eavey, R. D., Feagans, L. V., Finitzo, T., Friedman, E. et al. (1994). *Otitis media with effusion in young children*, No. 12 (AHCPR Pub. No. 94–0622). Rockville, MD: U. S. Department of Health and Human Services. Public Health Services, Agency for Health Care Policy and Research.

(2402) Sinneswahrnehmung: Lagesinn

Bereich II: Physiologische Gesundheit
Klasse Y – Wahrnehmungsfunktionen
Skala (a): Extrem gefährdet bis Nicht gefährdet

Definition: Ausmaß, in der Lage und Bewegung von Kopf und Körper wahrgenommen werden.

Sinneswahrnehmung: Lagesinn	Extrem gefährdet 1	Weitgehend gefährdet 2	Mäßig gefährdet 3	Leicht gefährdet 4	Nicht gefährdet 5
Indikatoren:					
240201 Unterscheidungsvermögen der Kopflage	1	2	3	4	5
240202 Unterscheidungsvermögen der Kopfbewegung	1	2	3	4	5
240203 Unterscheidungsvermögen der Lage der Extremitäten	1	2	3	4	5
240204 Unterscheidungsvermögen der Bewegung der Extremitäten	1	2	3	4	5
240205 Gleichgewichtssinn	1	2	3	4	5
240206 Schwindel nicht vorhanden	1	2	3	4	5
240207 Taumelgefühl nicht vorhanden	1	2	3	4	5
240208 Nystagmus nicht vorhanden	1	2	3	4	5
240209 Andere (Spezifizieren)	1	2	3	4	5

Y

Literatur zu Inhalten und Gegenstand der Pflegeergebnisse
Lewis, S. M., Collier, I. C., & Heitkemper, M. M. (1996). *Medical-surgical nursing: Assessment and management of clinical problems* (4th ed.). St. Louis: Mosby.
McCance, K. L., & Huether, S. E. (1998). *Pathophysiology: The biologic basis for disease in adults and children* (3rd ed.). St. Louis: Mosby.

(2403) Sinneswahrnehmung: Geschmacks- und Geruchssinn

Bereich II: Physiologische Gesundheit
Klasse Y – Wahrnehmungsfunktionen
Skala (a): Extrem gefährdet bis Nicht gefährdet

Definition: Ausmaß, in der eingeatmete oder aufgelöste chemische Stoffe mittels der Geschmacks- und Geruchsorgane wahrgenommen werden.

Sinneswahrnehmung: Geschmacks- und Geruchssinn	Extrem gefährdet	Weitgehend gefährdet	Mäßig gefährdet	Leicht gefährdet	Nicht gefährdet
	1	2	3	4	5
Indikatoren:					
240301 Unterscheidet Gerüche	1	2	3	4	5
240302 Störung der Geruchswahrnehmung nicht vorhanden	1	2	3	4	5
240303 Geschmackempfindung für Nahrungsmittel	1	2	3	4	5
240304 Erkennt süßen Geschmack	1	2	3	4	5
240305 Erkennt salzigen Geschmack	1	2	3	4	5
240306 Erkennt bitteren Geschmack	1	2	3	4	5
240307 Erkennt sauren Geschmack	1	2	3	4	5
240308 Störung der Geschmackswahrnehmung nicht vorhanden	1	2	3	4	5
240309 Andere (Spezifizieren)	1	2	3	4	5

Literatur zu Inhalten und Gegenstand der Pflegeergebnisse

Burrell, L. O. (Ed.) (1992). *Adult nursing in hospital and community settings.* Norwalk, CT: Appleton & Lange.

Phipps, W. J., Cassmeyer, V. L., Sands, J. K., & Lehman, M. K. (Eds.) (1995). *Medical-surgical nursing: Concepts and clinical practice* (5th ed.). St. Louis: Mosby.

Smeltzer, S. C., & Bare, B. G. (Eds.) (1996). *Brunner and Suddarth's textbook of medical-surgical nursing* (8th ed.). Philadelphia: J. B. Lippincott.

(2404) Sinneswahrnehmung: Sehvermögen

Bereich II: Physiologische Gesundheit
Klasse Y – Wahrnehmungsfunktionen
Skala (a): Extrem gefährdet bis Nicht gefährdet

Definition: Ausmaß, in der visuelle Bilder – mit oder ohne Hilfsmittel – wahrgenommen werden.

Sinneswahrnehmung: Sehvermögen	Extrem gefährdet 1	Weitgehend gefährdet 2	Mäßig gefährdet 3	Leicht gefährdet 4	Nicht gefährdet 5
Indikatoren:					
240401 Zentrale Sehschärfe	1	2	3	4	5
240402 Periphere Sehschärfe	1	2	3	4	5
240403 Zentrale Gesichtsfelder	1	2	3	4	5
240404 Periphere Gesichtsfelder	1	2	3	4	5
240405 Hemianopsie nicht vorhanden	1	2	3	4	5
240406 Verschwommenes Sehen nicht vorhanden	1	2	3	4	5
240407 Lichtblitze beim Sehen nicht vorhanden	1	2	3	4	5
240408 Halos um Lichtquellen beim Sehen nicht vorhanden	1	2	3	4	5
240409 Verschleiertes Sehen nicht vorhanden	1	2	3	4	5
240410 Doppelbilder nicht vorhanden	1	2	3	4	5
240411 Verwischtes Sehen nicht vorhanden	1	2	3	4	5
240412 Verzerrtes Sehen nicht vorhanden	1	2	3	4	5
240413 Farbverwischungen beim Sehen nicht vorhanden	1	2	3	4	5
240414 Nachtblindheit nicht vorhanden	1	2	3	4	5
240415 Tagblindheit nicht vorhanden	1	2	3	4	5
240416 Reagiert auf visuelle Reize	1	2	3	4	5
240417 Kopfschmerzen nicht vorhanden	1	2	3	4	5
240418 Benommenheit nicht vorhanden	1	2	3	4	5
240419 Überanstrengung der Augen nicht vorhanden	1	2	3	4	5
240420 Andere (Spezifizieren)	1	2	3	4	5

Y

Literatur zu Inhalten und Gegenstand der Pflegeergebnisse
Burrell, L. O. (Ed.) (1992). *Adult nursing in hospital and community settings.* Norwalk, CT: Appleton & Lange.
Cataract Management Fuideline Panel (1993). *Cataracts in adults: Management of functional impairment.* Clinical Practice Guideline, No. 4 (AHCPR Pub. No. 93–0542). Rockville, MD: U. S. Departmant of Health and Human Services. Public Health Services, Agency for Health Care Policy and Research.

Phipps, W. J., Cassmeyer, V. L., Sands, J. K., & Lehman, M. K. (Eds.) (1995). *Medical-surgical nursing: Concepts and clinical practice* (5th ed.). St. Louis: Mosby.

Smeltzer, S. C., & Bare, B. G. (Eds.) (1996). *Brunner and Suddarth's textbook of medical-surgical nursing* (8th ed.). Philadelphia: J. B. Lippincott.

Bereich III

Psychosoziale Gesundheit

Klasse M – Psychisches Wohlbefinden

(1200) Körperbild
(1201) Hoffnung
(1202) Identität
(1203) Einsamkeit
(1204) Stimmungsgleichgewicht
(1205) Selbstwertgefühl
(1206) Lebenswille
(1207) Sexuelle Identität: Akzeptanz
(1208) Ausmaß von Depression

Klasse N – Psychosoziale Anpassung

(1300) Akzeptanz: Gesundheitszustand
(1301) Anpassung eines Kindes an Hospitalisation
(1302) Coping
(1303) Würdevolles Sterben
(1304) Auflösung von Trauer
(1305) Psychosoziale Anpassung: Lebensveränderung
(1306) Schmerz: Psychische Reaktion

Klasse O – Selbstkontrolle

(1400) Selbstkontrolle bei missbrauchendem Verhalten
(1401) Kontrolle von Aggression
(1402) Kontrolle von Angst
(1403) Kontrolle über verzerrte Wahrnehmung
(1404) Kontrolle von angstauslösenden Gefühlen
(1405) Kontrolle von Trieben
(1406) Einschränkung von Selbstverletzung
(1407) Suchtkonsequenzen

(1408) Selbstbeherrschung bei suizidalem Verhalten
(1409) Kontrolle von Depression

Klasse P – Soziale Interaktion

(1500) Eltern-Kind-Bindung
(1501) Rollenverhalten
(1502) Soziale Interaktionsfähigkeiten
(1503) Soziale Eingebundenheit
(1504) Soziale Unterstützung

(1200) Körperbild

Bereich III: Psychosoziale Gesundheit
Klasse M – Psychisches Wohlbefinden
Skala (k): Niemals positiv bis Konsistent positiv

Definition: Positive Wahrnehmung des eigenen Erscheinungsbilds und der Körperfunktionen.

Körperbild	Niemals positiv 1	Selten positiv 2	Manchmal positiv 3	Oft positiv 4	Konsistent positiv 5
Indikatoren:					
120001 Inneres Selbstbild	1	2	3	4	5
120002 Übereinstimmung zwischen Körperrealität, Körperideal und Körperdarstellung	1	2	3	4	5
120003 Beschreibung eines erkrankten Körperteils	1	2	3	4	5
120004 Bereitschaft, ein erkranktes Körperteil zu berühren	1	2	3	4	5
120005 Zufriedenheit mit dem Körpererscheinungsbild	1	2	3	4	5
120006 Zufriedenheit mit der Körperfunktion	1	2	3	4	5
120007 Anpassung an Veränderungen im physischen Erscheinungsbild	1	2	3	4	5
120008 Anpassung an Veränderungen in der Körperfunktion	1	2	3	4	5
120009 Anpassung an Veränderungen im Gesundheitszustand	1	2	3	4	5
120010 Bereitschaft, Strategien zur Verbesserung des Erscheinungsbildes und der Funktion anzuwenden	1	2	3	4	5
120011 Andere (Spezifizieren)	1	2	3	4	5

M

Literatur zu Inhalten und Gegenstand der Pflegeergebnisse

Comunale, D. L. (1992). Collaborative care planning with the arthritic client at home. *Journal of Home Health Care Practice*, 4(2), 8–15.

LeMone, P. (1991). Analysis of human phenomenon: Self-concept. *Nursing Diagnosis*, 2(3), 129–130.

Low, M. B. (1993). Women's body image: The nurse's role in promotion of self-acceptance. *AWONN's Clinical Issues*, 4(2), 213–219.

MacGinley, K. J. (1993). Nursing care of the patient with altered body image. *British Journal of Nursing*, 2(22), 1098–1102.

Newell, R. (1991). Body-image disturbance: Cognitive behavioural formulation and intervention. *Journal of Advanced Nursing*, 16, 1400–1405.

Price, B. (1990). A model for body image care. *Journal of Advanced Nursing*, 15, 585–593.

Price, B. (1992). Living with altered body image: The cancer experience. *British Journal of Nursing*, 1(12), 641–645.

Price, B. (1993). Profiling the high-risk altered body image patient. *Senior Nurse*, 13(4), 17–21.

Van Deusen, J., Harlowe, D., & Baker, L. (1989). Body image perceptions of the community-based elderly. *The Occupational Therapy Journal of Research*, 9(4), 243–248.

Wasson, D., & Anderson, M. A. (1995). Chemical dependency and adolescent self-esteem. *Clinical Nursing Research*, 4(3), 274–289.

(1201) Hoffnung

Bereich III: Psychosoziale Gesundheit
Klasse M – Psychisches Wohlbefinden
Skala (i): Keine bis Große*

Definition: Vorhandensein eines inneren Zustands von Optimismus, der persönlich befriedigend und lebensunterstützend ist.

Hoffnung	Keine 1	Begrenzt 2	Mäßig 3	Weitgehend 4	Große* 5
Indikatoren:					
120101 Ausdruck einer positiven Zukunftsorientierung	1	2	3	4	5
120102 Ausdruck von Vertrauen	1	2	3	4	5
120103 Ausdruck von Lebenswille	1	2	3	4	5
120104 Ausdruck von Gründen zu leben	1	2	3	4	5
120105 Ausdruck von Sinn im Leben	1	2	3	4	5
120106 Ausdruck von Optimismus	1	2	3	4	5
120107 Ausdruck von Glauben an sich selbst	1	2	3	4	5
120108 Ausdruck von Glauben an andere	1	2	3	4	5
120109 Ausdruck von innerem Frieden	1	2	3	4	5
120110 Ausdruck von Gefühl der Selbstkontrolle	1	2	3	4	5
120111 Demonstration von Lebenshunger	1	2	3	4	5
120112 Setzen von Zielen	1	2	3	4	5
120113 Andere (Spezifizieren)	1	2	3	4	5

M

*(Anm. d. Ü.: Keine bis Umfassend im Original)

Literatur zu Inhalten und Gegenstand der Pflegeergebnisse

Hall, B. (1990). The struggle of the diagnosed terminally ill person to maintain hope. *Nursing Science Quarterly*, 3(4), 177–184.
Herth, K. (1993). Hope in the family caregiver of terminally ill people. *Journal of Advanced Nursing*, 18, 538–548.
Hunt-Raleigh, E. (1992). Sources of hope in chronic illness. *Oncology Nursing Forum*, 3(19), 443–448.
Owen, D. (1989). Nurses perspectives on the meaning of hope in patients with cancer: A qualitative study. *Oncology Nursing Forum*, 1(16), 75–79.
Stephenson, C. (1991). The concept of hope revisited for nursing. *Journal of Advanced Nursing*, 16, 1456–1461.

(1202) Identität

Bereich III: Psychosoziale Gesundheit
Klasse M – Psychisches Wohlbefinden
Skala (m): Nie demonstriert bis Konsistent demonstriert

Definition: Fähigkeit, zwischen dem Selbst und Nicht-Selbst zu unterscheiden und das eigene Wesen zu charakterisieren.

Identität	Nie demonstriert 1	Selten demonstriert 2	Manchmal demonstriert 3	Oft demonstriert 4	Konsistent demonstriert 5
Indikatoren:					
120201 Verbalisiert Bestätigungen der persönlichen Identität	1	2	3	4	5
120202 Zeigt übereinstimmendes verbales und nicht verbales Verhalten über sich selbst	1	2	3	4	5
120203 Verbalisiert ein klares Gefühl für die persönliche Identität	1	2	3	4	5
120204 Differenziert sich selbst von der Umwelt	1	2	3	4	5
120205 Differenziert sich selbst von anderen Menschen	1	2	3	4	5
120206 Nimmt die Umwelt korrekt wahr	1	2	3	4	5
120207 Führt die sozialen Rollen aus	1	2	3	4	5
120208 Verbalisiert ein eigenes Wertesystem	1	2	3	4	5
120209 Stellt falsche Annahmen über sich selbst in Frage	1	2	3	4	5
120210 Stellt ein negatives Bild über sich selbst in Frage	1	2	3	4	5
120211 Erkennt interpersonale gegenüber intrapersonalen Konflikten	1	2	3	4	5
120212 Setzt persönliche Grenzen fest	1	2	3	4	5
120213 Verbalisiert Vertrauen in sich selbst	1	2	3	4	5
120214 Andere (Spezifizieren)	1	2	3	4	5

Literatur zu Inhalten und Gegenstand der Pflegeergebnisse

Barnard, D. (1990). Healing the damaged self: Identity, intimacy, and meaning in the lives of the chronically ill. *Perspectives in Biology & Medicine,* 33(4), 535–546.

Burns, R. (1982). *Self-concept development & education.* New York: Holt, Rinehart & Winston.

Erickson, E. (1968). *Identity, youth and crisis.* New York: W. W. Norton.

Gara, M. A., Rosenberg, S., & Cohen, B. (1987). Personal identity and the schizophrenic process: An integration. *Psychiatry,* 50, 267–278.

Grotevant, H. D., & Adams, G. R. (1984). Development of an objective measure to assess ego identity in adolescence. Validation and replication. *Journal of Youth and Adolescence,* 13(5), 419–437.

Hernandez, J., & Diclemente, R. (1992). Self control and ego identity development as predictors of unprotected sex in late adolescent males. *Journal of Adolescence,* 15, 437–447.

Marcia, J. E. (1966). Development and validations of ego identity status. *Journal of Personality and Social Psychology,* 3, 551–558.

Marcia, J. E. (1967): Ego identity status: Relationship to change in self esteem, general adjustment, and authoritarianism. *Journal of Personality,* 35, 118–133.

McFarland, G. K., & McFarlane, E. A. (1997). *Nursing diagnosis and intervention: Planning for patient care* (3rd.). St. Louis: Mosby.

Mosby's medical, nursing & allied health dictionary (1998) (5th ed.). St. Louis: Mosby.

Oldaker, S. (1985). Identity confusion: Nursing diagnoses for adolescents. *Nursing Clinics of North America,* 20(4), 763–773.

Streitmatter, J. (1993). Gender differences in identity development: An examination of longitudinal data. *Adolescence,* 28(109), 55–66.

Streitmatter, J. (1993). Identity status and identity style: A replication study. *Journal of Adolescence,* 16, 211–215.

Stuart, G. W., & Sundeen, S. J. (1998). *Principles and practices of psychiatric nursing* (6th ed.). St. Louis: Mosby.

M

(1203) Einsamkeit

Bereich III: Psychosoziale Gesundheit
Klasse M – Psychisches Wohlbefinden
Skala (h): Ausgedehnt bis Keine

Definition: Ausmaß der Reaktion auf emotionale, soziale und existenzielle Isolation.

Einsamkeit	Ausgedehnt 1	Weitgehend 2	Mäßig 3	Begrenzt 4	Keine 5
Indikatoren:					
120301 Ausdruck unbegründeter Angst	1	2	3	4	5
120302 Ausdruck von Verzweiflung	1	2	3	4	5
120303 Ausdruck von extremer Unruhe	1	2	3	4	5
120304 Ausdruck von Hoffnungslosigkeit	1	2	3	4	5
120305 Ausdruck von Mangel an Zugehörigkeitsgefühl	1	2	3	4	5
120306 Ausdruck von Verlust infolge der Trennung von jemand anderem	1	2	3	4	5
120307 Ausdruck von sozialer Isolation	1	2	3	4	5
120308 Ausdruck, nicht verstanden zu werden	1	2	3	4	5
120309 Ausdruck, ausgeschlossen zu sein	1	2	3	4	5
120310 Beschwerden, dass die Zeit endlos erscheint	1	2	3	4	5
120311 Schwierigkeit, etwas zu planen	1	2	3	4	5
120312 Schwierigkeit, Kontakte mit anderen Menschen zu knüpfen	1	2	3	4	5
120313 Schwierigkeit, das Alleinsein zu überwinden	1	2	3	4	5
120314 Schwierigkeit, eine gegenseitige Beziehung zustande zu bringen	1	2	3	4	5
120315 Demonstration von Stimmungsschwankungen	1	2	3	4	5
120316 Nachlassen der Konzentrationsfähigkeit	1	2	3	4	5
120317 Demonstration von nicht vorhandener Selbstsicherheit	1	2	3	4	5
120318 Schwierigkeit, Entscheidungen zu treffen	1	2	3	4	5
120319 Ess-Störungen	1	2	3	4	5
120320 Schlafstörungen	1	2	3	4	5
120321 Kopfschmerzen	1	2	3	4	5
120322 Übelkeit	1	2	3	4	5
120323 Minderaktivität	1	2	3	4	5
120324 Schmerz	1	2	3	4	5
120325 Spirituelle Unbehaglichkeit	1	2	3	4	5
120326 Andere (Spezifizieren)	1	2	3	4	5

Literatur zu Inhalten und Gegenstand der Pflegeergebnisse

Copel, L. C. (1988). Loneliness: A conceptual model. *Journal of Psychosocial Nursing*, 26(1), 14–19.

Ellison, C. W. (1978). Loneliness: A social-developmental analysis. *Journal of Psychology and Theology*, 6(1), 3–17.

Peplau, H. E. (1955). Loneliness. *American Journal of Nursing*, 55(12), 1476–1481.

Peplau, L. A., & Pearlman, D. (Eds.) (1982). *Loneliness: A sourcebook of current theory, research, and therapy.* New York: John Wiley & Sons.

Weiss. R. S. (Ed.) (1973). *Loneliness: The experience of emotional and social isolation.* Cambridge, MA: MIT Press.

West, D. A., Kellner, R., & Moore-West, M. (1986). The effects of loneliness: A review of the literature. *Comparative Psychiatry*, 27(4), 351–363.

M

(1204) **Stimmungsgleichgewicht**

Bereich III: Psychosoziale Gesundheit
Klasse M – Psychisches Wohlbefinden
Skala (m): Nie demonstriert bis Konsistent demonstriert

Definition: Angemessene Anpassung der herrschenden emotionalen Stimmung in Reaktion auf die Umstände.

Stimmungsgleichgewicht	Nie demonstriert 1	Selten demonstriert 2	Manchmal demonstriert 3	Oft demonstriert 4	Konsistent demonstriert 5
Indikatoren:					
120401 Zeigt angemessenen Affekt	1	2	3	4	5
120402 Zeigt nicht labile Stimmung	1	2	3	4	5
120403 Zeigt Triebkontrolle	1	2	3	4	5
120404 Berichtet von adäquatem Schlaf (wenigstens 5 Stunden in 24 Stunden)	1	2	3	4	5
120405 Zeigt Konzentration	1	2	3	4	5
120406 Spricht in moderater Geschwindigkeit	1	2	3	4	5
120407 Zeigt Abwesenheit von Ideenflucht	1	2	3	4	5
120408 Zeigt Abwesenheit von Überzogenheit	1	2	3	4	5
120409 Zeigt Abwesenheit von Euphorie	1	2	3	4	5
120410 Zeigt angemessenes äußeres Erscheinungsbild und Hygiene	1	2	3	4	5
120411 Trägt der Situation und dem Wetter entsprechende Kleidung	1	2	3	4	5
120412 Hält das Gewicht stabil	1	2	3	4	5
120413 Berichtet von normalem Appetit	1	2	3	4	5
120414 Berichtet von der Befolgung des Medikations- und Behandlungsplanes	1	2	3	4	5
120415 Zeigt Interesse an seiner Umwelt	1	2	3	4	5
120416 Abwesenheit von Suizidgedanken	1	2	3	4	5
120417 Berichtet von angemessenem Energieniveau	1	2	3	4	5
120418 Berichtet von der Fähigkeit, die täglichen Aufgaben zu erfüllen	1	2	3	4	5
120419 Andere (Spezifizieren)	1	2	3	4	5

Literatur zu Inhalten und Gegenstand der Pflegeergebnisse

George, L. K., Blazer, D. B., Hughes, D. C., & Fowler, N. (1989). Social support and the outcome of major depression. *British Journal of Psychiatry*, 154, 478–485.

Keitner, G. I., & Miller, I. W. (1990). Family functioning and major depression: An overview. *American Journal of Psychiatry*, 147(9), 1128–1137.

Maynard, C. K. (1993). Comparison of effectiveness of group interventions for depression in women. *Archives of Psychiatric Nursing*, 7(5), 277–283.

Maynard, C. (1993). Psychoeducational approach to depression in women. *Journal of Psychosocial Nursing and Mental Health Services*, 31(12), 9–14.

Stuart, G. W., & Sundeen, S. J. (1998). *Prinicples and practice of psychiatric nursing* (6th ed.). St. Louis: Mosby.

U. S. Department of Health and Human Services (1993). *Depression in primary care, Vol. 1. Detection and diagnosis* (AHCPR Pub. No. 93–0550). Rockville, MD: Public Health Service Agency for Health Care Policy and Research.

U. S. Department of Health and Human Services (1993). *Depression in primary care: Vol. 2. Treatment of major depression* (AHCPR Pub. No. 93–0551). Rockville, MD: Public Health Service Agency for Health Care Policy and Research.

M

(1205) Selbstwertgefühl

Bereich III: Psychosoziale Gesundheit
Klasse M – Psychisches Wohlbefinden
Skala (k): Niemals positiv bis Konsistent positiv

Definition: Persönliche Beurteilung des Selbstwertes.

Selbstwertgefühl	Niemals positiv 1	Selten positiv 2	Manchmal positiv 3	Oft positiv 4	Konsistent positiv 5
Indikatoren:					
120501 Verbalisiert Selbstakzeptanz	1	2	3	4	5
120502 Akzeptanz eigener Grenzen	1	2	3	4	5
120503 Bewahrt eine aufrechte Haltung	1	2	3	4	5
120504 Bewahrt Augenkontakt	1	2	3	4	5
120505 Beschreibung von sich selbst	1	2	3	4	5
120506 Aufmerksamkeit für andere	1	2	3	4	5
120507 Offene Kommunikation	1	2	3	4	5
120508 Erfüllung persönlich bedeutsamer Rollen	1	2	3	4	5
120509 Bewahrung des äußeren Erscheinungsbildes/Hygiene	1	2	3	4	5
120510 Gleichgewicht zwischen Beteiligung und Zuhören in Gruppen	1	2	3	4	5
120511 Zuversichtsniveau	1	2	3	4	5
120512 Akzeptanz der Komplimente von anderen	1	2	3	4	5
120513 Erwartete Reaktion von anderen	1	2	3	4	5
120514 Akzeptanz von konstruktiver Kritik	1	2	3	4	5
120515 Bereitschaft andere zu konfrontieren	1	2	3	4	5
120516 Beschreibung von Erfolg bei der Arbeit oder in der Schule	1	2	3	4	5
120517 Beschreibung von Erfolg in sozialen Gruppen	1	2	3	4	5
120518 Beschreibung von Stolz auf sich selbst	1	2	3	4	5
120519 Gefühle über den Selbstwert	1	2	3	4	5
120520 Andere (Spezifizieren)	1	2	3	4	5

Literatur zu Inhalten und Gegenstand der Pflegeergebnisse

Bonham, P., & Cheney, A. (1982). Concept of self, A framework for nursing assessment. In P. L. Chinn (Ed.), *Advances in nursing theory development* (pp. 173–189). Rockville, MD: Aspen.

Carroll-Johnson, R. (1989). *Classification of nursing diagnoses: Proceedings of the eighth conference (North American Nursing Diagnosis Association)*. Philadelphia: J. B. Lippincott.

Coopersmith, S. (1967). *The antecedents of self-esteem.* San Francisco: W. H. Freeman.

Crandall, R. (1973). The measurement of self-esteem and related constructs. In J. P. Robinson & P. R. Shaver (Eds.), *Measures of social psychological attitudes.* Ann Arbor, MI: Institute for Social Research, University of Michigan.

Driever, M. (1984). Self-esteem. In C. Roy (Ed.), *Introduction to nursing: An adaptation model* (pp. 394–404). Englewood Cliffs, NJ: Prentice-Hall.

Fitts, W. (1965). *Manual for the Tennessee self-concept scale.* Nashville, TN: Counselor Recordings & Tests.

Norris, J. (1992). Nursing intervention for self-esteem disturbances. *Nursing Diagnosis*, 3(2), 48–53.

Norris, J., & Kunes-Connell, M. (1985). Self-esteem disturbance. *Nursing Clinics of North America*, 20(4), 745–761.

Roid, G., & Fitts, W. (1988). *Tennessee self-concept scale: Revised manual.* Los Angeles: Western Psychological Services.

Rosenberg, M. (1965). *Society & adolescent self image.* Princeton, NJ: Princeton University Press.

Soukup, B. (1991). *Self-esteem and job satisfaction among hospital staff nurses.* Master's thesis, University of Iowa, Iowa City, IA.

Stanwyck, D. (1983). Self-esteem through the life span. *Family & Community Health*, 6, 11–28.

Townsend, M. (1988). *Nursing diagnoses in psychiatric nursing: Pocket guide for care plan construction.* Philadelphia: F. A. Davis.

M

(1206) Lebenswille

Bereich III: Psychosoziale Gesundheit
Klasse M – Psychisches Wohlbefinden
Skala (a): Extrem gefährdet bis Nicht gefährdet

Definition: Wunsch, Entschlossenheit und Anstrengung, am Leben zu bleiben.

Lebenswille	Extrem gefährdet 1	Weitgehend gefährdet 2	Mäßig gefährdet 3	Leicht gefährdet 4	Nicht gefährdet 5
Indikatoren:					
120601 Ausdruck von Entschlossenheit zu leben	1	2	3	4	5
120602 Ausdruck von Hoffnung	1	2	3	4	5
120603 Ausdruck von Zuversicht	1	2	3	4	5
120604 Ausdruck von Kontrollgefühl	1	2	3	4	5
120605 Ausdruck von Gefühlen	1	2	3	4	5
120606 Stellt Fragen über eigene Krankheit/Behandlung	1	2	3	4	5
120607 Möchte Informationen über eigene Krankheit/Behandlung	1	2	3	4	5
120608 Anwendung von Strategien zur Kompensation der mit der Krankheit zusammenhängenden Probleme	1	2	3	4	5
120609 Anwendung von Strategien zur Verbesserung der Gesundheit	1	2	3	4	5
120610 Anwendung von Strategien zur Lebensverlängerung	1	2	3	4	5
120611 Andere (Spezifizieren)	1	2	3	4	5

Literatur zu Inhalten und Gegenstand der Pflegeergebnisse

Gaskins, S., & Brown, K. (1992). Psychosocial responses among individuals with human immunodeficiency virus infection. *Applied Nursing Research*, 5(3), 111–121.

Greer, S., Morris, T., & Pettingale, K. (1979). Psychological response to breast cancer: Effect on outcome. *The Lancet*, 10, 785–787.

Hagopian, G. (1993). Cognitive strategies used in adapting to a cancer diagnosis. *Oncology Nursing Forum*, 20(5), 759–763.

Katz, R., & Lowe, L. (1989). The "will to live" as perceived by nurses and physicians. *Issues in Mental Health Nursing*, 10, 15–22.

Weisman, A. (1972). *On death and denying: A psychiatric study of terminality*. New York: Behavioral Publications.

(1207) Sexuelle Identität: Akzeptanz

Bereich III: Psychosoziale Gesundheit
Klasse M – Psychisches Wohlbefinden
Skala (m): Nie demonstriert bis Konsistent demonstriert

Definition: Anerkennung und Akzeptanz der eigenen sexuellen Identität.

Sexuelle Identität: Akzeptanz	Nie demonstriert 1	Selten demonstriert 2	Manchmal demonstriert 3	Oft demonstriert 4	Konsistent demonstriert 5
Indikatoren:					
120701 Selbstbestätigung als sexuelles Wesen	1	2	3	4	5
120702 Klares Empfinden über sexuelle Orientierung	1	2	3	4	5
120703 Akzeptanz der sexuellen Orientierung	1	2	3	4	5
120704 Integration der sexuellen Orientierung in die Rollen des Lebens	1	2	3	4	5
120705 Setzt veränderbare Grenzen mit Respekt für gesellschaftliche Vorurteile/Diskriminierung	1	2	3	4	5
120706 Gesunde Bewältigungsstrategien, um sexuelle Identitätskrisen aufzulösen	1	2	3	4	5
120707 Herausfordern von negativen Bildern über das sexuelle Selbst	1	2	3	4	5
120708 Sucht Unterstützung bei Bezugsgruppen in seiner Altersgruppe	1	2	3	4	5
120709 Berichtet normale intime Beziehungen	1	2	3	4	5
120710 Berichtet normales Sexualverhalten	1	2	3	4	5
120711 Beschreibt mit sexuellen Aktivitäten verbundene Risiken	1	2	3	4	5
120712 Berichtet Vorsichtsmaßnahmen zur Risikominimierung	1	2	3	4	5
120713 Beschreibt ein persönliches sexuelles Wertesystem	1	2	3	4	5
120714 Hat persönliche Grenzen in der Sexualität	1	2	3	4	5
120715 Andere (Spezifizieren)	1	2	3	4	5

M

Literatur zu Inhalten und Gegenstand der Pflegeergebnisse

Bohan, J. S. (1996). *Psychology and sexual orientation: Coming to terms.* N. Y.: Routledge.

Cain, R. (1991). Stigma management and gay identity development. *Social Work,* 36(1), 67–73.

Cass, V. E. (1984). Homosexual identity formation: Testing a theoretical model. *The Journal of Sex Research,* 20(2), 143–167.

Eliason, M. J. (1996). *Who cares? Institutional barriers to health care for lesbian, gay, and bisexual persons.* New York: NLN Press.

Kinsey, A. C., Pomeroy, W. B., & Martin, C. E. (1948). *Sexual behavior in the human male.* Philadelphia: W. B. Saunders.

Nass, G., Libby, R., Fischer, M. P. (1989). *Sexual choices: An introduction to human sexuality* (2nd ed.). Montery, CA: Wadsworth.

Troiden, R. R. (1989). The formation of homosexual identities. *Journal of Homosexuality,* 17, 43–73.

Tuttle, B. (1984). Adult sexual response. In L. P. Higgins & J. W. Hawkins (Eds.), *Human sexuality across the life span: Implications for nursing practice* (pp. 39–76). Monterey, CA: Wadsworth.

(1208) Ausmaß von Depression

Bereich III: Psychosoziale Gesundheit
Klasse M – Psychisches Wohlbefinden
Skala (n): Schwer bis Keine

Definition: Ausmaß der melancholischen Stimmungslage und des Interessenverlustes an Lebensereignissen.

Ausmaß von Depression	Schwer 1	Weitgehend 2	Mäßig 3	Leicht 4	Keine 5
Indikatoren:					
120801 Depressive Stimmungslage	1	2	3	4	5
120802 Abnehmendes Interesse an Aktivitäten	1	2	3	4	5
120803 Mangelnde Freude an Aktivitäten	1	2	3	4	5
120804 Beeinträchtigte Konzentration	1	2	3	4	5
120805 Ausdruck unangemessener oder ausgeprägter Schuldgefühle	1	2	3	4	5
120806 Ausdruck von Erschöpfung	1	2	3	4	5
120807 Ausdruck von Gefühlen, sich wertlos zu fühlen	1	2	3	4	5
120808 Psychomotorische Hemmung oder Unruhe	1	2	3	4	5
120809 Schlaflosigkeit oder Hypersomnie (Schlafbedürfnis und erhöhte Einschlafneigung am Tage)	1	2	3	4	5
120810 Bedeutsame Veränderung des Körpergewichts	1	2	3	4	5
120811 Bedeutsame Veränderung des Appetits	1	2	3	4	5
120812 Wiederkehrende Gedanken an den Tod oder an Suizid	1	2	3	4	5
120813 Unentschlossenheit	1	2	3	4	5
120814 Traurigkeit	1	2	3	4	5
120815 Perioden mit Weinanfällen	1	2	3	4	5
120816 Wutanfälle	1	2	3	4	5
120817 Hoffnungslosigkeit	1	2	3	4	5
120818 Einsamkeit	1	2	3	4	5
120819 Geringes Selbstwertgefühl	1	2	3	4	5
120820 Verlust der Libido	1	2	3	4	5
120821 Verändertes Aktivitätsniveau	1	2	3	4	5
120822 Mangelnde Spontanität	1	2	3	4	5
120823 Gereiztheit	1	2	3	4	5
120824 Substanzenmissbrauch	1	2	3	4	5
120825 Schlechte persönliche Hygiene und ungepflegte äußere Erscheinung	1	2	3	4	5
120826 Andere (Spezifizieren)	1	2	3	4	5

M

Literatur zu Inhalten und Gegenstand der Pflegeergebnisse

American Psychiatric Association (1994). *Diagnostic and statistical manual of mental disorders: DSM-IV.* Washington, D. C.: The Association.

U. S. Department of Health and Human Services (1993). *Depression and primary care: Detection and diagnosis,* Vol. I (AHCPR Pub. No. 93–0550). Rockville, MD: U. S. Government Printing Office.

U.S. Department of Health and Human Services (1993*). Depression and primary care: Treatment of major depression,* Vol. II (AHCPR Pub. No. 93–0551). Rockville, MD: U. S. Government Printing Office.

(1300) Akzeptanz: Gesundheitszustand

Bereich III: Psychosoziale Gesundheit
Klasse N – Psychosoziale Anpassung
Skala (i): Keine bis Umfassend

Definition: Die gesundheitlichen Umstände akzeptieren.

Akzeptanz: Gesundheitszustand	Keine 1	Begrenzt 2	Mäßig 3	Weitgehend 4	Umfassend 5
Indikatoren:					
130001 Friedfertigkeit	1	2	3	4	5
130002 Verabschiedung vom vorherigen Gesundheitsbegriff	1	2	3	4	5
130003 Ruhe	1	2	3	4	5
130004 Demonstration einer positiven Selbstbeachtung	1	2	3	4	5
130005 Vertiefung von Intimität	1	2	3	4	5
130006 Ausgedrückte Reaktionen auf den Gesundheitszustand	1	2	3	4	5
130007 Ausgedrückte Gefühle über den Gesundheitszustand	1	2	3	4	5
130008 Erkennung der Realität der gesundheitlichen Situation	1	2	3	4	5
130009 Streben nach Informationen	1	2	3	4	5
130010 Coping der gesundheitlichen Situation	1	2	3	4	5
130011 Gesundheitsbezogenes Treffen von Entscheidungen	1	2	3	4	5
130012 Klärung von Werten	1	2	3	4	5
130013 Erneuerung des Gefühls von Bedeutung	1	2	3	4	5
130014 Durchführung von Selbstversorgungsaufgaben	1	2	3	4	5
130015 Andere (Spezifizieren)	1	2	3	4	5

N

Literatur zu Inhalten und Gegenstand der Pflegeergebnisse

Clayton, J. W. (1993). Paving the way to acceptance: Psychological adaptation to death and dying in cancer. *Professional Nurse*, 8(4), 206–211.

Kelley, M. P., & Henry, P. (1993). Open discussion can lead to acceptance: The psychosocial effects of stoma surgery. *Professional Nurse*, 9(2), 101–110.

Kubler-Ross, E. (1977). *On death and dying*. London: Tavistock Press.

Lazarus, R. S., & Folkman, S. (1984). *Stress, appraisal and coping*. New York: Springer.

Longo, M. B. (1993). Facilitating acceptance of a patient's decision to stop treatment. *Clinical Nurse Specialist*, 7(3), 233–243.

Melamed, S., Groswasser, Z., & Stern, M. (1992). Acceptance of disability, work involvement and subjective rehabilitation status of traumatic brain-injured (TBI) patients. *Brain Injury*, 6(3), 233–243.

Pellegrino, E. (1989). Withholding and withdrawing treatment: Ethics at the bedside. *Clinical Neurosurgery*, 35, 164–184.

Peplau, H. (1969). Professional closeness. *Nursing Forum*, 8(4), 346.

Roger, H. (1969). *Client-centered therapy*. Boston: Houghton Mifflin.

Wright, B. A. (1960). *Physical disability-a psychological approach*. New York: Harper & Row.

(1301) Anpassung eines Kindes an Hospitalisation

Bereich III: Psychosoziale Gesundheit
Klasse N – Psychosoziale Anpassung
Skala (i): Keine bis Umfassend

Definition: Anpassungsreaktion eines Kindes an Hospitalisation.

Anpassung eines Kindes an Hospitalisation	Keine 1	Begrenzt 2	Mäßig 3	Weitgehend 4	Umfassend 5
Indikatoren:					
130101 Auflösung von Agitiertheit	1	2	3	4	5
130102 Auflösung von Trennungsangst	1	2	3	4	5
130103 Auflösung von regressivem Verhalten	1	2	3	4	5
130104 Auflösung von Angst	1	2	3	4	5
130105 Auflösung von Furcht	1	2	3	4	5
130106 Auflösung von Wut	1	2	3	4	5
130107 Auflösung von Verhaltensstörungen	1	2	3	4	5
130108 Gefühl von Kontrolle	1	2	3	4	5
130109 Empfänglichkeit für Komfortmaßnahmen	1	2	3	4	5
130110 Empfänglichkeit für ablenkende Therapie	1	2	3	4	5
130111 Beteiligung an sozialer Interaktion	1	2	3	4	5
130112 Aufrechterhaltung der Eltern-Kind-Bindung	1	2	3	4	5
130113 Erkennung der Notwendigkeit der Hospitalisation	1	2	3	4	5
130114 Selbstkontrolle	1	2	3	4	5
130115 Beteiligung am Treffen von Entscheidungen	1	2	3	4	5
130116 Berichtetes Verständnis der Krankheit und Behandlung	1	2	3	4	5
130117 Aufrechterhaltung des vor der Einweisung bestehenden Selbstversorgungsverhaltens	1	2	3	4	5
130118 Kooperation mit den Verfahren	1	2	3	4	5
130119 Aufrechterhaltung sozialer Beziehungen	1	2	3	4	5
130120 Andere (Spezifizieren)	1	2	3	4	5

N

Literatur zu Inhalten und Gegenstand der Pflegeergebnisse

Coucouvanis, J. A. (1990). Behavior management. In M. Craft & J. A. Denehy (Eds.), *Nursing interventions for infants and children* (pp. 151–165). Philadelphia: W. B. Saunders.

Manion, J. (1990). Preparing children for hospitalisation, procedures, or surgery. In M. Craft & J. A. Denehy (Eds.), *Nursing interventions for infants and children* (pp. 74–90). Philadelphia: W. B. Saunders.

Olson, R. K., Heater, B. S., & Becker, A. M. (1990). A meta-analysis of the effects of nursing interventions on children and parents. *Maternal-Child Nursing*, 15(2), 104–108.

Whaley, L. F., & Wong, D. L. (1987). *Nursing care of infants and children* (pp. 1053–1100). St. Louis: Mosby.

Wolfer, J. A., & Visintainer, M. A. (1975). Pediatric surgical patients' and parents' stress responses and adjustment as a function of psychologic preparation and stress-point nursing care. *Nursing Research*, 24(4), 244–255.

Ziegler, D. B., & Prio, M. M. (1994). Preparation for surgery and adjustment to hospitalisation. *Nursing Clinics of North America*, 29(4), 655–669.

(1302) Coping

Bereich III: Psychosoziale Gesundheit
Klasse N – Psychosoziale Anpassung
Skala (m): Nie demonstriert bis Konsistent demonstriert

Definition: Handlungen zur Beherrschung der Stressoren, die die Ressourcen eines Individuums stark belasten.

Coping	Nie demonstriert 1	Selten demonstriert 2	Manchmal demonstriert 3	Oft demonstriert 4	Konsistent demonstriert 5
Indikatoren:					
130201 Identifiziert effektive Copingmuster	1	2	3	4	5
130202 Identifiziert ineffektive Copingmuster	1	2	3	4	5
130203 Verbalisiert ein Gefühl von Kontrolle	1	2	3	4	5
130204 Berichtet von einer Stressabnahme	1	2	3	4	5
130205 Verbalisiert die Akzeptanz der Situation	1	2	3	4	5
130206 Bemüht sich um Informationen bezüglich Krankheit und Behandlung	1	2	3	4	5
130207 Verändert den Lebensstil in erforderlichem Maße	1	2	3	4	5
130208 Passt sich entwicklungs- mäßigen Veränderungen an	1	2	3	4	5
130209 Nimmt verfügbare soziale Unterstützung in Anspruch	1	2	3	4	5
130210 Gebraucht stressreduzierende Verhaltensweisen	1	2	3	4	5
130211 Identifiziert vielfältige Copingstrategien	1	2	3	4	5
130212 Wendet effektive Copingstrategien an	1	2	3	4	5
130213 Vermeidet unpassende stressreiche Situationen	1	2	3	4	5
130214 Verbalisiert einen Bedarf an Unterstützung	1	2	3	4	5
130215 Bemüht sich um professionelle Hilfe, wenn angemessen	1	2	3	4	5
130216 Berichtet von einer Verminderung der physischen Stresssymptome	1	2	3	4	5
130217 Berichtet von einer Verminderung negativer Gefühle	1	2	3	4	5
130218 Berichtet eine Zunahme psychischer Ausgeglichenheit	1	2	3	4	5
130219 Andere (Spezifizieren)	1	2	3	4	5

N

Literatur zu Inhalten und Gegenstand der Pflegeergebnisse

Badree, K., Murphy, S., & Powers, M. (1982). Stress identification and coping patterns in patients on hemodialysis. *Nursing Research*, 31(2), 107–112.

Folkman, S., Lazarus, R., Gruen, R., & Delongis, A. (1986). Appraisal, coping, health status, and psychological symptoms. *Journal of Personality and Social Psychology*, 50(3), 571–579.

McHaffie, H. (1992). The assessment of coping. *Clinical Nursing Research*, 1(1), 67–79.

Panzarine, S. (1985). Coping: Conceptual and methodological issues. *Advances in Nursing Science*, 7(4), 49–57.

(1303) Würdevolles Sterben

Bereich III: Psychosoziale Gesundheit
Klasse N – Psychosoziale Anpassung
Skala (e): Überhaupt nicht bis In einem sehr großen Ausmaß

Definition: Bewahrung der persönlichen Kontrolle und Ausgeglichenheit angesichts des herannahenden Endes des Lebens.

	Überhaupt nicht	In einem geringen Ausmaß	In einem mäßigem Ausmaß	In einem großem Ausmaß	In einem sehr großen Ausmaß
Würdevolles Sterben	1	2	3	4	5
Indikatoren:					
130301 Drückt die Bereitschaft für den Tod aus	1	2	3	4	5
130302 Beantwortet wichtige Fragen und Sorgen	1	2	3	4	5
130303 Teilt die Gefühle über den Tod mit	1	2	3	4	5
130304 Versöhnt sich mit vorhergehenden Beziehungen	1	2	3	4	5
130305 Vervollständigt bedeutungsvolle Ziele	1	2	3	4	5
130306 Bewahrt ein Gespür von Kontrolle über die verbleibende Zeit	1	2	3	4	5
130307 Tauscht Zuneigung mit anderen aus	1	2	3	4	5
130308 Löst sich stufenweise von nahestehenden Bezugspersonen	1	2	3	4	5
130309 Ruft sich Lebenserinnerungen ins Gedächtnis	1	2	3	4	5
130310 Reflektiert, was im Leben erreicht wurde	1	2	3	4	5
130311 Diskutiert spirituelle Erfahrungen	1	2	3	4	5
130312 Diskutiert spirituelle Sorgen	1	2	3	4	5
130313 Erscheint ruhig und still	1	2	3	4	5
130314 Verbalisiert Ausgeglichenheit	1	2	3	4	5
130315 Drückt Schmerzlinderung aus	1	2	3	4	5
130316 Drückt Symptomkontrolle aus (z.B. Übelkeit, Angst, Dyspnoe)	1	2	3	4	5
130317 Bewahrt die persönliche Hygiene	1	2	3	4	5
130318 Bewahrt die physische Unabhängigkeit	1	2	3	4	5
130319 Drückt Zuversicht aus	1	2	3	4	5
130320 Beteiligt sich an Entscheidungen	1	2	3	4	5
130321 Kontrolliert Behandlungsentscheidungen	1	2	3	4	5

N

(1303) Würdevolles Sterben: *Fortsetzung*

Definition: Bewahrung der persönlichen Kontrolle und Ausgeglichenheit angesichts des herannahenden Endes des Lebens.

Würdevolles Sterben	Überhaupt nicht	In einem geringen Ausmaß	In einem mäßigen Ausmaß	In einem großen Ausmaß	In einem sehr großen Ausmaß
	1	2	3	4	5
Indikatoren:					
130322 Entscheidet über Nahrungs-/Flüssigkeitszufuhr	1	2	3	4	5
130323 Kontrolliert das persönliche Eigentum	1	2	3	4	5
130324 Bringt Angelegenheiten in Ordnung	1	2	3	4	5
130325 Andere (Spezifizieren)	1	2	3	4	5

Literatur zu Inhalten und Gegenstand der Pflegeergebnisse

Barbus, A. J. (1975). The dying person's bill of rights. *American Journal of Nursing*, 75(1), 99.

Callanan, M., & Kelley, P. (1992). *Final gifts*. New York: Poseidon Press.

Cicirelli, V. G. (1997). Elders' end-of-life decisions: implications for hospice care. *Hospice Journal Physical, Psychosocial, & Pastoral Care of the Dying*, 12(1), 57–72.

Ferrell B. R. (1993). To know suffering. *Oncology Nursing Forum*, 20(10), 1271–1477.

McCanse, R. P. (1995). The McCanse Readiness for Death Instrument (MRDI): A reliable and valid measure for hospice care. *Hospice Journal*, 10(1), 15–26.

Potter, P. A., & Perry, A. G. (1997). *Fundamentals of nursing: Concepts, process, and practice* (4th ed.). St. Louis: Mosby.

Quill, T. E. (1993). *Death and dignity: Making choices and taking charge*. New York: W. W. Norton.

Schmele, J. A. (1995). Perceptions of a dying patient of the quality of care and caring: An interview with Ivan Hanson. *Journal of Nursing Care Quality*, 9(4), 31–42.

(1304) Auflösung von Trauer

Bereich III: Psychosoziale Gesundheit
Klasse N – Psychosoziale Anpassung
Skala (e): Überhaupt nicht bis In einem sehr großen Ausmaß

Definition: Anpassung an einen tatsächlichen oder bevorstehenden Verlust.

	Überhaupt nicht	In einem geringen Ausmaß	In einem mäßigen Ausmaß	In einem großen Ausmaß	In einem sehr großen Ausmaß
Auflösung von Trauer	**1**	**2**	**3**	**4**	**5**

Indikatoren:

130401	Drückt Gefühle über den Verlust aus	1	2	3	4	5
130402	Drückt spirituelle Überzeugungen über den Tod aus	1	2	3	4	5
130403	Verbalisiert die Realität des Verlustes	1	2	3	4	5
130404	Verbalisiert die Akzeptanz des Verlustes	1	2	3	4	5
130405	Beschreibt die Bedeutung des Verlustes oder Todes	1	2	3	4	5
130406	Beteiligt sich an der Planung der Beerdigung	1	2	3	4	5
130407	Bewahrt sich den gegenwärtigen Willen	1	2	3	4	5
130408	Bewahrt bestehende Leitgedanken	1	2	3	4	5
130409	Diskutiert ungelöste/n Konflikt/e	1	2	3	4	5
130410	Berichtet die Abwesenheit von körperlichem Stress	1	2	3	4	5
130411	Berichtet, nicht mehr so sehr durch den Verlust bedrückt zu sein	1	2	3	4	5
130412	Bewahrt das Lebensumfeld	1	2	3	4	5
130413	Bewahrt das äußere Erscheinungsbild und die Hygiene	1	2	3	4	5
130414	Berichtet die Abwesenheit von Schlafstörungen	1	2	3	4	5
130415	Berichtet eine adäquate Nahrungszufuhr	1	2	3	4	5
130416	Berichtet normales sexuelles Verlangen	1	2	3	4	5
130417	Bemüht sich um soziale Unterstützung	1	2	3	4	5
130418	Teilt den Verlust mit nahestehenden Bezugspersonen	1	2	3	4	5
130419	Berichtet vom Eingebundensein in soziale Aktivitäten	1	2	3	4	5

N

(1304) Auflösung von Trauer: *Fortsetzung*

Definition: Anpassung an einen tatsächlichen oder bevorstehenden Verlust.

	Überhaupt nicht	In einem geringen Ausmaß	In einem mäßigen Ausmaß	In einem großen Ausmaß	In einem sehr großen Ausmaß
Auflösung von Trauer	1	2	3	4	5
Indikatoren:					
130420 Durchläuft die Trauerphasen	1	2	3	4	5
130421 Drückt positive Erwartungen an die Zukunft aus	1	2	3	4	5
130422 Andere (Spezifizieren)	1	2	3	4	5

Literatur zu Inhalten und Gegenstand der Pflegeergebnisse

Batemen, A., Broderick, D., Gleason, L., Kardon, R., Flaherty, C., & Anderson, S. (1992). Dysfunctional grieving. *Journal of Psychosocial Nursing*, 30(12), 5–9.

Cooley, M. E. (1992). Bereavement care: A role for nurses. *Cancer Nursing*, 15(2), 125–129.

Freitag-Koontz, M. J. (1988). Parents' grief reaction to the diagnosis of their infants' severe neurologic impairment and static encephalopathy. *Journal of Perinatal and Neonatal Nursing*, 2(2), 45–57.

Gibbons, M. B. (1992). A child dies, a child survives: The impact of sibling loss. *Journal of Pediatric Health Care*, 6(2), 45–57.

Harrigan, R., Naber, M., Jensen, K., Tse, A., & Perez, D. (1993). Perinatal grief: Response to the loss of an infant. *Neonatal Network*, 12(5), 25–31.

Kallenberg, K., & Soderfeldt, B. (1992). Three years later: Grief, view of life, and personal crisis after the death of a family member. *Journal of Palliative Care*, 8(4), 13–19.

Kirschling, J. M., & McBride, A. B. (1989). Effects of age and sex on the experience of widowhood. *Western Journal of Nursing Research*, 11(2), 207–218.

Kuntz, B. (1991). Exploring the grief of adolescents after the death of a parent. *Journal of Child and Adolescent Psychiatric and Mental health Nursing*, 4(3), 105–109.

(1305) Psychosoziale Anpassung: Lebensveränderung

Bereich III: Psychosoziale Gesundheit
Klasse N – Psychosoziale Anpassung
Skala (i): Keine bis Umfassend

Definition: Psychosoziale Anpassung eines Individuums an eine Lebensveränderung.

Psychosoziale Anpassung: Lebensveränderung	Keine 1	Begrenzt 2	Mäßig 3	Weitgehend 4	Umfassend 5
Indikatoren:					
130501 Realistische Zielsetzung	1	2	3	4	5
130502 Bewahrung von Selbstachtung	1	2	3	4	5
130503 Ausdruck von Produktivität	1	2	3	4	5
130504 Ausdruck von Nützlichkeit	1	2	3	4	5
130505 Ausdruck von Optimismus über die Gegenwart	1	2	3	4	5
130506 Ausdruck von Optimismus über die Zukunft	1	2	3	4	5
130507 Ausdruck, sich in der Lage zu fühlen, etwas zu tun	1	2	3	4	5
130508 Identifikation vielfältiger Copingstrategien	1	2	3	4	5
130509 Anwendung effektiver Copingstrategien	1	2	3	4	5
130510 Effektive Regelung finanzieller Angelegenheiten	1	2	3	4	5
130511 Ausdruck von Zufriedenheit mit den Lebensarrangements	1	2	3	4	5
130512 Ausdruck, sich sozial engagiert zu fühlen	1	2	3	4	5
130513 Ausdruck von adäquater sozialer Unterstützung	1	2	3	4	5
130514 Teilnahme an Freizeitinteressen	1	2	3	4	5
130515 Andere (Spezifizieren)	1	2	3	4	5

N

Literatur zu Inhalten und Gegenstand der Pflegeergebnisse

Hernan, J. A. (1984). Exploding aging myths through retirement counseling. *Joural of Gerontological Nursing*, 10(4), 31–33.

Neuhs, H. P. (1991). Ready for retirement? *Geriatric Nursing*, 12(5), 240–241.

Rosenkoetter, M. M. (1985). Is your older client ready for a role change after retirement? *Journal of Gerontological Nursing*, 11(9), 21–24.

Tincher, B. J. V. (1992). Retirement: Perspectives and theory. *Physical & Occupational Therapy in Geriatrics*, 11(1), 55–62.

(1306) Schmerz: Psychische Reaktion

Bereich III: Psychosoziale Gesundheit
Klasse N – Psychosoziale Anpassung
Skala (n): Schwer bis Keine

Definition: Kognitive und emotionale Reaktionen auf körperlichen Schmerz.

Schmerz: Psychische Reaktion	Schwer 1	Weitgehend 2	Mäßig 3	Leicht 4	Keine 5
Indikatoren:					
130601 Verlangsamung der Denkprozesse	1	2	3	4	5
130602 Beeinträchtigung des Erinnerungsvermögens	1	2	3	4	5
130603 Beeinträchtigung der Konzentrationsfähigkeit	1	2	3	4	5
130604 Unentschlossenheit	1	2	3	4	5
130605 Schmerzniveau im Distressbereich	1	2	3	4	5
130606 Beunruhigung über die Tolerierbarkeit der Schmerzen	1	2	3	4	5
130607 Beunruhigung, anderen zur Last zu fallen	1	2	3	4	5
130608 Beunruhigung, sich gehen zu lassen	1	2	3	4	5
130609 Gefühle der Depression	1	2	3	4	5
130610 Gefühle der Angst	1	2	3	4	5
130611 Gefühle der Traurigkeit	1	2	3	4	5
130612 Gefühle der Hilflosigkeit	1	2	3	4	5
130613 Gefühle der Hoffnungslosigkeit	1	2	3	4	5
130614 Gefühle der Wertlosigkeit	1	2	3	4	5
130615 Gefühle der Isolation	1	2	3	4	5
130616 Befürchtungen über Verfahrensweisen und Hilfsmittel	1	2	3	4	5
130617 Furcht vor unerträglichen Schmerzen	1	2	3	4	5
130618 Verärgerung über die zerstörenden Auswirkungen der Schmerzen	1	2	3	4	5
130619 Suizidgedanken	1	2	3	4	5
130620 Pessimistische Gedanken	1	2	3	4	5
130621 Bitterkeit gegenüber anderen	1	2	3	4	5
130622 Zorn über die behindernden Auswirkungen der Schmerzen	1	2	3	4	5
130623 Andere (Spezifizieren)	1	2	3	4	5

Literatur zu Inhalten und Gegenstand der Pflegeergebnisse

Copp, L. A. (1974). The spectrum of suffering. *American Journal of Nursing*, 74(3), 491–495.

Kalfoss, M. H. (1992). The assessment of psychological distress. *Scandinavian Journal of Caring Science*, 6(1), 23–28.

Price, D. D., & Harkins, S. W. (1992). Psychophysical approaches to pain measurement and assessment. In D. C. Turk & R. Melzack (Eds.), *Handbook of pain assessment* (pp. 111–134). New York: The Guilford Press.

Puntillo, K. A., & Wilkie, D. J. (1991). Assessment of pain in the critically ill. In K. A. Puntillo (Ed.), *Pain in the critically ill* (pp. 45–64). Gaithersburg, MD: Aspen Publishers.

N

(1400) Selbstkontrolle bei missbrauchendem Verhalten

Bereich III: Psychosoziale Gesundheit
Klasse O – Selbstkontrolle
Skala (m): Nie demonstriert bis Konsistent demonstriert

Definition: Beherrschung des eigenen Verhaltens, um den Missbrauch und die Vernachlässigung von Schutzbefohlenen und nahestehenden Bezugspersonen zu vermeiden.

Selbstkontrolle bei missbrauchendem Verhalten	Nie demonstriert 1	Selten demonstriert 2	Manchmal demonstriert 3	Oft demonstriert 4	Konsistent demonstriert 5
Indikatoren:					
140001 Vermeidet physisch missbrauchendes Verhalten	1	2	3	4	5
140002 Vermeidet emotional missbrauchendes Verhalten	1	2	3	4	5
140003 Vermeidet sexuell missbrauchendes Verhalten	1	2	3	4	5
140004 Vermeidet die Vernachlässigung der grundlegenden Bedürfnisse von Schutzbefohlenen	1	2	3	4	5
140005 Wendet alternative Coping-mechanismen bei Stress an	1	2	3	4	5
140006 Diskutiert das missbrauchende Verhalten	1	2	3	4	5
140007 Identifiziert Faktoren, die zum miss-brauchenden Verhalten beitragen	1	2	3	4	5
140008 Drückt Gefühle über das Opfer aus	1	2	3	4	5
140009 Identifiziert verfügbare Ressourcen in der Gemeinde für Hilfe	1	2	3	4	5
140010 Drückt Enttäuschungen aus	1	2	3	4	5
140011 Wendet dem Opfer gegenüber förderndes Verhalten an	1	2	3	4	5
140012 Demonstriert Selbstachtung	1	2	3	4	5
140013 Nennt Erwartungen, die in Übereinstimmung mit dem Entwicklungsstadium stehen	1	2	3	4	5
140014 Zeigt ein angemessenes Sorgeverhalten gegenüber seinen Mitmenschen	1	2	3	4	5
140015 Nimmt ein Unterstützungs-netzwerk in Anspruch	1	2	3	4	5

(1400) Selbstkontrolle bei missbrauchendem Verhalten: *Fortsetzung*

Definition: Beherrschung des eigenen Verhaltens, um den Missbrauch und die Vernachlässigung von Schutzbefohlenen und nahestehenden Bezugspersonen zu vermeiden.

	Nie demonstriert	Selten demonstriert	Manchmal demonstriert	Oft demonstriert	Konsistent demonstriert
Selbstkontrolle bei missbrauchendem Verhalten	1	2	3	4	5
Indikatoren:					
140016 Drückt Empathie für das Opfer aus	1	2	3	4	5
140017 Demonstriert Triebkontrolle	1	2	3	4	5
140018 Demonstriert das Wissen über ein korrektes Rollenverhalten	1	2	3	4	5
140019 Bemüht sich in erforderlichem Maß um Behandlung	1	2	3	4	5
140020 Beteiligt sich in erforderlichem Maß an der Behandlung	1	2	3	4	5
140021 Andere (Spezifizieren)	1	2	3	4	5

Literatur zu Inhalten und Gegenstand der Pflegeergebnisse

Altemeier, W. A., O'Connor, S., Vietze, P., Sandler, H., & Sherrod, K. (1984). Prediction of child abuse: A prospective study of feasibility. *Child Abuse and Neglect*, 8, 393–400.

Amundson, M. J. (1989). Family crisis care: A home based intervention program for child abuse. *Issues in Mental Health Nursing*, 10, 285–296.

Anderson, C. L. (1987). Assessing parenting potential for child abuse risk. *Pediatric Nursing*, 13(5), 323–327.

Cown P. (1991). *The Iowa Crisis Nursery Project as a factor in the prevention of child abuse.* Unpublished doctoral dissertation, University of Iowa, Iowa City.

Hunka, C. D., O'Toole, R. (1985). Self-help therapy in Parents Anonymous. *Journal of Psychosocial Nursing*, 23(7), 24–32.

Olds, D. K., Henderson, C. R., Chamberlin, R., & Tatelbaum, R. (1986). Preventing child abuse and neglect: A randomized trial of nurse home visitation. *Pediatrics*, 78(1), 65–78.

Marshall, E., Buckner, E., & Powell, K. (1991). Evaluation of a teen parent program designed to reduce child abuse and neglect and to strengthen families. *Journal of Child and Adolescent Psychiatric and Mental Health Nursing*, 4(3), 96–100.

Reuter, M. M. (1988). Parenting needs of abusing parents: Development of a tool for evaluation of parent education class. *Journal of Community Health Nursing*, 5(2), 129–140.

Taylor, D. K., & Beauchamp, C. (1988). Hospital-based primary prevention strategy in child abuse: A multi-level needs assessment. *Child Abuse and Neglect*, 12, 343–354.

O

(1401) Kontrolle von Aggression

Bereich III: Psychosoziale Gesundheit
Klasse O – Selbstkontrolle
Skala (m): Nie demonstriert bis Konsistent demonstriert

Definition: Selbstbeherrschung eines beleidigenden, streitsüchtigen oder destruktiven Verhaltens gegenüber anderen.

Kontrolle von Aggression	Nie demonstriert 1	Selten demonstriert 2	Manchmal demonstriert 3	Oft demonstriert 4	Konsistent demonstriert 5
Indikatoren:					
140101 Unterlässt verbale Zornesausbrüche	1	2	3	4	5
140102 Unterlässt es, den persönlichen Freiraum anderer zu verletzen	1	2	3	4	5
140103 Unterlässt es, andere zu schlagen	1	2	3	4	5
140104 Unterlässt es, andere zu schädigen	1	2	3	4	5
140105 Unterlässt es, Tiere zu schädigen	1	2	3	4	5
140106 Unterlässt es, Eigentum zu zerstören	1	2	3	4	5
140107 Kommuniziert Bedürfnisse angemessen	1	2	3	4	5
140108 Kommuniziert Gefühle angemessen	1	2	3	4	5
140109 Verbalisiert Triebkontrolle	1	2	3	4	5
140110 Bemerkt, wenn er/sie wütend ist	1	2	3	4	5
140111 Bemerkt, wenn er/sie enttäuscht ist	1	2	3	4	5
140112 Identifiziert Situationen, die Feindseligkeit beschleunigen	1	2	3	4	5
140113 Identifiziert die Verantwortlichkeit, die Kontrolle zu behalten	1	2	3	4	5
140114 Bemerkt, wenn er/sie sich aggressiv fühlt	1	2	3	4	5
140115 Identifiziert Alternativen zur Aggression	1	2	3	4	5
140116 Identifiziert Alternativen zu verbalen Zornesausbrüchen	1	2	3	4	5
140117 Macht negativen Gefühlen angemessen Luft	1	2	3	4	5
140118 Hält die Vereinbarung ein, ein aggressives Verhalten einzuschränken	1	2	3	4	5
140119 Bewahrt die Selbstkontrolle ohne Überwachung	1	2	3	4	5
140120 Andere (Spezifizieren)	1	2	3	4	5

Literatur zu Inhalten und Gegenstand der Pflegeergebnisse

Grancola, P. R., & Zeichner, A. (1993). Aggressive behavior in the elderly: A critical review. *Clinical Gerontologist*, 13(2), 3–22.

Maxfield, M. C., Lewis, R. E., & Connor, S. (1996). Training staff to prevent aggressive behavior of cognitively impaired elderly patients during bathing and grooming. *Journal of Gerontological Nursing*, 22(1), 37–42.

Rantz, M. J., & McShane, R. E. (1995). Nursing interventions for chronically confused nursing home residents. *Geriatric Nursing*, 16(1), 22–27.

Ryden, M. B. (1992). Aggressive behavior in persons with dementia who live in the community. *Alzheimer Disease and Associated Disorders*, 2(4), 342–355.

O

(1402) Kontrolle von Angst

Bereich III: Psychosoziale Gesundheit
Klasse O – Selbstkontrolle
Skala (m): Nie demonstriert bis Konsistent demonstriert

Definition: Persönliche Handlungen, Gefühle von Anspannung und Besorgnis durch eine nicht identifizierbare Quelle zu beseitigen oder zu reduzieren.

Kontrolle von Angst	Nie demonstriert 1	Selten demonstriert 2	Manchmal demonstriert 3	Oft demonstriert 4	Konsistent demonstriert 5
Indikatoren:					
140201 Beobachtet die Intensität der Angst	1	2	3	4	5
140202 Beseitigt die Vorläufer der Angst	1	2	3	4	5
140203 Vermindert Umweltreize bei Ängstlichkeit	1	2	3	4	5
140204 Bemüht sich um Informationen, um Angst zu reduzieren	1	2	3	4	5
140205 Plant Copingstrategien für stressreiche Situationen	1	2	3	4	5
140206 Wendet effektive Coping-Strategien an	1	2	3	4	5
140207 Wendet Entspannungstechniken zur Reduzierung der Angst an	1	2	3	4	5
140208 Berichtet von einer verminderten Dauer der Episoden	1	2	3	4	5
140209 Berichtet von einer verlängerten Zeitspanne zwischen den Episoden	1	2	3	4	5
140210 Bewahrt die Rollenausübung	1	2	3	4	5
140211 Bewahrt soziale Beziehungen	1	2	3	4	5
140212 Bewahrt die Konzentration	1	2	3	4	5
140213 Berichtet von der Abwesenheit von sensorischen Wahrnehmungsstörungen	1	2	3	4	5
140214 Berichtet von einem adäquaten Schlaf	1	2	3	4	5
140215 Berichtet von der Abwesenheit von physischen Manifestationen der Angst	1	2	3	4	5
140216 Verhaltensmanifestationen von Angst abwesend	1	2	3	4	5
140217 Kontrolliert die Angstreaktion	1	2	3	4	5
140218 Andere (Spezifizieren)	1	2	3	4	5

Literatur zu Inhalten und Gegenstand der Pflegeergebnisse

Laraia, M. T., Stuart, G. W., & Best, C. L. (1989). Behavioral treatment of panic-related disorders: A review. *Archives of Psychiatric Nursing*, 3(3), 125–133.

Stuart, G. W., & Sundeen, S. J. (1998). *Principles and practice of psychiatric nursing* (6th ed.). St. Louis: Mosby.

Waddell, K. L., & Demi, A. S. (1993). Effectiveness of an intensive partial hospitalisation program for treatment of anxiety disorders. *Archives of Psychiatric Nursing*, 7(1), 2–10.

0

(1403) Kontrolle über verzerrte Wahrnehmung

Bereich III: Psychosoziale Gesundheit
Klasse O – Selbstkontrolle
Skala (m): Nie demonstriert bis Konsistent demonstriert

Definition: Fähigkeit, selbst eine Spaltung der Wahrnehmung, des Gedankenprozesses und des Gedankeninhalts zurückzuhalten.

Kontrolle über verzerrte Wahrnehmung	Nie demonstriert 1	Selten demonstriert 2	Manchmal demonstriert 3	Oft demonstriert 4	Konsistent demonstriert 5
Indikatoren:					
140301 Erkennt, dass Halluzinationen oder Täuschungen auftreten	1	2	3	4	5
140302 Unterlässt es, auf Halluzinationen oder Täuschungen zu hören	1	2	3	4	5
140303 Hält sich zurück, auf Halluzinationen oder Täuschungen zu reagieren	1	2	3	4	5
140304 Verbalisiert die Häufigkeit von Halluzinationen oder Täuschungen	1	2	3	4	5
140305 Beschreibt den Inhalt von Halluzinationen oder Täuschungen	1	2	3	4	5
140306 Berichtet von einer Abnahme der Halluzinationen oder Täuschungen	1	2	3	4	5
140307 Fragt nach einer Bestätigung der Realität	1	2	3	4	5
140308 Bewahrt mit der Stimmung übereinstimmenden Affekt	1	2	3	4	5
140309 Interagiert angemessen mit anderen	1	2	3	4	5
140310 Verhaltensweisen deuten auf eine korrekte Interpretation der Umwelt hin	1	2	3	4	5
140311 Zeigt Muster von logischen Gedankengängen	1	2	3	4	5
140312 Zeigt realitätsbezogenes Denken	1	2	3	4	5
140313 Zeigt angemessenen Gedankeninhalt	1	2	3	4	5
140314 Zeigt die Fähigkeit, die Ideen von anderen zu begreifen	1	2	3	4	5
140315 Andere (Spezifizieren)	1	2	3	4	5

Literatur zu Inhalten und Gegenstand der Pflegeergebnisse

Andreasen, N.C., & Black, D. (1995). *Introductory textbook of psychiatry* (2nd ed.). Washingtion D.C.: American Psychiatric Press.

Bucceri, R., Trygstad, L., Kanas, N., Dowling, G. (1997). Symptom management of auditory hallucinations in schizophrenia: results of 1-year follow up. *Journal of Psychosocial Nursing & Mental Health Services*, 35(12), 20–28, 37–38.

Bucceri, R., Trygstad, L., Kanas,N., Waldron, B., Dowling, G. (1996). Auditory hallucinations in schizophrenia: group experience in examining symptom management and behavioral strategies. *Journal of Psychosocial Nursing & Mental Health Services*, 34(2), 12–26, 44–45.

Frederick, J., Cotanch, P. (1995). Self-help techniques for auditory hallucinations in schizophrenia. *Issues in Mental Health Nursing*, 16(3), 213–224.

Grimaldi, D., & Cousins, A. (1985). Paranoia. *Journal of Emergency Nursing*, 11(4), 201–204.

MacRae, A. (1997) The Model of Functional Deficits associated with hallucinations. *American Journal of Occupational Therapy*, 51(1), 57–63.

Rosenthal, T.T., & McGuinness, T.M. (1986). Dealing with delusional patients: Discovering the distorted truth. *Issues in Mental Health Nursing*, 8, 143–154.

Stuart, G.W. & Sundeen, S.J. (1998). *Principles and practice of psychiatric nursing* (6th ed.). St. Louis: Mosby.

O

(1404) Kontrolle von angstauslösenden Gefühlen

Bereich III: Psychosoziale Gesundheit
Klasse O – Selbstkontrolle
Skala (m): Nie demonstriert bis Konsistent demonstriert

Definition: Persönliche Handlungen zur Beseitigung oder Reduzierung von störenden und alarmierenden Gefühlen, die durch eine identifizierbare Quelle hervorgerufen werden.

Kontrolle von angstauslösenden Gefühlen	Nie demonstriert 1	Selten demonstriert 2	Manchmal demonstriert 3	Oft demonstriert 4	Konsistent demonstriert 5
Indikatoren:					
140401 Beobachtet die Intensität der angstauslösenden Gefühle	1	2	3	4	5
140402 Beseitigt die Vorboten angstauslösender Gefühle	1	2	3	4	5
140403 Bemüht sich um Informationen zur Reduzierung angstauslösender Gefühle	1	2	3	4	5
140404 Vermeidet die Ursachen angstauslösender Gefühle, falls möglich	1	2	3	4	5
140405 Plant Copingstrategien für angstauslösende Situationen	1	2	3	4	5
140406 Wendet effektive Copingstrategien an	1	2	3	4	5
140407 Wendet Entspannungstechniken zur Reduzierung angstauslösender Gefühle an	1	2	3	4	5
140408 Berichtet eine verminderte Dauer der Episoden	1	2	3	4	5
140409 Berichtet von längeren Zeiträumen zwischen den Episoden	1	2	3	4	5
140410 Bewahrt die Rollenerfüllung	1	2	3	4	5
140411 Bewahrt die sozialen Beziehungen	1	2	3	4	5
140412 Bewahrt die Konzentration	1	2	3	4	5
140413 Bewahrt die Kontrolle über das Leben	1	2	3	4	5
140414 Bewahrt die physische Funktionsfähigkeit	1	2	3	4	5
140415 Bewahrt einen Sinn von Entschlusskraft trotz der angstauslösenden Gefühle					
140416 Bleibt produktiv					
140417 Kontrolliert die Reaktion auf angstauslösende Gefühle	1	2	3	4	5
140418 Andere (Spezifizieren)	1	2	3	4	5

Literatur zu Inhalten und Gegenstand der Pflegeergebnisse

McAuley, E., Mihalko, S. L., & Rosengren, K. (1997). Self-efficacy and balance correlates of fear of falling in the elderly. *Journal of Aging and Physical Activity*, 5, 329–340.

McFarland, G. K., & McFarlane, E. A. (1997). *Nursing diagnosis & intervention: Planning for patient care* (3rd ed.). St. Louis: Mosby.

Stuart, G. W., & Sundeen, S. J. (1998). *Principles and practice of psychiatric nursing* (6th ed.). St. Louis: Mosby.

Whitley, G. G. and Tousman, S. A. (1996). A multivariate approach for validation of anxiety and fear. *Nursing Diagnosis* 7(3), 116–24.

Wilson, A. H. and Yorker, B. (1997). Fears of medical events among school-age children with emotional disorders, parents, and health care providers. *Issues in Mental Health Nursing* 18(1), 57–71.

0

(1405) Kontrolle von Trieben

Bereich III: Psychosoziale Gesundheit
Klasse O – Selbstkontrolle
Skala (m): Nie demonstriert bis Konsistent demonstriert

Definition: Fähigkeit, sich selbst zwanghaften oder triebhaften Verhaltens zu enthalten.

Kontrolle von Trieben	Nie demonstriert 1	Selten demonstriert 2	Manchmal demonstriert 3	Oft demonstriert 4	Konsistent demonstriert 5
Indikatoren:					
140501 Identifiziert triebhaftes schädigendes Verhalten	1	2	3	4	5
140502 Identifiziert Gefühle, die zu triebhaften Handlungen führen	1	2	3	4	5
140503 Identifiziert Verhalten, das zu triebhaften Handlungen führt	1	2	3	4	5
140504 Identifiziert die Konsequenzen triebhafter Handlungen für sich selbst und andere	1	2	3	4	5
140505 Erkennt die Risiken in der Umwelt	1	2	3	4	5
140506 Vermeidet Umfelder und Situationen mit hohem Risiko	1	2	3	4	5
140507 Verbalisiert die Kontrolle von Trieben	1	2	3	4	5
140508 Bemüht sich um Hilfe beim Erleben von Trieben	1	2	3	4	5
140509 Identifiziert soziale Unterstützungssysteme	1	2	3	4	5
140510 Akzeptiert Überweisungen zur Behandlung	1	2	3	4	5
140511 Hält die Absprachen zum Kontrollverhalten ein	1	2	3	4	5
140512 Bewahrt die Selbstkontrolle ohne Überwachung	1	2	3	4	5
140513 Andere (Spezifizieren)	1	2	3	4	5

Literatur zu Inhalten und Gegenstand der Pflegeergebnisse

American Psychiatric Association Practice Guidelines (1993). *American Journal of Psychiatry*, 150(2), 207–228.

Dyckoff, D., Goldstein, L., & Levine-Schacht, L. (1996). The investigation of behavioral contracting in patients with borderline personality disorder. *Journal of the American Psychiatric Nurses Association*, 2(3), 71–76.

Gallop, R. (1992). Self-destructive and impulsive behavior in the patient with borderline personality disorder: Rethinking hospital treatment and management. *Archives of Psychiatric Nursing*, 6(6), 366–373.

Gallop, R., McCay, E., & Esplen, M. T. (1992). The conceptualisation of impulsivity for psychiatric nursing practice. *Archives of Psychiatric Nursing*, 6(6), 366–373.

Miller, L. J. (1990). The formal treatment contract in the inpatient management of borderline personality disorder. *Hospital and Community Psychiatry*, 41(9), 985–987.

Staples, N. R., & Schwartz, M. (1990). Anorexia nervosa support group: Providing transitional support. *Journal of Psychosocial Nursing and Mental Health Services*, 28(2), 6–10.

Stuart, G. W., & Sundeen, S. J. (1998). *Principles and practice of psychiatric nursing* (6th ed.). St. Louis: Mosby.

O

(1406) Einschränkung von Selbstverletzung

Bereich III: Psychosoziale Gesundheit
Klasse O – Selbstkontrolle
Skala (m): Nie demonstriert bis Konsistent demonstriert

Definition: Fähigkeit, eine beabsichtigte selbst zugefügte Verletzung (nicht tödlich) zu unterlassen.

Einschränkung von Selbstverletzung	Nie demonstriert 1	Selten demonstriert 2	Manchmal demonstriert 3	Oft demonstriert 4	Konsistent demonstriert 5
Indikatoren:					
140601 Unterlässt es, der Selbstverletzung Bedeutung zu geben	1	2	3	4	5
140602 Sucht nach Hilfe wenn er/sie den Drang fühlt, sich selbst zu verletzen	1	2	3	4	5
140603 Beansprucht keine Behandlung bei Selbstverletzungen	1	2	3	4	5
140604 Hält die Vereinbarung ein, sich nicht selbst zu schädigen	1	2	3	4	5
140605 Bewahrt die Selbstbeherrschung ohne Überwachung	1	2	3	4	5
140606 Verletzt sich nicht selbst	1	2	3	4	5
140607 Andere (Spezifizieren)	1	2	3	4	5

Literatur zu Inhalten und Gegenstand der Pflegeergebnisse

Burrow, S. (1994). Nursing management of self-mutilation. *British Journal of Nursing*, 3(8), 382–386.

Coler, M. S., & Vincent, K. G. (1995). Psychiatric mental health nursing. In K. V. Gettrust (Series Ed.), *Plans of care for specialty practice*. Albany, NY: Delmar Publishers.

Faye, P. (1995). Addictive characteristics of the behavior of self-mutilation. *Journal of Psychosocial Nursing and Mental Health Services*, 33(2), 19–22.

Stuart, G. W., & Sundeen, S. J. (1998). *Principles and practice of psychiatric nursing* (6th ed.). St. Louis: Mosby.

Valente, S. M. (1991). Deliberate self-injury management in a psychiatric setting. *Journal of Psychosocial Nursing and Mental Health Services*, 29(12), 19–25.

Winchel, R. M. (1991). Self-injurious behavior. A review of the behavior and biology of self-mutilation. *American Journal of Psychiatry*, 148(3), 306–317.

(1407) Suchtkonsequenzen

Bereich III: Psychosoziale Gesundheit
Klasse O – Selbstkontrolle
Skala (n): Schwer bis Keine

Definition: Gefährdung des Gesundheitszustandes und der sozialen Funktionsfähigkeit infolge von Sucht.

Suchtkonsequenzen	Schwer 1	Weitgehend 2	Mäßig 3	Leicht 4	Keine 5
Indikatoren:					
140701 Nachhaltige Verringerung der physischen Aktivität	1	2	3	4	5
140702 Chronisch beeinträchtigte motorische Funktion	1	2	3	4	5
140703 Chronisch verminderte Ausdauer	1	2	3	4	5
140704 Chronische Müdigkeit	1	2	3	4	5
140705 Chronisch beeinträchtigte kognitive Funktion	1	2	3	4	5
140706 Chronisch beeinträchtigte Atmung	1	2	3	4	5
140707 Verlängerte Erholungszeit von Krankheiten	1	2	3	4	5
140708 Abwesenheit von der Arbeit oder der Schule	1	2	3	4	5
140709 Schwierigkeit, das Beschäftigungsverhältnis aufrechtzuerhalten	1	2	3	4	5
140710 Schwierigkeit, adäquate Wohnverhältnisse aufrechtzuerhalten	1	2	3	4	5
140711 Schwierigkeit, finanziell unabhängig zu sein	1	2	3	4	5
140712 Wiederholte Verkehrsunfälle innerhalb des letzten Jahres	1	2	3	4	5
140713 Gewohnheitsmäßige Verhaftungen innerhalb des letzten Jahres	1	2	3	4	5
140714 Wiederholte Notfallaufnahmen innerhalb des letzten Jahres	1	2	3	4	5
140715 Wiederholte Hospitalisierungen innerhalb des letzten Jahres	1	2	3	4	5
140716 Andere (Spezifizieren)	1	2	3	4	5

O

Literatur zu Inhalten und Gegenstand der Pflegeergebnisse

McCuster, J., Stoddard, A. M., Zapka, J. G., & Lewis, B. F. (1993). Behavioral outcomes of AIDS educational interventions for drug users in short-term treatment. *American Journal of Public Health*, 83(10), 1463–1466.

McDonald, B. (Intake Supervisor of MECCA-Substance Abuse Services). Personal correspondence, Jan. 18, 1994.

Simons-Morton, D. G., Mullen, P. D., Main, D. A., Tabak, E. R., & Green, L. W. (1992). Characteristics of controlled studies of patient education and counselling for preventive health behaviors. *Patient Education and Counseling*, 19, 174–204.

Talashek, M. L., Gerace, L. M., & Starr, K. L. (1994). The substance abuse pandemic: Determinants to guide interventions. *Public Health Nursing*, 11(2), 131–139.

(1408) Selbstbeherrschung bei suizidalem Verhalten

Bereich III: Psychosoziale Gesundheit
Klasse O – Selbstkontrolle
Skala (m): Nie demonstriert bis Konsistent demonstriert

Definition: Fähigkeit, sich Handlungen und Versuchen zu enthalten, sich selbst umzubringen.

Selbstbeherrschung bei suizidalem Verhalten	Nie demonstriert 1	Selten demonstriert 2	Manchmal demonstriert 3	Oft demonstriert 4	Konsistent demonstriert 5
Indikatoren:					
140801 Drückt Gefühle aus	1	2	3	4	5
140802 Hält die Verbindung in Beziehungen aufrecht	1	2	3	4	5
140803 Sucht Hilfe bei Selbstmordgefühlen	1	2	3	4	5
140804 Verbalisiert suizidale Ideen	1	2	3	4	5
140805 Verbalisiert Triebkontrolle	1	2	3	4	5
140806 Enthält sich, dem Selbstmord Bedeutungen zuzumessen	1	2	3	4	5
140807 Gibt Besitztümer nicht weg	1	2	3	4	5
140808 Fordert keine Behandlung für suizidale Handlungen oder Versuche an	1	2	3	4	5
140809 Enthält sich, stimmungsverändernde Substanzen zu nehmen	1	2	3	4	5
140810 Teilt Suizidabsicht mit	1	2	3	4	5
140811 Hält Suizidabkommen aufrecht	1	2	3	4	5
140812 Bewahrt Selbstkontrolle ohne Überwachung	1	2	3	4	5
140813 Begeht keinen Selbstmordversuch	1	2	3	4	5
140814 Andere (Spezifizieren)	1	2	3	4	5

Literatur zu Inhalten und Gegenstand der Pflegeergebnisse

Beck, A. T., Steer, R. A., & Brown, G. (1993). Dysunctional attitudes and suicidal ideation in psychiatric outpatients. *Suicide and Life-Threatening Behavior*, 23(1), 11–20.

Cugino, A., Markovich, E. I., Rosenblatt, S., Jarjoura, D., Blend, D., & Whittier, F. C. (1992). Searching for a pattern: Repeat suicide attempts. *Journal of Psychosocial Nursing*, 30, 23–25.

Forrester, P. (1994). Accurate assessment of short-term suicide risk in a crisis. *Psychiatric Annals*, 24, 603–609.

Josepho, S. A., & Plutchek, R. (1994). Stress, coping, and suicide risk in psychiatric inpatients. *Suicide and Life-Threatening Behavior*, 24(1), 48–57.

Lipshitz, A. (1995). Suicide prevention in young adults (age 18–30). *Suicide and Life-Threatening Behavior*, 25(1), 155–169.

Mellick, E., Buckwalter, K. C., & Stolley, J. M. (1992). Suicide among elderly white men: Development of a profile. *Journal of Psychosocial Nursing*, 30, 29–34.

Muczkowski, T. A., Sweeny, J. A., Haas, G. L., Junker, B. W., Brown, R. P., & Mann, J. J. (1993). Factor composition of the suicide intent scale. *Suicide and Life-Threatening Behavior*, 23(1), 48–57.

Steer, R. A., Rismiller, D. J., Ranieri, W. F., & Beck, A. T. (1993). Dimensions of suicidal ideation in psychiatric inpatients. *Behavior Research Therapy*, 31(2), 229–236.

Stuart, G. W., & Sundeen, S. J. (1995). *Principles and practices of psychiatric nursing* (5th ed.). St. Louis: Mosby.

O

(1409) Kontrolle von Depression

Bereich III: Psychosoziale Gesundheit
Klasse O – Selbstkontrolle
Skala (m): Nie demonstriert bis Konsistent demonstriert

Definition: Persönliche Handlungen zur Minimierung melancholischer Stimmungslagen und Aufrechterhaltung des Interesses an Lebensereignissen.

Kontrolle von Depression	Nie demonstriert 1	Selten demonstriert 2	Manchmal demonstriert 3	Oft demonstriert 4	Konsistent demonstriert 5
Indikatoren:					
140901 Beobachtet Konzentrationsfähigkeit	1	2	3	4	5
140902 Beobachtet Intensität der Depression	1	2	3	4	5
140903 Identifiziert frühe Anzeichen einer Depression	1	2	3	4	5
140904 Plant Strategien zur Reduzierung der Effekte früher Anzeichen	1	2	3	4	5
140905 Verhaltensmanifestationen einer Depression nicht vorhanden	1	2	3	4	5
140906 Berichtet angemessenen Schlaf	1	2	3	4	5
140907 Berichtet verbesserte Libido	1	2	3	4	5
140908 Berichtet Abwesenheit physischer Manifestation der Depression	1	2	3	4	5
140909 Berichtet verbesserte Stimmungslage	1	2	3	4	5
140910 Bewahrt ein konstantes Körpergewicht	1	2	3	4	5
140911 Befolgt den Behandlungsplan	1	2	3	4	5
140912 Nimmt die Medikamente wie verordnet	1	2	3	4	5
140913 Befolgt den Übungsplan	1	2	3	4	5
140914 Hält sich an das Therapieschema	1	2	3	4	5
140915 Berichtet Veränderungen der Symptome	1	2	3	4	5
140916 Vermindert den Alkoholkonsum	1	2	3	4	5
140917 Vermindert den Konsum nichtverordneter Drogen	1	2	3	4	5
140918 Bewahrt die persönliche Hygiene und eine gepflegte äußere Erscheinung	1	2	3	4	5
140919 Andere (Spezifizieren)	1	2	3	4	5

Literatur zu Inhalten und Gegenstand der Pflegeergebnisse

American Psychiatric Association (1994). *Diagnostic and statistical manual of mental disorders: DSM-IV*. Washington, D. C.: The association.

U. S. Department of Health and Human Services (1993). *Depression and primary care: Detection and diagnosis*, Vol. I (AHCPR Pub. No. 93–0550). Rockville, MD: U. S. Government Printing Office.

U. S. Department of Health and Human Services (1993*). Depression and primary care: Treatment of major depression*, Vol. II (AHCPR Pub. No. 93–0551). Rockville, MD: U. S. Government Printing Office.

0

(1500) Eltern-Kind-Bindung

Bereich III: Psychosoziale Gesundheit
Klasse P – Soziale Interaktion
Skala (m): Nie demonstriert bis Konsistent demonstriert

Definition: Verhaltensweisen, die eine dauerhafte, liebevolle Bindung zwischen einem Elternteil und einem Kind demonstrieren.

Eltern-Kind-Bindung	Nie demonstriert 1	Selten demonstriert 2	Manchmal demonstriert 3	Oft demonstriert 4	Konsistent demonstriert 5
Indikatoren:					
150001 Die Eltern/der Elternteil praktiziert gesunde Verhaltensweisen während der Schwangerschaft	1	2	3	4	5
150002 Die Eltern/ein Elternteil schreibt dem Fetus spezifische Eigenschaften zu	1	2	3	4	5
150003 Die Eltern/ein Elternteil bereiten sich vor der Geburt auf das Kind vor	1	2	3	4	5
150004 Die Eltern/ein Elternteil verbalisiert positive Gefühle gegenüber dem Kind	1	2	3	4	5
150005 Die Eltern/ein Elternteil umarmen das Kind	1	2	3	4	5
150006 Die Eltern/ein Elternteil berühren, streicheln und tätscheln das Kind	1	2	3	4	5
150007 Die Eltern/ein Elternteil küssen das Kind	1	2	3	4	5
150008 Die Eltern/ein Elternteil lachen das Kind an	1	2	3	4	5
150009 Die Eltern/ein Elternteil besuchen das Neugeborenenzimmer	1	2	3	4	5
150010 Die Eltern/ein Elternteil sprechen zu dem Kind	1	2	3	4	5
150011 Die Eltern/ein Elternteil sehen dem Kind ins Gesicht	1	2	3	4	5
150012 Die Eltern/ein Elternteil suchen den Augenkontakt	1	2	3	4	5
150013 Die Eltern/ein Elternteil lächeln und sprechen zu dem Kind	1	2	3	4	5
150014 Die Eltern/ein Elternteil spielen mit dem Kind	1	2	3	4	5
150015 Die Eltern/ein Elternteil reagieren auf die Zeichen des Kindes	1	2	3	4	5

(1500) Eltern-Kind-Bindung: *Fortsetzung*

Definition: Verhaltensweisen, die eine dauerhafte, liebevolle Bindung zwischen einem Elternteil und einem Kind demonstrieren.

Eltern-Kind-Bindung	Nie demonstriert 1	Selten demonstriert 2	Manchmal demonstriert 3	Oft demonstriert 4	Konsistent demonstriert 5
Indikatoren:					
150016 Die Eltern/ein Elternteil trösten/besänftigen das Kind	1	2	3	4	5
150017 Die Eltern/ein Elternteil füttern das Kind	1	2	3	4	5
150018 Die Eltern/ein Elternteil halten das Kind trocken, sauber und warm	1	2	3	4	5
150019 Das Kind schaut die Eltern an	1	2	3	4	5
150020 Das Kind reagiert auf die Zeichen der Eltern/eines Elternteils	1	2	3	4	5
150021 Das Kind sucht die Nähe zu den Eltern/zu einem Elternteil	1	2	3	4	5
150022 Das Kind erforscht die Umgebung	1	2	3	4	5
150023 Andere (Spezifizieren)	1	2	3	4	5

Literatur zu Inhalten und Gegenstand der Pflegeergebnisse

Ainsworth, M. S., & Wittig, B. A. (1969). Attachment and exploratory behavior of 1-year olds in a strange situation. In B. M. Foss (Ed.), *Determinants of infant behavior* (pp. 111–133). London: Methuen.

Kennell, J., Jerauld, R., Wolfe, H., Chesler, D., Kreger, N. C., McAlpine, W., Steffa, M., & Klaus, M. H. (1974). Maternal behavior 1 year after early and extended post-partum contact. *Developmental Medicine and Child Neurology*, 16, 172–279.

Koniak-Griffin, D. (1988). The relationship between social support, self-esteem, and maternal-fetal attachment in adolescents. *Research in Nursing and Health*, 11, 269–278.

Norr, K. F., Roberts, J. E., & Freese, U. (1989). Early postpartum rooming-in and maternal attachment behaviors in a group of medically indigent primiparas. *Journal of Nurse-Midwifery*, 34(2), 85–91.

P

(1501) Rollenverhalten

Bereich III: Psychosoziale Gesundheit
Klasse P – Soziale Interaktion
Skala (f): Nicht adäquat bis Vollständig adäquat

Definition: Übereinstimmung des Rollenverhaltens eines Individuums mit den Rollenerwartungen.

Rollenverhalten	Nicht adäquat 1	Wenig adäquat 2	Mäßig adäquat 3	Weitgehend adäquat 4	Vollständig adäquat 5
Indikatoren:					
150101 Fähigkeit, die Rollenerwartungen zu erfüllen	1	2	3	4	5
150102 Wissen über Phasen von Rollenübergängen	1	2	3	4	5
150103 Ausübung des familiären Rollenverhaltens	1	2	3	4	5
150104 Ausübung des Rollenverhaltens in der Gemeinde	1	2	3	4	5
150105 Ausübung des Rollenverhaltens am Arbeitsplatz	1	2	3	4	5
150106 Ausübung des Rollenverhaltens in Freundschaften	1	2	3	4	5
150107 Beschreibung von Verhaltensänderungen bei Krankheit oder Behinderung	1	2	3	4	5
150108 Beschreibung von Verhaltensänderungen mit älteren Familienangehörigen	1	2	3	4	5
150109 Beschreibung von Verhaltensänderungen mit einem neuen Familienmitglied	1	2	3	4	5
150110 Beschreibung von Verhaltensänderungen, wenn ein Familienmitglied das Haus verlässt	1	2	3	4	5
150111 Berichtete Strategien für Rollenveränderung(en)	1	2	3	4	5
150112 Berichtete Zufriedenheit mit der Rollenerwartung	1	2	3	4	5
150113 Ausübung des intimen Rollenverhalten	1	2	3	4	5
150114 Andere (Spezifizieren)	1	2	3	4	5

Literatur zu Inhalten und Gegenstand der Pflegeergebnisse

Knutson, A. L. (1965). *The individual, society, and health behavior.* New York: Sage.

McCloskey, J. B., & Bulechek, G. M. (1995). *Nursing interventions classification* (2nd ed.) St. Louis: Mosby.

Moorhead, S. A. (1985). Role supplementation. In G. M. Bulechek, & J. C. McCloskey (Eds.), *Nursing interventions: Treatments for nursing diagnosis.* Philadelphia: W. B. Saunders.

(1502) Soziale Interaktionsfähigkeiten

Bereich III: Psychosoziale Gesundheit
Klasse P – Soziale Interaktion
Skala (i): Keine bis Umfassend

Definition: Anwendung eines effektiven Interaktionsverhaltens eines Individuums.

Soziale Interaktionsfähigkeiten	Keine 1	Begrenzt 2	Mäßig 3	Weitgehend 4	Umfassend 5
Indikatoren:					
150201 Mitteilung	1	2	3	4	5
150202 Aufnahmebereitschaft	1	2	3	4	5
150203 Kooperation	1	2	3	4	5
150204 Wahrnehmungsfähigkeit	1	2	3	4	5
150205 Selbstsicherheit	1	2	3	4	5
150206 Konfrontation	1	2	3	4	5
150207 Überlegung	1	2	3	4	5
150208 Echtheit	1	2	3	4	5
150209 Wärme	1	2	3	4	5
150210 Stabilität	1	2	3	4	5
150211 Entspannung	1	2	3	4	5
150212 Engagement	1	2	3	4	5
150213 Vertrauen	1	2	3	4	5
150214 Kompromiss	1	2	3	4	5
150215 Andere (Spezifizieren)	1	2	3	4	5

P

Literatur zu Inhalten und Gegenstand der Pflegeergebnisse

Erickson, D. H., Beiser, M., Iacono, W. G., Fleming, J. A. E., & Lin, T. (1989). The role of social relationships in the course of first-episode schizophrenia and affective psychosis. *American Journal of Psychiatry*, 146(11), 1456–1461.

Gotcher, J. M. (1992). Interpersonal communication and psychosocial adjustment. *Journal of Psychosocial Oncology*, 10(3), 21–39.

Heltsley, M. E., & Powers, R. C. (1975). Social interaction and perceived adequacy of interaction of the rural aged. *The Gerontologist*, 15(6), 533–536.

Levin, J., & Levin, W. C. (1981). Willingness to interact with an old person. *Research on Aging*, 3(2), 211–217.

Nussbaum, J. F. (1983). Relational closeness of elderly interaction: Implications for life satisfaction. *Western Journal of Speech Communication*, 47, 229–243.

Richter, G., & Richter, J. (1989). Social relationships reflected by depressive inpatients. *Acta Psychiatrica Scandinavica*, 80, 573–578.

Sheppard, M. (1993). Client satisfaction, extended intervention and interpersonal skills in community mental health. *Journal of Advanced Nursing*, 18, 246–259.

Webb, L., Delaney, J. J., & Young, L. R. (1989). Age, interpersonal attraction, and social interaction. *Research on Aging*, 11(1), 107–123.

(1503) Soziale Eingebundenheit

Bereich III: Psychosoziale Gesundheit
Klasse P – Soziale Interaktion
Skala (i): Keine bis Umfassend

Definition: Häufigkeit der sozialen Interaktion eines Individuums mit Personen, Gruppen oder Organisationen.

Soziale Eingebundenheit	Keine 1	Begrenzt 2	Mäßig 3	Weitgehend 4	Umfassend 5
Indikatoren:					
150301 Interaktion mit engen Freunden	1	2	3	4	5
150302 Interaktion mit Nachbarn	1	2	3	4	5
150303 Interaktion mit Familienmitgliedern	1	2	3	4	5
150304 Interaktion mit den Mitgliedern von Arbeitsgruppen	1	2	3	4	5
150305 Teilnahme als Mitglied einer Kirche	1	2	3	4	5
150306 Teilnahme an der aktiven Kirchenarbeit	1	2	3	4	5
150307 Teilnahme als Vereinsmitglied	1	2	3	4	5
150308 Teilnahme als Vereinsbeauftragter	1	2	3	4	5
150309 Teilnahme als Mitglied einer Freiwilligengruppe	1	2	3	4	5
150310 Durchführung freiwilliger Aktivitäten	1	2	3	4	5
150311 Teilnahme an Freizeitaktivitäten	1	2	3	4	5
150312 Andere (Spezifizieren)	1	2	3	4	5

Literatur zu Inhalten und Gegenstand der Pflegeergebnisse

Erickson, D. H., Beiser, M., Iacono, W. G., Fleming, J. A. E., & Lin, T. (1989). The role of social relationships in the course of first-episode schizophrenia and affective psychosis. *American Journal of Psychiatry*, 146(11), 1456–1461.

Gotcher, J. M. (1992). Interpersonal communication and psychosocial adjustment. *Journal of Psychosocial Oncology*, 10(3), 21–39.

Heltsley, M. E., & Powers, R. C. (1975). Social interaction and perceived adequacy of interaction of the rural aged. *The Gerontologist*, 15(6), 533–536.

Levin, J., & Levin, W. C. (1981). Willingness to interact with an old person. *Research on Aging*, 3(2), 211–217.

Nussbaum, J. F. (1983). Relational closeness of elderly interaction: Implications for life satisfaction. *Western Journal of Speech Communication*, 47, 229–243.

Richter, G., & Richter, J. (1989). Social relationships reflected by depressive inpatients. *Acta Psychiatrica Scandinavica*, 80, 573–578.

Sheppard, M. (1993). Client satisfaction, extended intervention and interpersonal skills in community mental health. *Journal of Advanced Nursing*, 18, 246–259.

Webb, L., Delaney, J. J., & Young, L. R. (1989). Age, interpersonal attraction, and social interaction. *Research on Aging*, 11(1), 107–123.

(1504) Soziale Unterstützung

Bereich III: Psychosoziale Gesundheit
Klasse P – Soziale Interaktion
Skala (i): Keine bis Umfassend

Definition: Wahrgenommene Verfügbarkeit und tatsächliches Vorhandensein von verlässlicher Unterstützung durch andere Personen.

Soziale Unterstützung	Keine 1	Begrenzt 2	Mäßig 3	Weitgehend 4	Umfassend 5
Indikatoren:					
150401 Berichtet, von anderen Geld zu erhalten	1	2	3	4	5
150402 Berichtet, von anderen Zeit zu erhalten	1	2	3	4	5
150403 Berichtet, von anderen Arbeit zu erhalten	1	2	3	4	5
150404 Berichtet, von anderen Informationen zu erhalten	1	2	3	4	5
150405 Berichtet, von anderen emotionale Unterstützung zu erhalten	1	2	3	4	5
150406 Berichtet von verlässlicher/en Beziehung(en)	1	2	3	4	5
150407 Berichtet von Personen, die helfen können, falls erforderlich	1	2	3	4	5
150408 Nachweis der Bereitschaft, andere um Hilfe zu bitten	1	2	3	4	5
150409 Berichtet von einem unterstützenden sozialen Netzwerk	1	2	3	4	5
150410 Berichtet von adäquaten unterstützenden sozialen Kontakten	1	2	3	4	5
150411 Berichtet von einem stabilen sozialen Netzwerk	1	2	3	4	5
150412 Berichtet, von anderen Hilfe angeboten zu bekommen	1	2	3	4	5
150413 Andere (Spezifizieren)	1	2	3	4	5

P

Literatur zu Inhalten und Gegenstand der Pflegeergebnisse

Dimond, M., & Jones, S. L. (1983). Social support : A review and theoretical integration. In P. L. Chinn (Ed.), *Advances in nursing theory development* (pp. 235–249). Rockville, MD: Aspen.

Norbeck, J. S. (1981). Social support: A model for clinical research and application. *Advances in Nursing Science*, 3(4), 43–59.

Tilden, V. P. (1985). Issues of conceptualization and measurement of social support in the construction of nursing theory. *Research in Nursing and Health*, 8, 199–206.

Bereich IV

Wissen über Gesundheit und Verhalten

Klasse Q – Gesundheitsverhalten

(1600) Adhärenzverhalten
(1601) Complianceverhalten
(1602) Gesundheitsförderliches Verhalten
(1603) Gesundheitsförderndes Verhalten
(1604) Freizeitgestaltung
(1605) Schmerzkontrolle
(1606) Beteiligung: Entscheidungen über die Gesundheitsversorgung
(1607) Gesundheitsverhalten in der Schwangerschaft
(1608) Symptomkontrolle
(1609) Behandlungsverhalten: Krankheit oder Verletzung
(1610) Kompensation von Hörbeeinträchtigungen
(1611) Kompensation von Sehbeeinträchtigungen
(1612) Gewichtskontrolle
(1613) Selbstbestimmte Versorgung

Klasse R – Gesundheitsüberzeugungen

(1700) Gesundheitsüberzeugungen
(1701) Gesundheitsüberzeugungen: Wahrgenommene Handlungsfähigkeit
(1702) Gesundheitsüberzeugungen: Wahrgenommene Kontrolle
(1703) Gesundheitsüberzeugungen: Wahrgenommene Ressourcen
(1704) Gesundheitsüberzeugungen: Wahrgenommene Bedrohung
(1705) Gesundheitsorientierung

Klasse S – Gesundheitswissen

(1800) Wissen: Stillen
(1801) Wissen: Sicherheit des Kindes
(1802) Wissen: Diät
(1803) Wissen: Krankheitsprozess

(1804) Wissen: Energieerhaltung
(1805) Wissen: Gesundheitsverhalten
(1806) Wissen: Gesundheitsressourcen
(1807) Wissen: Infektionskontrolle
(1808) Wissen: Medikation
(1809) Wissen: Persönliche Sicherheit
(1810) Wissen: Schwangerschaft
(1811) Wissen: Vorgeschriebene Aktivität
(1812) Wissen: Kontrolle des Konsums von Substanzen
(1813) Wissen: Behandlungsplan
(1814) Wissen: Behandlungsverfahren
(1815) Wissen: Sexualverhalten
(1816) Wissen: Förderung der Fertilität
(1817) Wissen: Entbindung und Geburt
(1818) Wissen: Nachsorge in der Mutterschaft
(1819) Wissen: Säuglingspflege
(1820) Wissen: Leben mit Diabetes
(1821) Wissen: Empfängnisverhütung
(1822) Wissen: Vorbereitung auf die Mutterschaft
(1823) Wissen: Gesundheitsförderung
(1824) Wissen: Versorgung bei Erkrankung
(1825) Wissen: Gesundheit von Mutter und Kind

Klasse T – Risikokontrolle und Sicherheit

(1900) Immunisierungsverhalten
(1901) Elterliche Fürsorge: Soziale Sicherheit
(1902) Risikokontrolle
(1903) Risikokontrolle: Alkoholkonsum
(1904) Risikokontrolle: Drogenkonsum
(1905) Risikokontrolle: Sexuell übertragbare Krankheiten (SÜK/STD)
(1906) Risikokontrolle: Tabakkonsum
(1907) Risikokontrolle: Ungewollte Schwangerschaft
(1908) Risikowahrnehmung
(1909) Sicherheitsverhalten: Sturzprävention
(1910) Sicherheitsverhalten: Häusliche Umgebung
(1911) Sicherheitsverhalten: Persönliches
(1912) Sicherheitsstatus: Sturzvorkommen
(1913) Sicherheitsstatus: Physische Verletzung
(1914) Risikokontrolle: Herzkreislauferkrankung
(1915) Risikokontrolle: Schädigung des Hörvermögens
(1916) Risikokontrolle: Schädigung des Sehvermögens
(1917) Risikokontrolle: Krebserkrankung
(1918) Kontrolle von Aspiration

(1600) Adhärenzverhalten

Bereich IV: Wissen über Gesundheit und Verhalten
Klasse Q – Gesundheitsverhalten
Skala (m): Nie demonstriert bis Konsistent demonstriert

Definition: Selbstinitiierte Handlung, die unternommen wurde, um Wohlbefinden, Erholung und Rehabilitation zu fördern.

Adherence-/Folgeverhalten	Nie demonstriert 1	Selten demonstriert 2	Manchmal demonstriert 3	Oft demonstriert 4	Konsistent demonstriert 5
Indikatoren:					
160001 Stellt Fragen, wenn es angemessen ist	1	2	3	4	5
160002 Bemüht sich um gesundheitsbezogene Informationen aus einer Vielzahl von Quellen	1	2	3	4	5
160003 Verwendet gesundheitsbezogene Informationen aus einer Vielzahl von Quellen zur Entwicklung von Gesundheitsstrategien	1	2	3	4	5
160004 Gewichtet die Risiken und Vorteile von Gesundheitsverhalten	1	2	3	4	5
160005 Beschreibt Strategien zur Beseitigung ungesunden Verhaltens	1	2	3	4	5
160006 Beschreibt Strategien, Gesundheit zu maximieren	1	2	3	4	5
160007 Begründet die Befolgung eines Behandlungsplans	1	2	3	4	5
160008 Berichtet von der Anwendung von Strategien zur Beseitigung eines ungesunden Verhaltens	1	2	3	4	5
160009 Berichtet von der Anwendung von Strategien zur Maximierung von Gesundheit	1	2	3	4	5
160010 Nimmt Gesundheitsdienste übereinstimmend mit dem Bedarf in Anspruch	1	2	3	4	5
160011 Verrichtet die ATLs konsistent mit Energie und Toleranz	1	2	3	4	5
160012 Führt Selbst-Screening durch	1	2	3	4	5
160013 Begründet die Abweichung von einem Behandlungsplan	1	2	3	4	5
160014 Führt Selbstbeobachtung durch	1	2	3	4	5
160015 Andere (Spezifizieren)	1	2	3	4	5

Literatur zu Inhalten und Gegenstand der Pflegeergebnisse

Barotsky, I., Sergenbaker, P., & Mills, M. (1979). Compliance and quality of life assessment. In J. Cohen (Ed.), *New directions in patient compliance* (pp. 59–74). Lexington, MA: D. C. Health.

Epstein, L., & Cluss, P. A. (1982). A behavioural perspective on adherence to long-term medical regimens. *Journal of Consulting and Clinical Psychology*, 50, 950–971.

Epstein, L., & Masek, B. (1978). Bahavioral control of medicine compliance. *Journal of Applied Behavioral Analysis*, 11, 1–10.

Folden, S. L. (1993). Definitions of health and health goals of participants in a community-based pulmonary rehabilitation program. *Public Health Nursing*, 10(1), 31–35.

Gochman, D. S. (Ed.) (1988). *Health behavior: Emerging research perspectives*. New York: Plenum Press.

Heiby, E., & Carlson, J. (1986). The health compliance model. *The Journal of Compliance in Health Care*, 1(2), 135–152.

Jensen, L., & Allen, M. (1993). Wellness: The dialect of illness. *IMAGE-The Journal of Nursing Scholarship*, 25(3), 220–224.

Kravits, R., et al. (1993). Recall of recommendations and adherence to advice among patients with chronic medical conditions. *Archives of Internal Medicine*, 153(16), 1869–1878.

Miller, P., Wikoff, R., & Hiatt, A. (1972). Fishbein's model of measured behavior of hypertensive patients. *Nursing Research*, 41(2), 104–109.

Oldridge, N. (1982). Compliance in primary and secondary prevention of coronary heart disease: A review. *Preventive Medicine*, 11, 56–70.

Pender, N. J. (1990). Expressing health through lifestyle patterns. *Nursing Science Quarterly*, 3(3), 115–122.

Pender, N. J., & Pender, A. R. 81986). Attitudes, subjective norms, and intentions of engagement in health behaviors. *Nursing Research*, 35(1), 15–18.

Shumaker, S. A., Schron, E. B., & Ockene, J. K. (1990). *The handbook of health behavior change*. New York: Springer.

Woods, N. (1989). Conceptualization of self-care: Toward health oriented models. *Advances in Nursing Science*, 12(1), 1–13.

Q

(1601) Complianceverhalten

Bereich IV: Wissen über Gesundheit und Verhalten
Klasse Q – Gesundheitsverhalten
Skala (m): Nie demonstriert bis Konsistent demonstriert

Definition: Handlungen auf der Basis eines professionellen Rats zur Förderung von Wohlbefinden, Erholung und Rehabilitation.

Complianceverhalten	Nie demonstriert 1	Selten demonstriert 2	Manchmal demonstriert 3	Oft demonstriert 4	Konsistent demonstriert 5
Indikatoren:					
160101 Verlässt sich auf den Professionellen des Gesundheitswesens für aktuelle Informationen	1	2	3	4	5
160102 Bittet um einen vorgeschriebenen Behandlungsplan	1	2	3	4	5
160103 Berichtet, den vorgeschriebenen Behandlungsplan einzuhalten	1	2	3	4	5
160104 Akzeptiert die Diagnose des Professionellen	1	2	3	4	5
160105 Hält Verabredungen mit dem Professionellen ein	1	2	3	4	5
160106 Verändert den Behandlungsplan, wie durch den Professionellen vorgegeben	1	2	3	4	5
160107 Führt Selbst-Screening laut Anordnung durch	1	2	3	4	5
160108 Verrichtet die ADLs wie vorgeschrieben	1	2	3	4	5
160109 Bemüht sich um externe Verstärkung für die Durchführung von gesundheitlichen Verhaltensweisen	1	2	3	4	5
160110 Andere (Spezifizieren)	1	2	3	4	5

Literatur zu Inhalten und Gegenstand der Pflegeergebnisse

Barotsky, I., Sergenbaker, P., & Mills, M. (1979). Compliance and quality of life assessment. In J. Cohen (Ed.), *New directions in patient compliance* (pp. 59–74). Lexington, MA: D. C. Health.

Coates, T., Martin, R., Gerbert, B., & Cummings, L. (1979). Physician and dentist compliance with smoking cessation counselling. In S. Shumaker, E. Schron, & J. Ockene (Eds.), *The handbook of health behavior change* (pp. 231–240). New York: Springer.

Epstein, L., & Cluss, P. A. (1982). A behavioural perspective on adherence to long-term medical regimens. *Journal of Consulting and Clinical Psychology*, 50, 950–971.

Epstein, L., & Masek, B. (1978). Behavioral control of medicine compliance. *Journal of Applied Behavioral Analysis*, 11, 1–10.

Folden, S. L. (1993). Definitions of health and health goals of participants in a community-based pulmonary rehabilitation program. *Public Health Nursing*, 10(1), 31–35.

Gochman, D. S. (Ed.) (1988). *Health behaviour: Emerging research perspectives*. New York: Plenum Press.

Heiby, E., & Carlson, J. (1986). The health compliance model. *The Journal of Compliance in Health Care*, 1(2), 135–152.

Jensen, L. & Allen, M. (1993). Wellness: the dialect of illness. *IMAGE – The Journal of Nursing Scholarship*, 25(3), 220–224.

King, I. M. (1988). Measuring health goal attainment in patients. In C. F. Waltz & O. L. Strickland (Eds.), *Measurement of nursing outcomes* (Ch. 6.). New York: Springer.

Kravits, R. et al. (1993). Recall of recommendations and adherence to advice among patients with chronic medical conditions. *Archives of Internal Medicine*, 153, 1869–1878.

Oldridge, N. (1982). Compliance in primary and secondary prevention of coronary heart disease: A review. *Preventive Medicine*, 11, 56–70.

Pender, N. J. (1990). Expressing health through lifestyle patterns. *Nursing Science Quarterly*, 3(3), 115–122.

Pender, N. J., & Pender, A. R. (1986). Attitudes, subjective norms, and intentions to engage in health behaviors. *Nursing Research*, 35(1), 15–18.

Sackett, D., & Haynes, R. (1976). *Compliance with therapeutic regimens*. Baltimore: The Johns Hopkins University Press.

Woods, N. (1989). Conceptualization of self-care: Toward health oriented models. *Advances in Nursing Science*, 12(1), 1–13.

Q

(1602) Gesundheitsförderliches Verhalten

Bereich IV: Wissen über Gesundheit und Verhalten
Klasse Q – Gesundheitsverhalten
Skala (m): Nie demonstriert bis Konsistent demonstriert

Definition: Handlungen zur Bekräftigung und Steigerung des Wohlbefindens.

Gesundheitsförderliches Verhalten	Nie demonstriert 1	Selten demonstriert 2	Manchmal demonstriert 3	Oft demonstriert 4	Konsistent demonstriert 5
Indikatoren:					
160201 Wendet risikovermeidende Verhaltensweisen an	1	2	3	4	5
160202 Beobachtet die Umwelt auf Risiken	1	2	3	4	5
160203 Beobachtet das persönliche Verhalten auf Risiken	1	2	3	4	5
160204 Bemüht sich um ein Gleichgewicht zwischen Übung, Arbeit, Freizeit, Ruhe und Ernährung	1	2	3	4	5
160205 Wendet effektives stress-reduzierendes Verhalten an	1	2	3	4	5
160206 Hält befriedigende soziale Beziehungen aufrecht	1	2	3	4	5
160207 Führt Gesundheitsgewohn-heiten korrekt durch	1	2	3	4	5
160208 Unterstützt eine gesundheits-orientierte öffentliche Politik	1	2	3	4	5
160209 Wendet finanzielle und physische Ressourcen zur Förderung der Gesundheit an	1	2	3	4	5
160210 Wendet soziale Unterstützung zur Förderung der Gesundheit an	1	2	3	4	5
160211 Andere (Spezifizieren)	1	2	3	4	5

Literatur zu Inhalten und Gegenstand der Pflegeergebnisse

Green, L., & Raeburn, J. (1990). Contemporary development in health promotion. In N. Bracht (Ed.), *Health promotion at the community level* (pp. 29–44). Newberry Park, CA: Sage.

Kulbok, P., & Baldwin, J. (1992). From preventive health behavior to health promotion: Advancing a positive construct of health. *Advances in Nursing Science*, 14(4), 50–64.

Mechanic, D., & Cleary, P. (1980). Factors associated with maintenance of positive behavior. *Preventive Medicine*, 9, 805–814.

Simmons, M. D., Mullen, P., Main, D., Tabak, E., & Green, L. (1992). Characteristics of controlled studies of patient education and counselling for preventive health behavior. *Patient Education and Counseling*, 19, 175–204.

Walker, S., Sechrist, K., & Pender, N. (1987). The health promoting lifestyle profile: Development and psychometric characteristics. *Nursing Research*, 36(2), 76–81.

(1603) Gesundheitsförderndes Verhalten

Bereich IV: Wissen über Gesundheit und Verhalten
Klasse Q – Gesundheitsverhalten
Skala (m): Nie demonstriert bis Konsistent demonstriert

Definition: Handlungen zur Förderung von optimalem Wohlbefinden, Erholung und Rehabilitation.

Gesundheitsförderndes Verhalten	Nie demonstriert 1	Selten demonstriert 2	Manchmal demonstriert 3	Oft demonstriert 4	Konsistent demonstriert 5
Indikatoren:					
160301 Stellt Fragen, wenn es angezeigt ist	1	2	3	4	5
160302 Vervollständigt gesundheitsbezogene Aufgaben	1	2	3	4	5
160303 Führt Selbst-Screening durch, wenn es angezeigt ist	1	2	3	4	5
160304 Sucht professionelle Hilfe, wenn es angezeigt ist	1	2	3	4	5
160305 Verrichtet die ADL* konsistent mit Energie und Toleranz	1	2	3	4	5
160306 Beschreibt Strategien zur Beendigung ungesunden Verhaltens	1	2	3	4	5
160307 Hält sich an selbst entwickelte Strategien zur Beendigung ungesunden Verhaltens	1	2	3	4	5
160308 Führt ein vorgeschriebenes Gesundheitsverhalten durch, wenn es angezeigt ist	1	2	3	4	5
160309 Bemüht sich um aktuelle gesundheitsbezogene Informationen	1	2	3	4	5
160310 Beschreibt Strategien zur Maximierung von Gesundheit	1	2	3	4	5
160311 Hält sich an selbst entwickelte Strategien zur Optimierung von Gesundheit	1	2	3	4	5
160312 Andere (Spezifizieren)	1	2	3	4	5

Q

*ADL = Activities of Daily Living, Selbstversorgungsaktivitäten in den Bereichen: Körperpflege (Hygiene, Waschen, Mund-/Zahnpflege), Kleiden, Essen, äußeres Erscheinungsbild, Toilettenbenutzung, Medikamenteneinnahme

Literatur zu Inhalten und Gegenstand der Pflegeergebnisse

Folden, S. L. (1993). Definitions of health and health goals of participants in a community-based pulmonary rehabilitation program. *Public Health Nursing*, 10(1), 31–35.

Jensen, L., & Allen, M. (1993). Wellness: The dialect of illness. *IMAGE – The Journal of Nursing Scholarship*, 25(3), 220–224.

Pender, N. J. (1990). Expressing health through lifestyle patterns. *Nursing Science quarterly*, 3(3), 115–122.

Pender, N. J., & Pender, A. R. (1986). Attitudes, subjective norms, and intentions of engage in health behaviors. *Nursing Research*, 35(1), 15–18.

Woods, N. (1989). Conceptualization of self-care: Toward health oriented models. *Advances in Nursing Science*, 12(1), 1–13.

(1604) Freizeitgestaltung

Bereich IV: Wissen über Gesundheit und Verhalten
Klasse Q – Gesundheitsverhalten
Skala (f): Nicht adäquat bis Vollständig adäquat

Definition: Durchführung von erholsamen und entspannenden Aktivitäten in erforderlichem Maße zur Förderung des Wohlbefindens.

Freizeitgestaltung	Nicht adäquat 1	Wenig adäquat 2	Mäßig adäquat 3	Weitgehend adäquat 4	Vollständig adäquat 5
Indikatoren:					
160401 Teilnahme an anderen Aktivitäten als der regulären Arbeit	1	2	3	4	5
160402 Ausdruck von Zufriedenheit mit den Freizeitaktivitäten	1	2	3	4	5
160403 Anwendung angemessener sozialer und interaktiver Fähigkeiten	1	2	3	4	5
160404 Berichtet von Entspannung durch Freizeitaktivitäten	1	2	3	4	5
160405 Demonstration von Kreativität durch Freizeitaktivitäten	1	2	3	4	5
160406 Direktion der eigenen Freizeit	1	2	3	4	5
160407 Identifikation erholsamer Optionen	1	2	3	4	5
160408 Berichtet von Erholsamkeit der Freizeitaktivitäten	1	2	3	4	5
160409 Andere (Spezifizieren)	1	2	3	4	5

Literatur zu Inhalten und Gegenstand der Pflegeergebnisse

Ansello, E. F. (1985). *The activity coordinator as environmental press*. New York: The Haworth Press.

Godin, G., Jobin, J., & Bouillon, J. (1986). Assessment of leisure time exercise behavior by self-report: A concurrent validity study. *Canadian Journal of Public Health*, 77(5), 350–362.

Gordon, M. D. (1987). Pediatric recreational therapy after thermal injury. *Journal of Burn Rehabilitation*, 8(4), 336–340.

Johnson, S. W., McSweeney, M., & Webster, R. E. (1989). Leisure: How to promote inpatient motivation after discharge. *Journal of Psychosocial Nursing*, 27(9), 29–31.

Jongbloed, L., & Morgan, D. (1991). An investigation of involvement in leisure activities after a stroke. *The American Journal of Occupational Therapy*, 45(5), 420–427.

Klein, M. M. (1985). The therapeutics of recreation. *Physical Occupational Therapy Pediatrics*, 4(3), 9–11.

Peterson, C. A., & Gunn, S. L. (1984). *Therapeutic recreation program design: Principles and procedures* (2nd ed.) Englewood Cliffs, NJ: Prentice-Hall.

(1605) Schmerzkontrolle

Bereich IV: Wissen über Gesundheit und Verhalten
Klasse Q – Gesundheitsverhalten
Skala (m): Nie demonstriert bis Konsistent demonstriert

Definition: Persönliche Handlungen, um Schmerzen zu kontrollieren.

Schmerzkontrolle	Nie demonstriert 1	Selten demonstriert 2	Manchmal demonstriert 3	Oft demonstriert 4	Konsistent demonstriert 5
Indikatoren:					
160501 Erkennt die ursächlichen Faktoren	1	2	3	4	5
160502 Erkennt den Beginn des Schmerzes	1	2	3	4	5
160503 Wendet Vorsorgemaßnahmen an	1	2	3	4	5
160504 Wendet nicht-analgetische Erleichterungsmaßnahmen an	1	2	3	4	5
160505 Wendet Analgetika angemessen an	1	2	3	4	5
160506 Bemüht sich aufgrund von Warnzeichen um eine entsprechende Versorgung	1	2	3	4	5
160507 Berichtet die Symptome gegenüber einer Fachkraft aus einem Heil- oder Heilhilfsberuf	1	2	3	4	5
160508 Verwendet verfügbare Ressourcen	1	2	3	4	5
160509 Erkennt die Symptome des Schmerzes	1	2	3	4	5
160510 Verwendet ein Schmerztagebuch	1	2	3	4	5
160511 Berichtet über kontrollierten Schmerz	1	2	3	4	5
160512 Andere (Spezifizieren)	1	2	3	4	5

Literatur zu Inhalten und Gegenstand der Pflegeergebnisse

Acute Pain Management Guideline Panel (1992). *Acute pain management: Operative or medical procedures and trauma. Clinical practice guideline* (AHCPR Pub. No. 92–0032). Rockville, MD: Agency for Health Care Policy and Research, Public Health Service, U. S. Department of Health and Human Services.

Howe, C. J. (1993). A new standard of care for pediatric pain management. *MCN: American Journal of Maternal Child Nursing,* 18(6), 325–329.

Jacox, A., Carr, D. B., Payne, R. et al. (1994). *Management of cancer pain. Clinical practice guideline,* No. 9 (AHCPR Pub. No. 94–0592). Rockville, MD: Agency for Health Care Policy and Research, U.S. Department of Health and Human Services, Public Health Service.

Puntillo, K., & Weiss, S. J. (1994). Pain: Its mediators and associated morbidity in critically ill cardiovascular surgical patients. *Nursing Research,* 43(1), 31–36.

Sherbourne, C. D. (1992). Pain measures. In A. L. Stewart & J. E. Ware, Jr. (Eds.), *Measuring functioning and well-being* (pp. 220–234). Durham, NC: Duke University Press.

Q

(1606) Beteiligung: Entscheidungen über die Gesundheitsversorgung

Bereich IV: Wissen über Gesundheit und Verhalten
Klasse Q – Gesundheitsverhalten
Skala (m): Nie demonstriert bis Konsistent demonstriert

Definition: Persönliche Eingebundenheit in der Auswahl und Evaluation von Optionen der Gesundheitsversorgung.

Beteiligung: Entscheidungen über die Gesundheitsversorgung	Nie demon- striert 1	Selten demon- striert 2	Manchmal demon- striert 3	Oft demon- striert 4	Konsistent demon- striert 5
Indikatoren:					
160601 Erhebt Anspruch auf Verantwortlichkeit für das Treffen von Entscheidungen	1	2	3	4	5
160602 Zeigt eigene Richtung beim Treffen von Entscheidungen	1	2	3	4	5
160603 Bemüht sich um Informationen	1	2	3	4	5
160604 Definiert verfügbare Optionen	1	2	3	4	5
160605 Spezifiziert Präferenzen bei den Gesundheitsergebnissen	1	2	3	4	5
160606 Identifiziert Prioritäten bei den Gesundheitsergebnissen	1	2	3	4	5
160607 Identifiziert Hindernisse in der Erreichung der erwünschten Ergebnisse	1	2	3	4	5
160608 Wendet Problemlösetechniken an, um die erwünschten Ziele zu erreichen	1	2	3	4	5
160609 Äußert die Absicht, auf eine Entscheidung einzuwirken	1	2	3	4	5
160610 Identifiziert verfügbare Unterstützung zur Erreichung der erwünschten Ergebnisse	1	2	3	4	5
160611 Bemüht sich um Dienste zur Erreichung der erwünschten Ergebnisse	1	2	3	4	5
160612 Handelt die Versorgungspräferenzen aus	1	2	3	4	5
160613 Beobachtet Hindernisse zur Erreichung der Ergebnisse	1	2	3	4	5
160614 Identifiziert die Ebene der Erreichung von Ergebnissen der Gesundheitsversorgung	1	2	3	4	5
160615 Evaluiert die Zufriedenheit mit den Ergebnissen der Gesundheitsversorgung	1	2	3	4	5
160616 Andere (Spezifizieren)	1	2	3	4	5

Literatur zu Inhalten und Gegenstand der Pflegeergebnisse

Conn, V., Taylor, S., & Casey, B. (1992). Cardiac rehabilitation program participation and outcomes after myorcardial infarction. *Rehabilitation Nursing*, 17(2), 58–62.

Epstein, L., & Cluss, P. A. (1982). A behavioural perspective on adherence for long-term medical regimens. *Journal of Consulting and Clinical Psychology*, 50, 950–971.

Hegyvary, S. T. (1993). Patient care outcomes related to management of symptoms. In J. J. Fitzpatrick & J. J. Stefenson (Eds.), *Annual review of nursing research* (Vol. 11) (pp. 145–168). New York: Springer.

Q

(1607) Gesundheitsverhalten in der Schwangerschaft

Bereich IV: Wissen über Gesundheit und Verhalten
Klasse Q – Gesundheitsverhalten
Skala (m): Nie demonstriert bis Konsistent demonstriert

Definition: Persönliche Handlungen zur Förderung einer gesunden Schwangerschaft.

Gesundheitsverhalten in der Schwangerschaft	Nie demonstriert 1	Selten demonstriert 2	Manchmal demonstriert 3	Oft demonstriert 4	Konsistent demonstriert 5
Indikatoren:					
160701 Hält den gesundheitlichen Status aufrecht, der vor der Schwangerschaft bestand	1	2	3	4	5
160702 Gebraucht angemessene Bewegungsabläufe	1	2	3	4	5
160703 Trifft Verabredungen für die Schwangerschaftsversorgung	1	2	3	4	5
160704 Hält normale Muster in der Gewichtszunahme ein	1	2	3	4	5
160705 Erhält angemessene Zahnversorgung	1	2	3	4	5
160706 Verwendet in angemessener Art und Weise Sicherheitshilfsmittel beim Autofahren	1	2	3	4	5
160707 Besucht geburtsvorbereitende Kurse	1	2	3	4	5
160708 Nimmt an angemessenen Übungsprogrammen teil	1	2	3	4	5
160709 Nimmt an regelmäßigen Übungen teil	1	2	3	4	5
160710 Hält eine für die Schwangerschaft geeignete Ernährung ein	1	2	3	4	5
160711 Praktiziert sicheren Geschlechtsverkehr	1	2	3	4	5
160712 Berät sich mit Gesundheitsversorgungsanbietern über nichtverordnungspflichtige Substanzen	1	2	3	4	5
160713 Vermeidet umweltbedingte Gefährdungen	1	2	3	4	5
160714 Vermeidet, sich Infektionskrankheiten auszusetzen	1	2	3	4	5
160715 Vermeidet entspannende Substanzen	1	2	3	4	5
160716 Vermeidet Alkoholkonsum	1	2	3	4	5
160717 Vermeidet Tabakkonsum	1	2	3	4	5
160718 Vermeidet teratogene Substanzen	1	2	3	4	5
160719 Vermeidet Missbrauchssituationen	1	2	3	4	5
160720 Andere (Spezifizieren)	1	2	3	4	5

Literatur zu Inhalten und Gegenstand der Pflegeergebnisse

Bell, R., & O'Neill, M. (1994). Exercise and pregnancy: A review. *Birth*, 21(2), 85–95.

Crowell, D.T. (1995). Weight change in the postpartum period: A review of the literature. *Journal of Nurse Midwifery*, 40(5), 418–423.

Freda, M.C. et al. (1993). What pregnant women want to know: A comparison of client and provider perceptions. *JOGNN*, 22(3), 237.

Kearney, M.H. et al. (1995). Salvaging self: A grounded theory of pregnancy on crack cocaine. *Nursing Research*, 44(4), 208–213.

Lewis, J. (Ed.) (1993). Perinatal education: AWHONN's clinical issues. *Perinatal and women's health nursing*, 4(1), Philadelphia: J.B. Lippincott.

McFarlane, J. et al. (1996). Abuse during pregnancy: Associations with maternal health and infant birth weight. *Nursing Research*, 45(1), 37–42.

Olds, S. et al. (1996). *Maternal-newborn nursing: A family-centered approach* (5th ed.). Menlo Park, CA: Addison-Wesley.

Summers, L. (1993). Preconception care: An opportunity to maximize health in pregnancy. *Journal of Nurse Midwifery*, 38(4), 188–198.

Q

(1608) Symptomkontrolle

Bereich IV: Wissen über Gesundheit und Verhalten
Klasse Q – Gesundheitsverhalten
Skala (m): Nie demonstriert bis Konsistent demonstriert

Definition: Persönliche Handlungen, um wahrgenomme, ungünstige Veränderungen der physischen und emotionalen Funktionsfähigkeit zu minimieren.

Symptomkontrolle	Nie demonstriert 1	Selten demonstriert 2	Manchmal demonstriert 3	Oft demonstriert 4	Konsistent demonstriert 5
Indikatoren:					
160801 Erkennt den Beginn von Symptomen	1	2	3	4	5
160802 Erkennt die Beständigkeit von Symptomen	1	2	3	4	5
160803 Erkennt die Stärke von Symptomen	1	2	3	4	5
160804 Erkennt die Häufigkeit von Symptomen	1	2	3	4	5
160805 Erkennt die Variationen von Symptomen	1	2	3	4	5
160806 Wendet präventive Maßnahmen an	1	2	3	4	5
160807 Wendet Linderungsmaßnahmen an	1	2	3	4	5
160808 Nimmt gesundheitliche Dienste aufgrund von Symptomanzeichen in Anspruch	1	2	3	4	5
160809 Gebraucht verfügbare Ressourcen	1	2	3	4	5
160810 Verwendet ein Symptom-Tagebuch	1	2	3	4	5
160811 Berichtet, die Symptome zu kontrollieren	1	2	3	4	5
160812 Andere (Spezifizieren)	1	2	3	4	5

Literatur zu Inhalten und Gegenstand der Pflegeergebnisse

Epstein, L., & Cluss, P. A. (1982). A behavioural perspective on adherence for long-term medical regimens. *Journal of Consulting and Clinical Psychology*, 50, 950–971.

Hartford, M., Karlson, B. W., Sjolin, M., Homber, S. & Herlitz, J. (1993). Symptoms, thoughts, and environmental factors in suspected acute myocardinal infarction. *Heart and Lung*, 22(1), 64–70.

Hegyvary, S. T. (1993). Patient care outcomes related to management of symptoms. In J. J. Fitzpatrick & J. S. Stevenson (Eds.), *Annual review of nursing research*, 11, 145–168.

McCorkle, R., & Young, K. (1978). Development of a symptom distress scale. *Cancer Nursing*, 10, 373–378.

Sherbourne, C. D., Allen, H. M., Kamberg, C. J., & Wells, K. B. (1992). Physical/psychophysiological symptoms measure. In A. L. Stewart & J. E. Ware, Jr. (Eds.), *Measuring functioning and well-being* (pp. 261–272): Durham, NC: Duke University Press.

Sickle Cell Disease Guideline Panel (1993). *Sickle cell disease: Screening, diagnosis, management, and counselling in newborn and infants*, Clinical Practice Guideline, No. 6 (AHCPR Pub. No. 93–0562). Rockville, MD: U. S. Department of Health and Human Services. Public Health Services, Agency for Health Care Policy and Research.

Strauss, A. L., Corbin, J., Fagerhaugh, S., Glaser, B. G., Maines, D., Suczek, B., & Wiener, C. L. (1984). Symptom control. In *Chronic illness and the quality of life* (2nd ed.) (pp. 49–59). St. Louis: Mosby.

(1609) Behandlungsverhalten: Krankheit oder Verletzung

Bereich IV: Wissen über Gesundheit und Verhalten
Klasse Q – Gesundheitsverhalten
Skala (m): Nie demonstriert bis Konsistent demonstriert

Definition: Persönliche Handlungen zur Linderung oder Beseitigung des Krankheitsbildes.

Behandlungsverhalten: Krankheit oder Verletzung	Nie demon-striert 1	Selten demon-striert 2	Manchmal demon-striert 3	Oft demon-striert 4	Konsistent demon-striert 5
Indikatoren:					
160901 Befolgt die empfohlenen Vorsichtsmaßnahmen	1	2	3	4	5
160902 Befolgt den empfohlenen Behandlungsplan	1	2	3	4	5
160903 Befolgt die vorgeschriebenen Behandlungen	1	2	3	4	5
160904 Befolgt die vorgeschriebenen Aktivitäten	1	2	3	4	5
160905 Befolgt den Medikamentenplan	1	2	3	4	5
160906 Vermeidet Verhaltensweisen, die das Krankheitsbild ermöglichen	1	2	3	4	5
160907 Führt die Selbstversorgung in Übereinstimmung mit der eigenen Fähigkeit durch	1	2	3	4	5
160908 Beobachtet die Auswirkungen der Behandlung	1	2	3	4	5
160909 Beobachtet die Nebenwirkungen der Behandlung	1	2	3	4	5
160910 Beobachtet die Nebenwirkungen der Krankheit	1	2	3	4	5
160911 Beobachtet Veränderungen im Krankheitszustand	1	2	3	4	5
160912 Verwendet Hilfsmittel korrekt	1	2	3	4	5
160913 Verändert die Rollenfunktionen, um die Behandlungsanforderungen zu erfüllen	1	2	3	4	5
160914 Hält ein Gleichgewicht zwischen Behandlung, körperlicher Aktivität, Arbeit, Freizeit, Ruhe und Ernährung	1	2	3	4	5
160915 Fragt den Anbieter von Gesundheitsdienstleistungen um Rat, wenn erforderlich	1	2	3	4	5
160916 Arrangiert persönliche Besuche mit einem Anbieter von Gesundheitsdienstleistungen, wenn erforderlich	1	2	3	4	5
160917 Andere (Spezifizieren)	1	2	3	4	5

Q

Literatur zu Inhalten und Gegenstand der Pflegeergebnisse

Conn, V., Taylor, S., & Casey, B. (1992). Cardiac rehabilitation program participation and outcomes after myocardial infarction. *Rehabilitation Nursing*, 17(2), 58–62.

Wenger, N. K., Froelicher, E. S., Smith, L. K. et al. (1995). *Cardiac rehabilitation*, clinical Practice Guideline, No. 17 (AHCPR Pub. No. 96–0672). Rockville, MD: U. S. Department of Health and Human Services. Public Health Services, Agency for Health Care Policy and Research and the National Heart, Lung, and Blood Institue.

Woods, N. (1989). Conceptualisations of self-care: Toward health-oriented models. *Advances in Nursing Science*, 12(1), 1–13.

(1610) Kompensation von Hörbeeinträchtigungen

Bereich IV: Wissen über Gesundheit und Verhalten
Klasse Q – Gesundheitsverhalten
Skala (m): Nie demonstriert bis Konsistent demonstriert

Definition: Handlungen, Schwerhörigkeit zu identifizieren, zu kontrollieren und zu kompensieren.

Kompensation von Hörbeeinträchtigungen	Nie demonstriert 1	Selten demonstriert 2	Manchmal demonstriert 3	Oft demonstriert 4	Konsistent demonstriert 5
Indikatoren:					
161001 Beobachtet Symptome eines sich verschlechternden Hörvermögens	1	2	3	4	5
161002 Positioniert sich selbst in eine Lage, die das Hören verbessert	1	2	3	4	5
161003 Erinnert andere, Techniken zu verwenden, die das Hören verbessern	1	2	3	4	5
161004 Unterbindet Hintergrundgeräusche	1	2	3	4	5
161005 Verwendet Zeichensprache	1	2	3	4	5
161006 Liest von den Lippen ab	1	2	3	4	5
161007 Benutzt Untertitelfunktion beim Fernsehen	1	2	3	4	5
161008 Erhält Hörgeräte bzw. Hörhilfen	1	2	3	4	5
161009 Verwendet Hörhilfen (z. B. optische Hilfen wie Leuchtzeichen am Telefon, für den Feueralarm, für die Türklingel oder akustische Verstärker)	1	2	3	4	5
161010 Pflegt Hörgeräte korrekt	1	2	3	4	5
161011 Pflegt Hörhilfen korrekt	1	2	3	4	5
161012 Setzt Hörgeräte und Hörhilfen korrekt ein	1	2	3	4	5
161013 Nimmt unterstützende Angebote für Hörgeschädigte in Anspruch	1	2	3	4	5
161014 Erhält chirurgische Maßnahmen	1	2	3	4	5
161015 Andere (Spezifizieren)	1	2	3	4	5

Q

Literatur zu Inhalten und Gegenstand der Pflegeergebnisse

Burrell, L. O. (Ed.) (1992). *Adult nursing in hospital and community settings.* Norwalk, CT: Appleton & Lange.

Phipps, W. J., Cassmeyer, V. L., Sands, J. K., & Lehman, M. K. (Eds.) (1995). *Medical-surgical nursing: concepts and clinical practice* (5th ed.). St. Louis: Mosby.

Smeltzer, S. C. & Bare, B. G. (Eds.) (1996). *Brunner and Suddarth's textbook of medical-surgical nursing* (8th ed.). Philadelphia: Lippincott-Raven.

(1611) Kompensation von Sehbeeinträchtigungen

Bereich IV: Wissen über Gesundheit und Verhalten
Klasse Q – Gesundheitsverhalten
Skala (m): Nie demonstriert bis Konsistent demonstriert

Definition: Handlungen, Beeinträchtigungen des Sehvermögens zu kompensieren.

Kompensation von Sehbeeinträchtigungen	Nie demonstriert 1	Selten demonstriert 2	Manchmal demonstriert 3	Oft demonstriert 4	Konsistent demonstriert 5
Indikatoren:					
161101 Beobachtet Symptome eines sich verschlechternden Sehvermögens	1	2	3	4	5
161102 Positioniert sich selbst in eine Lage, die das Sehen verbessert	1	2	3	4	5
161103 Erinnert andere, Techniken zu verwenden, die das Sehen verbessern	1	2	3	4	5
161104 Benutzt angemessene Beleuchtung für durchzuführende Tätigkeiten	1	2	3	4	5
161105 Trägt Brille(n) korrekt	1	2	3	4	5
161106 Trägt Kontaktlinsen korrekt	1	2	3	4	5
161107 Behandelt und pflegt die Hilfsmittel korrekt	1	2	3	4	5
161108 Benutzt Hilfsmittel zur Vergrößerung bei stark eingeschränktem Sehvermögen	1	2	3	4	5
161109 Verwendet computergestützte Hilfsmittel	1	2	3	4	5
161110 Nutzt unterstützende Dienste bei stark eingeschränktem Sehvermögen	1	2	3	4	5
161111 Benutzt Lupen	1	2	3	4	5
161112 Andere (Spezifizieren)	1	2	3	4	5

Literatur zu Inhalten und Gegenstand der Pflegeergebnisse

Burrell, L. O. (Ed.) (1992). *Adult nursing in hospital and community settings*. Norwalk, CT: Appleton & Lange.

Cataract Management Guideline Panel (1993). *Cataracts in adults: Management of functional impairment*, Clinical Practice Guideline, No. 4 (AHCPR Pub. No. 93–0542). Rockville, MD: U. S. Department of Health and Human Services. Public Health Services, Agency for Health Care Policy and Research.

Phipps, W. J., Cassmeyer, V. L., Sands, J. K., & Lehman, M. K. (Eds.) (1995). *Medical-surgical nursing: Concepts and clinical practice* (5th ed.). St. Louis: Mosby.

Smeltzer, S. C., & Bare, B. G. (Eds.) (1996). *Brunner and Suddarth's textbook of medical-surgical nursing* (8th ed.). Philadelphia: J. B. Lippincott.

(1612) Gewichtskontrolle

Bereich IV: Wissen über Gesundheit und Verhalten
Klasse Q – Gesundheitsverhalten
Skala (m): Nie demonstriert bis Konsistent demonstriert

Definition: Persönliche Handlungen zur Erreichung und Erhaltung eines optimalen, gesunden Körpergewichts.

Gewichtskontrolle	Nie demonstriert 1	Selten demonstriert 2	Manchmal demonstriert 3	Oft demonstriert 4	Konsistent demonstriert 5
Indikatoren:					
161201 Überwacht das Körpergewicht	1	2	3	4	5
161202 Hält optimale tägliche Kalorienaufnahme ein	1	2	3	4	5
161203 Gleicht die Kalorienzufuhr mit Übungen aus	1	2	3	4	5
161204 Wählt ernährungsbewusste Mahlzeiten und Snacks	1	2	3	4	5
161205 Verwendet Nahrungsergänzungsmittel, soweit benötigt	1	2	3	4	5
161206 Isst als Reaktion auf das Hungergefühl	1	2	3	4	5
161207 Hält empfohlene Tagesmuster für Mahlzeiten ein	1	2	3	4	5
161208 Behält aufgenommene Nahrung bei sich	1	2	3	4	5
161209 Hält Flüssigkeitsbilanz ein	1	2	3	4	5
161210 Erkennt Zeichen und Symptome eines Elektrolytungleichgewichts	1	2	3	4	5
161211 Bemüht sich um Behandlung eines Elektrolytungleichgewichts	1	2	3	4	5
161212 Bemüht sich um professionelle Unterstützung, soweit benötigt	1	2	3	4	5
161213 Nutzt persönliche Unterstützungssysteme, um diätetische Ernährung zu verändern	1	2	3	4	5
161214 Identifiziert soziale Situationen, die die Nahrungsaufnahme beeinflussen	1	2	3	4	5
161215 Identifiziert emotionale Zustände, die die Nahrungsaufnahme beeinflussen	1	2	3	4	5
161216 Plant Strategien für Situationen, die die Nahrungsaufnahme beeinflussen	1	2	3	4	5
161217 Kontrolliert die um das Essen kreisenden Gedanken	1	2	3	4	5

Q

(1612) Gewichtskontrolle: *Fortsetzung*

Definition: Persönliche Handlungen zur Erreichung und Erhaltung eines optimalen, gesunden Körpergewichts.

Gewichtskontrolle	Nie demonstriert 1	Selten demonstriert 2	Manchmal demonstriert 3	Oft demonstriert 4	Konsistent demonstriert 5
Indikatoren:					
161218 Kontrolliert die um das Gewicht kreisenden Gedanken	1	2	3	4	5
161219 Drückt eine realistische Vorstellung über das Körperbild aus	1	2	3	4	5
161220 Demonstriert Fortschritte hinsichtlich des angestrebten Gewichts	1	2	3	4	5
161221 Erreicht optimales Gewicht	1	2	3	4	5
161222 Hält optimales Gewicht bei	1	2	3	4	5
161223 Andere (Spezifizieren)	1	2	3	4	5

Literatur zu Inhalten und Gegenstand der Pflegeergebnisse

American Psychiatric Association (1993). Practice guideline for eating disorders. *American Journal of Psychiatry*, 150(2), 212–223.

Bruce, B., & Wilfley, D. (1996). Binge eating among the overweight population: A serious and prevalent problem. *Journal of the American Dietetic Association*, 96, 58–62.

Chang, B. L., Uman, G. C., Linn, L. S., Ware, J. E., and Kane, R. L. (1985). Adherence to healthcare regimens among elderly women. *Nursing Research*, 34(1), 27–31.

Curtas, S., Chapman, G., & Meguid, M. (1989). Evaluation of nutritional status. *Nursing Clinics of North America*, 24(2), 301–313.

Farrow, J. (1992). The adolescent male with an eating disorder. *Pediatric Annals*, 21(11), 769–774.

Fisher, M. et al. (1995). Eating disorders in adolescents. A background paper. *Journal of Adolescent Health*, 16, 420–437.

Halmi, K. (1994). A multimodal model for understanding and treating eating disorders. *Journal of Women's Health*, 3(6), 487–493.

Hawks, S. R., & Richins, P. (1994). Toward a new paradigm for the management of obesity. *Journal of Health Education*, 25(3), 147–153.

Wilson, P. et al. (1991). Eating strategies used by persons with head and neck cancer during and after radiotherapy. *Cancer Nursing*, 14(2), 98–104.

Yates, A. (1992). Biologic considerations in the etiology of eating disorders. *Pediatric Annuals*, 21(11), 739–744.

(1613) Selbstbestimmte Versorgung

Bereich IV: Wissen über Gesundheit und Verhalten
Klasse Q – Gesundheitsverhalten
Skala (m): Nie demonstriert bis Konsistent demonstriert

Definition: Anleitung anderer Personen bei der Mithilfe oder Durchführung körperlicher Aufgaben, persönlicher Versorgung und Aktivitäten, die benötigt werden, um zu Hause oder in der Gemeinde zurechtzukommen.

Selbstbestimmte Versorgung	Nie demonstriert 1	Selten demonstriert 2	Manchmal demonstriert 3	Oft demonstriert 4	Konsistent demonstriert 5
Indikatoren:					
161301 Bestimmt Ziele der Gesundheitsversorgung	1	2	3	4	5
161302 Beschreibt angemessene Versorgung	1	2	3	4	5
161303 Findet Zugang zu benötigten Ressourcen	1	2	3	4	5
161304 Instruiert andere Personen zu angemessenen Verhaltensweisen in der Versorgung	1	2	3	4	5
161305 Evaluiert die durch andere Personen erbrachte Versorgung	1	2	3	4	5
161306 Bestimmt, dass angemessene Verhaltensweisen in der Versorgung vollständig erbracht werden	1	2	3	4	5
161307 Drückt Vertrauen in Problemlösung aus	1	2	3	4	5
161308 Unternimmt korrektive Handlungen, wenn die Versorgung nicht angemessen ist	1	2	3	4	5
161309 Instruiert andere Personen zu gesundheitserhaltenden Aktivitäten	1	2	3	4	5
161310 Andere (Spezifizieren)	1	2	3	4	5

Q

Literatur zu Inhalten und Gegenstand der Pflegeergebnisse

McCourt, A. E. (Ed.) (1993). *The specialty practice of rehabilitation nursing: A core curriculum* (3rd ed.). Skokie, IL: Rehabilitation Nursing Foundation of the Association of Rehabilitation Nurses.

Orem, D. E. (1985). A concept of self-care for the rehabilitation client. *Rehabilitation Nursing*, 10(3), 33–36.

Rehabilitation Nursing Foundation (1995). *21 Rehabilitation nursing diagnoses: A guide to interventions and outcomes.* Glenview, IL: The Foundation.

(1700) Gesundheitsüberzeugungen

Bereich IV: Wissen über Gesundheit und Verhalten
Klasse R – Gesundheitsüberzeugungen
Skala (l): Sehr schwach bis Sehr stark

Definition: Persönliche Überzeugungen, die gesundheitliche Verhaltensweisen beeinflussen.

Gesundheitsüberzeugungen	Sehr schwach 1	Schwach 2	Mäßig 3	Stark 4	Sehr stark 5
Indikatoren:					
170001 Wahrgenommene Wichtigkeit, aktiv zu werden	1	2	3	4	5
170002 Wahrgenommene Bedrohung durch Untätigkeit	1	2	3	4	5
170003 Wahrgenommener Nutzen der Handlung	1	2	3	4	5
170004 Wahrgenommene innere Kontrolle der Handlung	1	2	3	4	5
170005 Wahrgenommene Kontrolle der Gesundheitsergebnisse	1	2	3	4	5
170006 Wahrgenommene Reduzierung der Bedrohung durch die Handlung	1	2	3	4	5
170007 Wahrgenommene Verbesserung des Lebensstils durch die Handlung	1	2	3	4	5
170008 Wahrgenommene Fähigkeit, die Handlung durchzuführen	1	2	3	4	5
170009 Wahrgenommene Ressourcen, die Handlung durchzuführen	1	2	3	4	5
170010 Wahrgenommene Abwesenheit von Hindernissen für die Handlung	1	2	3	4	5
170011 Andere (Spezifizieren)	1	2	3	4	5

Literatur zu Inhalten und Gegenstand der Pflegeergebnisse

Gillis, A. J. (1993). Determinants of health promoting lifestyle: An integrative review. *Journal of Advanced Nursing*, 18, 345–353.

Hayes, D., & Ross, C. (1987). Concern with appearance, health beliefs, and eating habits. *Journal of Health and Social Behavior*, 28(6), 120–130.

Robertson, D., & Keller, C. (1992). Relationships among health beliefs, self-efficacy, and exercise adherence in patients with coronary artery disease. *Heart and Lung*, 21(1), 56–63.

Sechrist, K., Walker, S., & Pender, N. (1967). Development and psychometric evaluation of the exercise benefits/barriers scale. *Research in Nursing and Health*, 10, 357–365.

Thompson, J., McFarland, G. K., Hirsch, J. E., & Tucker, S. M. (1997). *Mosby's clinical nursing* (4th ed.). St. Louis: Mosby.

(1701) Gesundheitsüberzeugungen: Wahrgenommene Handlungsfähigkeit

Bereich IV: Wissen über Gesundheit und Verhalten
Klasse R – Gesundheitsüberzeugungen
Skala (l): Sehr schwach bis Sehr stark

Definition: Persönliche Überzeugung, dass man ein gegebenes Gesundheitsverhalten ausführen kann.

Gesundheitsüberzeugungen: Wahrgenommene Handlungsfähigkeit	Sehr schwach 1	Schwach 2	Mäßig 3	Stark 4	Sehr stark 5
Indikatoren:					
170101 Wahrnehmung, dass das Gesundheits- verhalten nicht zu komplex ist	1	2	3	4	5
170102 Wahrnehmung, dass das Gesundheitsverhalten eine nicht übertriebene Anstrengung erfordert	1	2	3	4	5
170103 Wahrnehmung, dass die Häufigkeit des Gesundheitsverhaltens nicht übermäßig ist	1	2	3	4	5
170104 Wahrnehmung der Wahrscheinlichkeit, das Gesundheitsverhalten über einen längeren Zeitraum durchzuführen	1	2	3	4	5
170105 Zuversicht bezogen auf vergangene Erfahrung mit dem Gesundheitsverhalten	1	2	3	4	5
170106 Zuversicht bezogen auf vergangene Erfahrung mit ähnlichem Gesundheitsverhalten	1	2	3	4	5
170107 Zuversicht bezogen auf die Beobachtung oder anekdotische Erfahrung von anderen	1	2	3	4	5
170108 Zuversicht in die Fähigkeit, das Gesundheitsverhalten durchzuführen	1	2	3	4	5
170109 Andere (Spezifizieren)	1	2	3	4	5

Literatur zu Inhalten und Gegenstand der Pflegeergebnisse

De Weerdt, I., Visser, A., & Van der Veen, E. (1989). Attitude behavior theories and diabetes education programs, *Patient Education and Counseling*, 14, 3–19.

Hayes, D., & Ross, C. (1987). Concern with appearance, health beliefs, and eating habits. *Journal of Health and Social Behavior*, 28(6), 120–130.

Jemmot, L., & Jemmot, J. (1992). Increasing condom-use intentions among sexually active black adolescent women. *Nursing Research*, 41(5), 273–278.

Jensen, K., Banwart, L., Venhaus, R., Popkes-Vawter, S., & Perkins, S. B. (1993). Advanced rehabilitation nursing care of coronary angioplasty patients using self-efficacy theory. *Journal of Advanced Nursing*, 18, 926–931.

Kim, K., Horan, M., Gendler, P., & Patel, M. (1991). Development and evaluation of the osteoporosis health belief scale. *Research in Nursing and Health*, 14, 155–163.

Lowe, N. K. (1993). Maternal confidence for labor: Development of the childbirth self-efficacy inventory. *Research in Nursing and Health*, 16(2), 141–149.

Robertson, D., & Keller, C. (1992). Relationships among health beliefs, self-efficacy, and exercise adherence in patients with coronary artery disease. *Heart and Lung*, 21(1), 56–63.

Sechrist, K., Walker, S., & Pender, N. (1967). Development and psychometric evaluation of the exercise benefits/barriers scale. *Research in Nursing and Health*, 10, 357–365.

R

(1702) Gesundheitsüberzeugungen: Wahrgenommene Kontrolle

Bereich IV: Wissen über Gesundheit und Verhalten
Klasse R – Gesundheitsüberzeugungen
Skala (l): Sehr schwach bis Sehr stark

Definition: Persönliche Überzeugung, dass man ein Gesundheitsergebnis beeinflussen kann.

Gesundheitsüberzeugungen: Wahrgenommene Kontrolle	Sehr schwach 1	Schwach 2	Mäßig 3	Stark 4	Sehr stark 5
Indikatoren:					
170201 Wahrgenommene Verantwortlichkeit für gesundheitliche Entscheidungen	1	2	3	4	5
170202 Erforderliches Eingebundensein in gesundheitliche Entscheidungen	1	2	3	4	5
170203 Versuche, Informationen zu erhalten	1	2	3	4	5
170204 Überzeugung, dass die eigenen Entscheidungen die Gesundheitsergebnisse kontrollieren	1	2	3	4	5
170205 Überzeugung, dass die eigenen Handlungen die Gesundheitsergebnisse kontrollieren	1	2	3	4	5
170206 Bereitwilligkeit, einen stellvertretend Entscheidenden zu bestimmen	1	2	3	4	5
170207 Bereitwilligkeit, einen derzeitigen Lebenswillen zu haben	1	2	3	4	5
170208 Andere (Spezifizieren)	1	2	3	4	5

Literatur zu Inhalten und Gegenstand der Pflegeergebnisse

Calnan, M., & Moss, S. (1984). The health belief model and compliance with education given at a class in breast self-examination. *Journal of Health and Social Behavior, 25,* 198–210.

Gillis, A. J. (1993). Determinants of health promoting lifestyle: An integrative review. *Journal of Advanced Nursing, 18,* 345–353.

Hayes, D., & Ross, C. (1987). Concern with appearance, health beliefs, and eating habits. *Journal of Health and Social Behavior, 28*(6), 120–130.

(1703) Gesundheitsüberzeugungen: Wahrgenommene Ressourcen

Bereich IV: Wissen über Gesundheit und Verhalten
Klasse R – Gesundheitsüberzeugungen
Skala (1): Sehr schwach bis Sehr stark

Definition: Persönliche Überzeugung, dass man adäquate Mittel hat, um ein gesundheitliches Verhalten auszuführen.

Gesundheitsüberzeugungen: Wahrgenommene Ressourcen	Sehr schwach 1	Schwach 2	Mäßig 3	Stark 4	Sehr stark 5
Indikatoren:					
170301 Wahrgenommene Unterstützung durch nahestehende Bezugspersonen	1	2	3	4	5
170302 Wahrgenommene Unterstützung durch Freunde	1	2	3	4	5
170303 Wahrgenommene Unterstützung durch Nachbarn	1	2	3	4	5
170304 Wahrgenommene Unterstützung durch den Beschäftigten des Gesundheitsdienstes	1	2	3	4	5
170305 Wahrgenommene Unterstützung durch Selbsthilfegruppen	1	2	3	4	5
170306 Wahrgenommene funktionelle Fähigkeit	1	2	3	4	5
170307 Wahrgenommenes Energieniveau	1	2	3	4	5
170308 Wahrgenommener Zufriedenheitsgrad	1	2	3	4	5
170309 Wahrgenommene Adäquatheit an Zeit	1	2	3	4	5
170310 Wahrgenommene Adäquatheit der persönlichen Finanzen	1	2	3	4	5
170311 Wahrgenommene Adäquatheit der Krankenversicherung	1	2	3	4	5
170312 Wahrgenommener Zugang zu Ausrüstung	1	2	3	4	5
170313 Wahrgenommener Zugang zu Vorräten	1	2	3	4	5
170314 Wahrgenommener Zugang zu Diensten	1	2	3	4	5
170315 Wahrgenommener Zugang zu Transportmöglichkeiten	1	2	3	4	5
170316 Wahrgenommener Zugang zu physischer Unterstützung	1	2	3	4	5
170317 Andere (Spezifizieren)	1	2	3	4	5

R

Literatur zu Inhalten und Gegenstand der Pflegeergebnisse

Gillis, A. J. (1993). Determinants of health promoting lifestyle: An integrative review. *Journal of Advanced Nursing*, 18, 345–353.

Kim, K., Horan, M., Gendler, P., & Patel, M. (1991). Development and evaluation of the osteoporosis health belief scale. *Research in Nursing and Health*, 14, 155–163.

Robertson, D., & Keller, C. (1992). Relationships among health beliefs, self-efficacy, and exercise adherence in patients with coronary artery disease. *Heart and Lung*, 21(1), 56–63.

Sechrist, K., Walker, S., & Pender, N. (1967). Development and psychometric evaluation of the exercise benefits/barriers scale. *Research in Nursing and Health*, 10, 357–365.

(1704) Gesundheitsüberzeugungen: Wahrgenommene Bedrohung

Bereich IV: Wissen über Gesundheit und Verhalten
Klasse R – Gesundheitsüberzeugungen
Skala (l): Sehr schwach bis Sehr stark

Definition: Persönliche Überzeugung, dass ein Gesundheitsproblem schwerwiegend ist und potentiell negative Konsequenzen für den Lebensstil hat.

Gesundheitsüberzeugungen: Wahrgenommene Bedrohung	Sehr schwach 1	Schwach 2	Mäßig 3	Stark 4	Sehr stark 5
Indikatoren:					
170401 Wahrgenommene Bedrohung der Gesundheit	1	2	3	4	5
170402 Wahrgenommene Unzufriedenheit mit dem derzeitigen Gesundheitszustand	1	2	3	4	5
170403 Wahrgenommene Verletzlichkeit für ein Gesundheitsproblem	1	2	3	4	5
170404 Sorge bezüglich Krankheit oder Verletzung	1	2	3	4	5
170405 Sorge bezüglich Komplikationen	1	2	3	4	5
170406 Wahrgenommene Schwere der Krankheit oder Verletzung	1	2	3	4	5
170407 Wahrgenommene Schwere der Komplikationen	1	2	3	4	5
170408 Wahrgenommene Unbehaglichkeit	1	2	3	4	5
170409 Wahrnehmung, dass der Zustand lange andauern kann	1	2	3	4	5
170410 Wahrgenommene Auswirkung auf den derzeitigen Lebensstil	1	2	3	4	5
170411 Wahrgenommene Auswirkung auf den zukünftigen Lebensstil	1	2	3	4	5
170412 Wahrgenommene Auswirkung auf den funktionellen Status	1	2	3	4	5
170413 Andere (Spezifizieren)	1	2	3	4	5

R

Literatur zu Inhalten und Gegenstand der Pflegeergebnisse

Calnan, M., & Moss, S. (1984). The health belief model and compliance with education given at a class in breast self-examination. *Journal of Health and Social Behavior*, 25, 198–210.

De Weerdt, I., Visser, A., & Van der Veen, E. (1989). Attitude behavior theories and diabetes education programs, *Patient Education and Counseling*, 14, 3–19.

Dunn, S., Beeney, L., Hoskins, P., & Turtle, J. (1990). Knowledge and attitude change as predictors of metabolic improvement in diabetes education. *Social Science Medicine*, 31(10), 1135–1141.

Kim, K., Horan, M., Gendler, P., & Patel, M. (1991). Development and evaluation of the osteoporosis health belief scale. *Research in Nursing and Health*, 14, 155–163.

Robertson, D., & Keller, C. (1992). Relationships among health beliefs, self-efficacy, and exercise adherence in patients with coronary artery disease. *Heart and Lung*, 21(1), 56–63.

Thompson, J., McFarland, G., Hirsch, J., & Tucker, S. (1997). *Mosby's clinical nursing* (4th ed.). St. Louis: Mosby.

(1705) Gesundheitsorientierung

Bereich IV: Wissen über Gesundheit und Verhalten
Klasse R – Gesundheitsüberzeugungen
Skala (l): Sehr schwach bis Sehr stark

Definition: Persönliche Sichtweise von Gesundheit und gesundheitlichen Verhaltensweisen als Prioritäten.

Gesundheitsorientierung	Sehr schwach 1	Schwach 2	Mäßig 3	Stark 4	Sehr stark 5
Indikatoren:					
170501 Fokus auf Wohlbefinden	1	2	3	4	5
170502 Fokus auf Krankheitsverhütung und -beherrschung	1	2	3	4	5
170503 Fokus auf Aufrechterhaltung der Rollenausübung	1	2	3	4	5
170504 Fokus auf Aufrechterhaltung der funktionellen Fähigkeiten	1	2	3	4	5
170505 Fokus auf Anpassung an Lebenssituationen	1	2	3	4	5
170506 Fokus auf einem umfassenden Wohlbefinden	1	2	3	4	5
170507 Erwartung, dass ein Individuum verantwortlich für seine Entscheidungen ist	1	2	3	4	5
170508 Wahrnehmung, dass Gesundheitsverhalten relevant für das eigene Selbst ist	1	2	3	4	5
170509 Wahrnehmung, dass die Erwartungen des Gesundheitsanbieters mit dem eigenen kulturellen Hintergrund übereinstimmen	1	2	3	4	5
170510 Wahrnehmung, dass die gesundheitlichen Verhaltensweisen mit dem eigenen kulturellen Hintergrund übereinstimmen	1	2	3	4	5
170511 Wahrgenommene Wichtigkeit der Befolgung kulturell erwarteter Gesundheitspraktiken	1	2	3	4	5
170512 Wahrnehmung, dass die Gesundheit eine hohe Priorität beim Treffen von Entscheidungen über den Lebensstil hat	1	2	3	4	5
170513 Andere (Spezifizieren)	1	2	3	4	5

Literatur zu Inhalten und Gegenstand der Pflegeergebnisse

Gillis, A. J. (1993). Determinants of health promoting lifestyle: an integrative review. *Journal of Advanced Nursing*, 18, 345–353.

Kulbok, P., & Baldwin, J. (1992). From preventive health behavior to health promotion: Advancing a positive construct of health. *Advances in Nursing Science*, 14(4), 50–64.

Palank, C. (1991). Determinants of health promoting behavior. *Nursing Clinics of North America*, 26(4), 815–532.

Pender, N. J. (1990). Expressing health through lifestyle patterns. *Nursing Science Quarterly*, 3(3), 115–122.

(1800) Wissen: Stillen

Bereich IV: Wissen über Gesundheit und Verhalten
Klasse (S) – Gesundheitswissen
Skala (i): Keine bis Umfassend

Definition: Ausmaß der verstandenen Informationen, die über die Laktation und die Ernährung des Kleinkindes durch Stillen vermittelt wurden.

Wissen: Stillen	Keine 1	Begrenzt 2	Mäßig 3	Weitgehend 4	Umfassend 5
Indikatoren:					
180001 Beschreibung der Vorteile des Stillens	1	2	3	4	5
180002 Beschreibung der Physiologie der Laktation	1	2	3	4	5
180003 Beschreibung der Zusammensetzung der Vormilch, der reifen Muttermilch und des Milchsekretionsprozesses	1	2	3	4	5
180004 Beschreibung früher Anzeichen für Hunger des Kindes	1	2	3	4	5
180005 Beschreibung der korrekten Technik beim Anlegen des Kindes an die Brust	1	2	3	4	5
180006 Beschreibung der korrekten Lage des Kindes während des Stillens	1	2	3	4	5
180007 Beschreibung von ernährendem gegenüber nicht ernährendem Saugen	1	2	3	4	5
180008 Beschreibung der Evaluation des Schluckens des Kindes	1	2	3	4	5
180009 Beschreibung der korrekten Technik, das Saugen des Kindes zu unterbrechen	1	2	3	4	5
180010 Beschreibung von Anzeichen eines adäquaten Milchvorrats	1	2	3	4	5
180011 Beschreibung von Anzeichen für die adäquate Ernährung des Kindes durch das Stillen	1	2	3	4	5
180012 Beschreibung der Inspektion der Brustwarzen	1	2	3	4	5
180013 Beschreibung von Anzeichen für Mastitis, verstopfte Milchgänge und Brustwarzentrauma	1	2	3	4	5
180014 Erklärung von Gründen für die frühzeitige Vermeidung von künstlichen Brustwarzen und Zubehör	1	2	3	4	5
180015 Beschreibung korrekter Abpump- und Lagerungstechniken der Muttermilch	1	2	3	4	5

S

(1800) Wissen: Stillen: *Fortsetzung*

Definition: Ausmaß der verstandenen Informationen, die über die Laktation und die Ernährung des Kleinkindes durch Stillen vermittelt wurden.

Wissen: Stillen	Keine 1	Begrenzt 2	Mäßig 3	Weitgehend 4	Umfassend 5
Indikatoren:					
180016 Beschreibung der Passage von aufgenommenen Substanzen durch die Muttermilch	1	2	3	4	5
180017 Beschreibung der Kriterien zum Abstillen	1	2	3	4	5
180018 Beschreibung, wie das Gesundheitsversorgungssystem in Anspruch genommen werden kann	1	2	3	4	5
180019 Andere (Spezifizieren)	1	2	3	4	5

Literatur zu Inhalten und Gegenstand der Pflegeergebnisse

Lawrence, R. (1994). *Breastfeeding: A guide for the medical professional* (4th ed.). St. Louis: Mosby.

Minchin, M. K. (1989). Positioning for breastfeeding. *Birth: Issues in Perinatal Care and Education*, 16(2), 67–80.

Righard, L., & Alade, M. (1992). Sucking technique and its effect on success of breastfeeding. *Birth: Issues in Perinatal Care and Education*, 19, 185–189.

Riordan, J., & Auerbach, K. G. (1993). *Breastfeeding and human lactation*. Boston: Jones and Bartlett.

Shrago, L., & Bocar, D. (1990). The infant's contribution to breastfeeding. *Journal of Obstetric, Gynecologic, and Neonatal Nursing*, 19, 209–213.

Spangler, A. (1992). *Amy Spangler's breastfeeding: A parent's guide*. Atlanta: A. Spangler Publications.

Walker, M. (1989). Functional assessment of infant breastfeeding patterns. *Birth: Issues in Perinatal Care and Education*, 16, 140–147.

(1801) Wissen: Sicherheit des Kindes

Bereich IV: Wissen über Gesundheit und Verhalten
Klasse (S) – Gesundheitswissen
Skala (i): Keine bis Umfassend

Definition: Ausmaß der verstandenen Informationen, die über die sichere Versorgung eines Kindes vermittelt wurden.

Wissen: Sicherheit des Kindes	Keine 1	Begrenzt 2	Mäßig 3	Weitgehend 4	Umfassend 5
Indikatoren:					
180101 Beschreibung von angemessenen Aktivitäten für das Entwicklungsstadium des Kindes	1	2	3	4	5
180102 Beschreibung von Ertrinkungsgefahren	1	2	3	4	5
180103 Beschreibung von Methoden um Ertrinken zu verhüten	1	2	3	4	5
180104 Beschreibung von Methoden zur Verhütung von Stromschlägen	1	2	3	4	5
180105 Beschreibung der Anwendung von Fahrradhelmen	1	2	3	4	5
180106 Beschreibung von Methoden um das Verschlucken von Gegenständen zu verhüten	1	2	3	4	5
180107 Demonstration von Erste Hilfe Techniken	1	2	3	4	5
180108 Beschreibung der korrekten Anwendung von Sicherheitssitzen und Sicherheitsgurten	1	2	3	4	5
180109 Demonstration der kardio-pulmonalen Reanimation	1	2	3	4	5
180110 Demonstration des Heimlich-Handgriffs	1	2	3	4	5
180111 Beschreibung von Methoden zur Verhütung von landwirtschaftlichen und Kraftfahrzeugunfällen	1	2	3	4	5
180112 Beschreibung von Methoden zur Verhütung von Stürzen	1	2	3	4	5
180113 Beschreibung von Methoden zur Verhütung von Spielplatzunfällen	1	2	3	4	5
180114 Beschreibung von Methoden zur Verhütung von Verbrennungen	1	2	3	4	5
180115 Beschreibung der Anwendung von funktionierenden Rauchmeldern	1	2	3	4	5
180116 Beschreibung einer korrekten Überwachung des Spielens außer Haus	1	2	3	4	5
180117 Beschreibung, das Bewusstsein für Fremde zu lehren	1	2	3	4	5
180118 Andere (Spezifizieren)	1	2	3	4	5

S

Literatur zu Inhalten und Gegenstand der Pflegeergebnisse

Eichelberger, M. R., Gotschall, C. S., Feely, H. B., Harstadt, P., & Bowman, L. M. (1990). Parental attitudes and knowledge of child safety. *American Journal of Diseases of Children*, 144(6), 714–720.

Gilk, D., Kronenfeld, J., & Jackson, K. (1993). Safety behaviors among parents of preschoolers. *Health Values*, 17(1), 18–25.

Grossman, D. C., & Rivera, F. P. (1992). Injury control in childhood. *Pediatric Clinics of North America*, 39(3), 471–484.

Rivera, F. P., & Howard, D. (1982). Parental knowledge of child development and injury risks. *Developmental and Behavioral Pediatrics*, 3(2), 103–105.

Wortel, E., Geus, G. H., Kok, G., & von Woerkum, C. (1994). Injury control in pre-school children: A review of parental safety measures and the behavioral determinants. *Health Education Research*, 9(2), 201–213.

(1802) Wissen: Diät

Bereich IV: Wissen über Gesundheit und Verhalten
Klasse (S) – Gesundheitswissen
Skala (i): Keine bis Umfassend

Definition: Ausmaß der verstandenen Informationen, die über Diät vermittelt wurden.

Wissen: Diät	Keine 1	Begrenzt 2	Mäßig 3	Weitgehend 4	Umfassend 5
Indikatoren:					
180201 Beschreibung der empfohlenen Diät	1	2	3	4	5
180202 Erklärung der Begründung für die empfohlene Diät	1	2	3	4	5
180203 Beschreibung der Vorteile bei der Befolgung der empfohlenen Diät	1	2	3	4	5
180204 Zielsetzungen für die Diät	1	2	3	4	5
180205 Erklärung von Zusammenhängen zwischen Diät, Übung und Körpergewicht	1	2	3	4	5
180206 Beschreibung von Nahrungsmitteln, die in der Diät erlaubt sind	1	2	3	4	5
180207 Beschreibung von Nahrungsmitteln, die zu vermeiden sind	1	2	3	4	5
180208 Interpretation der Nahrungs- mittelbezeichnungen	1	2	3	4	5
180209 Beschreibung von Richtlinien zur Nahrungsmittelzubereitung	1	2	3	4	5
180210 Auswahl von Nahrungsmitteln, die in der Diät empfohlen sind	1	2	3	4	5
180211 Planung von Mahlzeiten unter Anwendung der Diätrichtlinien	1	2	3	4	5
180212 Entwicklung von Strategien zur Veränderung der Diätgewohnheiten	1	2	3	4	5
180213 Entwicklung von Diätplänen für soziale Anlässe	1	2	3	4	5
180214 Durchführung selbstbe- obachtender Aktivitäten	1	2	3	4	5
180215 Beschreibung von Wechsel- wirkungen zwischen Nahrungsmitteln und Medikamenten	1	2	3	4	5
180216 Andere (Spezifizieren)	1	2	3	4	5

S

Literatur zu Inhalten und Gegenstand der Pflegeergebnisse

Bloomgarden, Z. T., Karmally, W., Metzger, J., Brothers, M., Nechemias, C., Bookman, J., Faierman, D., Ginsberg-Fellner, F., Rayfield, E., & Brown, W. V. (1987). Randomised controlled trial of diabetic patient education: Improved knowledge without improved metabolic status. *Diabetes Care*, 10(3), 263–272.

Bushnell, F. (1992). Self-care teaching for congestive heart failure patients. *Journal of Gerontological Nursing*, Oct., 27–32.

Devins, G. M., Binik, Y. M., Mandin, H., Litourneau, P. K., Hollomgy, D. J., Barre, P. E., & Prichard, S. (1990). The kidney disease questionnaire: A test for measuring patient knowledge about end-stage renal disease. *Journal of Clinical Epidemiology*, 43(3), 297–307.

Garrard, J., Joynes, J. O., Mullen, L., McNeil, L., Mensing, C., Fest, C., & Etzwiler, D. D. (1987). Psychometric study of patient knowledge test. *Diabetes Care*, 10(4), 500–509.

Gilden, J. L., Hendryx, M., Casia, C., & Singh, S. P. (1989). The effectiveness of diabetes education programs for older patients and their spouses. *Journal of American Geriatrics Society*, 37(11), 1023–1030.

Mazzuca, S. A., Moorman, N. H., Wheeler, M. L., Norton, J. A., Fineberg, N. S., Vinicor, F., Cohen, S. J., & Clark, C. M. (1986). The diabetes education study: A controlled trial of the effects of diabetes patient education. *Diabetes Care*, 9(1), 1–10.

Redman, B. (1993). Knowledge deficit (specify). In J. M. Thompson, G. K. McFarland, J. E. Hirsch, & S. M. Tucker (Eds.), *Mosby's clinical nursing* (pp. 1548–1552). St. Louis: Mosby.

Scherer, Y. K., Janelli, L. M., & Schmieder, L. E. (1992). A time-series perspective of effectiveness of a health teaching program on chronic obstructive pulmonary disease. *Journal of Healthcare Education and Training*, 6(3), 7–13.

Smith, M. M., Hicks, V. L., & Heyward, V. H. (1991). Coronary disease knowledge test: Developing a valid and reliable tool. *Nurse Practitioner*, 16(4), 28–38.

(1803) Wissen: Krankheitsprozess

Bereich IV: Wissen über Gesundheit und Verhalten
Klasse (S) – Gesundheitswissen
Skala (i): Keine bis Umfassend

Definition: Ausmaß der verstandenen Informationen, die über einen spezifischen Krankheitsprozess vermittelt wurden.

Wissen: Krankheitsprozess	Keine 1	Begrenzt 2	Mäßig 3	Weitgehend 4	Umfassend 5
Indikatoren:					
180301 Vertrautheit mit dem Namen der Krankheit	1	2	3	4	5
180302 Beschreibung des Krankheitsprozesses	1	2	3	4	5
180303 Beschreibung der begründenden oder beitragenden Faktoren	1	2	3	4	5
180304 Beschreibung von Risikofaktoren	1	2	3	4	5
180305 Beschreibung der Auswirkungen der Krankheit	1	2	3	4	5
180306 Beschreibung der Anzeichen und Symptome	1	2	3	4	5
180307 Beschreibung des gewöhnlichen Krankheitsverlaufs	1	2	3	4	5
180308 Beschreibung von Maßnahmen, den Krankheitsfortschritt zu minimieren	1	2	3	4	5
180309 Beschreibung von Komplikationen	1	2	3	4	5
180310 Beschreibung von Anzeichen und Symptomen von Komplikationen	1	2	3	4	5
180311 Beschreibung von Vorsichtsmaßnahmen zur Verhütung von Komplikationen	1	2	3	4	5
180312 Andere (Spezifizieren)	1	2	3	4	5

Literatur zu Inhalten und Gegenstand der Pflegeergebnisse

Bloomgarden, Z. T., Karmally, W., Metzger, J., Brothers, M., Nechemias, C., Bookman, J., Faierman, D., Ginsberg-Fellner, F., Rayfield, E., & Brown, W. V. (1987). Randomised controlled trial of diabetic patient education: Improved knowledge without improved metabolic status. *Diabetes Care*, 10(3), 263–272.

Bushnell, F. (1992). Self-care teaching for congestive heart failure patients. *Journal of Gerontological Nursing*, Oct., 27–32.

Devins, G. M., Binik, Y. M., Mandin, H., Litourneau, P. K., Hollomgy, D. J., Barre, P. E., & Prichard, S. (1990). The kidney disease questionnaire: A test for measuring patient knowledge about end-stage renal disease. *Journal of Clinical Epidemiology*, 43(3), 297–307.

Garrard, J., Joynes, J. O., Mullen, L., McNeil, L., Mensing, C., Fest, C., & Etzwiler, D. D. (1987). Psychometric study of patient knowledge test. *Diabetes Care*, 10(4), 500–509.

Gilden, J. L., Hendryx, M., Casia, C., & Singh, S. P. (1989). The effectiveness of diabetes education programs for older patients and their spouses. *Journal of American Geriatrics Society*, 37(11), 1023–1030.

Mazzuca, S. A., Moorman, N. H., Wheeler, M. L., Norton, J. A., Fineberg, N. S., Vinicor, F., Cohen, S. J., & Clark, C. M. (1986). The diabetes education study: A controlled trial of the effects of diabetes patient education. *Diabetes Care*, 9(1), 1–10.

S

Redman, B. (1993). Knowledge deficit (specify). In J. M. Thompson, G. K. McFarland, J. E. Hirsch, & S. M. Tucker (Eds.), *Mosby's clinical nursing* (pp. 1548–1552). St. Louis: Mosby.

Scherer, Y. K., Janelli, L. M., & Schmieder, L. E. (1992). A time-series perspective of effectiveness of a health teaching program on chronic obstructive pulmonary disease. *Journal of Healthcare Education and Training*, 6(3), 7–13.

Smith, M. M., Hicks, V. L., & Heyward, V. H. (1991). Coronary disease knowledge test: Developing a valid and reliable tool. *Nurse Practitioner*, 16(4), 28–38.

(1804) Wissen: Energieerhaltung

Bereich IV: Wissen über Gesundheit und Verhalten
Klasse (S) – Gesundheitswissen
Skala (i): Keine bis Umfassend

Definition: Ausmaß der verstandenen Informationen, die über Techniken der Energieerhaltung vermittelt wurden.

Wissen: Energieerhaltung	Keine 1	Begrenzt 2	Mäßig 3	Weitgehend 4	Umfassend 5
Indikatoren:					
180401 Beschreibung des empfohlenen Aktivitätsniveaus	1	2	3	4	5
180402 Beschreibung von Aktivitätsbegrenzungen	1	2	3	4	5
180403 Beschreibung von angemessenen Aktivitäten	1	2	3	4	5
180404 Beschreibung von Bedingungen, die den Energieverbrauch erhöhen	1	2	3	4	5
180405 Beschreibung von Bedingungen, die den Energieverbrauch vermindern	1	2	3	4	5
180406 Beschreibung von Energiebegrenzungen	1	2	3	4	5
180407 Beschreibung, wie Aktivität und Ruhe ausbalanciert werden können	1	2	3	4	5
180408 Durchführung von Methoden zur Energieerhaltung	1	2	3	4	5
180409 Durchführung der Pulsmessung	1	2	3	4	5
180410 Durchführung einer kontrollierten Atmung	1	2	3	4	5
180411 Durchführung einer korrekten Körpermechanik	1	2	3	4	5
180412 Durchführung von Techniken zur Vereinfachung der Arbeit	1	2	3	4	5
180413 Durchführung der Anwendung unterstützender Hilfsmittel	1	2	3	4	5
180414 Ruhe und Aktivität im Gleichgewicht halten	1	2	3	4	5
180415 Andere (Spezifizieren)	1	2	3	4	5

Literatur zu Inhalten und Gegenstand der Pflegeergebnisse

Hart, L. K. & Freel, M. I. (1982). Fatigue. In C. M. Norris (Ed.), *Concept clarification in nursing* (pp. 251–261). Rockville, MD: Aspen.

Lubkin, I. M. (1995). *Chronic illness. Impact and interventions* (3rd ed.). Boston: Jones and Bartlett.

McFarlane, E. A. (1993). Activity intolerance. In J. M. Thompson, G. K. McFarland, J. E. Hirsch, & S. M. Tucker (Eds.), *Clinical nursing* (3rd ed.) (pp. 1498–1500). St. Louis: Mosby.

McFarlane, E. A. (1993). High risk for activity intolerance. In J. M. Thompson, G. K. McFarland, J. E. Hirsch, & S. M. Tucker (Eds.), *Clinical nursing* (3rd ed.) (pp. 1497–1498). St. Louis: Mosby.

Mock, V. L. (1993). Fatigue. In J. M. Thompson, G. K. Mc Arland, J. E., Hirsch, & S. M. Tucker (Eds.), *Clinical nursing* (3rd ed.) (pp. 1504–1506). St. Louis: Mosby.

Morris, M. L. (1982). Tiredness and fatigue. In C. M. Norris (Ed.), *Concept clarification in nursing* (pp. 263–275). Rockville, MD: Aspen.

S

(1805) Wissen: Gesundheitsverhalten

Bereich IV: Wissen über Gesundheit und Verhalten
Klasse (S) – Gesundheitswissen
Skala (i): Keine bis Umfassend

Definition: Ausmaß der verstandenen Informationen, die über die Förderung und den Schutz von Gesundheit vermittelt wurden.

Wissen: Gesundheitsverhalten	Keine 1	Begrenzt 2	Mäßig 3	Weitgehend 4	Umfassend 5
Indikatoren:					
180501 Beschreibung von gesunden Ernährungspraktiken	1	2	3	4	5
180502 Beschreibung des Nutzens von Aktivität und körperlicher Betätigung	1	2	3	4	5
180503 Beschreibung effektiver Strategien des Stressmanagements	1	2	3	4	5
180504 Beschreibung eines effektiven Schlaf-Wach-Musters	1	2	3	4	5
180505 Beschreibung von Methoden der Familienplanung	1	2	3	4	5
180506 Beschreibung der gesundheitlichen Effekte des Tabakkonsums	1	2	3	4	5
180507 Beschreibung der gesundheitlichen Effekte des Alkoholkonsums	1	2	3	4	5
180508 Beschreibung der gesundheitlichen Effekte des Konsums chemischer Substanzen	1	2	3	4	5
180509 Beschreibung des sicheren Gebrauchs verordneter Medikamente	1	2	3	4	5
180510 Beschreibung des sicheren Gebrauchs nicht verordneter Medikamente	1	2	3	4	5
180511 Beschreibung des Effekts von Koffeinkonsum	1	2	3	4	5
180512 Beschreibung von Maßnahmen zur Reduzierung des Risikos versehentlicher Verletzung	1	2	3	4	5
180513 Beschreibung, wie man es vermeidet, sich Umweltgefahren auszusetzen	1	2	3	4	5
180514 Beschreibung von Maßnahmen zur Verhütung der Übertragung von Infektionskrankheiten	1	2	3	4	5
180515 Beschreibung von Diensten zur Gesundheitsförderung und zum Gesundheitsschutz	1	2	3	4	5
180516 Beschreibung einer angemessenen Anwendung des Selbst-Screenings	1	2	3	4	5
180517 Andere (Spezifizieren)	1	2	3	4	5

Literatur zu Inhalten und Gegenstand der Pflegeergebnisse

Simons-Morton, D. G., Mullen, P. D., Mains, D. A., Tabak, E. R., & Green, L. W. (1992). Characteristics of controlled studies of patient education and counselling for preventive health behaviors. *Patient Education and Counseling*, 19, 174–204.

Spellbring, A. M. (1991). Nursing's role in health promotion. *Nursing Clinics of North America*, 16(4), 805–814.

Tanner, E. K. W. (1991). Assessment of a health-promotive lifestyle. *Nursing Clinics of North America*, 26(4), 845–854.

U. S. Department of Health and Human Services (1990). *Healthy people 2000: National health promotion and disease prevention objectives*. Washington, DC: U. S. Government Printing Office.

U. S. Department of Health and Human Services (1998). *Clinician's handbook of preventive services: Put prevention into practice* (2nd ed.). Washington, DC: U. S. Government Printing Office.

S

(1806) Wissen: Gesundheitsressourcen

Bereich IV: Wissen über Gesundheit und Verhalten
Klasse (S) – Gesundheitswissen
Skala (i): Keine bis Umfassend

Definition: Ausmaß der verstandenen Informationen, die über Ressourcen der Gesundheitsversorgung vermittelt wurden.

Wissen: Gesundheitsressourcen	Keine 1	Begrenzt 2	Mäßig 3	Weitgehend 4	Umfassend 5
Indikatoren:					
180601 Beschreibung von Ressourcen, die Gesundheit verbessern	1	2	3	4	5
180602 Beschreibung des Zeitpunktes, wann Professionelle des Gesundheitswesens aufzusuchen sind	1	2	3	4	5
180603 Beschreibung von Notfallmaßnahmen	1	2	3	4	5
180604 Beschreibung von Ressourcen für die Notfallversorgung	1	2	3	4	5
180605 Beschreibung der Notwendigkeit für eine Nachsorge	1	2	3	4	5
180606 Beschreibung des Plans für die Nachsorge	1	2	3	4	5
180607 Beschreibung von verfügbaren Ressourcen in der Gemeinde zur Unterstützung	1	2	3	4	5
180608 Beschreibung, wie mit den benötigten Diensten Kontakt aufgenommen wird	1	2	3	4	5
180609 Andere (Spezifizieren)	1	2	3	4	5

Literatur zu Inhalten und Gegenstand der Pflegeergebnisse

Bull, M. J. (1994). Patients' and professionals' perceptions of quality in discharge planning. *Journal of Nursing Care Quality*, 8(2), 47–61.

Main, C. C. (1988). Nursing care of the dysrhythmia patient hospitalised for electrophysiology testing. *Journal of Cardiovascular Nursing*, 3(1), 24–32.

Redman, B. (1993). Knowledge deficit (specify). In J. M. Thompson, G. K. McFarland, J. E. Hirsch, & S. M. Tucker (Eds.), *Mosby's clinical nursing* (3rd ed.) (pp. 548–1552). St. Louis: Mosby.

Wyness, M. A. (1990). Evaluation of an educational program for patients taking warfarin. *Journal of Advanced Nursing*, 15, 1052–1063.

(1807) Wissen: Infektionskontrolle

Bereich IV: Wissen über Gesundheit und Verhalten
Klasse (S) – Gesundheitswissen
Skala (i): Keine bis Umfassend

Definition: Ausmaß der verstandenen Informationen, die über die Verhütung und Kontrolle einer Infektion vermittelt wurden.

Wissen: Infektionskontrolle	Keine 1	Begrenzt 2	Mäßig 3	Weitgehend 4	Umfassend 5
Indikatoren:					
180701 Beschreibung der Übertragungsweise	1	2	3	4	5
180702 Beschreibung der Faktoren, die zur Übertragung beitragen	1	2	3	4	5
180703 Beschreibung von Praktiken, die die Übertragung reduzieren	1	2	3	4	5
180704 Beschreibung von Anzeichen und Symptomen	1	2	3	4	5
180705 Beschreibung von Screening-Verfahren	1	2	3	4	5
180706 Beschreibung von Beobachtungsverfahren	1	2	3	4	5
180707 Beschreibung von Aktivitäten, um die Resistenz gegenüber Infektionen zu erhöhen	1	2	3	4	5
180708 Beschreibung der Behandlung einer diagnostizierten Infektion	1	2	3	4	5
180709 Beschreibung der Folgebehandlung einer diagnostizierten Infektion	1	2	3	4	5
180710 Andere (Spezifizieren)	1	2	3	4	5

Literatur zu Inhalten und Gegenstand der Pflegeergebnisse

Flaskerud, J. H., & Ungvarski, P. J. (1995). *HIV/AIDS: A guide to nursing care* (3rd ed.). Philadelphia: W. B. Saunders.

Health Services, Centers for Disease Control (1991). *Core curriculum on tuberculosis* (2nd ed.). Bethesda, MD: U. S. Department of Health and Human Services.

National Center for Nursing Research (1990). *HIV infection: Prevention and care.* Bethesda, MD: U. S. Department of Health and Human Services.

Rotheram, M. J., Reid, M. A., & Rosario, M. (1994). Factors mediating changes in sexual HIV risk behaviors among gay and bisexual male adolescents. *American Journal of Public Health,* 84(12), 1938–1946.

Simons-Morton, D. G., Mullen, P. D., Mains, D. A., Tabak, E. R., & Green, L. W. (1992). Characteristics of controlled studies of patient education and counselling for preventive health behaviors. *Patient Education and Counseling,* 19, 174–204.

Statton, P., & Alexander, N. J. (1993). Prevention of sexually transmitted infections: Physical and chemical barrier methods. *Infectious Disease Clinics of North America,* 7(4), 841–859.

S

(1808) Wissen: Medikation

Bereich IV: Wissen über Gesundheit und Verhalten
Klasse (S) – Gesundheitswissen
Skala (i): Keine bis Umfassend

Definition: Ausmaß der verstandenen Informationen, die über die sichere Anwendung von Medikamenten vermittelt wurden.

Wissen: Medikation	Keine 1	Begrenzt 2	Mäßig 3	Weitgehend 4	Umfassend 5
Indikatoren:					
180801 Erkennung der Notwendigkeit, den Gesundheitsanbieter über alle Medikamente, die eingenommen werden, zu informieren	1	2	3	4	5
180802 Benennung der korrekten Medikamentenbezeichnung	1	2	3	4	5
180803 Beschreibung des Aussehens des Medikaments	1	2	3	4	5
180804 Beschreibung der Wirkungen des Medikaments	1	2	3	4	5
180805 Beschreibung der Nebenwirkungen des Medikaments	1	2	3	4	5
180806 Beschreibung der Vorsichtsmaßnahmen für das Medikament	1	2	3	4	5
180807 Beschreibung der Anwendung von Erinnerungshilfen	1	2	3	4	5
180808 Beschreibung der möglichen entgegengesetzten Reaktionen bei der Einnahme verschiedener Medikamente	1	2	3	4	5
180809 Beschreibung der Möglichkeit von Interaktionen mit anderen Wirkstoffen	1	2	3	4	5
180810 Beschreibung der korrekten Verabreichung des Medikaments	1	2	3	4	5
180811 Beschreibung von Selbstbeobachtungstechniken	1	2	3	4	5
180812 Beschreibung einer korrekten Lagerung des Medikaments	1	2	3	4	5
180813 Beschreibung einer korrekten Versorgung der Einnahmehilfen	1	2	3	4	5
180814 Beschreibung, wie die erforderlichen Medikamente und Vorräte beschafft werden	1	2	3	4	5
180815 Beschreibung der angemessenen Entsorgung nicht gebrauchter Medikamente	1	2	3	4	5
180816 Identifikation der erforderlichen Laboruntersuchungen	1	2	3	4	5
180817 Beschreibung der korrekten Beachtung von Alarmhinweisen einer Medikation					
180818 Andere (Spezifizieren)	1	2	3	4	5

Literatur zu Inhalten und Gegenstand der Pflegeergebnisse

Barry, K. (1993). Patient self-medication: An innovative approach to medication teaching. *Journal of Nursing Care Quality*, 8(1), 75–82.

Colley, C. A. (1993). Polypharmacy: The cure becomes the disease. *Journal of General Internal Medicine*, 8, 278–283.

Donnelly, D. (1987). Instilling eye drops: Difficulties experienced by patients following cataract surgery. *Journal of Advanced Nursing*, 12, 235–243.

Everitt, D. E., & Avorn, J. (1986). Drug prescribing for the elderly. *Archives of Internal Medicine*, 146, 2393–2396.

Kleoppel, J. W., & Henry, D. W. (1987). Teaching patients, families, and communities about their medications. In C. E. Smith (Ed.), *Patient education: Nurses in partnership with other health professionals* (pp. 271–296). Philadelphia: W. B. Saunders.

Proos, M., Reiley, P., Eagan, J., Stengrevis, S., Castile, J., & Arian, D. (1992). A study of the effects of self-medication on patients' knowledge of and compliance with their medication regimen (special report). *Journal for Nursing Care Quality*, 18–26.

Simons-Morton, D. G., Mullen, P. D., Main, D. A., Tabak, E. R., & Green, L. W. (1992). Characteristics of controlled studies of patient education and counselling for preventive health behaviors. *Patient Education and Counseling*, 19, 174–204.

Tettersell, M. J. (1993). Asthma patients' knowledge in relation to compliance with drug therapy. *Journal of Advanced Nursing*, 18, 103–113.

U. S. Department of Health and Human Services (1990). *Healthy people 2000: National health promotion and disease prevention objectives*. Washingtion, DC: U. S. government Printing Office.

U. S. Department of Health and Human Services (1998). *Clinician's handbook of prevention services: Put prevention into practice* (2nd ed.). Washington, DC: U. S. Government Printing Office.

Wyness, M. A. (1990). Evaluation of an educational program for patients taking warfarin. *Journal of Advanced Nursing*, 15, 1052–1063.

S

(1809) Wissen: Persönliche Sicherheit

Bereich IV: Wissen über Gesundheit und Verhalten
Klasse (S) – Gesundheitswissen
Skala (i): Keine bis Umfassend

Definition: Ausmaß der verstandenen Informationen, die zur Verhütung unbeabsichtigter Verletzungen vermittelt wurden.

Wissen: Persönliche Sicherheit	Keine 1	Begrenzt 2	Mäßig 3	Weitgehend 4	Umfassend 5
Indikatoren:					
180901 Beschreibung von Vorsichtsmaßnahmen gegen Ersticken	1	2	3	4	5
180902 Beschreibung von Maßnahmen, um Stürze zu verhindern	1	2	3	4	5
180903 Beschreibung von Maßnahmen, das Risiko einer versehentlichen Verletzung zu reduzieren	1	2	3	4	5
180904 Beschreibung von Maßnahmen zur häuslichen Sicherheit	1	2	3	4	5
180905 Beschreibung von Vorsichtsmaßnahmen zur Wassersicherheit	1	2	3	4	5
180906 Beschreibung von Maßnahmen zur Feuersicherheit	1	2	3	4	5
180907 Beschreibung von Maßnahmen zur Brandverhütung	1	2	3	4	5
180908 Beschreibung der Verhütung eines Stromschlags	1	2	3	4	5
180909 Beschreibung von Maßnahmen zur Vergiftungsverhütung	1	2	3	4	5
180910 Beschreibung von Sicherheitsrichtlinien beim Fahrradfahren	1	2	3	4	5
180911 Beschreibung der Fußgängersicherheit	1	2	3	4	5
180912 Beschreibung der Vorteile des Helmgebrauchs	1	2	3	4	5
180913 Beschreibung von Maßnahmen zur Sicherheit von Schusswaffen	1	2	3	4	5
180914 Beschreibung von Maßnahmen zum Schutz von Risikopersonen vor unbeabsichtigter Verletzung	1	2	3	4	5
180915 Beschreibung von Sicherheitsmaßnahmen beim Betreiben von Kraftfahrzeugen	1	2	3	4	5
180916 Beschreibung von Notfallverfahren	1	2	3	4	5

(1809) Wissen: Persönliche Sicherheit: *Fortsetzung*

Definition: Ausmaß der verstandenen Informationen, die zur Verhütung unbeabsichtigter Verletzungen vermittelt wurden.

Wissen: Persönliche Sicherheit	Keine 1	Begrenzt 2	Mäßig 3	Weitgehend 4	Umfassend 5
Indikatoren:					
180917 Beschreibung altersspezifischer Sicherheitsrisiken	1	2	3	4	5
180918 Beschreibung hohen persönlichen Risikoverhaltens	1	2	3	4	5
180919 Beschreibung von Sicherheitsrisiken bei der Arbeit	1	2	3	4	5
180920 Beschreibung von Sicherheitsrisiken in der Gemeinde	1	2	3	4	5
180921 Andere (Spezifizieren)	1	2	3	4	5

Literatur zu Inhalten und Gegenstand der Pflegeergebnisse

Simons-Morton, D. G., Mullen, P. D., Main, D. A., Tabak, E. R., & Green, L. W. (1992). Characteristics of controlled studies of patient education and counselling for preventive health behaviors. *Patient Education and Counseling, 19*, 174–204.

U. S. Department of Health and Human Services (1990). *Healthy people 2000: National health promotion and disease prevention objectives.* Washington, DC: U. S. government Printing Office.

U. S. Department of Health and Human Services (1998). *Clinician's handbook of prevention services: Put prevention into practice* (2nd ed.). Washington, DC: U. S. Government Printing Office.

(1810) Wissen: Schwangerschaft

Bereich IV: Wissen über Gesundheit und Verhalten
Klasse (S) – Gesundheitswissen
Skala (i): Keine bis Umfassend

Definition: Ausmaß der verstandenen Informationen, die über den Erhalt einer normalen Schwangerschaft und die Vorbeugung von Komplikationen vermittelt wurden.

Wissen: Schwangerschaft	Keine 1	Begrenzt 2	Mäßig 3	Weitgehend 4	Umfassend 5
Indikatoren:					
181001 Erkennt die wichtige Bedeutung der Schwangerschaftsvorsorge an	1	2	3	4	5
181002 Erkennt die Wichtigkeit der Schwangerschaftsvorsorge an	1	2	3	4	5
181003 Identifikation der Warnzeichen von Schwangerschaftskomplikationen	1	2	3	4	5
181004 Beschreibung der Meilensteine in der Entwicklung des Feten	1	2	3	4	5
181005 Beschreibung körperlicher und physiologischer Veränderungen unter der Schwangerschaft	1	2	3	4	5
181006 Beschreibung psychischer Veränderungen unter der Schwangerschaft	1	2	3	4	5
181007 Beschreibung angemessenen Ruhe- und Schlafverhaltens	1	2	3	4	5
181008 Beschreibung guter Körperbeherrschung	1	2	3	4	5
181009 Beschreibung angemessener Betätigungen (Übungen)	1	2	3	4	5
181010 Beschreibung einer gesunden Ernährung	1	2	3	4	5
181011 Beschreibung einer normalen Gewichtszunahme	1	2	3	4	5
181012 Beschreibung einer korrekten Anwendung von Nahrungsergänzungen und Medikamenten	1	2	3	4	5
181013 Beschreibung der wichtigen Bedeutung der Zahnversorgung	1	2	3	4	5
181014 Beschreibung einer angemessenen Selbstversorgung gegen die Unannehmlichkeiten einer Schwangerschaft	1	2	3	4	5
181015 Beschreibung sicherer sexueller Aktivitäten	1	2	3	4	5

(1810) Wissen: Schwangerschaft: *Fortsetzung*

Definition: Ausmaß der verstandenen Informationen, die über den Erhalt einer normalen Schwangerschaft und die Vorbeugung von Komplikationen vermittelt wurden.

Wissen: Schwangerschaft	Keine 1	Begrenzt 2	Mäßig 3	Weitgehend 4	Umfassend 5
Indikatoren:					
181016 Beschreibung des angemessenen Gebrauchs von Sicherheitshilfsmitteln beim Autofahren	1	2	3	4	5
181017 Beschreibung von Gesundheitsversorgungsangeboten zur Schwangerschaftsvorsorge und Entbindung	1	2	3	4	5
181018 Beschreibung der Entbindung	1	2	3	4	5
181019 Beschreibung von Techniken, die die Entbindung erleichtern	1	2	3	4	5
181020 Identifikation von Maßnahmen zur Vorbeugung einer Infektion	1	2	3	4	5
181021 Identifikation von Maßnahmen, häuslicher Gewalt zu entkommen	1	2	3	4	5
181022 Identifikation von Herangehensweisen, Familienmitglieder vorzubereiten	1	2	3	4	5
181023 Identifikation von Gefährdungen aus der Umwelt	1	2	3	4	5
181024 Identifikation teratogener Substanzen	1	2	3	4	5
181025 Andere (Spezifizieren)	1	2	3	4	5

Literatur zu Inhalten und Gegenstand der Pflegeergebnisse

Bell, R., & O'Neill, M. (1994). Exercise and pregnancy: A review. *Birth*, 31(2), 85–95.

Crowell, D. T. (1995). Weight change in the postpartum period. A review of the literature. *Journal of Nurse Midwifery*, 40(5), 418–423.

Freda, M. C. et al. (1993). What pregnant women want to know: A comparison of client and provider perceptions. *JOGNN*, 22(3), 237.

Kearney, M. H. (1995). Salvaging self: A grounded theory of pregnancy on crack cocaine. *Nursing Research*, 44(4), 208–213.

Lewis, J. (Ed.) (1993). Perinatal education: AWHONN's clinical issues. *Perinatal and Women's Health Nursing*, 4(1), Philadelphia: J. B. Lippincott.

McFarlande, J. et al. (1996). Abuse during pregnancy: Associations with maternal health and infant birth weight. *Nursing Research*, 45(1), 37–42.

Olds, S. B., London, M. L., Ladewig, PW. (1996). *Maternal-newborn nursing: A family-centered approach* (5th ed.). Menlo Park, CA: Addison-Wesley.

Summers, L. (1993). Preconception care: An opportunity to maximize health in pregnancy. *Journal of Nurse Midwifery*, 38(4), 188–198.

S

(1811) Wissen: Vorgeschriebene Aktivität

Bereich IV: Wissen über Gesundheit und Verhalten
Klasse (S) – Gesundheitswissen
Skala (i): Keine bis Umfassend

Definition: Ausmaß der verstandenen Informationen, die über eine vorgeschriebene Aktivität oder Übung vermittelt wurden.

Wissen: Vorgeschriebene Aktivität	Keine 1	Begrenzt 2	Mäßig 3	Weitgehend 4	Umfassend 5
Indikatoren:					
181101 Beschreibung der vorgeschriebenen Aktivität	1	2	3	4	5
181102 Erklärung des Zwecks der Aktivität	1	2	3	4	5
181103 Beschreibung der erwarteten Effekte der Aktivität	1	2	3	4	5
181104 Beschreibung von Aktivitätsbegrenzungen	1	2	3	4	5
181105 Beschreibung von Vorsichts- maßnahmen zur Aktivität	1	2	3	4	5
181106 Beschreibung von Faktoren, die die Aktivitätstoleranz vermindern	1	2	3	4	5
181107 Beschreibung einer Strategie für die stufenweise Steigerung der Aktivität	1	2	3	4	5
181108 Beschreibung, wie die Aktivität zu beobachten ist	1	2	3	4	5
181109 Durchführung selbstbe- obachtender Aktivitäten	1	2	3	4	5
181110 Beschreibung von Hindernissen, eine Routine einzuführen	1	2	3	4	5
181111 Beschreibung eines realis- tischen Übungsplanes	1	2	3	4	5
181112 Beschreibung einer korrekten Durchführung der Übung	1	2	3	4	5
181113 Korrekte Durchführung der Übung	1	2	3	4	5
181114 Andere (Spezifizieren)	1	2	3	4	5

Literatur zu Inhalten und Gegenstand der Pflegeergebnisse

Bloomgarden, Z. T., Karmally, W., Metzger, J., Brothers, M., Nechemias, C., Bookman, J., Faierman, D., Ginsberg-Fellner, F., Rayfield, E., & Brown, W. V. (1987). Randomised controlled trial of diabetic patient education: Improved knowledge without improved metabolic status. *Diabetes Care*, 10(3), 263–272.

Bushnell, F. (1992). Self-care teaching for congestive heart failure patients. *Journal of Gerontological Nursing*, Oct., 27–32.

Devins, G. M., Binik, Y. M., Mandin, H., Litourneau, P. K., Hollomgy, D. J., Barre, P. E., & Prichard, S. (1990). The kidney disease questionnaire: A test for measuring patient knowledge about end-stage renal disease. *Journal of Clinical Epidemiology*, 43(3), 297–307.

Garrard, J., Joynes, J. O., Mullen, L., McNeil, L., Mensing, C., Fest, C., & Etzwiler, D. D. (1987). Psychometric study of patient knowledge test. *Diabetes Care*, 10(4), 500–509.

Gilden, J. L., Hendryx, M., Casia, C., & Singh, S. P. (1989). The effectiveness of diabetes education programs for older patients and their spouses. *Journal of American Geriatrics Society*, 37(11), 1023–1030.

Mazzuca, S. A., Moorman, N. H., Wheeler, M. L., Norton, J. A., Fineberg, N. S., Vinicor, F., Cohen, S. J., & Clark, C. M. (1986). The diabetes education study: A controlled trial of the effects of diabetes patient education. *Diabetes Care*, 9(1), 1–10.

Redman, B. (1993). Knowledge deficit (specify). In J. M. Thompson, G. K. McFarland, J. E. Hirsch, & S. M. Tucker (Eds.), *Mosby's clinical nursing* (pp. 1548–1552). St. Louis: Mosby.

Scherer, Y. K., Janelli, L. M., & Schmieder, L. E. (1992). A time-series perspective of effectiveness of a health teaching program on chronic obstructive pulmonary disease. *Journal of Healthcare Education and Training*, 6(3), 7–13.

Smith, M. M., Hicks, V. L., & Heyward, V. H. (1991). Coronary disease knowledge test: Developing a valid and reliable tool. *Nurse Practitioner*, 16(4), 28–38.

S

(1812) Wissen: Kontrolle des Konsums von Substanzen

Bereich IV: Wissen über Gesundheit und Verhalten
Klasse (S) – Gesundheitswissen
Skala (i): Keine bis Umfassend

Definition: Ausmaß der verstandenen Informationen, die über die sichere Beherrschung des Konsums von Substanzen vermittelt wurden.

Wissen: Kontrolle des Konsums von Substanzen	Keine 1	Begrenzt 2	Mäßig 3	Weitgehend 4	Umfassend 5
Indikatoren:					
181201 Beschreibung des eigenen Risikos für Substanzenmissbrauch	1	2	3	4	5
181202 Beschreibung der Gesundheitskonsequenzen durch den Substanzenkonsum	1	2	3	4	5
181203 Beschreibung des Nutzens durch die Beendigung des Substanzenkonsums	1	2	3	4	5
181204 Identifikation von Gefahren des Substanzenkonsums	1	2	3	4	5
181205 Beschreibung der sozialen Konsequenzen des Substanzenkonsums	1	2	3	4	5
181206 Beschreibung der persönlichen Verantwortung in der Beherrschung des Substanzenkonsums	1	2	3	4	5
181207 Beschreibung von Bedrohungen für die Kontrolle des Substanzenkonsums	1	2	3	4	5
181208 Beschreibung von Unterstützung zur Kontrolle des Substanzenkonsums	1	2	3	4	5
181209 Beschreibung von Handlungen zur Verhütung des Substanzenkonsums	1	2	3	4	5
181210 Beschreibung von Handlungen zur Beherrschung des Substanzenkonsums	1	2	3	4	5
181211 Beschreibung des Nutzens der laufenden Beobachtung	1	2	3	4	5
181212 Beschreibung der Möglichkeit eines Rückfalls bei Versuchen, den Substanzenkonsum zu kontrollieren	1	2	3	4	5
181213 Beschreibung von Handlungen zur Verhütung und Beherrschung des Rückfalls in Substanzenmissbrauch	1	2	3	4	5
181214 Beschreibung von Zeichen der Abhängigkeit während des Substanzentzuges	1	2	3	4	5
181215 Andere (Spezifizieren)	1	2	3	4	5

Literatur zu Inhalten und Gegenstand der Pflegeergebnisse

Eells, M. A. W. (1991). Strategies for promotion of avoiding harmful substances. *Nursing Clinics of North America*, 26(40), 915–927.

Simons-Morton, D. G., Mullen, P. D., Main, D. A., Tabak, E. R., & Green, L. W. (1992). Characteristics of controlled studies of patient education and counselling for preventive health behaviors. *Patient Education and Counseling*, 19, 174–204.

Tanner, E. K. (1991). Assessment of a health-promotive lifestyle. *Nursing clinics of North America*, 26(4), 845–854.

U. S. Department of Health and Human Services (1990). *Healthy people 2000: National health promotion and disease prevention objectives*. Washington, DC: U. S. government Printing Office.

U. S. Department of Health and Human Services (1998). *Clinician's handbook of prevention services: Put prevention into practice* (2nd ed.). Washington, DC: U. S. Government Printing Office.

S

(1813) Wissen: Behandlungsplan

Bereich IV: Wissen über Gesundheit und Verhalten
Klasse (S) – Gesundheitswissen
Skala (i): Keine bis Umfassend

Definition: Ausmaß der verstandenen Informationen, die über einen spezifischen Behandlungsplan vermittelt wurden.

Wissen: Behandlungsplan	Keine 1	Begrenzt 2	Mäßig 3	Weitgehend 4	Umfassend 5
Indikatoren:					
181301 Beschreibung der Begründung für den Behandlungsplan	1	2	3	4	5
181302 Beschreibung der Eigenverantwortlichkeit für die laufende Behandlung	1	2	3	4	5
181303 Beschreibung der Eigenverantwortlichkeit für Notfallsituationen	1	2	3	4	5
181304 Beschreibung der erwarteten Effekte der Behandlung	1	2	3	4	5
181305 Beschreibung der vorgeschriebenen Diät	1	2	3	4	5
181306 Beschreibung der vorgeschriebenen Medikation	1	2	3	4	5
181307 Beschreibung der vorgeschriebenen Aktivität	1	2	3	4	5
181308 Beschreibung der vorgeschriebenen Übung	1	2	3	4	5
181309 Beschreibung der vorgeschriebenen Verfahren	1	2	3	4	5
181310 Beschreibung des Krankheitsverlaufs	1	2	3	4	5
181311 Durchführung von Selbstbeobachtungstechniken	1	2	3	4	5
181312 Durchführung des Behandlungsverfahrens	1	2	3	4	5
181313 Auswahl von Nahrung, die in der Diät empfohlen wird	1	2	3	4	5
181314 Andere (Spezifizieren)	1	2	3	4	5

Literatur zu Inhalten und Gegenstand der Pflegeergebnisse

Bloomgarden, Z. T., Karmally, W., Metzger, J., Brothers, M., Nechemias, C., Bookman, J., Faierman, D., Ginsberg-Fellner, F., Rayfield, E., & Brown, W. V. (1987). Randomised controlled trial of diabetic patient education: Improved knowledge without improved metabolic status. *Diabetes Care*, 10(3), 263–272.

Bushnell, F. (1992). Self-care teaching for congestive heart failure patients. *Journal of Gerontological Nursing*, Oct., 27–32.

Devins, G. M., Binik, Y. M., Mandin, H., Litourneau, P. K., Hollomgy, D. J., Barre, P. E., & Prichard, S. (1990). The kidney disease questionnaire: A test for measuring patient knowledge about end-stage renal disease. *Journal of Clinical Epidemiology*, 43(3), 297–307.

Garrard, J., Joynes, J. O., Mullen, L., McNeil, L., Mensing, C., Fest, C., & Etzwiler, D. D. (1987). Psychometric study of patient knowledge test. *Diabetes Care*, 10(4), 500–509.

Gilden, J. L., Hendryx, M., Casia, C., & Singh, S. P. (1989). The effectiveness of diabetes education programs for older patients and their spouses. *Journal of American Geriatrics Society*, 37(11), 1023–1030.

Mazzuca, S. A., Moorman, N. H., Wheeler, M. L., Norton, J. A., Fineberg, N. S., Vinicor, F., Cohen, S. J., & Clark, C. M. (1986). The diabetes education study: A controlled trial of the effects of diabetes patient education. *Diabetes Care*, 9(1), 1–10.

Redman, B. (1993). Knowledge deficit (specify). In J. M. Thompson, G. K. McFarland, J. E. Hirsch, & S. M. Tucker (Eds.), *Mosby's clinical nursing* (pp. 1548–1552). St. Louis: Mosby.

Roe, B. H. (1990). Study of the effects of education on the management of urine drainage systems by patients and carers. *Journal of Advanced Nursing*, 15, 517–524.

Scherer, Y. K., Janelli, L. M., & Schmieder, L. E. (1992). A time-series perspective of effectiveness of a health teaching program on chronic obstructive pulmonary disease. *Journal of Healthcare Education and Training*, 6(3), 7–13.

Smith, M. M., Hicks, V. L., & Heyward, V. H. (1991). Coronary disease knowledge test: Developing a valid and reliable tool. *Nurse Practitioner*, 16(4), 28–38.

S

(1814) Wissen: Behandlungsverfahren

Bereich IV: Wissen über Gesundheit und Verhalten
Klasse (S) – Gesundheitswissen
Skala (i): Keine bis Umfassend

Definition: Ausmaß der verstandenen Informationen, die über ein/mehrere Verfahren vermittelt wurden, die als Teil eines Behandlungsplanes erforderlich sind.

Wissen: Behandlungsverfahren	Keine 1	Begrenzt 2	Mäßig 3	Weitgehend 4	Umfassend 5
Indikatoren:					
181401 Beschreibung des Behandlungsverfahrens	1	2	3	4	5
181402 Erklärung der Absicht des Verfahrens	1	2	3	4	5
181403 Beschreibung der Schritte des Verfahrens	1	2	3	4	5
181404 Beschreibung, wie ein Hilfsmittel funktioniert	1	2	3	4	5
181405 Beschreibung von Vorsichtsmaßnahmen in Bezug auf das Verfahren	1	2	3	4	5
181406 Beschreibung von Beschränkungen in Bezug auf das Verfahren	1	2	3	4	5
181407 Beschreibung einer korrekten Versorgung der Ausrüstung	1	2	3	4	5
181408 Durchführung des Behandlungsverfahrens	1	2	3	4	5
181409 Beschreibung einer angemessenen Handlung bei Komplikationen	1	2	3	4	5
181410 Beschreibung potentieller Nebeneffekte	1	2	3	4	5
181411 Andere (Spezifizieren)	1	2	3	4	5

Literatur zu Inhalten und Gegenstand der Pflegeergebnisse

Gronlund, N. E. (1978). *Stating objectives for classroom instruction* (2nd ed.). New York: Macmillan.

Redman, B. K. (1997). *The practice of patient education* (8th ed.). St. Louis: Mosby.

Robinson, J., Gould, M. A., Burrows-Hudson, S., Baltz, P., Currier, H., Piwkiewicz, D., & Smith, L.J. (1991). A care plan for administration of epoetin alpha. *ANNA Journal*, 18(6), 573–580.

Sarisley, C. (1987). Designing a teaching program for outpatient antibiotic therapy. *Journal of Nursing Staff Development*, Summer, 128–135.

Smith, C. E. (1987). *Patient education: Nurses in partnership with other health professionals*. Orlando, FL: Gruen & Stratton.

(1815) Wissen: Sexualverhalten

Bereich IV: Wissen über Gesundheit und Verhalten
Klasse (S) – Gesundheitswissen
Skala (i): Keine bis Umfassend

Definition: Ausmaß der verstandenen Informationen, die über die sexuelle Entwicklung und verantwortliche sexuelle Verhaltensweisen vermittelt wurden.

Wissen: Sexualverhalten	Keine 1	Begrenzt 2	Mäßig 3	Weitgehend 4	Umfassend 5
Indikatoren:					
181501 Identifikation von Körperteilen	1	2	3	4	5
181502 Beschreibung der Funktion von Körperteilen	1	2	3	4	5
181503 Beschreibung der körperlichen Veränderungen während der Pubertät	1	2	3	4	5
181504 Beschreibung der emotionalen Veränderungen während der Pubertät	1	2	3	4	5
181505 Beschreibung der Fortpflanzung	1	2	3	4	5
181506 Beschreibung der mit dem Lebensalter einhergehenden körperlichen Veränderungen	1	2	3	4	5
181507 Beschreibung der mit dem Lebensalter einhergehenden emotionalen Veränderungen	1	2	3	4	5
181508 Beschreibung der gesellschaftlichen Einflüsse auf sexuelle Verhaltensweisen	1	2	3	4	5
181509 Beschreibung sicherer sexueller Praktiken	1	2	3	4	5
181510 Beschreibung effektiver Empfängnisverhütung	1	2	3	4	5
181511 Beschreibung von Techniken zur Vorbeugung von STD*	1	2	3	4	5
181512 Andere (Spezifizieren)	1	2	3	4	5

* STD = sexually transmitted diseases (sexuell übertragbare Krankheiten)

S

Literatur zu Inhalten und Gegenstand der Pflegeergebnisse

Gullotta, T., Adams, G. O., Montemayor, R. (Eds.) (1993). *Adolescent sexuality*. Newbury Park, CA: Sage Publications.

Howard, M. (1991). *How to help your teenager postpone sexual involvement*. Lexington, NY: Continuum Publishing.

Miller, B., Card, J., Paikoff, R. J., & Peterson, J. (1992). *Preventing adolescent pregnancy*. Newbury Park, CA: Sage Publications.

Nass, G., Libby, R., Fischer, M. P. (1989). *Sexual choices: An introduction to human sexuality* (2nd ed.). Monterey, CA: Wadsworth.

Tuttle, B. (1984). Adult sexual response. In L. P. Higgin & J. W. Hawkins (Eds.), *Human sexuality across the life span: Implications for nursing practice* (pp. 39–76). Monterey, CA: Wadsworth.

(1816) Wissen: Förderung der Fertilität

Bereich IV: Wissen über Gesundheit und Verhalten
Klasse (S) – Gesundheitswissen
Skala (i): Keine bis Umfassend

Definition: Ausmaß der verstandenen Informationen, die über die Bestimmung und die beeinflussenden Faktoren des geeigneten Zeitraumes für eine Befruchtung vermittelt wurden.

Wissen: Förderung der Fertilität	Keine 1	Begrenzt 2	Mäßig 3	Weitgehend 4	Umfassend 5
Indikatoren:					
181601 Beschreibung der altersbedingten Einflüsse	1	2	3	4	5
181602 Beschreibung der Einflüsse in Abhängigkeit zur Häufigkeit des Geschlechtsverkehrs	1	2	3	4	5
181603 Beschreibung des Einflusses der Ernährung	1	2	3	4	5
181604 Beschreibung der Gefahren bei Gewichtsverlust	1	2	3	4	5
181605 Beschreibung potentieller Gefahren, die die Befruchtung beeinflussen	1	2	3	4	5
181606 Beschreibung der Auswirkung von übermäßiger Wärme auf die Spermienanzahl	1	2	3	4	5
181607 Beschreibung der Auswirkung beengender Kleidung auf die Spermienanzahl	1	2	3	4	5
181608 Beschreibung der Auswirkung körperlicher Anomalien	1	2	3	4	5
181609 Beschreibung der Auswirkung von Operationen im Beckenbereich	1	2	3	4	5
181610 Beschreibung der Auswirkung von Infektionen im Beckenbereich	1	2	3	4	5
181611 Beschreibung der Gefährdung durch Mykosen und virale Infekte der Schleimhäute, die zu ungeplanten Frühgeburten führen	1	2	3	4	5
181612 Beschreibung der hormonellen Einflüsse	1	2	3	4	5
181613 Beschreibung des Einflusses der Schilddrüsenfunktion	1	2	3	4	5
181614 Beschreibung der Anwendung der Basaltemperaturmethode zur Bestimmung des Eisprungs	1	2	3	4	5
181615 Beschreibung der symptothermalen Methode	1	2	3	4	5

(1816) Wissen: Förderung der Fertilität: *Fortsetzung*

Definition: Ausmaß der verstandenen Informationen, die über die Bestimmung und die beeinflussenden Faktoren des geeigneten Zeitraumes für eine Befruchtung vermittelt wurden.

Wissen: Förderung der Fertilität	Keine 1	Begrenzt 2	Mäßig 3	Weitgehend 4	Umfassend 5
Indikatoren:					
181616 Beschreibung der Ultraschalldiagnostik	1	2	3	4	5
181617 Beschreibung der Einflüsse von Samencharakteristika	1	2	3	4	5
181618 Beschreibung der Spermienzahl	1	2	3	4	5
181619 Beschreibung postkoitaler Tests	1	2	3	4	5
181620 Beschreibung von technischen Hilfsmitteln zur Beobachtung der Fortpflanzungsfähigkeit	1	2	3	4	5
181621 Beschreibung von Optionen, eine Sterilisation rückgängig zu machen	1	2	3	4	5
181622 Beschreibung von Methoden zur Probeentnahme	1	2	3	4	5
181623 Andere (Spezifizieren)	1	2	3	4	5

Literatur zu Inhalten und Gegenstand der Pflegeergebnisse

Fehring, R. J. (1991). New technology in natural family planning. *JOGNN*, 20(3), 199–205.

Grodstein, F., Goldman, M. B., & Cramer, C. W. (1994). Infertility in women and moderate alcohol use. *American Journal of Public Health*, 84(9), 1429–1432.

Halman, L. J., Abbey, A., & Andrews, F. M. (1992). Attitudes about infertility interventions among fertile and infertile couples. *American Journal of Public Health*, 82(2), 191–194.

Rudy, E. B., & Estok, P. (1992). Professional and lay interrater reliability of urinary luteinizing hormone surges measured by OvuQuick test. *JOGNN*, 21(5), 407–410.

Shane, J. M. (1993). Evaluation and treatment of infertility. *Clinical Symposia*, 45(2), 2–32.

Toner, J. P., & Flood, J. T. (1993). Fertility after the age of 40. *Obstetrics and Gynecology Clinics of North America*, 20(2), 261–272.

S

(1817) Wissen: Entbindung und Geburt

Bereich IV: Wissen über Gesundheit und Verhalten
Klasse (S) – Gesundheitswissen
Skala (i): Keine bis Umfassend

Definition: Ausmaß der verstandenen Informationen, die über den gesamten Ablauf während und nach der Entbindung vermittelt wurden.

Wissen: Entbindung und Geburt	Keine 1	Begrenzt 2	Mäßig 3	Weitgehend 4	Umfassend 5
Indikatoren:					
181701 Beschreibung der verschiedenen Formen der Entbindung	1	2	3	4	5
181702 Beschreibung der Rolle der unterstützenden Person/des Beistands während und nach der Entbindung	1	2	3	4	5
181703 Beschreibung der Zeichen und Symptome der Eröffnungs- und Austreibungsperiode	1	2	3	4	5
181704 Beschreibung der Schritte und Phasen während und nach der Entbindung	1	2	3	4	5
181705 Beschreibung von Methoden zur Schmerzbeherrschung während und nach der Entbindung	1	2	3	4	5
181706 Beschreibung effektiver Atemtechniken während und nach der Entbindung	1	2	3	4	5
181707 Beschreibung effektiver Entspannungstechniken während und nach der Entbindung	1	2	3	4	5
181708 Beschreibung effektiver Haltung und Lage des Körpers während der Entbindung	1	2	3	4	5
181709 Beschreibung der möglichen medizinischen Interventionen während und nach der Entbindung	1	2	3	4	5
181710 Beschreibung der möglichen Komplikationen während und nach der Entbindung	1	2	3	4	5
181711 Beschreibung effektiver Presstechniken während der Entbindung	1	2	3	4	5
181712 Beschreibung der Nachgeburtsperiode	1	2	3	4	5
181713 Andere (Spezifizieren)	1	2	3	4	5

Literatur zu Inhalten und Gegenstand der Pflegeergebnisse

Maybery, L., McNiel, S., & Oakes, K. (1996). *Second stage labor nursing care: Findings from the AWHONN research utilization project*. Paper presented at the Association of Women's Health, Obstetric and Neonatal Nurse 1996 National Convention, Anaheim, CA.

Nichols, F., & Humenick, S. (1988). *Childbirth education: Practice, research and theory*. Philadelphia: W. B. Saunders.

Nurses Association of the American College of Obstetricians and Gynecologists (1991). *NAACOBG standards for the nursing care of women and newborns* (4th ed.). Washington, DC: Author.

Reeder, S. J., Martin, L. L., & Koniak–Griffin, D. (1997). *Maternity nursing: Family, newborn, and women's health care* (18th ed.). Philadelphia: J. B. Lippincott.

S

(1818) Wissen: Nachsorge in der Mutterschaft

Bereich IV: Wissen über Gesundheit und Verhalten
Klasse (S) – Gesundheitswissen
Skala (i): Keine bis Umfassend

Definition: Ausmaß der verstandenen Informationen, die über Gesundheit in der Mutterschaft nach der Entbindung vermittelt wurden.

Wissen: Nachsorge in der Mutterschaft	Keine 1	Begrenzt 2	Mäßig 3	Weitgehend 4	Umfassend 5
Indikatoren:					
181801 Beschreibung normaler, (subjektiver) körperlicher Empfindungen nach der Entbindung	1	2	3	4	5
181802 Beschreibung der routinemäßigen Selbstbeobachtung	1	2	3	4	5
181803 Beschreibung des vaginalen Ausflusses	1	2	3	4	5
181804 Beschreibung der Veränderungen in den Brüsten	1	2	3	4	5
181805 Beschreibung der Rückbildungsmuster der Gebärmutter	1	2	3	4	5
181806 Beschreibung der Massagetechniken	1	2	3	4	5
181807 Beschreibung der Versorgung bei einem Dammriss	1	2	3	4	5
181808 Beschreibung der Versorgung nach einem Dammschnitt	1	2	3	4	5
181809 Beschreibung der Versorgung nach einem Kaiserschnitt	1	2	3	4	5
181810 Beschreibung der Techniken zum Abhusten nach einem chirurgischen Eingriff	1	2	3	4	5
181811 Beschreibung angemessener Nahrungs- und Flüssigkeitsaufnahme	1	2	3	4	5
181812 Beschreibung eines angemessenen Ruhe- und Aktivitätsverhaltens	1	2	3	4	5
181813 Beschreibung angemessener Übungen	1	2	3	4	5
181814 Beschreibung der Wiederaufnahme sexueller Aktivitäten	1	2	3	4	5
181815 Beschreibung von Verhütungsmaßnahmen	1	2	3	4	5
181816 Beschreibung psychischer Veränderungen	1	2	3	4	5
181817 Beschreibung effektiver Bewältigungsmechanismen	1	2	3	4	5
181818 Beschreibung eines Planes zur Inanspruchnahme sozialer Unterstützung	1	2	3	4	5
181819 Andere (Spezifizieren)	1	2	3	4	5

Literatur zu Inhalten und Gegenstand der Pflegeergebnisse

Maybery, L., McNiel, S., & Oakes, K. (1996). *Second stage labor nursing care: Findings from the AWHONN research utilization project*. Paper presented at the Association of Women's Health, Obstetric and Neonatal Nurse 1996 National Convention, Anaheim, CA.

Nichols, F., & Humenick, S. (1988). *Childbirth education: Practice, research and theory*. Philadelphia: W. B. Saunders.

Nurses Association of the American College of Obstetricians and Gynecologists (1991). *NAACOBG standards for the nursing care of women and newborns* (4th ed.). Washington, DC: Author.

Reeder, S. J., Martin, L. L., & Koniak-Griffin, D. (1997). *Maternity nursing: Family, newborn, and women's health care* (18th ed.). Philadelphia: J. B. Lippincott.

S

(1819) Wissen: Säuglingspflege

Bereich IV: Wissen über Gesundheit und Verhalten
Klasse (S) – Gesundheitswissen
Skala (i): Keine bis Umfassend

Definition: Ausmaß der verstandenen Informationen, die über die Versorgung eines Säuglings von der Geburt bis zum 12. Lebensmonat vermittelt wurden.

Wissen: Säuglingspflege	Keine 1	Begrenzt 2	Mäßig 3	Weitgehend 4	Umfassend 5
Indikatoren:					
181901 Beschreibung der normalen Merkmale eines Säuglings	1	2	3	4	5
181902 Beschreibung der normalen Entwicklung eines Säuglings	1	2	3	4	5
181903 Beschreibung des sachgerechten Aufnehmens und Tragens eines Säuglings	1	2	3	4	5
181904 Beschreibung der sachgerechten Lagerung eines Säuglings	1	2	3	4	5
181905 Beschreibung der Maßnahmen zur Gewährleistung von Sicherheit für den Säugling	1	2	3	4	5
181906 Beschreibung des Wickelns	1	2	3	4	5
181907 Demonstration der kardiopulmonalen Reanimation bei Säuglingen	1	2	3	4	5
181908 Beschreibung von nährendem versus nichtnährendem Saugen	1	2	3	4	5
181909 Beschreibung der Vor- und Nachteile in der Auswahl der Säuglingsernährung	1	2	3	4	5
181910 Beschreibung der Technik der Säuglingsfütterung	1	2	3	4	5
181911 Beschreibung von Anzeichen der Dehydration	1	2	3	4	5
181912 Beschreibung von Anzeichen des Hungers	1	2	3	4	5
181913 Beschreibung des Badens eines Säuglings	1	2	3	4	5
181914 Beschreibung der Nabelpflege	1	2	3	4	5
181915 Beschreibung des Windelns eines Säuglings	1	2	3	4	5
181916 Beschreibung sachgerechter Bekleidung	1	2	3	4	5
181917 Beschreibung der Techniken zur Temperaturbestimmung	1	2	3	4	5

(1819) Wissen: Säuglingspflege: *Fortsetzung*

Definition: Ausmaß der verstandenen Informationen, die über die Versorgung eines Säuglings von der Geburt bis zum 12. Lebensmonat vermittelt wurden.

Wissen: Säuglingspflege	Keine 1	Begrenzt 2	Mäßig 3	Weitgehend 4	Umfassend 5
Indikatoren:					
181918 Beschreibung von Schlaf-Wach-Mustern eines Säuglings	1	2	3	4	5
181919 Beschreibung der Kommunikation mit einem Säugling	1	2	3	4	5
181920 Beschreibung der Methoden zur Stimulation eines Säuglings	1	2	3	4	5
181921 Beschreibung von Entspannungs-techniken für Säuglinge	1	2	3	4	5
181922 Beschreibung der familiären Anpassung an die Aufnahme eines Säuglings	1	2	3	4	5
181923 Beschreibung besonderer Versorgungsanforderungen	1	2	3	4	5
181924 Beschreibung der zu berücksichtigenden Faktoren in der Auswahl einer Tagesmutter-/Tagespflege,	1	2	3	4	5
181925 Beschreibung von Ressourcen zur Säuglingspflege in der Gemeinde	1	2	3	4	5
181926 Beschreibung von Vorsichtsmaßnahmen, die zu beachten sind, wenn Tiere mit im Haushalt leben	1	2	3	4	5
181927 Andere (Spezifizieren)	1	2	3	4	5

Literatur zu Inhalten und Gegenstand der Pflegeergebnisse

Maybery, L., McNiel, S., & Oakes, K. (1996). *Second stage labor nursing care: Findings from the AWHONN research utilization project.* Paper presented at the Association of Women's Health, Obstetric and Neonatal Nurse 1996 National Convention, Anaheim, CA.

Nichols, F., & Humenick, S. (1988). *Childbirth education: Practice, research and theory.* Philadelphia: W. B. Saunders.

Nurses Association of the American College of Obstetricians and Gynecologists (1991). *NAACOBG standards for the nursing care of women and newborns* (4th ed.). Washington, DC: Author.

Reeder, S. J., Martin, L. L., & Koniak-Griffin, D. (1997). *Maternity nursing: Family, newborn, and women's health care* (18th ed.). Philadelphia: J. B. Lippincott.

S

(1820) Wissen: Leben mit Diabetes

Bereich IV: Wissen über Gesundheit und Verhalten
Klasse (S) – Gesundheitswissen
Skala (i): Keine bis Umfassend

Definition: Ausmaß der verstandenen Informationen, die über den Diabetes mellitus und seine Kontrolle vermittelt wurden.

Wissen: Leben mit Diabetes	Keine 1	Begrenzt 2	Mäßig 3	Weitgehend 4	Umfassend 5
Indikatoren:					
182001 Beschreibung des Wirk-mechanismus von Insulin	1	2	3	4	5
182002 Beschreibung der Rolle, die die Ernährung für die Kontrolle des Blutzuckerspiegels spielt	1	2	3	4	5
182003 Beschreibung des vorgeschriebenen Diätplans	1	2	3	4	5
182004 Beschreibung von Strategien, eine Diät einzuhalten	1	2	3	4	5
182005 Beschreibung der Rolle, die Übungen für die Kontrolle des Blutzuckerspiegels spielen	1	2	3	4	5
182006 Beschreibung der Hyperglykämie und der damit einhergehenden Symptome	1	2	3	4	5
182007 Beschreibung der Vorbeugung einer Hyperglykämie	1	2	3	4	5
182008 Beschreibung der Maßnahmen, die auf eine Hyperglykämie folgen müssen	1	2	3	4	5
182009 Beschreibung der Hypoglykämie und der damit einhergehenden Symptome	1	2	3	4	5
182010 Beschreibung der Vorbeugung einer Hypoglykämie	1	2	3	4	5
182011 Beschreibung der Maßnahmen, die auf eine Hypoglykämie folgen müssen	1	2	3	4	5
182012 Beschreibung einer optimalen Blutzuckereinstellung	1	2	3	4	5
182013 Beschreibung der Auswirkungen von akuten Erkrankungen auf den Blutzuckerspiegel	1	2	3	4	5
182014 Demonstration der korrekten Blutzuckermessung	1	2	3	4	5
182015 Identifikation der Maßnahmen, die im Verhältnis zu den jeweiligen Blutzucker-spiegeln unternommen werden müssen	1	2	3	4	5

(1820) Wissen: Leben mit Diabetes: Fortsetzung

Definition: Ausmaß der verstandenen Informationen, die über den Diabetes mellitus und seine Kontrolle vermittelt wurden.

Wissen: Leben mit Diabetes	Keine 1	Begrenzt 2	Mäßig 3	Weitgehend 4	Umfassend 5
Indikatoren:					
182016 Beschreibung der verordneten Insulintherapie	1	2	3	4	5
182017 Demonstration der sicher beherrschten Technik des Aufziehens und Verabreichens von Insulin	1	2	3	4	5
182018 Beschreibung des rotierenden Injektionsschemas	1	2	3	4	5
182019 Bestimmung von Wirkungseintritt, Wirkungsspitze und Wirkungsdauer der/des verordneten Insulin(e)	1	2	3	4	5
182020 Beschreibung der verordneten oralen Antidiabetikatherapie	1	2	3	4	5
182021 Beschreibung des Zeitpunktes, zu dem professionelle Hilfe einzuholen ist	1	2	3	4	5
182022 Demonstration der korrekten Durchführung einer Blutzuckerbestimmung im Urin	1	2	3	4	5
182023 Beschreibung der Methoden einer vorbeugenden Fußpflege (z. B. regelmäßige Inspektion durch den Hausarzt, korrektes Abtrocknen etc.)	1	2	3	4	5
182024 Beschreibung der Vorteile eines eingestellten Diabetes	1	2	3	4	5
182025 Andere (Spezifizieren)	1	2	3	4	5

Literatur zu Inhalten und Gegenstand der Pflegeergebnisse

Anderson, S. (1994). 7 Caretips for managing patients with diabetes. *American Journal of Nursing*, 94(9), 36–38.

Arvorn, R. (1994). Acute hypoglycemia, *Nursing* 94, 24(1), 33.

Brody, G. (1992). Diabetic ketoacidosis and hyperosmolar hyperglycaemic nonketotic coma. *Topic of Emergency Medicine*, 14(1), 12–22.

Carlson, M. (1994). Diabetic emergencies. A clinical review. *Journal of the American Academy of Physician Assistant*, 7(2), 79–86.

Clark, A. (1994). Complications and management of diabetes. *Critical Care Nursing of North America*, 6(4), 723–733.

Jones, T. (1994). From diabetic ketoacidosis to hyperglycemic hyperosmolar nonketotic syndrome. *Critical Care Nursing Clinics of North America*, 6(4), 703–721.

Loewen, S., & Haas, L. (1991). Complications of diabetes: Acute and chronic. *Nurse Practitioner Forum*, 2(3), 181–187.

Norton, R. (1995). The right mix of diet and exercise. *RN*, 58(4), 20–24.

Peragallo-Dittko, B. (1995). Acute complications of diabetes. *RN*, 58(8), 36–41.

Peragallo-Dittko, V. (1993). *A core curriculum for diabetes education* (2nd e.). Chicago, IL.: American Association of Diabetes Educators and AADE Education and Research Foundation.

Reising, D. (1995). Acute hypoglycemia. *Nursing* 95, 25(2), 41–48.

S

(1821) Wissen: Empfängnisverhütung

Bereich IV: Wissen über Gesundheit und Verhalten
Klasse (S) – Gesundheitswissen
Skala (i): Keine bis Umfassend

Definition: Ausmaß der verstandenen Informationen, die über Schwangerschaftsvorsorge vermittelt wurden.

Wissen: Empfängnisverhütung	Keine 1	Begrenzt 2	Mäßig 3	Weitgehend 4	Umfassend 5
Indikatoren:					
182101 Beschreibung, wie eine gewählte empfängnisverhütende Methode wirkt	1	2	3	4	5
182102 Beschreibung, wie eine gewählte empfängnisverhütende Methode korrekt anzuwenden ist	1	2	3	4	5
182103 Beschreibung der Wirksamkeit einer gewählten empfängnisverhütenden Methode bzw. Methoden	1	2	3	4	5
182104 Beschreibung der Wirksamkeit einer gewählten empfängnisverhütenden Methode in Bezug auf STD*	1	2	3	4	5
182105 Beschreibung, wie es zu einer Empfängnis kommt	1	2	3	4	5
182106 Beschreibung der Vor- und Nachteile, ein Kind zu bekommen	1	2	3	4	5
182107 Beschreibung des Einflusses persönlicher und religiöser Werte auf die Empfängnis	1	2	3	4	5
182108 Beschreibung der natürlichen Empfängnis-verhütung (z. B. periodische Abstinenz)	1	2	3	4	5
182109 Beschreibung der Empfängnisverhütung mit Spermiziden (z. B. Schaumovula)	1	2	3	4	5
182110 Beschreibung der Empfängnisverhütung mit Hormonen (z. B. «Pille» mit oder ohne ovulationshemmender Wirkung)	1	2	3	4	5
182111 Beschreibung der mechanischen Empfängnisverhütung (z. B. Scheiden-diaphragma, Intrauterinpessar)	1	2	3	4	5
182112 Beschreibung der Empfängnisverhütung durch chirurgische Eingriffe (z. B. Sterilisation)	1	2	3	4	5
182113 Beschreibung der Anwendungsregeln von empfängnisverhütenden Methoden	1	2	3	4	5
182114 Demonstration der Anwendung von empfängnisverhütenden Methoden	1	2	3	4	5
182115 Andere (Spezifizieren)	1	2	3	4	5

*STD = sexually transmitted diseases (sexuell übertragbare Krankheiten)

Literatur zu Inhalten und Gegenstand der Pflegeergebnisse
Hatcher, R. A., Trussel, J., Stewart, F., Stewart, G. K., Kowal, D., Guest, F., Cates, W., & Policar, M. S. (1994). *Contraceptive technology*, (16th ed.). New York: Irvington Publishers.

(1822) Wissen: Vorbereitung auf die Mutterschaft

Bereich IV: Wissen über Gesundheit und Verhalten
Klasse (S) – Gesundheitswissen
Skala (i): Keine bis Umfassend

Definition: Ausmaß der verstandenen Informationen, die über die Mutterschaft vor der Schwangerschaft vermittelt wurden, um eine normale Schwangerschaft sicherzustellen.

Wissen: Vorbereitung auf die Mutterschaft	Keine 1	Begrenzt 2	Mäßig 3	Weitgehend 4	Umfassend 5
Indikatoren:					
182201 Beschreibung von Faktoren, die zu berücksichtigen sind, wenn über eine Elternschaft zu entscheiden ist	1	2	3	4	5
182202 Beschreibung der Komponenten einer normalen Schwangerschaft	1	2	3	4	5
182203 Beschreibung einer gesunden Ernährung	1	2	3	4	5
182204 Beschreibung angemessenen Ruhe- und Betätigungsverhaltens	1	2	3	4	5
182205 Beschreibung potentiell gefährdender Einflüsse von Alkohol-, Tabak- und Drogengenuss	1	2	3	4	5
182206 Identifikation mütterlicher Risikofaktoren in Bezug auf Schwangerschaft und Entwicklung des Feten	1	2	3	4	5
182207 Identifikation von Gefahren aus der Umwelt, sowohl zu Hause als auch am Arbeitsplatz, die die Entwicklung des Feten beeinträchtigen können	1	2	3	4	5
182208 Identifikation des Risikos von Erbkrankheiten	1	2	3	4	5
182209 Beschreibung der potentiellen persönlichen und familiären Anpassungen an die Schwangerschaft und die Aufnahme eines neuen Familienmitglieds	1	2	3	4	5
182210 Andere (Spezifizieren)	1	2	3	4	5

Literatur zu Inhalten und Gegenstand der Pflegeergebnisse

Aneshensel, C. S., Becerra, R. M., Fielder, E. P., Schuler, R. H. (1990). Onset of fertility-related events during adolescence: A prospective comparison of Mexican-American and non-Hispanic white females. *American Journal of Public Health*, 80(8), 959–963.

Fehring, R. J. (1991). New technology in natural family planning. *Journal of Obstetric, Gynecologic, & Neonatal Nursing*, 20(3), 199–205.

Grodstein, F., Goldman, M. B., Cramer, D. W. (1994). Infertility in women and moderate alcohol use. *American Journal of Public Health*, 84(9), 1429–1432.

Halman, L. J., Abbey, A., Andrews, F. M. (1992). Attitudes about infertility interventions among fertile and infertile couples. *American Journal Public Health*, 82(2), 191–194.

Rudy, E. B., Estok, P. (1992). Professional and lay interrater reliability of urinary luteinizing hormone surges measured by Ovu-Quik test. *Journal of Obstetric, Gynecologic, & Neonatal Nursing*, 21(5), 407–411.

Shane, J. M. (1993). Evaluation and treatment of infertility. *Clinical Symposia*, 45(2), 2–32.

Toner, J. P., Flood, J. T. (1993). Fertility after the age of 40. *Obstetrics & Gynecology Clinics of North America*, 20(2), 261–272.

S

(1823) Wissen: Gesundheitsförderung

Bereich IV: Wissen über Gesundheit und Verhalten
Klasse (S) – Gesundheitswissen
Skala (i): Keine bis Umfassend

Definition: Ausmaß von Verständnis über benötigte Informationen zur Erlangung und Aufrechterhaltung optimaler Gesundheit.

Wissen: Gesundheitsförderung	Keine 1	Begrenzt 2	Mäßig 3	Weitgehend 4	Umfassend 5
Indikatoren:					
182301 Gesundheitsverhalten	1	2	3	4	5
182302 Gesundheitsressourcen	1	2	3	4	5
182303 Infektionskontrolle	1	2	3	4	5
182304 Persönliche Sicherheit	1	2	3	4	5
182305 Kontrolle über den Gebrauch von Substanzen	1	2	3	4	5
182306 Diät	1	2	3	4	5
182307 Andere (Spezifizieren)	1	2	3	4	5

Literatur zu Inhalten und Gegenstand der Pflegeergebnisse
siehe unter:
Wissen: Gesundheitsverhalten
Wissen: Gesundheitsressourcen
Wissen: Infektionskontrolle
Wissen: Persönliche Sicherheit
Wissen: Kontrolle des Konsums von Substanzen
Wissen: Diät

(1824) Wissen: Versorgung bei Erkrankung

Bereich IV: Wissen über Gesundheit und Verhalten
Klasse (S) – Gesundheitswissen
Skala (i): Keine bis Umfassend

Definition: Ausmaß von Verständnis über benötigte krankheitsbezogene Informationen zur Erlangung und Aufrechterhaltung optimaler Gesundheit.

Wissen: Versorgung bei Erkrankung	Keine 1	Begrenzt 2	Mäßig 3	Weitgehend 4	Umfassend 5
Indikatoren:					
182401 Diät	1	2	3	4	5
182402 Krankheitsprozess	1	2	3	4	5
182403 Energieerhaltung	1	2	3	4	5
182404 Infektionskontrolle	1	2	3	4	5
182405 Medikation	1	2	3	4	5
182406 Vorgeschriebene Aktivitäten	1	2	3	4	5
182407 Behandlungsverfahren	1	2	3	4	5
182408 Behandlungsplan	1	2	3	4	5
182409 Gesundheitsressourcen	1	2	3	4	5
182410 Diabetes-Management	1	2	3	4	5
182411 Andere (Spezifizieren)	1	2	3	4	5

Literatur zu Inhalten und Gegenstand der Pflegeergebnisse
siehe unter:
Wissen: Diät
Wissen: Krankheitsprozess
Wissen: Energieerhaltung
Wissen: Infektionskontrolle
Wissen: Medikation
Wissen: Vorgeschriebene Aktivität
Wissen: Behandlungsverfahren
Wissen: Behandlungsplan
Wissen: Gesundheitsressourcen
Wissen: Leben mit Diabetes

S

(1825) Wissen: Gesundheit von Mutter und Kind

Bereich IV: Wissen über Gesundheit und Verhalten
Klasse (S) – Gesundheitswissen
Skala (i): Keine bis Umfassend

Definition: Ausmaß der verstandenen Informationen, die zur Erlangung und Aufrechterhaltung optimaler Gesundheit von Mutter und Kind benötigt werden, vermittelt wurden.

Wissen: Gesundheit von Mutter und Kind	Keine 1	Begrenzt 2	Mäßig 3	Weitgehend 4	Umfassend 5
Indikatoren:					
182501 Stillen	1	2	3	4	5
182502 Diät	1	2	3	4	5
182503 Förderung der Fertilität	1	2	3	4	5
182504 Entbindung und Geburt	1	2	3	4	5
182505 Säuglingspflege	1	2	3	4	5
182506 Nachsorge in der Mutterschaft	1	2	3	4	5
182507 Schwangerschaft	1	2	3	4	5
182508 Sexualverhalten	1	2	3	4	5
182509 Gesundheitsverhalten	1	2	3	4	5
182510 Kontrolle des Konsums von Substanzen	1	2	3	4	5
182511 Sicherheit des Kindes	1	2	3	4	5
182512 Andere (Spezifizieren)	1	2	3	4	5

Literatur zu Inhalten und Gegenstand der Pflegeergebnisse
siehe unter:
Wissen: Stillen
Wissen: Diät
Wissen: Förderung der Fertilität
Wissen: Entbindung und Geburt
Wissen: Säuglingspflege
Wissen: Nachsorge in der Mutterschaft
Wissen: Schwangerschaft
Wissen: Sexualverhalten
Wissen: Gesundheitsverhalten
Wissen: Kontrolle des Konsums von Substanzen
Wissen: Sicherheit des Kindes

(1900) Immunisierungsverhalten

Bereich IV: Wissen über Gesundheit und Verhalten
Klasse T – Risikokontrolle und Sicherheit
Skala (m): Nie demonstriert bis Konsistent demonstriert

Definition: Handlungen, um eine Immunität gegenüber einer vermeidbaren Infektionskrankheit zu erreichen.

Immunisierungsverhalten	Nie demonstriert 1	Selten demonstriert 2	Manchmal demonstriert 3	Oft demonstriert 4	Konsistent demonstriert 5
Indikatoren:					
190001 Erkennt das Krankheitsrisiko ohne Immunisierung	1	2	3	4	5
190002 Beschreibt die Risiken, die mit einer spezifischen Immunisierung verbunden sind	1	2	3	4	5
190003 Beschreibt Kontraindikationen für eine spezifische Immunisierung	1	2	3	4	5
190004 Bringt den aktuellen Impfausweis zu jedem Besuch mit	1	2	3	4	5
190005 Erhält die für das Alter von der STIKO*, dem BAG* oder der SKIF* empfohlenen Impfungen	1	2	3	4	5
190006 Beschreibt Maßnahmen zur Milderung der Nebenwirkungen des Impfstoffes	1	2	3	4	5
190007 Erkennt die Notwendigkeit, jede unerwünschte Reaktion mitzuteilen	1	2	3	4	5
190008 Berichtet zurückliegende unerwünschte Reaktionen vor der Immunisierungsmaßnahme	1	2	3	4	5
190009 Bestätigt den Termin für die nächste Immunisierung	1	2	3	4	5
190010 Erhält die von der STIKO*, dem BAG* oder der SKIF* empfohlenen Immunisierungen bei chronischer Erkrankung	1	2	3	4	5
190011 Erhält die von der STIKO*, dem BAG* oder der SKIF* empfohlenen Immunisierungen für Arbeitsplatzrisiken	1	2	3	4	5
190012 Erhält die von der STIKO*, dem BAG* oder der SKIF* empfohlenen Immunisierungen für Reisen	1	2	3	4	5
190013 Identifiziert die Ressourcen in der Gemeinde für Immunisierungen	1	2	3	4	5
190014 Andere (Spezifizieren)	1	2	3	4	5

T

*STIKO = Ständige Impfkommission; *BAG = Bundesamt für Gesundheit; *SKIF = Schweizer Kommission für Impffragen
[Adaption d. Lek.]

Literatur zu Inhalten und Gegenstand der Pflegeergebnisse

Selekman, J. (1994). The guidelines for immunizations have changed again! *Pediatric Nursing*, 20(4), 376–378.

Sharts-Hopko, N. C. (1994). Current immunization guidelines. *MCN: American Journal of Maternal Child Nursing*, 19(2), 82–84.

Smith, C., & Maurer, F. (1995). *Community health nursing: Theory and practice*. Philadelphia: W. B. Saunders.

U. S. Department of Health and Human Services. (1994). *Clinician's handbook of preventive service: Put prevention into practice*. Washington, DC: U. S. Government Printing Office.

(1901) Elterliche Fürsorge: Soziale Sicherheit

Bereich IV: Wissen über Gesundheit und Verhalten
Klasse T – Risikokontrolle und Sicherheit
Skala (f): Nicht adäquat bis Vollständig adäquat

Definition: Elterliche Handlungen zur Vermeidung sozialer Beziehungen, die Schaden oder Verletzung verursachen könnten.

Elterliche Fürsorge: Soziale Sicherheit	Nicht adäquat 1	Wenig adäquat 2	Mäßig adäquat 3	Weitgehend adäquat 4	Vollständig adäquat 5
Indikatoren:					
190101 Beobachtung von Spielgefährten	1	2	3	4	5
190102 Beobachtung von sozialen Kontakten	1	2	3	4	5
190103 Beobachtung der Babysitter/Tagesmütter	1	2	3	4	5
190104 Auswahl der Babysitter/Tagesmütter	1	2	3	4	5
190105 Erkennung von Missbrauchsrisiko	1	2	3	4	5
190106 Intervention zur Beendigung von Missbrauchsrisiko/risiken	1	2	3	4	5
190107 Intervention zur Beendigung von Missbrauch	1	2	3	4	5
190108 Vorkehrung für ein Erziehungsumfeld	1	2	3	4	5
190109 Vorkehrung für Überwachung	1	2	3	4	5
190110 Vorkehrung für altersangemessene soziale Gelegenheiten	1	2	3	4	5
190111 Einführung einer Übereinkunft zur Verhütung risikobehafteten Sozialverhaltens	1	2	3	4	5
190112 Intervention zur Verhütung risikobehafteten Sozialverhaltens	1	2	3	4	5
190113 Intervention zur Verhütung der Beteiligung an «Gangs»/Banden	1	2	3	4	5
190114 Andere (Spezifizieren)	1	2	3	4	5

Literatur zu Inhalten und Gegenstand der Pflegeergebnisse

Glick, D., Kronenfeld, J., & Jackson, K. (1993). Safety behaviors among parents of preschoolers. *Health Values*, 17(1), 18–27.

Jensen, L. R., Williams, S. D., Thurman, d. J., & Keller, P. A. (1992). Submersion injuries for children less than 5 years in urban Utah. *Western Journal of Medicine*, 157(6), 641–644.

Quan, L., Gore, E. J., Wentz, K., Allen, J., & Novack, A. H. (1989). Ten years study of pediatric drownings and near-drownings in King County, Washington: Lessons in injury prevention. *Pediatrics*, 83(6), 1035–1040.

T

(1902) Risikokontrolle

Bereich IV: Wissen über Gesundheit und Verhalten
Klasse T – Risikokontrolle und Sicherheit
Skala (m): Nie demonstriert bis Konsistent demonstriert

Definition: Handlungen zur Beseitigung oder Reduzierung tatsächlicher, persönlicher und veränderbarer Gesundheitsbedrohungen.

Risikokontrolle	Nie demonstriert 1	Selten demonstriert 2	Manchmal demonstriert 3	Oft demonstriert 4	Konsistent demonstriert 5
Indikatoren:					
190201 Erkennt das Risiko an	1	2	3	4	5
190202 Beobachtet Risikofaktoren in der Umwelt	1	2	3	4	5
190203 Beobachtet Risikofaktoren im persönlichen Verhalten	1	2	3	4	5
190204 Entwickelt effektive Strategien zur Risikokontrolle	1	2	3	4	5
190205 Passt die Strategien zur Risikokontrolle in erforderlichem Maße an	1	2	3	4	5
190206 Verpflichtet sich zu Strategien der Risikokontrolle	1	2	3	4	5
190207 Folgt den ausgewählten Strategien der Risikokontrolle	1	2	3	4	5
190208 Verändert den Lebensstil zur Reduzierung von Risiko	1	2	3	4	5
190209 Vermeidet, sich Gesundheitsbedrohungen auszusetzen	1	2	3	4	5
190210 Beteiligt sich am Screening für in Zusammenhang stehende Gesundheitsprobleme	1	2	3	4	5
190211 Beteiligt sich am Screening für identifizierte Gesundheitsprobleme	1	2	3	4	5
190212 Erhält die angemessenen Impfungen	1	2	3	4	5
190213 Nimmt Gesundheitsdienste in Übereinstimmung mit dem Bedarf in Anspruch	1	2	3	4	5
190214 Verwendet persönliche Unterstützungssysteme zur Risikokontrolle	1	2	3	4	5
190215 Verwendet Ressourcen in der Gemeinde zur Risikokontrolle	1	2	3	4	5
190216 Erkennt Veränderungen im Gesundheitszustand	1	2	3	4	5
190217 Beobachtet Veränderungen im Gesundheitszustand	1	2	3	4	5
190218 Andere (Spezifizieren)	1	2	3	4	5

Literatur zu Inhalten und Gegenstand der Pflegeergebnisse

Nease, R. (1994). Risk attitudes in gambles involving length of life: Aspirations, variations, and ruminations. *Medical Decision Making*, 14(2), 210–213.

Perez-Stable, E., Martin, G., & Marin, B. (1994). Behavioral risk factors : A comparison of Latinos and non-Latino whites in San Francisco. *American Journal of Public Health*, 84(6), 971–976.

Rost, K., Burnam, M., & Smith, G. (1993). Development of services for depressive disorders and substance abuse history. *Medical Care*, 31(3), 189–200.

Ryan, P. (1983). Altered health maintenance. In J. M. Thompston et al. (Eds.), *Mosby's clinical nursing* (3rd ed.) (pp. 1425–1427). St. Louis: Mosby.

Sickle Cell Disease Guideline Panel (1993). *Sickle cell disease: Screening, diagnosis, management, and counselling in newborn and infants, clinical practice guideline*, No. 6 (AHCPR Pub. No. 93–0562). Rockville, MD: U.S. Department of Health and Human Services. Public Health Services, Agency for Health Care Policy and Research.

Simons-Morton, D. G., Mullen, P. D., Mains, D. A., Tabak, E. R., & Green, L. W. (1992). Characteristics of controlled studies of patient education and counselling for preventive health behaviors. *Patient Education and Counseling*, 19, 174–204.

U.S. Department of Health and Human Services (1998). *Clinician's handbook of preventive services: Put prevention into practice* (2nd ed.). Washington, DC: U.S. Government Printing Office.

T

(1903) Risikokontrolle: Alkoholkonsum

Bereich IV: Wissen über Gesundheit und Verhalten
Klasse T – Risikokontrolle und Sicherheit
Skala (m): Nie demonstriert bis Konsistent demonstriert

Definition: Handlungen zur Beendigung oder Reduzierung des Alkoholkonsums, der eine Bedrohung für die Gesundheit darstellt.

Risikokontrolle: Alkoholkonsum	Nie demonstriert 1	Selten demonstriert 2	Manchmal demonstriert 3	Oft demonstriert 4	Konsistent demonstriert 5
Indikatoren:					
190301 Erkennt das Risiko des Alkoholmissbrauchs an	1	2	3	4	5
190302 Erkennt die persönlichen Konsequenzen, die mit Alkoholmissbrauch verbunden sind, an	1	2	3	4	5
190303 Beobachtet die Umwelt auf Faktoren, die den Alkoholmissbrauch begünstigen	1	2	3	4	5
190304 Beobachtet persönliche Muster des Alkoholkonsums	1	2	3	4	5
190305 Entwickelt effektive Kontrollstrategien für den Alkoholkonsum	1	2	3	4	5
190306 Passt die Kontrollstrategien des Alkoholkonsums in erforderlichem Maße an	1	2	3	4	5
190307 Verpflichtet sich zu Kontrollstrategien für den Alkoholkonsum	1	2	3	4	5
190308 Folgt den ausgewählten Kontrollstrategien für den Alkoholkonsum	1	2	3	4	5
190309 Beteiligt sich am Screening der in Zusammenhang stehenden Probleme	1	2	3	4	5
190310 Nimmt Gesundheitsdienste in Übereinstimmung mit dem Bedarf in Anspruch	1	2	3	4	5
190311 Verwendet persönliche Unterstützungssysteme zur Kontrolle des Alkoholmissbrauchs	1	2	3	4	5
190312 Verwendet Unterstützungsgruppen zur Kontrolle des Alkoholmissbrauchs	1	2	3	4	5
190313 Verwendet Ressourcen in der Gemeinde zur Kontrolle des Alkoholmissbrauchs	1	2	3	4	5
190314 Erkennt Veränderungen im Gesundheitszustand	1	2	3	4	5
190315 Beobachtet Veränderungen im Gesundheitszustand	1	2	3	4	5
190316 Kontrolliert die Alkoholeinnahme	1	2	3	4	5
190317 Andere (Spezifizieren)	1	2	3	4	5

Literatur zu Inhalten und Gegenstand der Pflegeergebnisse

McCuster, J., Stoddard, A. M., Zapka, J. G., & Lewis, B. F. (1993). Behavioral outcomes of AIDS educational interventions for drug users in short–term treatment, *American Journal of Public Health*, 83(10), 1463–1466.

McDonald, B. (Intake Supervisor of MECCA-Substance Abuse Services). Personal correspondence, Jan. 18, 1994.

Simons-Morton, D. G., Mullen, P. D., Mains, D. A., Tabek, E. R., & Green, L. W. (1992). Characteristics of controlled studies of patient education and counselling for preventive health behaviors. *Patient Education and Counseling*, 19, 174–204.

Talashek, M. L., Gerace, L. M., & Starr, K. L. (1994). The substance abuse pandemic: Determinants to guide interventions. *Public Health Nursing*, 11(2), 131–139.

T

(1904) Risikokontrolle: Drogenkonsum

Bereich IV: Wissen über Gesundheit und Verhalten
Klasse T – Risikokontrolle und Sicherheit
Skala (m): Nie demonstriert bis Konsistent demonstriert

Definition: Handlungen zur Beendigung oder Reduzierung des Konsums von Drogen, die eine Bedrohung für die Gesundheit darstellen.

Risikokontrolle: Drogenkonsum	Nie demonstriert 1	Selten demonstriert 2	Manchmal demonstriert 3	Oft demonstriert 4	Konsistent demonstriert 5
Indikatoren:					
190401 Erkennt das Risiko des Drogenmissbrauchs an	1	2	3	4	5
190402 Erkennt persönliche Konsequenzen, die mit dem Drogenmissbrauch verbunden sind, an	1	2	3	4	5
190403 Beobachtet die Umwelt auf Faktoren, die den Drogenmissbrauch begünstigen	1	2	3	4	5
190404 Beobachtet persönliche Muster des Drogenkonsums	1	2	3	4	5
190405 Entwickelt effektive Strategien zur Kontrolle des Drogenkonsums	1	2	3	4	5
190406 Passt die Kontrollstrategien für den Drogenkonsum in erforderlichem Maße an	1	2	3	4	5
190407 Verpflichtet sich zu Kontrollstrategien für den Drogenkonsum	1	2	3	4	5
190408 Folgt den ausgewählten Kontrollstrategien für den Drogenkonsum	1	2	3	4	5
190409 Beteiligt sich am Screening der in Zusammenhang stehenden Gesundheitsprobleme	1	2	3	4	5
190410 Nimmt Gesundheitsdienste in Übereinstimmung mit dem Bedarf in Anspruch	1	2	3	4	5
190411 Verwendet persönliche Unterstützungssysteme zur Kontrolle des Drogenmissbrauchs	1	2	3	4	5
190412 Verwendet Unterstützungsgruppen zur Kontrolle des Drogenmissbrauchs	1	2	3	4	5
190413 Verwendet Ressourcen in der Gemeinde zur Kontrolle des Drogenmissbrauchs	1	2	3	4	5
190414 Erkennt die Veränderungen im Gesundheitszustand	1	2	3	4	5
190415 Beobachtet die Veränderungen im Gesundheitszustand	1	2	3	4	5
190416 Kontrolliert die Drogeneinnahme	1	2	3	4	5
190417 Andere (Spezifizieren)	1	2	3	4	5

Literatur zu Inhalten und Gegenstand der Pflegeergebnisse

McCuster, J., Stoddard, A. M., Zapka, J. G., & Lewis, B. F. (1993). Behavioral outcomes of AIDS educational interventions for drug users in short-term treatment. *American Journal of Public Health*, 83(10), 1463–1466.

McDonal, B. (Intake Supervisor of MECCA-Substance Abuse Services). Personal correspondence, Jan. 18, 1994.

Simons-Morton, D. G., Mullen, P. D., Mains, D. A., Tabek, E. R., & Green, L. W. (1992). Characteristics of controlled studies of patient education and counseling for preventive health behaviors. *Patient Education and Counseling*, 19, 174–204.

Talashek, M. L., Gerace, L. M., & Starr, K. L. (1994). The substance abuse pandemic: Determinants to guide interventions. *Public Health Nursing*, 11(2), 131–139.

T

(1905) Risikokontrolle: Sexuell übertragbare Krankheiten (SÜK/STD)

Bereich IV: Wissen über Gesundheit und Verhalten
Klasse T – Risikokontrolle und Sicherheit
Skala (m): Nie demonstriert bis Konsistent demonstriert

Definition: Handlungen zur Beendigung oder Reduzierung von Verhalten, welches im Zusammenhang mit sexuell übertragbaren Krankheiten steht.

Risikokontrolle: Sexuell übertragbare Krankheiten (SÜK/STD)	Nie demonstriert 1	Selten demonstriert 2	Manchmal demonstriert 3	Oft demonstriert 4	Konsistent demonstriert 5
Indikatoren:					
190501 Erkennt das individuelle Risiko für SÜK/STD* an	1	2	3	4	5
190502 Erkennt die persönlichen Konsequenzen im Zusammenhang mit SÜK/STD an	1	2	3	4	5
190503 Beobachtet die Umwelt auf Risiken, sich SÜK/STD auszusetzen	1	2	3	4	5
190504 Beobachtet das persönliche Verhalten auf Risiken, sich SÜK/STD auszusetzen	1	2	3	4	5
190505 Entwickelt effektive Strategien, um das Risiko, sich SÜK/STD auszusetzen, zu reduzieren	1	2	3	4	5
190506 Passt die Strategien zur Expositionskontrolle in erforderlichem Maße an	1	2	3	4	5
190507 Verpflichtet sich auf Strategien zur Expositionskontrolle	1	2	3	4	5
190508 Folgt den ausgewählten Strategien zur Expositionskontrolle	1	2	3	4	5
190509 Fragt nach dem SÜK/STD-Status des/der Partners/in vor sexuellen Aktivitäten	1	2	3	4	5
190510 Verwendet Methoden zur Kontrolle von SÜK/STD-Übertragungen	1	2	3	4	5
190511 Erkennt SÜK/STD-Anzeichen und Symptome	1	2	3	4	5
190512 Beteiligt sich am Screening für SÜK/STD	1	2	3	4	5
190513 Beteiligt sich am Screening für in Zusammenhang stehende Gesundheitsprobleme	1	2	3	4	5
190514 Verwendet Gesundheitsdienste in der Gemeinde zur Behandlung von SÜK/STD	1	2	3	4	5
190515 Hält sich an die empfohlene Behandlung von SÜK/STD	1	2	3	4	5
190516 Informiert den/die Sexualpartner im Falle einer SÜK/STD Infektion	1	2	3	4	5
190517 Abwesenheit von SÜK/STD	1	2	3	4	5
190518 Andere (Spezifizieren)	1	2	3	4	5

*SÜK/STD = Sexuell übertragbare Krankheiten/sexually transmitted diseases

Literatur zu Inhalten und Gegenstand der Pflegeergebnisse

Rotheram, M. J., Reid, M .A., & Rosario, M. (1994). Factors mediating changes in sexual HIV risk behaviors among gay and bisexual male adolescents. *American Journal of Public Health*, 84(12), 1938–1946.

Simons-Morton, D. G., Mullen, P. D., Main, D. A., Tabak, E. R., & Green, L. W. (1992). Characteristics of controlled studies of patient education and counselling for preventive health behaviors. *Patient Education and Counseling*, 19, 174–204.

U. S. Department of Health and Human Services (1994). *Evaluation and management of early HIV infection* (AHCPR Pub. No. 94–0572). Rockville, MD: Public Health Service Agency for Health Care Policy and Research.

T

(1906) Risikokontrolle: Tabakkonsum

Bereich IV: Wissen über Gesundheit und Verhalten
Klasse T – Risikokontrolle und Sicherheit
Skala (m): Nie demonstriert bis Konsistent demonstriert

Definition: Handlungen zur Beendigung oder Reduzierung von Tabakkonsum.

Risikokontrolle: Tabakkonsum	Nie demonstriert 1	Selten demonstriert 2	Manchmal demonstriert 3	Oft demonstriert 4	Konsistent demonstriert 5
Indikatoren:					
190601 Erkennt das Risiko des Tabakkonsums an	1	2	3	4	5
190602 Erkennt die persönlichen Konsequenzen, die mit dem Tabakkonsum verbunden sind	1	2	3	4	5
190603 Beobachtet die Umwelt auf Faktoren, die den Tabakkonsum begünstigen	1	2	3	4	5
190604 Beobachtet das persönliche Verhalten auf Muster des Tabakkonsums	1	2	3	4	5
190605 Entwickelt effektive Strategien zur Beendigung des Tabakkonsums	1	2	3	4	5
190606 Passt die Kontrollstrategien für den Tabakkonsum in erforderlichem Maße an	1	2	3	4	5
190607 Verpflichtet sich zu Kontrollstrategien für den Tabakkonsum	1	2	3	4	5
190608 Hält sich an die ausgewählten Kontrollstrategien für den Tabakkonsum	1	2	3	4	5
190609 Nimmt am Screening für in Zusammenhang stehende Gesundheitsprobleme teil	1	2	3	4	5
190610 Nimmt Gesundheitsdienste in Übereinstimmung mit dem Bedarf in Anspruch	1	2	3	4	5
190611 Hält sich an die empfohlenen Beobachtungen des Tabakkonsums	1	2	3	4	5
190612 Verwendet persönliche Unterstützungssysteme zur Beendigung des Tabakkonsums	1	2	3	4	5
190613 Verwendet eine Unterstützungsgruppe zur Beendigung des Tabakkonsums	1	2	3	4	5
190614 Verwendet Ressourcen in der Gemeinde, um den Tabakkonsum zu beenden	1	2	3	4	5
190615 Beobachtet Veränderungen im Gesundheitszustand	1	2	3	4	5
190616 Beendet den Tabakkonsum	1	2	3	4	5
190617 Andere (Spezifizieren)	1	2	3	4	5

Literatur zu Inhalten und Gegenstand der Pflegeergebnisse

Hirdes, J. P., & Maxwell, M. A. (1994). Smoking cessation and quality of life outcomes among older adults in the Campbell's survey on well-being. *Canadian Journal of Public Health*, 85(2), 99–102.

Simons-Morton, D. G., Mullen, P. D., Mains, D. A., Tabak, E. R., & Green, L. W. (1992). Characteristics of controlled studies of patient education and counselling for preventive health behaviors. *Patient Education and Counselling*, 19, 174–204.

Sussman, S., Dent, C. W., Stacy, A. W., Sun, P., Craig, S., Simon, T. R., Burton, D., & Flay, B. R. (1993). Project towards no tobacco use: 1-year behavioural outcomes, *American Journal of Public Health*, 83(9), 1245–1250.

Talashek, M. L., Gerace, L. M., & Starr, K. L. (1994). The substance abuse pandemic: Determinants to guide interventions. *Public Health Nursing*, 11(2), 131–139.

U. S. Department of Health and Human Services (1996). *Smoking cessation* (AHCPR Pub. No. 96–0692). Rockville, MD: Public Health Service Agency for Health Care Policy and Research.

Winsor, R. A., Lowe, J. B., Perkins, L. L., Smith-Yoder, D., Artz, L., Crawford, M., Amburgy, K., & Boyd, N. R. (1993). Health education for pregnant smokers: Its behavioural impact and cost benefit. *American Journal of Public Health*, 83(2), 201–206.

T

(1907) Risikokontrolle: Ungewollte Schwangerschaft

Bereich IV: Wissen über Gesundheit und Verhalten
Klasse T – Risikokontrolle und Sicherheit
Skala (m): Nie demonstriert bis Konsistent demonstriert

Definition: Handlungen, um die Möglichkeit einer ungewollten Schwangerschaft zu reduzieren.

Risikokontrolle: Ungewollte Schwangerschaft	Nie demonstriert 1	Selten demonstriert 2	Manchmal demonstriert 3	Oft demonstriert 4	Konsistent demonstriert 5
Indikatoren:					
190701 Erkennt das Risiko einer ungewollten Schwangerschaft an	1	2	3	4	5
190702 Beschreibt Anzeichen und Symptome einer Schwangerschaft	1	2	3	4	5
190703 Beobachtet die persönlichen Konsequenzen, die mit einer ungewollten Schwangerschaft verbunden sind	1	2	3	4	5
190704 Beobachtet Anzeichen und Symptome einer Schwangerschaft	1	2	3	4	5
190705 Versteht den physiologischen Vorgang der Empfängnis	1	2	3	4	5
190706 Entwickelt effektive Strategien zur Schwangerschaftsverhütung	1	2	3	4	5
190707 Passt die Strategien zur Schwangerschaftsverhütung an wie erforderlich	1	2	3	4	5
190708 Verpflichtet sich zu Strategien der Schwangerschaftsverhütung	1	2	3	4	5
190709 Folgt den ausgewählten Strategien zur Schwangerschaftsverhütung	1	2	3	4	5
190710 Gebraucht Unterstützungssysteme zur Verbesserung der Präventionsstrategien	1	2	3	4	5
190711 Greift auf Ressourcen in der Gemeinde für Informationen und Dienste zurück	1	2	3	4	5
190712 Identifiziert angemessene Methoden der Geburtenkontrolle für sich selbst	1	2	3	4	5
190713 Erhält empfängnisverhütende Angebote und Hilfsmittel	1	2	3	4	5
190714 Wendet die empfängnisverhütenden Methoden korrekt an	1	2	3	4	5
190715 Nimmt Gesundheitsdienstleistungen in Übereinstimmung mit dem Bedarf in Anspruch	1	2	3	4	5
190716 Andere (Spezifizieren)	1	2	3	4	5

Literatur zu Inhalten und Gegenstand der Pflegeergebnisse

Simons-Morton, D. G., Mullen, P. D., Mains, D. A., Tabak, E. R., & Green, L. W. (1992). Characteristics of controlled studies of patient education and counseling for preventive health behaviors. *Patient Education and Counseling, 19,* 174–204.

T

(1908) Risikowahrnehmung

Bereich IV: Wissen über Gesundheit und Verhalten
Klasse T – Risikokontrolle und Sicherheit
Skala (m): Nie demonstriert bis Konsistent demonstriert

Definition: Durchgeführte Handlungen zur Identifizierung persönlicher Gesundheitsbedrohungen.

Risikowahrnehmung	Nie demonstriert 1	Selten demonstriert 2	Manchmal demonstriert 3	Oft demonstriert 4	Konsistent demonstriert 5
Indikatoren:					
190801 Erkennt Anzeichen und Symptome, die auf Risiken hinweisen	1	2	3	4	5
190802 Identifiziert potentielle Gesundheitsrisiken	1	2	3	4	5
190803 Sucht nach Bestätigung für wahrgenommene Risiken	1	2	3	4	5
190804 Führt Eigenuntersuchungen in empfohlenen Abständen durch	1	2	3	4	5
190805 Nimmt in empfohlenen Abständen am Screening teil	1	2	3	4	5
190806 Eignet sich Wissen zur Krankengeschichte der Familie an	1	2	3	4	5
190807 Hält das Wissen um die Krankengeschichte der Familie auf dem neuesten Stand	1	2	3	4	5
190808 Hält das Wissen um die persönliche Krankengeschichte auf dem neuesten Stand	1	2	3	4	5
190809 Gebraucht Ressourcen, um über potentielle Risiken informiert zu bleiben	1	2	3	4	5
190810 Nimmt Gesundheitsdienste in Übereinstimmung mit dem Bedarf in Anspruch	1	2	3	4	5
190811 Andere (Spezifizieren)	1	2	3	4	5

Literatur zu Inhalten und Gegenstand der Pflegeergebnisse

Bamberg, R., Acton, R. T., Goodson, L., Go, R., Struempler, B., & Roseman, J. M. (1989). The effect of risk assessment in conjunction with health promotion education on compliance with preventive behaviors. *Journal of Allied Health*, 18(1), 271–281.

Bassett, L. W., Handrick, R. E., Bassford, T. L. et al. (1994). *Quality determinants of mammography*, No. 13. (AHCPR Pub. No. 95–0632). Rockville, MD: U.S. Department of Health and Human Services. Public Health Services, Agency for Health Care Policy and Research.

Sickle Cell Disease Guideline Panel (1993). *Sickle cell disease: Screening, diagnosis, management, and counselling in newborn and infants, clinical practice guideline*, No. 6 (AHCPR Pub. No. 93–0562). Rockville, MD: U.S. Department of Health and Human Services. Public Health Services, Agency for Health Care Policy and Research.

Simons-Morton, D. G., Mullen, P. D., Mains, D. A., Tabak, E. R., & Green, L. W. (1992). Characteristics of controlled studies of patient education and counselling for preventive health behaviors. *Patient Education and Counseling*, 19, 174–204.

(1909) Sicherheitsverhalten: Sturzprävention

Bereich IV: Wissen über Gesundheit und Verhalten
Klasse T – Risikokontrolle und Sicherheit
Skala (f): Nicht adäquat bis Vollständig adäquat

Definition: Handlungen von Individuen oder pflegenden Angehörigen zur Minimierung von Risikofaktoren, die Stürze beschleunigen könnten.

Sicherheitsverhalten: Sturzprävention	Nicht adäquat 1	Wenig adäquat 2	Mäßig adäquat 3	Weitgehend adäquat 4	Vollständig adäquat 5
Indikatoren:					
190901 Korrekte Anwendung von unterstützenden Hilfsmitteln	1	2	3	4	5
190902 Bereitstellung von persönlicher Unterstützung	1	2	3	4	5
190903 Anbringung von Barrieren zur Vermeidung von Stürzen	1	2	3	4	5
190904 Anwendung von Beschränkungen, wo erforderlich	1	2	3	4	5
190905 Anbringung von Geländern wo erforderlich	1	2	3	4	5
190906 Beseitigung von Unordnung, Splittern und glatten Flächen auf Fußböden	1	2	3	4	5
190907 Befestigung von Läufern	1	2	3	4	5
190908 Sorge tragen für die Entfernung von Schnee und Eis auf Gehflächen	1	2	3	4	5
190909 Angemessener Gebrauch von Stühlen und Leitern	1	2	3	4	5
190910 Gebrauch von gut passenden, geschnürten Schuhen	1	2	3	4	5
190911 Anpassung der Toilettenhöhe wie erforderlich	1	2	3	4	5
190912 Anpassung der Stuhlhöhe wie erforderlich	1	2	3	4	5
190913 Anpassung der Betthöhe wir erforderlich	1	2	3	4	5
190914 Gebrauch von Gummimatten in der Wanne/Dusche	1	2	3	4	5
190915 Gebrauch von Haltegriffen	1	2	3	4	5
190916 Kontrollierte Agitiertheit und Unruhe	1	2	3	4	5
190917 Anwendung der Vorsichtsmaßnahmen bei der Einnahme von Medikamenten, die das Sturzrisiko erhöhen	1	2	3	4	5
190918 Gebrauch von Sehkraft-korrigierenden Hilfsmitteln	1	2	3	4	5
190919 Anwendung von sicheren Transferverfahren	1	2	3	4	5
190920 Kompensation physischer Einschränkungen	1	2	3	4	5
190921 Andere (Spezifizieren)	1	2	3	4	5

T

Literatur zu Inhalten und Gegenstand der Pflegeergebnisse

Meller, J. L., & Shermeta, D. W. (1987). Falls in urban children. *American Journal of diseases of Children*, 14(12), 1271–1275.

Moss, A. B. (1992). Are the elderly safe at home? *Journal of Community Health Nursing*, 9(1), 13–19.

O'Connor, M. S., Boyle, W. E., O'Connor, G. T., & Letellier, R. (1992). Self-reported safety practices in child care facilities. *American Journal of Preventative Medicine*, 8(1), 14–18.

Urton, M. M. (1991). A community home inspection approach to preventing falls among the elderly. *Public Health Reports*, 106(2), 192–196.

(1910) Sicherheitsverhalten: Häusliche Umgebung

Bereich IV: Wissen über Gesundheit und Verhalten
Klasse T – Risikokontrolle und Sicherheit
Skala (f): Nicht adäquat bis Vollständig adäquat

Definition: Handlungen von Individuen oder pflegenden Angehörigen zur Minimierung von Umweltfaktoren, die innerhalb der häuslichen Umgebung physischen Schaden oder Verletzung verursachen könnten.

Sicherheitsverhalten: Häusliche Umgebung	Nicht adäquat 1	Wenig adäquat 2	Mäßig adäquat 3	Weitgehend adäquat 4	Vollständig adäquat 5
Indikatoren:					
191001 Vorhaltung von Lichtquellen	1	2	3	4	5
191002 Anbringung von Geländern	1	2	3	4	5
191003 Wartung des Rauchmelders	1	2	3	4	5
191004 Verwendung einer persönlichen Alarmanlage	1	2	3	4	5
191005 Vorhaltung eines erreichbaren Telefons	1	2	3	4	5
191006 Anbringung von angemessenen Warnhinweisen auf Gefahrenquellen	1	2	3	4	5
191007 Entsorgung nicht gebrauchter Medikamente	1	2	3	4	5
191008 Vorhaltung unterstützender Hilfsmittel an einem erreichbaren Ort	1	2	3	4	5
191009 Vorhaltung von Ausrüstungsgegenständen, die den Sicherheitsstandards entsprechen	1	2	3	4	5
191010 Unfallverhütende Lagerung von Schusswaffen	1	2	3	4	5
191011 Unfallverhütende Lagerung von gefährlichen Materialien	1	2	3	4	5
191012 Sichere Entsorgung gefährlicher Materialien	1	2	3	4	5
191013 Risikoreduzierende Anordnung von Möbeln	1	2	3	4	5
191014 Vorhaltung eines sicheren Spielbereichs	1	2	3	4	5
191015 Entfernung der Türen von ungenutzten Kühl- und Gefrierschränken	1	2	3	4	5
191016 Korrektur der Hauptgefahrenquellen	1	2	3	4	5
191017 Vorhaltung altersangemessener Spielzeuge	1	2	3	4	5
191018 Verwendung von Steckdosenabdeckungen	1	2	3	4	5
191019 Regulation der Raumtemperatur	1	2	3	4	5
191020 Beseitigung schädigender Lärmpegel	1	2	3	4	5
191021 Anlage von Schutzvorrichtungen an den Fenstern wie erforderlich	1	2	3	4	5
191022 Andere (Spezifizieren)	1	2	3	4	5

T

Literatur zu Inhalten und Gegenstand der Pflegeergebnisse

Halperin, S. F., Bass, J. L., & Mehta, K. A. (1983). Knowledge of accident prevention among parents of young children in nine Massachusetts towns. *Public Health Reports*, 98(6), 548–552.

Mayhew, M. S. (1991). Strategies for promoting safety and preventing injury. *Nursing Clinics of North America*, 26(1), 885–893.

Wasserman, R. C., Dameron, D. O., Brozicevic, M. M., & Aronson, R. A. (1989). Injury hazards in home day care. *The Journal of Pediatrics*, 114(4), 591–593.

(1911) Sicherheitsverhalten: Persönliches

Bereich IV: Wissen über Gesundheit und Verhalten
Klasse T – Risikokontrolle und Sicherheit
Skala (f): Nicht adäquat bis Vollständig adäquat

Definition: Versuche von Individuen oder pflegenden Angehörigen, Verhalten zu kontrollieren, welches eine physische Verletzung verursachen könnte.

Sicherheitsverhalten: Persönliches	Nicht adäquat 1	Wenig adäquat 2	Mäßig adäquat 3	Weitgehend adäquat 4	Vollständig adäquat 5
Indikatoren:					
191101 Gleichgewicht von Schlaf und Ruhe mit Aktivität	1	2	3	4	5
191102 Lagerung von Nahrung zur Minimierung von Krankheit	1	2	3	4	5
191103 Zubereitung von Nahrung zur Minimierung von Krankheit	1	2	3	4	5
191104 Verwendung von Helmen, wenn erforderlich	1	2	3	4	5
191105 Verwendung von Sicherheitsgurten oder Sicherheitssitzen	1	2	3	4	5
191106 Wahl einer angemessenen Bekleidung für Aktivitäten	1	2	3	4	5
191107 Korrekter Gebrauch von unterstützenden Hilfsmitteln	1	2	3	4	5
191108 Entwicklung sicherer Spiel- und Freizeitgewohnheiten	1	2	3	4	5
191109 Praktizierung eines sicheren Sexualverhaltens	1	2	3	4	5
191110 Korrekter Gebrauch von Werkzeugen	1	2	3	4	5
191111 Korrekter Gebrauch von Maschinen	1	2	3	4	5
191112 Korrekter Gebrauch von schützenden Hilfsmitteln	1	2	3	4	5
191113 Vermeidung stimmungsaufhellender Drogen	1	2	3	4	5
191114 Vorsorge für ein sicheres Lebensumfeld	1	2	3	4	5
191115 Anwendung von Vorsichtsmaßnahmen bei der Einnahme bewusstseinsbeeinträchtigender Medikamente	1	2	3	4	5
191116 Vorhaltung eines sicheren Lebensumfeldes	1	2	3	4	5
191117 Vermeidung von Tabakwaren/ Tabaknebenprodukten	1	2	3	4	5
191118 Vermeidung von Alkoholmissbrauch	1	2	3	4	5
191119 Vermeidung hohen Risikoverhaltens	1	2	3	4	5
191120 Einhaltung von Geschwindigkeitsbegrenzungen	1	2	3	4	5
191121 Andere (Spezifizieren)	1	2	3	4	5

T

Literatur zu Inhalten und Gegenstand der Pflegeergebnisse

Chang, A., Dillman, A. S., Leonard, E., & English, P. (1985). Teaching car passenger safety to preschool children. *Pediatrics*, 76(3), 425–428.

Greensher, J., & Mofenson, H. C. (1985). Injuries at play. *Pediatric Clinics of North America*, 32(1), 127–139.

Sorock, G. S. (1988). Falls among the elderly: Epidemiology and prevention. *Journal of Preventive Medicine*, 4(5), 252–255.

(1912) Sicherheitsstatus: Sturzvorkommen

Bereich IV: Wissen über Gesundheit und Verhalten
Klasse T – Risikokontrolle und Sicherheit
Skala (g): Über 9 bis Keine

Definition: Anzahl von Stürzen in der vergangenen Woche.					
Sicherheitsstatus: Sturzvorkommen	**Über 9** **1**	**7–9** **2**	**4–6** **3**	**1–3** **4**	**keine** **5**
Indikatoren:					
191201 Anzahl von Stürzen beim Stehen	1	2	3	4	5
191202 Anzahl von Stürzen beim Gehen	1	2	3	4	5
191203 Anzahl von Stürzen beim Sitzen	1	2	3	4	5
191204 Anzahl von Stürzen aus dem Bett	1	2	3	4	5
191205 Anzahl von Stürzen beim Transfer	1	2	3	4	5
191206 Anzahl von Stürzen beim Treppensteigen	1	2	3	4	5
191207 Anzahl von Stürzen beim Treppenabstieg	1	2	3	4	5
191208 Andere (Spezifizieren)	1	2	3	4	5

Literatur zu Inhalten und Gegenstand der Pflegeergebnisse

Baker, L. (1992). Developing a safety plan that works for patients and nurses. *Rehabilitation Nursing*, 17(5), 264–266.

Nelson, R. C., & Amin, M. A. (1990). Falls in the elderly. *Emergency Care of the Elderly*, ((2), 309–323.

Sorock, G. S. (1988). Falls among the elderly: Epidemiology and prevention. *American Journal of Preventive Medicine*, 4(5), 282–288.

T

(1913) Sicherheitsstatus: Physische Verletzung

Bereich IV: Wissen über Gesundheit und Verhalten
Klasse T – Risikokontrolle und Sicherheit
Skala (n): Schwer bis Keine

Definition: Schwere von Verletzungen durch Unfälle und Traumen.

Sicherheitsstatus: Physische Verletzung	Schwer 1	Weitgehend 2	Mäßig 3	Leicht 4	Keine 5
Indikatoren:					
191301 Schürfwunden der Haut	1	2	3	4	5
191302 Quetschungen	1	2	3	4	5
191303 Risse	1	2	3	4	5
191304 Verbrennungen	1	2	3	4	5
191305 Verstauchungen der Extremitäten	1	2	3	4	5
191306 Verstauchungen des Rückens	1	2	3	4	5
191307 Frakturen der Extremitäten	1	2	3	4	5
191308 Beckenfrakturen	1	2	3	4	5
191309 Hüftfrakturen	1	2	3	4	5
191310 Spinale Frakturen	1	2	3	4	5
191311 Schädelfrakturen	1	2	3	4	5
191312 Gesichtsfrakturen	1	2	3	4	5
191313 Zahnverletzungen	1	2	3	4	5
191314 Offene Kopfverletzungen	1	2	3	4	5
191315 Geschlossene Kopfverletzungen	1	2	3	4	5
191316 Beeinträchtigte Mobilität	1	2	3	4	5
191317 Beeinträchtigtes Bewusstsein	1	2	3	4	5
191318 Andere (Spezifizieren)	1	2	3	4	5

Literatur zu Inhalten und Gegenstand der Pflegeergebnisse

Lawrence, J. I., & Maher, P. L. (1992). An interdisciplinary falls consult team: A collaborative approach to patient falls. *Journal of Nursing Care Quality*, 6(3), 21–29.

Llewellyn, J., Martin, B., Shekleton, M., & Firlit, S. (1988). Analysis of falls in the acute surgical and cardiovascular surgical patient. *Applied Nursing Research*, 1(3), 116–121.

(1914) Risikokontrolle: Herzkreislauferkrankung

Bereich IV: Wissen über Gesundheit und Verhalten
Klasse T – Risikokontrolle und Sicherheit
Skala (m): Nie demonstriert bis Konsistent demonstriert

Definition: Handlungen zur Reduzierung oder Beendigung von Bedrohungen des gesunden Herzkreislaufsystems.

Risikokontrolle: Herzkreislauferkrankung	Nie demonstriert 1	Selten demonstriert 2	Manchmal demonstriert 3	Oft demonstriert 4	Konsistent demonstriert 5
Indikatoren:					
191401 Erkennt Risiken der Herzkreislauferkrankung	1	2	3	4	5
191402 Erkennt Fähigkeiten zur Änderung der Verhaltensweisen	1	2	3	4	5
191403 Vermeidet Zigarettenrauchen	1	2	3	4	5
191404 Beobachtet den Blutdruck	1	2	3	4	5
191405 Beobachtet den Puls	1	2	3	4	5
191406 Wendet Stressbewältigungstechniken an	1	2	3	4	5
191407 Befolgt Strategien zur Gewichtskontrolle	1	2	3	4	5
191408 Befolgt empfohlene Diät	1	2	3	4	5
191409 Nimmt Gesundheitsdienste in Übereinstimmung mit dem Bedarf in Anspruch	1	2	3	4	5
191410 Befolgt empfohlene Vorschriften bei der Einnahme von freiverkäuflichen Substanzen	1	2	3	4	5
191411 Bemüht sich um Informationen über Maßnahmen zum Erhalt eines gesunden Herzkreislaufsystems	1	2	3	4	5
191412 Beobachtet die Wirkung von Stimulantien	1	2	3	4	5
191413 Nimmt an Cholesterinuntersuchungen teil	1	2	3	4	5
191414 Nimmt Medikation wie verordnet ein	1	2	3	4	5
191415 Nimmt an regelmäßigen Übungen teil	1	2	3	4	5
191416 Nimmt an Aerobic teil	1	2	3	4	5
191417 Andere (Spezifizieren)	1	2	3	4	5

T

Literatur zu Inhalten und Gegenstand der Pflegeergebnisse

Gomel, M., Oldenburg, B., Simpson, J. M., & Owen, N. (1993). Work-site cardiovascular risk reduction: A randomised trial of health risk assessment, education, counselling, and incentives. *AJPH*, 83(9), 1231–1238.

Wenger, N. K., Froelicher, E. S., Smith, L. K. et al. (1995). *Cardiac rehabilitation. Clinical practice guideline*, No. 17 (AHCPR Pub. No. 96–0672). Rockville, MD: U. S. Department of Health and Human Services. Public Health Services, Agency for Health Care Policy and Research and the National Heart, Lung, and Blood Institute.

Winkleby, M. A., Flora, J. A., & Kraemer, H. C. (1994). A community-based heart disease intervention: Predictors of change. *AJPH*, 84(5), 767–771.

(1915) Risikokontrolle: Schädigung des Hörvermögens

Bereich IV: Wissen über Gesundheit und Verhalten
Klasse T – Risikokontrolle und Sicherheit
Skala (m): Nie demonstriert bis Konsistent demonstriert

Definition: Handlungen zur Reduzierung oder Beendigung der Möglichkeiten einer Hörschädigung.

Risikokontrolle: Schädigung des Hörvermögens	Nie demonstriert	Selten demonstriert	Manchmal demonstriert	Oft demonstriert	Konsistent demonstriert
	1	2	3	4	5
Indikatoren:					
191501 Beobachtet Symptome einer Hörminderung	1	2	3	4	5
191502 Schützt die Unversehrtheit der Trommelfelle	1	2	3	4	5
191503 Vermeidet Ohrverletzungen	1	2	3	4	5
191504 Reduziert Lärmexposition	1	2	3	4	5
191505 Bewahrt eine normale Menge des Cerumen	1	2	3	4	5
191506 Behandelt Ohrinfektionen	1	2	3	4	5
191507 Benutzt Gehörschutz	1	2	3	4	5
191508 Erhält regelmäßige Gehöruntersuchungen	1	2	3	4	5
191509 Erhält regelmäßige Hörtests	1	2	3	4	5
191510 Wendet Ohrmedikamente richtig an	1	2	3	4	5
191511 Vermeidet das Einbringen von Fremdkörpern in den Gehörgang	1	2	3	4	5
191512 Andere (Spezifizieren)	1	2	3	4	5

Literatur zu Inhalten und Gegenstand der Pflegeergebnisse

Burrell, L. O. (Ed.) (1992). *Adult nursing in hospital and community settings.* Norwalk, CT: Appleton & Lange.

Phipps, W. J., Cassmeyer, V. L., Sands, J. K., & Lehman, M. K. (Eds.) (1995). *Medical-surgical nursing: Concepts and clinical practice* (5th ed.). St. Louis: Mosby.

Smeltzer, S. C., & Bare, B. G. (Eds.) (1996). *Brunner and Suddarth's textbook of medical-surgical nursing* (8th ed.). Philadelphia: Lippincott-Raven.

Stool, S. E., Berg, A. O., Berman, S., Carney, C. J., Cooley, J. R., Culpepper, L., Eavey, R. D., Feagans, L. V., Finitzo, T., Friedman, E. et al. (1994). *Otitis media with effusion in young children*, No. 12 (AHDPR Pub. No. 94–0622). Rockville, MD: U.S. Department of Health and Human Services. Public Health Services, Agency for Health Care Policy and Research.

T

(1916) Risikokontrolle: Schädigung des Sehvermögens

Bereich IV: Wissen über Gesundheit und Verhalten
Klasse T – Risikokontrolle und Sicherheit
Skala (m): Nie demonstriert bis Konsistent demonstriert

Definition: Handlungen zur Beendigung oder Reduzierung der Möglichkeit einer veränderten visuellen Funktionsfähigkeit.

Risikokontrolle: Schädigung des Sehvermögens	Nie demonstriert 1	Selten demonstriert 2	Manchmal demonstriert 3	Oft demonstriert 4	Konsistent demonstriert 5
Indikatoren:					
191601 Beobachtet Symptome einer Sehminderung	1	2	3	4	5
191602 Beobachtet die Umwelt auf Gefahren für die Augen	1	2	3	4	5
191603 Meidet Gefährdungen der Augen	1	2	3	4	5
191604 Benutzt angemessene Beleuchtung für durchzuführende Tätigkeiten	1	2	3	4	5
191605 Macht Unterbrechungen bei augenbelastenden Tätigkeiten	1	2	3	4	5
191606 Beobachtet Symptome von Augenerkrankungen	1	2	3	4	5
191607 Nimmt verordnete Augenmedikation korrekt ein	1	2	3	4	5
191608 Benutzt Augenschutz	1	2	3	4	5
191609 Erhält Augenuntersuchungen	1	2	3	4	5
191610 Andere (Spezifizieren)	1	2	3	4	5

Literatur zu Inhalten und Gegenstand der Pflegeergebnisse

Burrell, L. O. (Ed.) (1992). *Adult nursing in hospital and community settings.* Norwalk, CT: Appleton & Lange.

Cataract Management Guideline Panel (1993). *Cataracts in adults: management of fuctional impairment. Clinical practice guideline,* No. 4 (AHCPR Pub. No. 93–0542). Rockville, MD: U. S. Department of health and Human Services. Public Health Services, Agency for Health Care Policy and Research.

Phipps, W. J., Cassmeyer, V. L., Sands, J. K., & Lehman, M. K. (Eds.) (1995). *Medical-surgical nursing: Concepts and clinical practice* (5th ed.). St. Louis: Mosby.

Smeltzer, S. C., & Bare, B. G. (Eds.) (1996). *Brunner and Suddarth's textbook of medical-surgical nursing* (8th ed.). Philadelphia: Lippincott-Raven.

(1917) Risikokontrolle: Krebserkrankung

Bereich IV: Wissen über Gesundheit und Verhalten
Klasse T – Risikokontrolle und Sicherheit
Skala (m): Nie demonstriert bis Konsistent demonstriert

Definition: Handlungen zur Reduzierung oder Erkennung der Möglichkeit, an Krebs zu erkranken.

Risikokontrolle: Krebserkrankung	Nie demonstriert 1	Selten demonstriert 2	Manchmal demonstriert 3	Oft demonstriert 4	Konsistent demonstriert 5
Indikatoren:					
191701 Bemüht sich um zusätzliche Informationen zur Krebsprävention	1	2	3	4	5
191702 Vermeidet, sich bekannten oder vermuteten Kanzerogenen auszusetzen	1	2	3	4	5
191703 Schützt sich vor bekannten oder vermuteten Kanzerogenen	1	2	3	4	5
191704 Verändert seine Umwelt, um die Exposition bekannter oder vermuteter Kanzerogenen zu vermindern bzw. zu unterbinden	1	2	3	4	5
191705 Befolgt diätetische Empfehlungen zur Reduzierung des Risikos	1	2	3	4	5
191706 Führt empfohlene Selbstbeobachtungsmaßnahmen im Rahmen von Krebsfrüherkennungsuntersuchungen durch	1	2	3	4	5
191707 Nimmt an Krebsfrüherkennungsuntersuchungen teil	1	2	3	4	5
191708 Sucht Gesundheitsdienste bei abnormen Untersuchungsbefunden auf	1	2	3	4	5
191709 Andere (Spezifizieren)	1	2	3	4	5

Literatur zu Inhalten und Gegenstand der Pflegeergebnisse

American Nurses Association (1994). *Clinicians' handbook of preventive services.* Waldorf, MD: American Nurses Publishing.

Bassett, L.W., Handrick, R.E., Bassford, T.L. et al. 81994). *Quality determinants of mammography*, No. 13 (AHCPR Pub. No. 95–0632). Rockville, MD: U.S. Department of Health and Human Services. Public Health Services, Agency for Health Care Policy and Research.

U.S. Preventive Services Task Force (1996). *Guide to clinical preventive services* (2nd ed.). Baltimore: Williams & Wilkins.

T

(1918) Kontrolle von Aspiration

Bereich: Wissen über Gesundheit und Verhalten (VI)
Klasse T – Risikokontrolle und Sicherheit
Skala (m): Nie demonstriert bis Konsistent demonstriert

Definition: Persönliche Handlungen, um das Eindringen von flüssigen oder festen Substanzen in die Lunge zu verhindern.

Kontrolle von Aspiration	Nie demonstriert 1	Selten demonstriert 2	Manchmal demonstriert 3	Oft demonstriert 4	Konsistent demonstriert 5
Indikatoren:					
191801 Identifiziert Risikofaktoren	1	2	3	4	5
191802 Vermeidet Risikofaktoren	1	2	3	4	5
191803 Positioniert sich zum Essen / Trinken in aufrechte Lage	1	2	3	4	5
191804 Wählt der Schluckfähigkeit angepasste Nahrung aus	1	2	3	4	5
191805 Positioniert sich zum Essen / Trinken auf die Seite	1	2	3	4	5
191806 Achtet auf eine angemessene Konsistenz von Getränken und Speisen	1	2	3	4	5
191807 Andere (Spezifizieren)	1	2	3	4	5

Literatur zu Inhalten und Gegenstand der Pflegeergebnisse

Clochesy, J. M., Brey, C., Cardin, S., Whittaker, A. A., & Rudy, E. B. (1996). *Critical care nursing* (2nd Ed.) Philadelphia: W. B. Saunders.

Lewis, S. M., Collier, I. C., & Heitkemper, M. M. (1996). *Medical surgical nursing: Assessment and management of clinical problems* (4th ed.). St. Louis: Mosby.

McCance, K. L., & Huether, S. E. (1998). *Pathophysiology: The biologic basis for disease in adults and children* (3rd ed.). St. Louis: Mosby.

Smeltzer, S. C., & Bare, B. G. (1996). *Bruner and Suddarth's textbook of medical-surgical nursing* (8th ed.). Philadelphia: Lippincott.

Bereich V

Wahrgenommene Gesundheit

Klasse U – Gesundheits- und Lebensqualität

(2000) Lebensqualität
(2001) Seelisches Wohlbefinden
(2002) Wohlbefinden
(2003) Ausmaß des Leidens
(2004) Körperliche Fitness

Klasse V – Symptomstatus

(2100) Ausmaß von Zufriedenheit
(2101) Schmerz: Zermürbende Auswirkungen
(2102) Ausmaß von Schmerz
(2103) Symptomstärke
(2104) Symptomstärke: Klimakterium
(2105) Symptomstärke: Störungen im Menstruationszyklus

(2000) Lebensqualität

Bereich V: Wahrgenommene Gesundheit
Klasse U – Gesundheits- und Lebensqualität
Skala (a): Extrem gefährdet bis Nicht gefährdet

Definition: Durch ein Individuum ausgedrückte Zufriedenheit
mit den derzeitigen Lebensumständen.

Lebensqualität	Extrem gefährdet 1	Weitgehend gefährdet 2	Mäßig gefährdet 3	Leicht gefährdet 4	Nicht gefährdet 5
Indikatoren:					
200001 Zufriedenheit mit dem Gesundheitsstatus	1	2	3	4	5
200002 Zufriedenheit mit den sozialen Umständen	1	2	3	4	5
200003 Zufriedenheit mit den Umweltgegebenheiten	1	2	3	4	5
200004 Zufriedenheit mit dem ökonomischen Status	1	2	3	4	5
200005 Zufriedenheit mit dem Ausbildungsniveau	1	2	3	4	5
200006 Zufriedenheit mit dem Niveau der Erwerbsarbeit	1	2	3	4	5
200007 Zufriedenheit mit den engen Beziehungen	1	2	3	4	5
200008 Zufriedenheit mit der Erreichung von Lebenszielen	1	2	3	4	5
200009 Zufriedenheit mit der Copingfähigkeit	1	2	3	4	5
200010 Zufriedenheit mit dem Selbst-Konzept	1	2	3	4	5
200011 Zufriedenheit mit der beherrschenden Stimmung	1	2	3	4	5
200012 Andere (Spezifizieren)	1	2	3	4	5

Literatur zu Inhalten und Gegenstand der Pflegeergebnisse

Andrews, F., & Withey, S. (1976). *Social indicators of well-being: Americans' perceptions of life quality*. New York: Plenum Press.

Gill, L., & Flenstein, A. R. (1994). A critical appraisal of the quality of quality-of-life measurements. *Journal of the American Medical Association*, 272(8), 619–626.

Padilla, G., Ferrell, B., Grant, M., & Rhiner, M. (1990). Defining the content domain of quality of life for cancer patients with pain. *Cancer Nursing*, 13(2), 108–115.

Ragsdale, D., Kotarba, J., & Morrow, J. (1992). Quality of life of hospitalized persons with AIDS. *IMAGE-The Journal of Nursing Scholarship*, 24(4), 259–265.

Stewart, A., Ware, J., Sherbourne, C., & Wells, K. (1992). Psychological distress/well-being and cognitive functioning measures. In A. Stewart & J. Ware, Jr. (Eds.), *Measuring functioning and well-being: The medical outcomes study approach* (pp. 102–142). Durham, NC: Duke University Press.

(2001) Seelisches Wohlbefinden

Bereich V: Wahrgenommene Gesundheit
Klasse U – Gesundheits- und Lebensqualität
Skala (a): Extrem gefährdet bis Nicht gefährdet

Definition: Persönlicher Ausdruck der Verbundenheit mit sich selbst, anderen, höheren Mächten, dem gesamten Leben, der Natur und dem Universum, welches das Selbst transzendiert und befähigt.

Seelisches Wohlbefinden	Extrem gefährdet 1	Weitgehend gefährdet 2	Mäßig gefährdet 3	Leicht gefährdet 4	Nicht gefährdet 5
Indikatoren:					
200101 Ausdruck von Vertrauen	1	2	3	4	5
200102 Ausdruck von Hoffnung	1	2	3	4	5
200103 Ausdruck von Bedeutung und Sinn im Leben	1	2	3	4	5
200104 Ausdruck einer spirituellen Weltsicht	1	2	3	4	5
200105 Ausdruck von Gemütsruhe	1	2	3	4	5
200106 Ausdruck von Liebe	1	2	3	4	5
200107 Ausdruck von Versöhnlichkeit	1	2	3	4	5
200108 Mystische Erfahrungen	1	2	3	4	5
200109 Gebet	1	2	3	4	5
200110 Anbetung/Verehrung	1	2	3	4	5
200111 Teilnahme an spirituellen Riten und Austausch	1	2	3	4	5
200112 Interaktion mit spirituellen Führern	1	2	3	4	5
200113 Meditation	1	2	3	4	5
200114 Ausdruck durch Gesang	1	2	3	4	5
200115 Spirituelles Lesen	1	2	3	4	5
200116 Verbundenheit mit dem eigenen Inneren	1	2	3	4	5
200117 Verbundenheit mit anderen, um Gedanken, Gefühle und den Glauben zu teilen	1	2	3	4	5
200118 Andere (Spezifizieren)	1	2	3	4	5

Literatur zu Inhalten und Gegenstand der Pflegeergebnisse

Burkhardt, M. A. (1989). Spirituality: An analysis of the concept. *Holistic Nursing Practice*, 3(3), 69–77.

Emblen, J. D. (1992). Religion and spirituality defined according to current use in nursing literature. *Journal of Professional Nursing*, 8(1), 41–47.

Haase, J. E. et al. (1992). Simultaneous concept analysis of spiritual perspective, hope, acceptance and self-transcendence. *IMAGE-The Journal of Nursing Scholarship*, 24(2), 141–146.

Labun, E. (1988). Spiritual care: An element in nursing care planning. *Journal of Advanced Nursing*, 13(3), 314–320.

Pender, N. (1996). *Health promotion in nursing practice* (3rd ed.). Stanford, CT: Appleton & Lange.

Reed, P. G. (1992). An emerging paradigm for the investigation of spirituality in nursing. *Research in Nursing and Health*, 15(5), 349–357.

U

(2002) Wohlbefinden

Bereich V: Wahrgenommene Gesundheit
Klasse U – Gesundheits- und Lebensqualität
Skala (a): Extrem gefährdet bis Nicht gefährdet

Definition: Die von einem Individuum ausgedrückte Zufriedenheit mit dem Gesundheitszustand.

Wohlbefinden		Extrem gefährdet 1	Weitgehend gefährdet 2	Mäßig gefährdet 3	Leicht gefährdet 4	Nicht gefährdet 5
Indikatoren:						
200201	Zufriedenheit mit den Leistungen in den ADLs	1	2	3	4	5
200202	Zufriedenheit mit der psychischen Funktionsfähigkeit	1	2	3	4	5
200203	Zufriedenheit mit der sozialen Interaktion	1	2	3	4	5
200204	Zufriedenheit mit dem spirituellen Leben	1	2	3	4	5
200205	Zufriedenheit mit der physiologischen Funktionsfähigkeit	1	2	3	4	5
200206	Zufriedenheit mit der kognitiven Funktionsfähigkeit	1	2	3	4	5
200207	Zufriedenheit mit den Coping-Fähigkeiten	1	2	3	4	5
200208	Zufriedenheit mit der Fähigkeit, sich zu entspannen	1	2	3	4	5
200209	Zufriedenheit mit dem Niveau an Lebensfreude	1	2	3	4	5
200210	Zufriedenheit mit der Fähigkeit, Emotionen auszudrücken	1	2	3	4	5
200211	Andere (Spezifizieren)	1	2	3	4	5

Literatur zu Inhalten und Gegenstand der Pflegeergebnisse

Brook, J. R., Davis, A. et al. (1980). *Conceptualization and measurement of health for adults in the health insurance study.* (Pub. No. R-1987/HEW). Santa Monica, CA: Rand Corporation.

Ferrell, B., Grant, M., Schmidt, G. M., Rhiner, M., Whitehead, C. P., & Forman, S. J. (1992). The meaning of quality of life for bone marrow transplant survivors. Part 1. *Cancer Nursing*, 15(3), 153–160.

Ferrell, B. R., Dow, K. H., Leigh, S., Ly, J., & Gulasekaram, P. (1995). Quality of life in long-term cancer survivors. *Oncology Nursing Forum*, 22(6), 915–922.

Kozier, B., Erb, G., & Blais, K. (1992). *Concepts and issues in nursing practice* (2nd ed.). Redwood City, CA: Addison-Wesley.

Stewart, A., Ware, J., Jr., Sherbourne, C., & Wells, K. (1992). Psychological distress/well-being and cognitive functioning measures. In A. Stewart & J. Ware. Jr. (Eds.), *Measuring functioning and well-being: The medical outcomes study approach* (pp. 102–142). Durham, NC: duke University Press.

Whedon, M., & Ferrell, B. R. (1994). Quality of life in adult bone marrow transplant patients: Beyond the first year. *Seminars in Oncology Nursing*, 10(1), 42–57.

(2003) Ausmaß des Leidens

Bereich V: Wahrgenommene Gesundheit
Klasse U – Gesundheits- und Lebensqualität
Skala (n): Schwer bis Keine

Definition: Schwere eines Leidens in Verbindung mit einem Stresssymptom, einer Verletzung oder einem Verlust mit potentiellen Langzeiteffekten.

Ausmaß des Leidens	Schwer 1	Weitgehend 2	Mäßig 3	Leicht 4	Keine 5
Indikatoren:					
200301 Depersonalisation	1	2	3	4	5
200302 Gefühle der Depression	1	2	3	4	5
200303 Gefühle der Traurigkeit	1	2	3	4	5
200304 Gefühle der Kraftlosigkeit	1	2	3	4	5
200305 Gefühle der Trauer	1	2	3	4	5
200306 Gefühle der Schuld	1	2	3	4	5
200307 Gefühle der Hoffnungslosigkeit	1	2	3	4	5
200308 Gefühle der Hilflosigkeit	1	2	3	4	5
200309 Gefühle der Wertlosigkeit	1	2	3	4	5
200310 Furcht vor dem Wiederauftreten eines solchen Ereignisses	1	2	3	4	5
200311 Furcht vor unerträglichen Schmerzen	1	2	3	4	5
200312 Furcht vor unbekannten Folgen	1	2	3	4	5
200313 Furcht vor dem Alleinsein	1	2	3	4	5
200314 Gefühle der Verletzlichkeit	1	2	3	4	5
200315 Gefühle spirituellen Distress	1	2	3	4	5
200316 Gefühle der Verzweiflung	1	2	3	4	5
200317 Bitterkeit gegenüber Anderen	1	2	3	4	5
200318 Andere (Spezifizieren)	1	2	3	4	5

Literatur zu Inhalten und Gegenstand der Pflegeergebnisse

Cherny, N. I., Coyle, N., & Foley, K. M. (1994). The treatment of suffering when patients request elective death. *Journal of Palliative Care*, 10(2), 71–79.

Copp, L. A. (1974). The spectrum of suffering. *American Journal of Nursing*, 74(3), 491–495.

Duffy, M. E. (1992). A theoretical and empirical review of the concept of suffering. In P. L. Starck & J. P. McGovern (Eds.), *The hidden dimension of illness: Human suffering* (Pub. No. 15–2451) (pp. 291–303). New York: National League for Nursing Press.

Jacob, S. R., & Scandrett-Hobdon, S. (1994). Mothers grieving the death of a child : Case reports of maternal grief. *The Nurse Practitioner*, 19(7), 60–65.

Mount, B. M. (1984). Psychological and social aspects of cancer pain. In P. D. Wall & R. Melzack (Eds.), *Textbook of pain* (pp. 460–471). New York: Churchill-Livingstone.

Price, D. D., & Harkins, S. W. (1992). Psychophysical approaches to pain measurement and assessment. In D. C. Turk & R. Melzack (Eds.), *Handbook of pain assessment* (pp. 111–134). New York: Guilford Press.

Steeves, R. H., Kahn, D. L. & Benoliel, J. Q. (1990). Nurses' interpretation of the suffering of their patients. *Western Journal of Nursing Research*, 12(6), 714–731.

U

(2004) Körperliche Fitness

Bereich V: Wahrgenommene Gesundheit
Klasse U – Gesundheits- und Lebensqualität
Skala (r): Gering bis Ausgezeichnet

Definition: Fähigkeit, körperliche Aktivitäten mit Tatkraft auszuführen.

Körperliche Fitness	Gering 1	Mäßig 2	Durchschnittlich 3	Gut 4	Ausgezeichnet 5
Indikatoren:					
200401 Muskelstärke	1	2	3	4	5
200402 Muskelausdauer	1	2	3	4	5
200403 Gelenkbeweglichkeit	1	2	3	4	5
200404 Engagement in körperlichen Aktivitäten	1	2	3	4	5
200405 Routineübungen	1	2	3	4	5
200406 Herkreislauffunktion	1	2	3	4	5
200407 Atemfunktion	1	2	3	4	5
200408 Aerobic-Fitness	1	2	3	4	5
200409 Body-Mass-Index	1	2	3	4	5
200410 Taillen-Hüftumfangs-Verhältnis	1	2	3	4	5
200411 Blutdruck	1	2	3	4	5
200412 Herzfrequenz	1	2	3	4	5
200413 Andere (Spezifizieren)	1	2	3	4	5

Literatur zu Inhalten und Gegenstand der Pflegeergebnisse

American College of Sports Medicine (1995). *Guidelines for exercise testing and prescription*, (5th ed.). Baltimore: Williams & Wilkins.

NIH Consensus Development Panel on Physical Activity and Cardiovascular Health (1996). Physical activity and cardiovascular health. *Journal of the American Medical Association*, 276(3), 241–246.

Pate, R. et al. (1995). Physical activity and public health. A recommendation from the Centers for Disease Control and the American College of Sports Medicine. *JAMA*, 273(5), 402–407.

U.S. Department of Health and Human Services (1991). *Healthy people 2000: National health promotion and disease prevention objectives*. Washington, DC: U.S. Government Printing Office.

(2100) Ausmaß von Zufriedenheit

Bereich V: Wahrgenommene Gesundheit
Klasse V – Symptomstatus
Skala (i): Keine bis Umfassend

Definition: Ausmaß des physischen und psychischen Wohlbefindens.

Ausmaß von Zufriedenheit	Keine 1	Begrenzt 2	Mäßig 3	Weitgehend 4	Umfassend 5
Indikatoren:					
210001 Berichtetes physisches Wohlbefinden	1	2	3	4	5
210002 Berichtete Zufriedenheit mit der Symptomkontrolle	1	2	3	4	5
210003 Berichtetes psychisches Wohlbefinden	1	2	3	4	5
210004 Ausgedrückte Zufriedenheit mit der physischen Umgebung	1	2	3	4	5
210005 Ausgedrückte Zufriedenheit mit den sozialen Beziehungen	1	2	3	4	5
210006 Ausgedrückte spirituelle Zufriedenheit	1	2	3	4	5
210007 Berichtete Zufriedenheit mit dem Grad der Unabhängigkeit	1	2	3	4	5
210008 Ausgedrückte Zufriedenheit mit der Schmerzkontrolle	1	2	3	4	5
210009 Andere (Spezifizieren)	1	2	3	4	5

Literatur zu Inhalten und Gegenstand der Pflegeergebnisse

Fleming, C., Scanlon, C., & D'Agostino, N. S. (1987). A study of the comfort needs of patients with advanced cancer. *Cancer Nursing*, 10(5), 237–243.

Gropper, E. I. (1992). Promoting health by promoting comfort. *Nursing Forum*, 27(2), 5–8.

Hamilton, J. (1989). Comfort and the hospitalised chronically ill. *Journal of Gerontological Nursing*, 15(4), 28–33.

Kennedy, G. T. (1991). *A nursing investigation of comfort and comforting care of the acutely ill patient.* Unpublished doctoral dissertation, The University of Texas, Austin.

Kolcaba, K. Y. (1992). Holistic comfort: Operationalizing the construct as a nurse-sensitive outcome. *Advances in Nursing Science*, 15(1), 1–10.

Slater, K. (1985). *Human comfort.* Springfield, IL: Charles C. Thomas.

V

(2101) Schmerz: Zermürbende Auswirkungen

Bereich V: Wahrgenommene Gesundheit
Klasse V – Symptomstatus
Skala (n): Schwer bis Keine

Definition: Beobachtete oder berichtete zermürbende Auswirkungen von Schmerz auf Emotionen und Verhalten.

Schmerz: Zermürbende Auswirkungen	Schwer 1	Weitgehend 2	Mäßig 3	Leicht 4	Keine 5
Indikatoren:					
210101 Beeinträchtigte interpersonale Beziehungen	1	2	3	4	5
210102 Beeinträchtigte Rollenausübung	1	2	3	4	5
210103 Gefährdetes Spielen	1	2	3	4	5
210104 Gefährdete Freizeitaktivitäten	1	2	3	4	5
210105 Gefährdete Arbeit	1	2	3	4	5
210106 Gefährdete Lebensfreude	1	2	3	4	5
210107 Gefährdetes Gefühl von Kontrolle	1	2	3	4	5
210108 Beeinträchtigte Konzentration	1	2	3	4	5
210109 Gefährdetes Gefühl von Hoffnung	1	2	3	4	5
210110 Beeinträchtigte Stimmung	1	2	3	4	5
210111 Mangel an Geduld	1	2	3	4	5
210112 Gestörter Schlaf	1	2	3	4	5
210113 Beeinträchtigte physische Mobilität	1	2	3	4	5
210114 Beeinträchtigte Selbstversorgung	1	2	3	4	5
210115 Appetitmangel	1	2	3	4	5
210116 Schwierigkeit beim Essen	1	2	3	4	5
210117 Beeinträchtigte Ausscheidung	1	2	3	4	5
210118 Andere (Spezifizieren)	1	2	3	4	5

Literatur zu Inhalten und Gegenstand der Pflegeergebnisse

Acute Pain Management Guideline Panel (1992). *Acute pain management: Operative or medical procedures and trauma. Clinical practice guideline* (AHCPR Pub. No. 92–0032). Rockville, MD: Agency for Health Care Policy and Research, Public Health Service, U.S. Department of Health and Human Services.

Howe, C. J. (1993). A new standard of care for pediatric pain management. *MCN: American Journal of Maternal Child Nursing*, 18(6), 325–329.

Jacox, A., Carr, D. B., Payne, R. et al. (1994). *Management of cancer pain. Clinical practice guideline*, No. 9 (AHCPR Pub. No. 94–0592). Rockville, MD: Agency for Health Care Policy and Research, U.S. Department of Health and Human Services, Public Health Service.

Puntillo, K., & Weiss, S. J. (1994). Pain: Its mediators and associated morbidity in critically ill cardiovascular surgical patients. *Nursing Research*, 43(1), 31–36.

Sherbourne, C. D. (1992). Pain measures. In A. L. Stewart & J. E. Ware, Jr. (Eds.), *Measuring functioning and well-being* (pp. 220–234). Durham, NC: Duke University Press.

(2102) Ausmaß von Schmerz

Bereich V: Wahrgenommene Gesundheit
Klasse V – Symptomstatus
Skala (n): Schwer bis Keine

Definition: Ausmaß von berichtetem oder gezeigtem Schmerz.

Ausmaß von Schmerz	Schwer 1	Weitgehend 2	Mäßig 3	Leicht 4	Keine 5
Indikatoren:					
210201 Berichteter Schmerz	1	2	3	4	5
210202 Prozentsatz der betroffenen Körperpartien	1	2	3	4	5
210203 Häufigkeit des Schmerzes	1	2	3	4	5
210204 Länge der Schmerzphasen	1	2	3	4	5
210205 Oraler Ausdruck von Schmerz	1	2	3	4	5
210206 Schmerzausdruck im Gesicht	1	2	3	4	5
210207 Schützende Körperhaltungen	1	2	3	4	5
210208 Unruhe	1	2	3	4	5
210209 Muskelspannung	1	2	3	4	5
210210 Veränderung der Atemfrequenz	1	2	3	4	5
210211 Veränderung der Herzfrequenz	1	2	3	4	5
210212 Veränderung des Blutdrucks	1	2	3	4	5
210213 Veränderung der Pupillengröße	1	2	3	4	5
210214 Schwitzen	1	2	3	4	5
210215 Appetitverlust	1	2	3	4	5
210216 Andere (Spezifizieren)	1	2	3	4	5

Literatur zu Inhalten und Gegenstand der Pflegeergebnisse

Howe, C. J. (1993). A new standard of care for pediatric pain management. *MCN: American Journal of Maternal Child Nursing*, 18(6), 325–329.

Jacox, A., Carr, D. B., Payne, R. et al. (1994). *Management of cancer pain. Clinical practice guideline*, No. 9 (AHCPR Pub. No. 94–0592). Rockville, MD: Agency for Health Care Policy and Research, U.S. Department of Health and Human Services, Public Health Service.

Puntillo, K., & Weiss, S. J. (1994). Pain: Its mediators and associated morbidity in critically ill cardiovascular surgical patients. *Nursing Research*, 43(1), 31–36.

Sherbourne, C. D. (1992). Pain measures. In A. L. Stewart & J. E. Ware, Jr. (Eds.), *Measuring functioning and well-being* (pp. 220–234). Durham, NC: Duke University Press.

Acute Pain Management Guideline Panel (1992). *Acute pain management: Operative or medical procedures and trauma. Clinical practice guideline* (AHCPR Pub. No. 92–0032). Rockville, MD: Agency for Health Care Policy and Research, Public Health Service, U.S. Department of Health and Human Services.

V

(2103) Symptomstärke

Bereich V: Wahrgenommene Gesundheit
Klasse V – Symptomstatus
Skala (n): Schwer bis Keine

Definition: Ausmaß von wahrgenommenen, ungünstigen Veränderungen in der physischen, emotionalen und sozialen Funktionsfähigkeit.

Symptomstärke	Schwer 1	Weitgehend 2	Mäßig 3	Leicht 4	Keine 5
Indikatoren:					
210301 Symptomintensität	1	2	3	4	5
210302 Symptomhäufigkeit	1	2	3	4	5
210303 Symptombeständigkeit	1	2	3	4	5
210304 Assoziierte Beschwerden	1	2	3	4	5
210305 Assoziierte Unruhe	1	2	3	4	5
210306 Assoziierte Furcht	1	2	3	4	5
210307 Assoziierte Angst	1	2	3	4	5
210308 Beeinträchtigte physische Mobilität	1	2	3	4	5
210309 Beeinträchtigte Rollenausübung	1	2	3	4	5
210310 Beeinträchtigte interpersonale Beziehung	1	2	3	4	5
210311 Beeinträchtigte Stimmungslage	1	2	3	4	5
210312 Lebensfreude gefährdet	1	2	3	4	5
210313 Gestörter Schlaf	1	2	3	4	5
210314 Appetitlosigkeit	1	2	3	4	5
210315 Andere (Spezifizieren)	1	2	3	4	5

Literatur zu Inhalten und Gegenstand der Pflegeergebnisse

Hartford, M., Karlson, B. W., Sjolin, M., Homberg, S., & Herlitz, J. (1993). Symptoms, thoughts, and environmental factors in suspected acute myocardinal infarction. *Heart and Lung*, 22(1), 64–70.

Hegyvary, S.T. (1993). Patient care outcomes related to management of symptoms. In J. J. Fitzpatrick & J. S. Stevenson (Eds.), *Annual review of nursing research*, 11, 145–168.

McCorkle, R., & Young, K. (1978). Development of a symptom distress scale. *Cancer Nursing*, 10, 373–378.

Sherbourne, C. D., Allen, H. M., Kamberg, C. J., & Wells, K. B. (1992). Physical/psychophysiologic symptoms measure. In A. L. Stewart & J. E. Ware, Jr. (Eds.), *Measure functioning and well-being* (pp. 261–272). Durham, NC: Duke University Press.

Strauss, A. L., Corbin, J., Fagerhaugh, S., Glaser, B. G., Maines, D., Suczek, B., & Wiener, C. L. (1984). Symptom control. In *Chronic illness and the quality of life* (2nd ed.) (pp. 49–59). St. Louis: Mosby.

(2104) Symptomstärke: Klimakterium

Bereich V: Wahrgenommene Gesundheit
Klasse V – Symptomstatus
Skala (n): Schwer bis Keine

Definition: Ausmaß der Symptome, die durch abnehmende Hormonspiegel verursacht werden.

Symptomstärke: Klimakterium	Schwer 1	Weitgehend 2	Mäßig 3	Leicht 4	Keine 5
Indikatoren:					
210401 Unregelmäßigkeiten im Zyklus	1	2	3	4	5
210402 Bauchkrämpfe	1	2	3	4	5
210403 Hitzewallungen	1	2	3	4	5
210404 nächtliche Schweißausbrüche	1	2	3	4	5
210405 Vaginale Trockenheit	1	2	3	4	5
210406 Stimmungsschwankungen	1	2	3	4	5
210407 Menstruationsblutung	1	2	3	4	5
210408 Schlaflosigkeit	1	2	3	4	5
210409 Müdigkeit	1	2	3	4	5
210410 Muskel-Knochen-Schmerz	1	2	3	4	5
210411 Gewichtszunahme	1	2	3	4	5
210412 Veränderungen der Libido	1	2	3	4	5
210413 Herzstiche	1	2	3	4	5
210414 Schwindelgefühle	1	2	3	4	5
210415 Veränderungen im Erinnerungsvermögen	1	2	3	4	5
210416 Andere (Spezifizieren)	1	2	3	4	5

Literatur zu Inhalten und Gegenstand der Pflegeergebnisse

Alexander, L. L., & LaRosa, J. (1994). *New dimensions in women's health*. Boston: Jones and Bartlett.

Clark, A. J., Flowers, J., Boots, L., & Shettar, S. (1995). Sleep disturbance in mid-life women. *Journal of Advanced Nursing*, 22(3), 562–568.

Fogel, C. I. & Woods, N. F. (Eds.) (1995). *Women's health care: A comprehensive handbook*. Thousand Oaks, CA: Sage.

Logothetis, M. L. (1991). Women's decisions about estrogen replacement therapy. *Western Journal of Nursing Research*, 13(4), 458–474.

Woods, N. F., & Mitchell, E. S. (1996). Patterns of depressed mood in midlife women: Observations from the Seattle Midlife Women's Health Study. *Research in Nursing and Health*, 19(2), 111–123.

V

(2105) Symptomstärke: Störungen im Menstruationszyklus

Bereich V: Wahrgenommene Gesundheit
Klasse V – Symptomstatus
Skala (n): Schwer bis Keine

Definition: Ausmaß von Symptomen, die durch zyklische Hormonschwankungen verursacht werden.

Symptomstärke: Störungen im Menstruationszyklus	Schwer 1	Weitgehend 2	Mäßig 3	Leicht 4	Keine 5
Indikatoren:					
210501 Aufgeblähter Bauch	1	2	3	4	5
210502 Bauchkrämpfe	1	2	3	4	5
210503 Abnormale Darmausscheidungsmuster	1	2	3	4	5
210504 Abnormale Urinausscheidung	1	2	3	4	5
210505 Akne	1	2	3	4	5
210506 Angst	1	2	3	4	5
210507 Rückenschmerzen	1	2	3	4	5
210508 Brustempfindlichkeit	1	2	3	4	5
210509 Verminderte Antriebskraft	1	2	3	4	5
210510 Depressionen	1	2	3	4	5
210511 Flüssigkeitsansammlungen	1	2	3	4	5
210512 Knöchelödeme	1	2	3	4	5
210513 Kopfschmerzen	1	2	3	4	5
210514 Schlaflosigkeit	1	2	3	4	5
210515 Gereiztheit	1	2	3	4	5
210516 Stimmungsschwankungen	1	2	3	4	5
210517 Übelkeit	1	2	3	4	5
210518 Schwindelgefühle	1	2	3	4	5
210519 Erbrechen	1	2	3	4	5
210520 Andere (Spezifizieren)	1	2	3	4	5

Literatur zu Inhalten und Gegenstand der Pflegeergebnisse

Alexander, L. L., & LaRosa, J. (1994). *New dimensions in women's health.* Boston: Jones and Bartlett.

Carter, J., & Verhoef, M. J. (1994). Efficacy of self-help and alternative treatments of premenstrual syndrome. *Women's Health Issues,* 4(3), 130–137.

Fogel, C. I. & Woods, N. F. (Eds.) (1995). *Women's health care: A comprehensive handbook.* Thousand Oaks, CA: Sage.

Lewis, L. L. (1995). One year in the life of a woman with premenstrual syndrome: a case study. *Nursing Research,* 44(2), 111–116.

Mitchell, E. S., Woods, N. F., & Lentz, M. J. (1994). Differentiation of women with three premenstrual symptom patterns. *Nursing Research,* 43(1), 25–30.

Taylor, D. L. (1994). Evaluating therapeutic change in symptom severity at the level of the individual woman experiencing severe PMS. *Image-The Journal of Nursing Scholarship*, 26(1), 25–33.

Woods, N. F., Lentz, M., Mitchell, E., Taylor, D., Lee, K. (1986). *The daily health diary. The prevalence of PMS: Final report* (NV01054). Washington, DC: Division of Nursing USPHS, DHHS.

Woods, N. F., Mitchell, E. S., & Lentz, M. F. (1995). Social pathways to premenstrual symptoms. *Research in Nursing & Health*, 18(3), 225–237.

Bereich VI

Familiengesundheit

Klasse W – (Status als) Pflegende Angehörige

(2200) Anpassung der/des pflegenden Angehörigen an die Institutionalisierung des Patienten

(2202) Bereitschaft der/des pflegenden Angehörigen für die häusliche Versorgung

(2203) Störung der Lebenssituation der/des pflegenden Angehörigen

(2204) Beziehung zwischen dem/der pflegenden Angehörigen und dem Patienten

(2205) Verhalten der/des pflegenden Angehörigen: Direkte Versorgung

(2206) Verhalten der/des pflegenden Angehörigen: Indirekte Versorgung

(2208) Belastungsfaktoren der/des pflegenden Angehörigen

(2210) Potenzial der Beständigkeit der/des pflegenden Angehörigen

(2211) Elterliche Fürsorge

Klasse Z – Gesundheitszustand eines Familienmitglieds

(2500) Ende einer Missbrauchssituation

(2501) Schutz vor Missbrauch

(2502) Missbrauchsregeneration: Emotionale

(2503) Missbrauchsregeneration: Finanzielle

(2504) Missbrauchsregeneration: Physische

(2505) Missbrauchsregeneration: Sexuelle

(2506) Emotionale Gesundheit der/des pflegenden Angehörigen

(2507) Physische Gesundheit der/des pflegenden Angehörigen

(2508) Wohlbefinden der/des pflegenden Angehörigen

(2509) Status der Mutterschaft: vor der Entbindung

(2510) Status der Mutterschaft: während der Entbindung

(2511) Status der Mutterschaft: nach der Entbindung

(2512) Erholung von einer Vernachlässigungssituation

Klasse X – Familiäres Wohlbefinden

(2600) Copingverhalten der Familie
(2601) Familiäre Umgebung: Interne
(2602) Funktionsfähigkeit der Familie
(2603) Familienintegrität
(2604) Normalisierungsprozesse in der Familie
(2605) Beteiligung der Familie an der professionellen Versorgung
(2606) Gesundheitsstatus der Familie

(2200) Anpassung der/des pflegenden Angehörigen an die Institutionalisierung des Patienten

Bereich VI: Familiengesundheit
Klasse W – (Status als) Pflegende Angehörige
Skala (i): Keine bis Umfassend

Definition: Rollenanpassung der/des pflegenden Familienangehörigen, wenn der Patient die häusliche Umgebung verlassen muss.

Anpassung der/des pflegenden Angehörigen an die Institutionalisierung des Patienten	Keine	Begrenzt	Mäßig	Weitgehend	Umfassend
	1	2	3	4	5
Indikatoren:					
220001 Vertrauen in die Pflegepersonen außerhalb der Familie	1	2	3	4	5
220002 Aufrechterhaltung der erwünschten Kontrolle über die Versorgung	1	2	3	4	5
220003 Beteiligung an der Versorgung wie erwünscht	1	2	3	4	5
220004 Aufrechterhaltung der Beziehung zwischen dem/der pflegenden Angehörigen und dem Pflegebedürftigen	1	2	3	4	5
220005 Kommunikation mit den Pflegepersonen der Einrichtung	1	2	3	4	5
220006 Ausdruck von Gefühlen über die Veränderung durch den/die pflegende/n Angehörige/n	1	2	3	4	5
220007 Auflösung von Schuldgefühlen durch den/die pflegende/n Angehörige/n	1	2	3	4	5
220008 Auflösung von Wut durch den/die pflegende/n Angehörige/n	1	2	3	4	5
220009 Anwendung von Konfliktlösungsmethoden durch den/die pflegende/n Angehörige/n	1	2	3	4	5
220010 Zufriedenheit der/des pflegenden Angehörigen mit der Rollenveränderung	1	2	3	4	5
220011 Verfügbarkeit des/der pflegenden Angehörigen, um die Zustimmung zu Behandlungen zu geben	1	2	3	4	5
220012 Übermittlung von Informationen über die Gewohnheiten des Patienten durch den/die pflegende/n Angehörige/n	1	2	3	4	5

(2200) Anpassung der/des pflegenden Angehörigen an die Institutionalisierung des Patienten: *Fortsetzung*

Definition: Rollenanpassung der/des pflegenden Familienangehörigen, wenn der Patient die häusliche Umgebung verlassen muss.

	Keine	Begrenzt	Mäßig	Weitgehend	Umfassend
Anpassung der/des pflegenden Angehörigen an die Institutionalisierung des Patienten	1	2	3	4	5
Indikatoren:					
220013 Mitbringen von Gegenständen für das Wohlbefinden des Patienten durch den/die pflegende/n Angehörige/n	1	2	3	4	5
220014 Kommunikation der/des pflegenden Angehörigen über die nonverbalen Bedürfnisse des Pflegebedürftigen	1	2	3	4	5
220015 Andere (Spezifizieren)	1	2	3	4	5

Literatur zu Inhalten und Gegenstand der Pflegeergebnisse

Kaus, K. J. (1990). Fostering family integrity. In Craft, M. & Denehy, J. A. (Eds.), *Nursing interventions for infants and children* (pp. 181–200). Philadelphia: W.B. Saunders Co.

Lindgren, C. L. (1993). The caregiver career. *IMAGE-Journal of Nursing Scholarship*, 25(3), 214–219.

Lindsay, J. K., Roman, L., DeWys, M., Eager, M., Levick, J., & Quinn, L. (1993). Creative caring in the NICU: Parent to parent support. *Neonatal Network*, 12(4), 37–44.

Maas, M., Buckwalter, K., Swanson, E., Specht, J., Tripp-Reimer, T., & Hardy, M. (1994). The caring partnership: Staff and families of persons institutionalized with Alzheimer's disease. *The American Journal of Alzheimer's Care and Related Disorders & Research*, 9(6), 21–30.

Olson, R. K., Heater, B. S., Becker, A. M. (1990). A meta-analysis of the effects of nursing interventions on children and parents. *Maternal-Child Nursing*, 15(2), 104–108.

Stevenson, J. E. (1990). Family stress related to home care of Alzheimer's disease patients and implications for support. *Journal of Neuroscience Nursing*, 22(3), 179–188.

Swanson, E., Jensen, D. P., Specht, J., Saylor, D., Johnson, M., & Maas, M. (in press). Caregiving: Concept analysis and outcomes, *Scholarly Inquiry for Nursing Practice*.

Wilson, H. S. (1989). Family caregiving for a relative with Alzheimer's dementia: coping with negative choices. *Nursing Research*, 38(2), 94–98.

W

(2202) Bereitschaft der/des pflegenden Angehörigen für die häusliche Versorgung

Bereich VI: Familiengesundheit
Klasse W – (Status als) Pflegende Angehörige
Skala (i): Keine bis Umfassend

Definition: Bereitwilligkeit, die Verantwortung für die Gesundheitsversorgung eines Familienmitglieds oder einer nahestehenden Bezugsperson Zuhause zu übernehmen.

Anpassung der/des pflegenden Angehörigen für die häusliche Versorgung	Keine	Begrenzt	Mäßig	Weitgehend	Umfassend
	1	2	3	4	5

Indikatoren:

220201	Bereitwilligkeit zur Übernahme der Rolle als pflegende Angehörige	1	2	3	4	5
220202	Wissen um die Rolle als pflegende Angehörige	1	2	3	4	5
220203	Demonstration einer positiven Beachtung des Pflegebedürftigen	1	2	3	4	5
220204	Beteiligung an Entscheidungen zur häuslichen Pflege	1	2	3	4	5
220205	Wissen um den Krankheitsprozess des Pflegebedürftigen	1	2	3	4	5
220206	Wissen um den empfohlenen Behandlungsplan	1	2	3	4	5
220207	Wissen um die empfohlenen Behandlungsverfahren	1	2	3	4	5
220208	Wissen um die vorgeschriebene Aktivität	1	2	3	4	5
220209	Wissen um die Nachsorge	1	2	3	4	5
220210	Wissen um die Notfallversorgung	1	2	3	4	5
220211	Wissen um finanzielle Ressourcen	1	2	3	4	5
220212	Adäquatheit der finanziellen Ressourcen	1	2	3	4	5
220213	Wissen, wann Professionelle des Gesundheitswesens eingeschaltet werden sollten	1	2	3	4	5
220214	Soziale Unterstützung	1	2	3	4	5
220215	Vertrauen in die Fähigkeit, die Versorgung Zuhause zu beherrschen	1	2	3	4	5
220216	Wohlbefinden der/des pflegenden Angehörigen	1	2	3	4	5

(2202) Bereitschaft der/des pflegenden Angehörigen
für die häusliche Versorgung: *Fortsetzung*

Definition: Bereitwilligkeit, die Verantwortung für die Gesundheitsversorgung eines Familienmitglieds oder einer nahestehenden Bezugsperson Zuhause zu übernehmen.

Anpassung der/des pflegenden Angehörigen für die häusliche Versorgung	Keine	Begrenzt	Mäßig	Weitgehend	Umfassend
	1	2	3	4	5
Indikatoren:					
220217 Einbeziehung des Pflegebedürftigen in die Planung der Versorgung	1	2	3	4	5
220218 Nachweis von Plänen für die Absicherung der/des pflegenden Angehörigen (für den Fall, dass er/sie ausfällt)	1	2	3	4	5
220219 Wissen davon, wo die notwendige Ausstattung beschafft werden kann	1	2	3	4	5
220220 Wissen um die Handhabung der Ausstattung	1	2	3	4	5
220221 Andere (Spezifizieren)	1	2	3	4	5

Literatur zu Inhalten und Gegenstand der Pflegeergebnisse

Baginski, Y. (1994). Roadblocks to home care. *Caring*, 13(12), 18–24. From (1994). *Continuing Care*, 13(8).

Gennaro, S., & Bakewell-Sachs, S. (1992). Discharge planning and home care for low-birth weight infants. *NAACOGS Clinical Issues in Perinatal & Womens Health Nursing*, 3(1), 129–145.

Magilvy, J. K., & Lakomy, J. M. (1991). Transitions of older adults to home care. *Home Health Care Services quarterly*, 12(4), 59–70.

Titler, M. G., & Pettit, D. M. (1995). Discharge readiness assessment. *Journal of Cardiovascular Nursing*, 9(4), 64–74.

W

(2203) Störung der Lebenssituation der/des pflegenden Angehörigen

Bereich VI: Familiengesundheit
Klasse W – (Status als) Pflegende Angehörige
Skala (n): Schwer bis Keine

Definition: Störungen im Lebensstil eines Familienmitglieds infolge der Versorgung.

Störung der Lebenssituation der/des pflegenden Angehörigen	Schwer 1	Weitgehend 2	Mäßig 3	Leicht 4	Keine 5
Indikatoren:					
220301 Unzufriedenheit mit den Lebensumständen	1	2	3	4	5
220302 Beeinträchtigte Rollenausübung	1	2	3	4	5
220303 Gefährdete Rollenflexibilität	1	2	3	4	5
220304 Gelegenheiten für die Privatsphäre gefährdet	1	2	3	4	5
220305 Beziehungen zu anderen Familienmitgliedern gestört	1	2	3	4	5
220306 Soziale Interaktionen gestört	1	2	3	4	5
220307 Soziale Unterstützung gestört	1	2	3	4	5
220308 Ablenkende Aktivitäten gefährdet	1	2	3	4	5
220309 Arbeitsproduktivität gefährdet	1	2	3	4	5
220310 Rollenverantwortlichkeiten gefährdet	1	2	3	4	5
220311 Finanzielle Ressourcen aufgebraucht	1	2	3	4	5
220312 Beziehungen zu Freunden beeinträchtigt	1	2	3	4	5
220313 Beziehungen zu Haustieren beeinträchtigt	1	2	3	4	5
220314 Andere (Spezifizieren)	1	2	3	4	5

Literatur zu Inhalten und Gegenstand der Pflegeergebnisse

Baldwin, B.A., Kleeman, K. M., Stevens, G. L., & Rasin, J. (1989). Family caregiver stress: Clinical assessment and management. *International Psychogeriatrics*, 1(2), 183–193.

Gaynor, S. E. (1990). The long haul: The effects of home care on caregivers. *IMAGE-The Journal of Nursing Scholarship*, 22(4), 208–212.

Given, B. A., & Given, C. W. (1991). Family caregiving for the elderly. *Annual Review of Nursing Research*, 9, 77–101.

Kuhlman, G. J., Wilson, H. S., Hutchison, S. A., & Wallhagen, M. (1991). Alzheimer's disease and family caregiving: Critical syntheses of the literature and research agenda. *Nursing Research*, 40(6), 331–337.

Lindgren, C. L. (1990). Burnout and social support in family caregivers. *Western Journal of Nursing Research*, 12(4), 469–487.

Lindgren, C. L. (1993). The caregiver career. *IMAGE-The Journal of Nursing Scholarship*, 25(3), 214–219.

Oberst, M. T., Thomas, S. E., Gass, K. A., & Ward, S. E. (1989). Caregiving demands and appraisal of stress among family caregivers. *Cancer Nursing*, 12(4), 209–215.

Robinson, K. M. (1989). Predictors of depression among wife caregivers. *Nursing Research*, 38(8), 359–363.

Robinson, K. (1990). The relationships between social skills, social support, self-esteem and burden in adult caregivers. *Journal of Advanced Nursing*, 15, 788–798.

Stevenson, J. E. (1990). Family stress related to home care of Alzheimer's disease patients and implications for support. *Journal of Neuroscience Nursing*, 22(3), 179–188.

Thompson, E. H., Futterman, A. M., Gallagher-Thompson, D., Rose, J. M., & Lovette, S. B. (1993). Social support and caregiving burden in family caregivers of frail elders. *Journal of Gerontology*, 48, S245–S254.

(2204) Beziehung zwischen dem/der pflegenden Angehörigen und dem Patienten

Bereich VI: Familiengesundheit
Klasse W – (Status als) Pflegende Angehörige
Skala (a): Extrem gefährdet bis Nicht gefährdet

Definition: Positive Interaktionen und Verbindungen zwischen dem/der pflegenden Angehörigen und dem Pflegebedürftigen.

	Extrem gefährdet	Weitgehend gefährdet	Mäßig gefährdet	Leicht gefährdet	Nicht gefährdet
Beziehung zwischen dem/der pflegenden Angehörigen und dem Patienten	**1**	**2**	**3**	**4**	**5**
Indikatoren:					
220401 Effektive Kommunikation	1	2	3	4	5
220402 Geduld	1	2	3	4	5
220403 Harmonie	1	2	3	4	5
220404 Ruhe	1	2	3	4	5
220405 Anregung und Bestätigung	1	2	3	4	5
220406 Umgang miteinander	1	2	3	4	5
220407 Fürsorge	1	2	3	4	5
220408 Langfristige Verpflichtung	1	2	3	4	5
220409 Gegenseitige Akzeptanz	1	2	3	4	5
220410 Gegenseitiger Respekt	1	2	3	4	5
220411 Gemeinsame Problemlösung	1	2	3	4	5
220412 Verantwortlichkeitsgefühl	1	2	3	4	5
220413 Gegenseitiges Zuneigungsgefühl	1	2	3	4	5
220414 Andere (Spezifizieren)	1	2	3	4	5

Literatur zu Inhalten und Gegenstand der Pflegeergebnisse

Caldwell, S. M. (1993). Measuring family well-being: Conceptual model, reliability, validity and use. In C. F. Waltz & O. L. Strickland (Eds.), *Measuring client outcomes*. New York: Springer.

Clemen-Stone, S., Eigisti, D., & McGuire, S. (1991). *Comprehensive family and community health nursing*, St. Louis: Mosby.

Craft, M. J., & Willadsen, J. A. (1992). Interventions related to family. *Nursing Clinics of North America*, 27(29), 517–540.

Gaynor, S. E. (1990). The long haul: The effects of home care on caregivers. *IMAGE-The Journal of Nursing Scholarship*, 22(4), 208–212.

Hooyman, M., Gonyea, J., & Montgomery, R. (1985). Impact of in-home services termination on family caregivers. *The Gerontologist*, 25(2), 141–145.

O'Neill, C., & Sorenson, E. S. (1991). Home care of the elderly: A family perspective. *Advances in Nursing Science*, 13, 28–37.

Phillips, L. R. (1988). The fit of elder abuse with the family violence paradigm, and the implications of a paradigm shift for clinical practice. *Public Health Nursing*, 5(4), 222–229.

Printz-Feddersen, V. (1990). Group process effect on caregiver burden. *Journal of Neuroscience Nursing*, 22(3), 164–168.

W

(2205) Verhalten der/des pflegenden Angehörigen: Direkte Versorgung

Bereich VI: Familiengesundheit
Klasse W – (Status als) Pflegende Angehörige
Skala (f): Nicht adäquat bis Vollständig adäquat

Definition: Leistung einer angemessenen persönlichen und gesundheitlichen Versorgung einer/eines pflegenden Angehörigen für ein Familienmitglied oder eine nahestehende Bezugsperson.

Verhalten der/des pflegenden Angehörigen: Direkte Versorgung	Nicht adäquat 1	Wenig adäquat 2	Mäßig adäquat 3	Weitgehend adäquat 4	Vollständig adäquat 5
Indikatoren:					
220501 Gewährung von emotionaler Unterstützung für den Pflegebedürftigen	1	2	3	4	5
220502 Unterstützt in den Aktivitäten des täglichen Lebens	1	2	3	4	5
220503 Wissen um den Krankheitsprozess	1	2	3	4	5
220504 Wissen um den Behandlungsplan	1	2	3	4	5
220505 Befolgung des Behandlungsplans	1	2	3	4	5
220506 Unterstützt in den instrumentellen Aktivitäten des täglichen Lebens	1	2	3	4	5
220507 Durchführung von Behandlungen	1	2	3	4	5
220508 Beobachtung des Gesundheitszustandes des Pflegebedürftigen	1	2	3	4	5
220509 Beobachtung des Verhaltens des Pflegebedürftigen	1	2	3	4	5
220510 Voraussehen der Bedürfnisse des Pflegebedürftigen	1	2	3	4	5
220511 Demonstration einer bedingungslosen positiven Beachtung des Pflegebedürftigen	1	2	3	4	5
220512 Demonstration von Kompetenz in der Beobachtung des eigenen Fähigkeitsniveaus zur Pflege	1	2	3	4	5
220513 Vertrauen in die Durchführung der notwendigen Aufgaben	1	2	3	4	5
220514 Andere (Spezifizieren)	1	2	3	4	5

Literatur zu Inhalten und Gegenstand der Pflegeergebnisse

Given, B. A., & Given, C. W. (1991). Family caregiving for the elderly. *Annual Review of Nursing Research*, 9, 77–191.

Oberst, M. T., Thomas, S. E., Gass, K. A., & Ward, S. E. (1989). Caregiving demands and appraisal of stress among family caregivers. *Cancer Nursing*, 12(4), 209–215.

Pierson, M. A., & Irons, K. (1992). Identification of a cluster of nursing diagnoses for a caregiver support group. *Nursing Diagnosis*, 3(1), 36–41.

Printz-Feddersen, V. (1990). Group process effect on caregiver burden. *Journal of Neuroscience Nursing*, 22(3), 164–168.

Thomas, V. M., Ellison, K., Howell, E. V., & Winters, K. (1992). Caring for the person receiving ventilatory support at home: Caregivers' needs and involvement. *Heart and Lung*, 21(2), 180–186.

Wallhagen, M. I., & Kagan, S. H. (1993). Staying within bounds: Perceived control and the experience of elderly caregivers. *Journal of Aging Studies*, 7(2), 197–213.

W

(2206) Verhalten der/des pflegenden Angehörigen: Indirekte Versorgung

Bereich VI: Familiengesundheit
Klasse W – (Status als) Pflegende Angehörige
Skala (f): Nicht adäquat bis Vollständig adäquat

Definition: Zusammenstellung und Überblick über eine angemessene Versorgung für ein Familienmitglied oder eine nahestehende Bezugsperson durch eine/n pflegende/n Angehörige/n.

Verhalten der/des pflegenden Angehörigen: Indirekte Versorgung	Nicht adäquat 1	Wenig adäquat 2	Mäßig adäquat 3	Weitgehend adäquat 4	Vollständig adäquat 5
Indikatoren:					
220601 Vertrauen in Problemlösung	1	2	3	4	5
220602 Erkennung von Veränderungen im Gesundheitszustand des Pflegebedürftigen	1	2	3	4	5
220603 Erkennung von Verhaltensveränderungen des Pflegebedürftigen	1	2	3	4	5
220604 Demonstration der Fähigkeit, die Bedürfnisse des Pflegebedürftigen vorherzusehen	1	2	3	4	5
220605 Einschaltung der notwendigen Dienste für den Pflegebedürftigen	1	2	3	4	5
220606 Fähigkeit bei der Übersicht der benötigten Dienste	1	2	3	4	5
220607 Demonstration von Beachtung der Bedürfnisse des Pflegebedürftigen	1	2	3	4	5
220608 Fähigkeit, Versorgungsprobleme mit dem Pflegedienst zu verfolgen	1	2	3	4	5
220609 Vertrauen in die Verrichtung der notwendigen Aufgaben	1	2	3	4	5
220610 Andere (Spezifizieren)	1	2	3	4	5

Literatur zu Inhalten und Gegenstand der Pflegeergebnisse

Bowers, B. J. (1987). Intergenerational caregiving: Adult caregivers and their aging parents. *Advances in Nursing Science*, 9(2), 20–31.

Given, B. A., & Given, C. W. (1991). Family caregiving for the elderly. *Annual Review of Nursing Research*, 9, 77–101.

Oberst, M. T., Thomas, S. E., Gass, K. A., & Ward, S. E. (1989). Caregiving demands and appraisal of stress among family caregivers. *Cancer Nursing*, 12(4), 209–215.

Pierson, M. A., & Irons, K. (1992). Identification of a cluster of nursing diagnoses for a caregiver support group. *Nursing Diagnosis*, 3(1), 36–41.

Printz-Feddersen, V. (1990). Group process effect on caregiver burden. *Journal of Neuroscience Nursing*, 22(3), 164–168.

Thomas, V. M., Ellison, K., Howell, E. V., & Winters, K. (1992). Caring for the person receiving ventilatory support at home: Caregivers' needs and involvement. *Heart and Lung*, 21(2), 180–186.

Wallhagen, M. I., & Kagan, S. H. (1993). Staying within bounds: perceived control and the experience of elderly caregivers. *Journal of Aging Studies*, 7(2), 197–213.

(2208) Belastungsfaktoren der/des pflegenden Angehörigen

Bereich VI: Familiengesundheit
Klasse W – (Status als) Pflegende Angehörige
Skala (h): Ausgedehnt bis Keine

Definition: Ausmaß an biopsychosozialem Druck auf eine/n pflegende/n Angehörige/n, der/die für ein Familienmitglied oder eine nahestehende Bezugsperson über eine ausgedehnte Zeitspanne sorgt.

Belastungsfaktoren der/des pflegenden Angehörigen	Ausgedehnt 1	Weitgehend 2	Mäßig 3	Begrenzt 4	Keine 5
Indikatoren:					
220801 Berichtete Belastungsfaktoren durch die Pflege	1	2	3	4	5
220802 Physische Begrenzungen für die Pflege	1	2	3	4	5
220803 Psychische Begrenzungen für die Pflege	1	2	3	4	5
220804 Kognitive Begrenzungen für die Pflege	1	2	3	4	5
220805 Beeinträchtigung der normalen Rollenausübung	1	2	3	4	5
220806 Beeinträchtigung sozialer Interaktionen	1	2	3	4	5
220807 Wahrgenommener Mangel an sozialer Unterstützung	1	2	3	4	5
220808 Wahrgenommener Mangel an Unterstützung durch das Gesundheitswesen	1	2	3	4	5
220809 Mangel an normalen ablenkenden Aktivitäten	1	2	3	4	5
220810 Beeinträchtigung der normalen Erwerbsarbeit	1	2	3	4	5
220811 Schwere der Krankheit des Pflegebedürftigen	1	2	3	4	5
220812 Menge der erforderlichen Pflege oder Aufsicht	1	2	3	4	5
220813 Beeinträchtigung der Beziehung zwischen Pflegeperson und Pflegebedürftigen	1	2	3	4	5
220814 Andere (Spezifizieren)	1	2	3	4	5

Literatur zu Inhalten und Gegenstand der Pflegeergebnisse

Brown, M. A., & Powell-Cope, G. M. (1991). AIDS family caregiving: Transitions through uncertainty. *Nursing Research*, 40(6), 338–345.

Given, C. W., Given, B., Stommel, M., Collins, C., King, S., & Frankling, S. (1992). The caregiver reaction assessment (CRA) for caregivers to persons with chronic physical and mental impairments. *Research in Nursing & Health*, 15(4), 271–283.

Stevenson, J. E. (1990). Family stress related to home care of Alzheimer's disease patients and implications for support. *Journal of Neuroscience Nursing*, 22(3), 179–188.

Thompson, E. H., Futterman, A. M., Gallagher-Thompson, D., Rose, J. M., & Lovett, S. B. (1993). Social support and caregiving burden in family caregivers of frail elders. *Journal of Gerontology*, 48, S245–S254.

Wallhagen, M. I. (1992). Caregiving demands: Their difficulty and effects on the well-being of elderly caregivers. *Scholarly Inquiry for Nursing Practice: An International Journal*, 6(2), 111–133.

W

(2210) Potenzial der Beständigkeit der/des pflegenden Angehörigen

Bereich VI: Familiengesundheit
Klasse W – (Status als) Pflegende Angehörige
Skala (f): Nicht adäquat bis Vollständig adäquat

Definition: Faktoren, die die Kontinuität der/des pflegenden Angehörigen in der Familie über eine ausgedehnte Zeitspanne fördern.

Potenzial der Beständigkeit der/des pflegenden Angehörigen	Nicht adäquat 1	Wenig adäquat 2	Mäßig adäquat 3	Weitgehend adäquat 4	Vollständig adäquat 5
Indikatoren:					
221001 Gegenseitig befriedigende Beziehung zwischen pflegendem Angehörigen und Pflegebedürftigem	1	2	3	4	5
221002 Beherrschung direkter Versorgungsaktivitäten	1	2	3	4	5
221003 Beherrschung indirekter Versorgungsaktivitäten	1	2	3	4	5
221004 Erforderliche Dienste für den Pflegebedürftigen	1	2	3	4	5
221005 Soziale Unterstützung für den/die pflegende/n Angehörige/n	1	2	3	4	5
221006 Unterstützung des Gesundheitswesens für den/die pflegende/n Angehörige/n	1	2	3	4	5
221007 Ressourcen, die Pflege zu leisten	1	2	3	4	5
221008 Erholung für den/die pflegende/n Angehörige/n	1	2	3	4	5
221009 Gelegenheiten für Freizeitaktivitäten der/des pflegenden Angehörigen	1	2	3	4	5
221010 Andere (Spezifizieren)	1	2	3	4	5

Literatur zu Inhalten und Gegenstand der Pflegeergebnisse

Given, B. A., Stommel, M., Collins, C., King, S., & Given, C. W. (1990). Responses of elderly spouse caregivers. *Research in Nursing & Health*, 13, 77–85.

Nolan, M. R., Grant, G., & Ellis, N. C. (1990). Stress is in the eye of the beholder : Reconceptualizing the measurement of career burden. *Journal of Advanced Nursing*, 15, 544–555.

Oberst, M. T., Thomas, S. E., Gass, K. A., & Ward, S. E. (1989). Caregiving demands and appraisal of stress among family caregivers. *Cancer Nursing*, 12(4), 209–215.

Pierson, M. A., & Irons, K. (1992). Identification of a cluster of nursing diagnoses for a caregiver support group. *Nursing Diagnosis*. 3(1), 36–41.

Rawlins, S. R. (1991). Using the connecting process to meet family caregiver needs. *Journal of Professional Nursing*, 7, 213–220.

Romeis, J. C. (1989). Caregiver strain. *Journal of Aging and Health*, 1(2), 188–208.

Stevenson, J. E. (1990). Family stress related to home care of Alzheimer's disease patients and implications for support. *Journal of Neuroscience Nursing*, 22(3), 179–188.

Thompson, E. H., Futterman, A. M., Gallagher-Thompson, D., Rose, J. M., & Lovett, S. B. (1993). Social support and caregiving burden in family caregivers of frail elders. *Journal of Gerontology*, 48, S245–S254.

Wallhagen, M. I. (1992). Caregiving demands: Their difficulty and effects on the well-being of elderly caregivers. *Scholarly Inquiry for Nursing Practice: An International Journal*, 6(2), 111–133.

Winslow, B., & O'Brien, R. (1992). Use of formal community resources by spouse caregivers of chronically ill adults. *Public Health Nursing*, 9(27), 128–132.

W

(2211) Elterliche Fürsorge

Bereich VI: Familiengesundheit
Klasse W – (Status als) Pflegende Angehörige
Skala (f): Nicht adäquat bis Vollständig adäquat

Definition: Bereitstellung einer Umwelt, die das optimale Wachstum und die optimale Entwicklung von abhängigen Kindern fördert.

Elterliche Fürsorge	Nicht adäquat 1	Wenig adäquat 2	Mäßig adäquat 3	Weitgehend adäquat 4	Vollständig adäquat 5
Indikatoren:					
221101 Trifft Vorkehrungen für die physischen Bedürfnisse des Kindes	1	2	3	4	5
221102 Beseitigt kontrollierbare Umweltgefahren	1	2	3	4	5
221103 Trifft Vorkehrungen für regelmäßige präventive und episodische Gesundheitsversorgung	1	2	3	4	5
221104 Stimuliert die kognitive Entwicklung	1	2	3	4	5
221105 Stimuliert die soziale Entwicklung	1	2	3	4	5
221106 Stimuliert das emotionale Wachstum	1	2	3	4	5
221107 Stimuliert das spirituelle Wachstum	1	2	3	4	5
221108 Verwendet Ressourcen aus der Gemeinde und andere in angemessenem Maße	1	2	3	4	5
221109 Berichtet über das Vorhandensein eines funktionierenden Unterstützungssystems	1	2	3	4	5
221110 Gebraucht dem Temperament des Kindes entsprechende Interaktionen	1	2	3	4	5
221111 Wendet Verhaltensmanagement an, wenn angezeigt	1	2	3	4	5
221112 Verwendet angemessene Disziplin	1	2	3	4	5
221113 Trifft Vorkehrungen für spezielle Bedürfnisse des Kindes	1	2	3	4	5
221114 Interagiert positiv mit dem Kind	1	2	3	4	5
221115 Zeigt Empathie gegenüber dem Kind	1	2	3	4	5
221116 Verbalisiert positive Eigenschaften des Kindes	1	2	3	4	5
221117 Zeigt eine liebende Beziehung zum Kind	1	2	3	4	5
221118 Hat realistische Erwartungen an die elterliche Rolle	1	2	3	4	5
221119 Drückt Zufriedenheit mit der elterlichen Rolle aus	1	2	3	4	5
221120 Zeigt positive Selbstachtung	1	2	3	4	5
221121 Andere (Spezifizieren)	1	2	3	4	5

Literatur zu Inhalten und Gegenstand der Pflegeergebnisse

Causby, V., Nixon, C., & Bright, J. M. (1991). Influences on adolescent mother-infant interactions. *Adolescence*, 26(103), 619–630.

Fulton, A. M., Murphy, K. R., & Anderson, S. L. (1991). Increasing adolescent mothers' knowledge of child development: An intervention program. *Adolescence*, 26(101), 73–81.

Greaves, P., Glik, D. C., Kronenfeld, J. J., & Jackson, K. (1994). Determinants of controllable in-home child safety hazards. *Health Education Research*, 9(3), 307–315.

Mercer, R. T., & Ferketich, S. L. (1994). Predictors of maternal role competence by risk status. *Nursing Research*, 43(1), 38–43.

Ohashi, J. P. (1992). Maternal role satisfaction: A new approach to assessing parenting. *Scholarly Inquiry for Nursing Practice: An International Journal*, 6(2), 135–149.

Reece, S. M. (1995). Stress and maternal adaptation in first-time mothers more than 35 years old. *Applied Nursing Research*, 8(2), 61–66.

Thompson, P. J., Powell, M. J., Patterson, R. J., & Ellerbee, S. M. (1995). Adolescent parenting: Outcomes and maternal perceptions. *Journal of Obstetric, Gynecologic, and Neonatal Nursing*, 24(8), 713–718.

W

(2500) Ende einer Missbrauchssituation

Bereich VI: Familiengesundheit
Klasse Z – Gesundheitszustand eines Familienmitglieds
Skala (o): Keine Anzeichen bis Ausgedehnte Anzeichen

Definition: Nachweis, dass das Opfer nicht länger missbraucht wird.

Ende einer Missbrauchssituation	Keine Anzeichen 1	Begrenzte Anzeichen 2	Mäßige Anzeichen 3	Weitgehende Anzeichen 4	Ausgedehnte Anzeichen 5
Indikatoren:					
250001 Ende eines Missbrauchs berichtet durch das Opfer	1	2	3	4	5
250002 Physischer Missbrauch ist beendet	1	2	3	4	5
250003 Emotionaler Missbrauch ist beendet	1	2	3	4	5
250004 Sexueller Missbrauch ist beendet	1	2	3	4	5
250005 Vernachlässigung ist beendet	1	2	3	4	5
250006 Finanzielle Ausbeutung ist beendet	1	2	3	4	5
250007 Andere (Spezifizieren)	1	2	3	4	5

Literatur zu Inhalten und Gegenstand der Pflegeergebnisse

Amundson, M. J. (1989). Family crisis care: A home based intervention program for child abuse. *Issues in Mental Health Nursing*, 10, 285–296.

Cowen, P. (1991). *The Iowa Crisis Nursery Project as a factor in the prevention of abuse.* Unpublished doctoral dissertation, University of Iowa, Iowa City.

Hunka, C. D., O'Toole, A. W., & O'Toole, R. (1985). Self-help therapy in Parents Anonymous. *Journal of Psychosocial Nursing*, 23(7), 24–32.

Olds, D. L., Henderson, C. R., Chamberlin, R., & Tatelbaum, R. (1986). Preventing child abuse and neglect: A randomized trial of nurse home visitation. *Pediatrics*, 78(1), 65–78.

Reuter, M. M. (1988). Parenting needs of abusing parents: Development of a tool for evaluation of parent education class. *Journal of Community Health Nursing*, 5(2), 129–140.

(2501) Schutz vor Missbrauch

Bereich VI: Familiengesundheit
Klasse Z – Gesundheitszustand eines Familienmitglieds
Skala (f): Nicht adäquat bis Vollständig adäquat

Definition: Schutz für sich selbst und/oder abhängige Bezugspersonen vor Missbrauch.

Schutz vor Missbrauch	Nicht adäquat 1	Wenig adäquat 2	Mäßig adäquat 3	Weitgehend adäquat 4	Vollständig adäquat 5
Indikatoren:					
250101 Pläne, sich der Situation zu entziehen	1	2	3	4	5
250102 Sicherheit der Wohnung	1	2	3	4	5
250103 Pläne zur Vermeidung des Missbrauchs	1	2	3	4	5
250104 Durchführung des Plans zur Vermeidung des Missbrauchs	1	2	3	4	5
250105 Eigene Sicherheit	1	2	3	4	5
250106 Sicherheit der Kinder	1	2	3	4	5
250107 Erhalten einer Anweisung sich zurückzuhalten, wenn notwendig	1	2	3	4	5
250108 Eintreten für die eigene Sache	1	2	3	4	5
250109 Möglichkeit, dass der Missbraucher eine Beratung erhält	1	2	3	4	5
250110 Rückzug, wenn eine Beziehung unsicher ist	1	2	3	4	5
250111 Abbruch der Beziehung, wenn erforderlich	1	2	3	4	5
250112 Andere (Spezifizieren)	1	2	3	4	5

Literatur zu Inhalten und Gegenstand der Pflegeergebnisse

Brendtro, M., & Bowker, L. H. (1989). Battered women: How can nurses help? *Issues in Mental Health Nursing*, 10(2), 169–180.

Helton, A., McFarlane, J., & Anderson, E. (1987). Prevention of battering during pregnancy. Focus on nurse behavioural change. *Public Health Nursing*, 4(3), 166–174.

Hoff, L. A. (1992). Battered women-understanding, identification, and assessment: A psychosocial perspective, Part 1. *Journal of the American Academy of Nurse Practitioners*, 4, 148–155.

Hoff, L. A. (1993). Battered women-intervention and prevention: A psychosocial cultural perspective, Part 2. Journal of the American Academy of Nurse Practitioners, 5(1), 34–39.

Z

(2502) Missbrauchsregeneration: Emotionale

Bereich VI: Familiengesundheit
Klasse Z – Gesundheitszustand eines Familienmitglieds
Skala (i): Keine bis Umfassend

Definition: Heilung psychologischer Verletzungen infolge von Missbrauch.

Missbrauchsregeneration: Emotionale	Keine 1	Begrenzt 2	Mäßig 3	Weitgehend 4	Umfassend 5
Indikatoren:					
250201 Auflösung von Depression	1	2	3	4	5
250202 Demonstration von Vertrauen	1	2	3	4	5
250203 Demonstration von Selbstachtung	1	2	3	4	5
250204 Angemessener Affekt für die Situation	1	2	3	4	5
250205 Abnahme von Suizidversuchen	1	2	3	4	5
250206 Auflösung von traumainduzierten, psychoneurotischen Verhaltensweisen	1	2	3	4	5
250207 Streben nach angemessener Aufmerksamkeit von anderen	1	2	3	4	5
250208 Auflösung traumainduzierter Benehmensstörungen	1	2	3	4	5
250209 Auflösung traumainduzierter Lernschwierigkeiten	1	2	3	4	5
250210 Abnahme von selbstverletzendem Verhalten	1	2	3	4	5
250211 Auflösung neurotischen Verhaltens	1	2	3	4	5
250212 Demonstration von Triebkontrolle	1	2	3	4	5
250213 Eintreten für die eigene Sache	1	2	3	4	5
250214 Ausdruck, sich bestärkt zu fühlen	1	2	3	4	5
250215 Erkennung von missbräuchlichen Beziehungen	1	2	3	4	5
250216 Demonstration von Wohlbefinden mit dem Betreuer oder Partner	1	2	3	4	5
250217 Demonstration von Zufriedenheit bei der Rückkehr nach Hause	1	2	3	4	5
250218 Demonstration von Einsicht in die missbräuchliche Beziehung	1	2	3	4	5
250219 Demonstration adäquater sozialer Interaktion	1	2	3	4	5
250220 Demonstration positiver interpersonaler Beziehungen	1	2	3	4	5
250221 Demonstration einer positiven Anpassung an Veränderung im Lebensarrangement	1	2	3	4	5
250222 Andere (Spezifizieren)	1	2	3	4	5

Literatur zu Inhalten und Gegenstand der Pflegeergebnisse

Campbell, J., & Fishwick, N. (1993). Abuse of female partners. In J. Campbell & J. Humphreys (Eds.), *Nursing care of survivors of family violence*. St. Louis: Mosby.

Campbell, J., McKenna, L. S., Torres, S., Sheridan, D., & Landenburger, K. (1993). Nursing care of abused women. In J. Campbell & J. Humphreys (Eds.), *Nursing care of survivors of family violence*. St. Louis: Mosby.

(2503) Missbrauchsregeneration: Finanzielle

Bereich VI: Familiengesundheit
Klasse Z – Gesundheitszustand eines Familienmitglieds
Skala (i): Keine bis Umfassend

Definition: Wiedererlangung monetärer und rechtlicher Kontrolle und Zahlungen nach einer finanziellen Ausbeutung.

Missbrauchsregeneration: Finanzielle	Keine 1	Begrenzt 2	Mäßig 3	Weitgehend 4	Umfassend 5
Indikatoren:					
250301 Kontrolle über persönliche Besitztümer	1	2	3	4	5
250302 Zugang zu Überprüfungen der Sozialen Sicherheit und Pension	1	2	3	4	5
250303 Kontrolle über die persönlichen Finanzen	1	2	3	4	5
250304 Kontrolle über rechtliche Angelegenheiten	1	2	3	4	5
250305 Ausübung legaler Rechte	1	2	3	4	5
250306 Kontrolle über das Abheben von Geld vom Konto	1	2	3	4	5
250307 Informationen über Finanzen	1	2	3	4	5
250308 Informationen über rechtliche Angelegenheiten	1	2	3	4	5
250309 Teilnahme an Planungen zur finanziellen Sicherheit	1	2	3	4	5
250310 Streben nach Tätigkeit oder Beschäftigung	1	2	3	4	5
250311 Kontrolle über das erhaltene Einkommen	1	2	3	4	5
250312 Schutz von finanziellen Vermögenswerten	1	2	3	4	5
250313 Gerichtlich angeordnete Zahlungen erhalten	1	2	3	4	5
250314 Andere (Spezifizieren)	1	2	3	4	5

Literatur zu Inhalten und Gegenstand der Pflegeergebnisse

Anetzberger, G. J. (1987). *The etiology of elder abuse of adult offspring.* Springfield, IL: Charles C Thomas, Publisher.

Baumhover, L. A. Beall, S. C., & Pieroni, R. E. (1990). Elder abuse: An overview of social and medical indicator. *Journal of Health and Human Resources Administration,* 12(4), 414–443.

Hudson, M. F., & Johnson, T. F. (1986). Elder neglect and abuse: A review of the literature. *Annual Review of Nursing Research,* 6(3), 81–134.

(2504) Missbrauchsregeneration: Physische

Bereich VI: Familiengesundheit
Klasse Z – Gesundheitszustand eines Familienmitglieds
Skala (i): Keine bis Umfassend

Definition: Heilung von physischen Verletzungen infolge von Missbrauch.

Missbrauchsregeneration: Physische	Keine 1	Begrenzt 2	Mäßig 3	Weitgehend 4	Umfassend 5
Indikatoren:					
250401 Heilung physischer Verletzungen	1	2	3	4	5
250402 Nachweis regulärer Darmausscheidung	1	2	3	4	5
250403 Nachweis einer rechtzeitigen Behandlung von Verletzungen	1	2	3	4	5
250404 Nachweis, dass eine therapeutische Gesundheitsversorgung erhalten wurde, wenn notwendig	1	2	3	4	5
250405 Nachweis, dass eine präventive Gesundheitsversorgung erhalten wurde, wenn notwendig	1	2	3	4	5
250406 Auftreten von erwarteter Reaktion auf die Behandlung	1	2	3	4	5
250407 Auflösung physischer Gesundheitsprobleme	1	2	3	4	5
250408 Nachweis einer adäquaten Ernährung	1	2	3	4	5
250409 Nachweis von Urinkontinenz	1	2	3	4	5
250410 Andere (Spezifizieren)	1	2	3	4	5

Literatur zu Inhalten und Gegenstand der Pflegeergebnisse
Campbell, J., & Fishwick, N. (1993). Abuse of female partners. In J. Campbell & J. Humphreys (Eds.), *Nursing care of survivors of family violence*. St. Louis: Mosby.
Campbell, J., McKenna, L. S., Torres, S., Sheridan, D., & Landenburger, K. (1993). Nursing care of abused women. In J. Campbell & J. Humphreys (Eds.), *Nursing care of survivors of family violence*. St. Louis: Mosby.

Z

(2505) Missbrauchsregeneration: Sexuelle

Bereich VI: Familiengesundheit
Klasse Z – Gesundheitszustand eines Familienmitglieds
Skala (i): Keine bis Umfassend

Definition: Heilung nach sexuellem Missbrauch oder sexueller Ausbeutung.

Missbrauchsregeneration: Sexuelle	Keine 1	Begrenzt 2	Mäßig 3	Weitgehend 4	Umfassend 5
Indikatoren:					
250501 Verbalisierung von Details des Missbrauchs	1	2	3	4	5
250502 Anerkennung des Rechts, die Missbrauchssituation aufzudecken	1	2	3	4	5
250503 Verbalisierung von Gefühlen über den Missbrauch	1	2	3	4	5
250504 Verbalisierung von angemessener und nicht angemessener Schuld	1	2	3	4	5
250505 Ausdruck, dass ein Recht auf Schutz vor dem Missbrauch bestanden hätte	1	2	3	4	5
250506 Verbalisierung, dass der physische Schaden des Körpers nicht mehr vorhanden oder geheilt ist	1	2	3	4	5
250507 Freiheit von Schlafstörungen	1	2	3	4	5
250508 Auflösung der Depression	1	2	3	4	5
250509 Ausdruck von Wut in nicht destruktiver Art und Weise	1	2	3	4	5
250510 Eintreten für die eigene Sache	1	2	3	4	5
250511 Ausdruck, sich bestärkt zu fühlen	1	2	3	4	5
250512 Ausdruck von Hoffnung	1	2	3	4	5
250513 Übereinstimmung des Verhaltens mit sozialen Normen	1	2	3	4	5
250514 Nachweis angemessener Beziehungen zum gleichen Geschlecht	1	2	3	4	5
250515 Nachweis angemessener Beziehungen zum anderen Geschlecht	1	2	3	4	5
250516 Ausdruck von Vertrauen in die Geschlechtsidentität	1	2	3	4	5
250517 Ausdruck von Vertrauen in die sexuelle Orientierung	1	2	3	4	5
250518 Auflösung von Essstörungen	1	2	3	4	5

(2505) Missbrauchsregeneration: Sexuelle: *Fortsetzung*

Definition: Heilung nach sexuellem Missbrauch oder sexueller Ausbeutung.

Missbrauchsregeneration: Sexuelle	Keine 1	Begrenzt 2	Mäßig 3	Weitgehend 4	Umfassend 5
Indikatoren:					
250519 Auflösung von Selbstverletzung	1	2	3	4	5
250520 Abnahme von Suizidversuchen	1	2	3	4	5
250521 Verbalisierung einer korrekten Information über sexuelle Funktionsfähigkeit	1	2	3	4	5
250522 Andere (Spezifizieren)	1	2	3	4	5

Literatur zu Inhalten und Gegenstand der Pflegeergebnisse

Bass, E., & Davis, L. (1988). *The courage to heal: A guide for women survivors of child sexual abuse*. New York: Harper & Row.

DePanfilis, D. (1986). *Literature review of sexual abuse* (DHHS Publication No. [OHDSA] 87–30530). Washington, DC: USDHHS, National Center on Child Abuse & Neglect.

Sgroi, S. M. (1982). *Handbook of clinical intervention in child sexual abuse*. Lexington, MA: Lexington Books.

Sgroi, S. M. (Ed.) (1988). *Vulnerable populations: Evaluation and treatment of sexually abused children and adult survivors*, Vol. 1. Lexington, MA: Lexington Books.

Sgroi, S. M. (Ed.) (1988). *Vulnerable populations: Sexual abuse treatment for children, adult survivors, offenders, and persons with mental retardation*, Vol. 2. Lexington, MA: Lexington Books.

Z

(2506) Emotionale Gesundheit der/des pflegenden Angehörigen

Bereich VI: Familiengesundheit
Klasse Z – Gesundheitszustand eines Familienmitglieds
Skala (a): Extrem gefährdet bis Nicht gefährdet

Definition: Gefühle, Einstellungen und Emotionen eines pflegenden Angehörigen in der Familie während der Versorgung eines Familienmitglieds oder einer nahestehenden Bezugsperson über eine ausgedehnte Zeitspanne.

Emotionale Gesundheit der/des pflegenden Angehörigen	Extrem gefährdet 1	Weitgehend gefährdet 2	Mäßig gefährdet 3	Leicht gefährdet 4	Nicht gefährdet 5
Indikatoren:					
250601 Zufriedenheit mit dem Leben	1	2	3	4	5
250602 Gefühl von Kontrolle	1	2	3	4	5
250603 Selbstachtung	1	2	3	4	5
250604 Frei von Wut	1	2	3	4	5
250605 Frei von Frustration	1	2	3	4	5
250606 Frei von Schuld	1	2	3	4	5
250607 Frei von Depression	1	2	3	4	5
250608 Frei von Enttäuschung	1	2	3	4	5
250609 Frei von Ambivalenz über die Situation	1	2	3	4	5
250610 Sicherheit über die Zukunft	1	2	3	4	5
250611 Wahrgenommene soziale Verbundenheit	1	2	3	4	5
250612 Wahrgenommenes spirituelles Wohlbefinden	1	2	3	4	5
250613 Frei von subjektiv erlebter Belastung	1	2	3	4	5
250614 Wahrgenommene Adäquatheit von Ressourcen	1	2	3	4	5
250615 Konsum psychotroper Drogen	1	2	3	4	5
250616 Andere (Spezifizieren)	1	2	3	4	5

Literatur zu Inhalten und Gegenstand der Pflegeergebnisse

Brown, M. A., & Powell-Cope, G. M. (1991). AIDS family caregiving: Transitions through uncertainty. *Nursing Research*, 40(6), 338–345.

Bull, M. J. (1990). Factors influencing family caregiver burden and health. *Western Journal of Nursing Research*, 12(6), 758–776.

Fruewirth, S. E. (1989). An application of Johnson's behavioural model: A case study. *Journal of Community Health Nursing*, 6(2), 61–71.

Lindgren, C. L. (1990). Burnout and social support in family caregivers. *Western Journal of Nursing Research*, 12(4), 469–487.

Romeis, J. C. (1989). Caregiver strain. *Journal of Aging and Health*, 1(2), 188–208.

Thompson, E. H., Futterman, A. M., Gallagher-Thompson, D., Rose, J. M., & Lovett, S. B. (1993). Social support and caregiving burden in family caregivers of frail elders. *Journal of Gerontology*, 48, S245–S254.

(2507) Physische Gesundheit der/des pflegenden Angehörigen

Bereich VI: Familiengesundheit
Klasse Z – Gesundheitszustand eines Familienmitglieds
Skala (a): Extrem gefährdet bis Nicht gefährdet

Definition: Physisches Wohlbefinden einer/s pflegenden Angehörigen während der Pflege für ein Familienmitglied oder eine nahestehende Bezugsperson über eine ausgedehnte Zeitspanne.

Physische Gesundheit der/des pflegenden Angehörigen	Extrem gefährdet 1	Weitgehend gefährdet 2	Mäßig gefährdet 3	Leicht gefährdet 4	Nicht gefährdet 5
Indikatoren:					
250701 Physische Gesundheit	1	2	3	4	5
250702 Schlafmuster	1	2	3	4	5
250703 Blutdruck IEA*	1	2	3	4	5
250704 Energieniveau	1	2	3	4	5
250705 Physisches Wohlbefinden	1	2	3	4	5
250706 Mobilitätsgrad	1	2	3	4	5
250707 Infektionsresistenz	1	2	3	4	5
250708 Physische Funktionsfähigkeit	1	2	3	4	5
250709 Gewicht IEA	1	2	3	4	5
250710 Gastrointestinale Funktion	1	2	3	4	5
250711 Medikamentenkonsum	1	2	3	4	5
250712 Wahrgenommene generelle Gesundheit	1	2	3	4	5
250713 Inanspruchnahme von Gesundheitsdiensten	1	2	3	4	5
250714 Andere (Spezifizieren)	1	2	3	4	5

*IEA = in erwartetem Ausmaß

Literatur zu Inhalten und Gegenstand der Pflegeergebnisse

Collins, C. E., Given, B. A., & Given, C. W. (1994). Interventions with family caregivers of persons with Alzheimer's disease. *Nursing Clinics of North America*, 29(1), 127–131.

Given, B. A., & Given, C. W. (1991). Family caregiving for the elderly. *Annual Review of Nursing Research*, 9, 77–101.

Pepin, J. I. (1992). Family caring and caring in nursing. *IMAGE-The Journal of Nursing Scholarship*, 24(2), 127–131.

Springer, D., & Brubaker, T. H. (1984). *Caregiving and the dependent elderly*. Newbury, CA: Sage.

Winslow, B., & O'Brien, R. (1992). Use of formal community resources by spouse caregivers of chronically ill adults. *Public Health Nursing*, 9(27), 128–132.

Zeisel, J., Hyde, J., & Levkoff, S. (1994). Best practices: An environment-behavior (E-B) model for Alzheimer special care units. *The American Journal of Alzheimer's Care and Related Disorders & Research*, Mar./Apr., 4–21.

Z

(2508) Wohlbefinden der/des pflegenden Angehörigen

Bereich VI: Familiengesundheit
Klasse Z – Gesundheitszustand eines Familienmitglieds
Skala (a): Extrem gefährdet bis Nicht gefährdet

Definition: Zufriedenheit der/des pflegenden Angehörigen mit der Gesundheit und den Lebensumständen.

Wohlbefinden der/des pflegenden Angehörigen	Extrem gefährdet 1	Weitgehend gefährdet 2	Mäßig gefährdet 3	Leicht gefährdet 4	Nicht gefährdet 5
Indikatoren:					
250801 Zufriedenheit mit der physischen Gesundheit	1	2	3	4	5
250802 Zufriedenheit mit der emotionalen Gesundheit	1	2	3	4	5
250803 Zufriedenheit mit dem Lebensstil	1	2	3	4	5
250804 Zufriedenheit mit der Ausübung der normalen Rollen	1	2	3	4	5
250805 Zufriedenheit mit der sozialen Unterstützung	1	2	3	4	5
250806 Zufriedenheit mit der instrumentellen Unterstützung	1	2	3	4	5
250807 Zufriedenheit mit der professionellen Unterstützung	1	2	3	4	5
250808 Zufriedenheit mit den sozialen Beziehungen	1	2	3	4	5
250809 Zufriedenheit mit der pflegenden Rolle	1	2	3	4	5
250810 Andere (Spezifizieren)	1	2	3	4	5

Literatur zu Inhalten und Gegenstand der Pflegeergebnisse

Brown, M. A., & Powell-Cope, G. M. (1991). AIDS family caregiving: Transitions through uncertainty. *Nursing Research*, 40(6), 338–345.

Given, C. W., Given, B., Stommel, M., Collins, C., King, S., & Franklin, S. (1992). The caregiver reaction assessment (CRA) for caregivers to persons with chronic physical and mental impairments. *Research in Nursing & Health*, 15(4), 271–283.

Pender, N. (1996). *Health promotion in nursing practice* (3rd ed.). Stanford, CT: Appleton & Lange.

Stevenson, J. E. (1990). Family stress related to home care of Alzheimer's disease patients and implications for support. *Journal of Neuroscience Nursing*, 22(3), 179–188.

Thompson, E. H., Futterman, A. M., Gallagher-Thompson, D., Rose, J. M. & Lovett, S. B. (1993). Social support and caregiving burden in family caregivers of frail elders. *Journal of Gerontology*, 48, S245–S254.

Wallhagen, M. I. (1992). Caregiving demands: Their difficulty and effects on the well-being of elderly caregivers. *Scholarly Inquiry for Nursing Practice: An International Journal*, 6(2), 111–133.

(2509) Status der Mutterschaft: vor der Entbindung

Bereich VI: Familiengesundheit
Klasse Z – Gesundheitszustand eines Familienmitglieds
Skala (b): Extreme Abweichung vom erwarteten Ausmaß bis Keine Abweichung vom erwarteten Ausmaß

Definition: Bedingungen und Verhaltensweisen, die das Wohlergehen der Mutter von der Empfängnis bis zum Einsetzen der Wehen anzeigen.

Status der Mutterschaft: vor der Entbindung	Extreme Abweichung vom erwarteten Ausmaß 1	Weitgehende Abweichung vom erwarteten Ausmaß 2	Mäßige Abweichung vom erwarteten Ausmaß 3	Leichte Abweichung vom erwarteten Ausmaß 4	Keine Abweichung vom erwarteten Ausmaß 5
Indikatoren:					
250901 Emotionale Bindung an den Fetus	1	2	3	4	5
250902 Coping der die Schwangerschaft begleitenden Unannehmlichkeiten	1	2	3	4	5
250903 Labile Stimmungslage	1	2	3	4	5
250904 Gewichtsveränderungen	1	2	3	4	5
250905 Ödeme	1	2	3	4	5
250906 Kopfschmerzen	1	2	3	4	5
250907 Kognitive Orientierung	1	2	3	4	5
250908 Visuelle Aufmerksamkeit	1	2	3	4	5
250909 Anfallsaktivität	1	2	3	4	5
250910 Neurologische Reflexe	1	2	3	4	5
250911 Übelkeit und Erbrechen	1	2	3	4	5
250912 Schmerzen im oberen Bauchraum	1	2	3	4	5
250913 Schmerzen im Unterbauch	1	2	3	4	5
250914 Vaginale Blutung	1	2	3	4	5
250915 Vaginalausfluss	1	2	3	4	5
250916 Blutdruck	1	2	3	4	5
250917 Puls	1	2	3	4	5
250918 Körpertemperatur	1	2	3	4	5
250919 Eiweiß im Urin	1	2	3	4	5
250920 Glucose im Urin	1	2	3	4	5
250921 Blutzucker	1	2	3	4	5
250922 Hämoglobin	1	2	3	4	5
250923 Leberenzyme	1	2	3	4	5
250924 Blutbild	1	2	3	4	5
250925 Andere (Spezifizieren)	1	2	3	4	5

Z

Literatur zu Inhalten und Gegenstand der Pflegeergebnisse

Association of Womens's Health, Obstetric and Neonatal Nurses (1993). *Nursing practice competencies and educational guidelines from limited ultrasound examinations in obstetric and gynaecologic/infertility settings.* Washington DC: The Association.

Bobak, I., Lowdermilk, D., et al. (1995). *Maternity nursing.* St. Louis: Mosby.

Calhoun, S. (1990). "Ask the experts": Daily fetal movement counts. *NAACOG. Newsletter,* 17(8), 6.

Chez, B. F., Skurnick, J. H., Chez, R. A., Verklan, M. T., Biggs, S., Hage, M. L. (1990). Interpretations of nonstress tests by obstetric nurses. *JOGNN,* 19(3), 227.

Gaffney, S., Solinger, L., Vinzileos, A. (1990). The biophysical profile for fetal surveillance. *MCN,* 15:356.

Gebauer, C., & Lowe, N. (1993). The biophysical profile: Antepartal assessment of fetal well-being. *JOGNN,* 22(2), 115–123.

Gegor, C. L., & Paine, L. L. (1992). Antepartum fetal assessment techniques: an update for today's perinatal nurse. *Journal of Perinatal and Neonatal Nursing,* 5(4), 1–15.

Givens, S. R., & Morre, M. L. (1995). Status report on maternal and child health indicators. *Journal of Perinatal and Neonatal Nursing,* 9(1), 8–18.

Nichols, F., & Humenick, S. (1988). *Childbirth education: Practice, research and theory.* Philadelphia: W. B. Saunders.

Nurses Association of the American College of Obstetricians and Gynecologists (1991). *NAACOBG standards for the nursing care of women and newborns* (4th ed.). Washington, DC: The Association.

Paine, L., et al. (1992). A comparison of the auscultated acceleration test and the nonstress test as predicators of perinatal outcomes. *Nursing Research,* 41(2), 87–91.

Petrikovsky, B. M. (1991). Antepartum fetal evaluation. A search for the ideal test. *Neonatal Intensive Care,* September/October, 38–39.

Public Health Service Expert Panel on the Content of Prenatal care (1989). *Caring for our future: the content of prenatal care.* Washington, DC: U.S. Public Health Service.

Reeder, S. J., Martin, L. L., & Koniak-Griffin, D. (1997). *Maternity nursing: Family, newborn, and women's health care* (18th ed.). Philadelphia: J. B. Lippincott.

Tucker, S. M. (1996). *Fetal monitoring and assessment.* St. Louis, Mosby.

(2510) Status der Mutterschaft: während der Entbindung

Bereich VI: Familiengesundheit
Klasse Z – Gesundheitszustand eines Familienmitglieds
Skala (b): Extreme Abweichung vom erwarteten Ausmaß bis Keine Abweichung vom erwarteten Ausmaß.

Definition: Bedingungen und Verhaltensweisen, die das Wohlergehen der Mutter vom Einsetzen der Wehen bis zur Entbindung anzeigen

Status der Mutterschaft: während der Entbindung	Extreme Abweichung vom erwarteten Ausmaß 1	Weitgehende Abweichung vom erwarteten Ausmaß 2	Mäßige Abweichung vom erwarteten Ausmaß 3	Leichte Abweichung vom erwarteten Ausmaß 4	Keine Abweichung vom erwarteten Ausmaß 5
Indikatoren:					
251001 Copingmechanismen	1	2	3	4	5
251002 Wohlbefinden	1	2	3	4	5
251003 Gebrauch von geburts-erleichternden Techniken	1	2	3	4	5
251004 Frequenz der Uteruskontraktion	1	2	3	4	5
251005 Dauer der Uteruskontraktion	1	2	3	4	5
251006 Intensität der Uteruskontraktion	1	2	3	4	5
251007 Fortschreiten der zervikalen Dilatation	1	2	3	4	5
251008 Vaginale Blutung	1	2	3	4	5
251009 Blutdruck	1	2	3	4	5
251010 Puls	1	2	3	4	5
251011 Blutzucker	1	2	3	4	5
251012 Körpertemperatur	1	2	3	4	5
251013 Urinausscheidung	1	2	3	4	5
251014 Visuelle Aufmerksamkeit	1	2	3	4	5
251015 Kognitive Orientierung	1	2	3	4	5
251016 Neurologische Reflexe	1	2	3	4	5
251017 Anfallsaktivität	1	2	3	4	5
251018 Kopfschmerzen	1	2	3	4	5
251019 Schmerzen im Unterbauch	1	2	3	4	5
251020 Andere (Spezifizieren)	1	2	3	4	5

Literatur zu Inhalten und Gegenstand der Pflegeergebnisse
Dickason, E. J., Silverman, B. L., & Schult, M. O. (1994). *Maternal-infant nursing care.* St. Louis: Mosby.
Hodnett, E. (1996). Nursing support of the labouring woman. *Journal of Obstetric and Neonatal Nursing,* 25(3), 257–263.
Lowe, N. K. (1996). The pain and discomfort of labor and birth. *Journal of Obstetric and Neonatal Nursing,* 25(1), 82–92.
Mattson, S., & Smith, J. E. (Eds.) (1993). *Core curriculum for maternal-newborn nursing.* Philadelphia: W. B. Saunders.
Tucker, S. M. (1996). *Fetal monitoring and assessment.* St. Louis: Mosby.

Z

(2511) Status der Mutterschaft: nach der Entbindung

Bereich VI: Familiengesundheit
Klasse Z – Gesundheitszustand eines Familienmitglieds
Skala (b): Extreme Abweichung vom erwarteten Ausmaß bis Keine Abweichung vom erwarteten Ausmaß.

Definition: Bedingungen und Verhaltensweisen, die das Wohlergehen der Mutter von der Nachgeburtsperiode bis zur vollständigen Rückbildung der Gebärmutter anzeigen

Status der Mutterschaft: nach der Entbindung	Extreme Abweichung vom erwarteten Ausmaß 1	Weitgehende Abweichung vom erwarteten Ausmaß 2	Mäßige Abweichung vom erwarteten Ausmaß 3	Leichte Abweichung vom erwarteten Ausmaß 4	Keine Abweichung vom erwarteten Ausmaß 5
Indikatoren:					
251101 Stimmungsgleichgewicht	1	2	3	4	5
251102 Wohlbefinden	1	2	3	4	5
251103 Blutdruck	1	2	3	4	5
251104 Herzschlagfrequenz	1	2	3	4	5
251105 Periphere Durchblutung	1	2	3	4	5
251106 Höhe des Uterusfundus	1	2	3	4	5
251107 Beschaffenheit der Lochien	1	2	3	4	5
251108 Füllung der Brüste	1	2	3	4	5
251109 Spannungsgefühle in den Brüsten	1	2	3	4	5
251110 Heilung nach Dammriss	1	2	3	4	5
251111 Heilung nach Einschnitt	1	2	3	4	5
251112 Körpertemperatur	1	2	3	4	5
251113 Infektionsstatus	1	2	3	4	5
251114 Urinausscheidung	1	2	3	4	5
251115 Darmausscheidung	1	2	3	4	5
251116 Ernährungsstatus	1	2	3	4	5
251117 Körperliche Aktivität	1	2	3	4	5
251118 Ausdauer	1	2	3	4	5
251119 Leberenzyme	1	2	3	4	5
251120 Hämoglobin	1	2	3	4	5
251121 Weißes Blutbild	1	2	3	4	5
251122 Andere (Spezifizieren)	1	2	3	4	5

Literatur zu Inhalten und Gegenstand der Pflegeergebnisse

Beck. C. T. (1992). The lived experience of postpartum depression: A phenomenological study. *Nursing Research*, 41(3), 166–170.

Bond, L. (1993). Physiological changes. In S. Mattson & J. E. Smith (Eds.). *AWHONN: care curriculum for maternal newborn nursing*. Philadelphia: W. B. Saunders.

Nichols, F., & Humenick, S. (1988). *Childbirth education: Practice, research and theory*. Philadelphia: W. B. Saunders.

Nurses Association of the American College of Obstetricians and Gynecologists (1991). *NAACOBG standards for the nursing care of women and newborns* (4th ed.). Washington, DC: The Association.

Reeder, S. J., Martin, L. L., & Koniak-Griffin, D. (1997). *Maternity nursing: Family, newborn, and women's health care* (18th ed.). Philadelphia: J. B. Lippincott.

Z

(2512) Erholung von einer Vernachlässigungssituation

Bereich VI: Familiengesundheit
Klasse Z – Gesundheitszustand eines Familienmitglieds
Skala (o): Keine Anzeichen bis Ausgedehnte Anzeichen

Definition: Heilung nach dem Ende einer minderwertigen Versorgung.

Erholung von einer Vernachlässigungssituation	Keine Anzeichen 1	Begrenzte Anzeichen 2	Mäßige Anzeichen 3	Weitgehende Anzeichen 4	Ausgedehnte Anzeichen 5
Indikatoren:					
251201 Adäquate persönliche Hygiene	1	2	3	4	5
251202 Abwesenheit von Hunger	1	2	3	4	5
251203 Adäquate Ernährung	1	2	3	4	5
251204 Adäquates Energieniveau für alltägliche Aktivitäten	1	2	3	4	5
251205 Bekleidet sich dem Wetter entsprechend	1	2	3	4	5
251206 Sauberes Lebensumfeld	1	2	3	4	5
251207 Sicheres Lebensumfeld	1	2	3	4	5
251208 Intakte Haut	1	2	3	4	5
251209 Adäquate Überwachung	1	2	3	4	5
251210 Zeigt Interesse am Leben	1	2	3	4	5
251211 Drückt Stolz über sich selbst aus	1	2	3	4	5
251212 Drückt Hoffnung aus	1	2	3	4	5
251213 Erfüllung emotionaler Bedürfnisse	1	2	3	4	5
251214 Erhält angemessene Gesundheitsversorgung	1	2	3	4	5
251215 Erhält empfohlene Ernährung	1	2	3	4	5
251216 Erhält empfohlene Medikamentenbehandlung	1	2	3	4	5
251217 Erhält angemessene Ausstattung und Einrichtung	1	2	3	4	5
251218 Wachstum IEA*	1	2	3	4	5
251219 Kognitives Lernen IEA	1	2	3	4	5
251220 Entwicklung IEA	1	2	3	4	5
251221 Altersentsprechende Verantwortlichkeit	1	2	3	4	5
251222 Sucht angemessen nach Zuneigung	1	2	3	4	5

(2512) Erholung von einer Vernachlässigungssituation: *Fortsetzung*

Definition: Heilung nach dem Ende einer minderwertigen Versorgung.

	Keine Anzeichen	Begrenzte Anzeichen	Mäßige Anzeichen	Weitgehende Anzeichen	Ausgedehnte Anzeichen
Erholung von einer Vernachlässigungssituation	1	2	3	4	5
Indikatoren:					
251223 Frei von Substanzenmissbrauch	1	2	3	4	5
251224 Verhalten konsistent mit sozialen Normen	1	2	3	4	5
251225 Andere (Spezifizieren)	1	2	3	4	5

*IEA = in erwartetem Ausmaß

Literatur zu Inhalten und Gegenstand der Pflegeergebnisse

Aber, J. L., Allen, J. P., Carson, V., & Cicetti, D. (1990). The effects of maltreatment on development during early childhood: Recent studies and their theoretical, clinical, and policy implications. In D. Cicetti & V. Carlson (Eds.), *Child maltreatment: Theory and research on the causes and consequences of child abuse and neglect* (pp. 579–619). New York: Cambridge University Press.

Campell, J. & Jumphreys, J. (1993). *Nursing care of survivors of family violence* (2nd ed.). St. Louis: Mosby.

Ciccetti, D., & Carlson, V. (Eds.) (1989). *Child maltreatment: Theory and research on the causes and consequences of child abuse and neglect.* New York: Cambridge University Press.

Fulmer, T., & Ashley, J. (1989). Clinical indicators of elder neglect. *Applied Nursing Research*, 2(4), 161–167.

Hudson, M. F., & Johnson, T. F. (1986). Elder neglect and abuse: A review of the literature (Monograph). *Annual Review of Nursing Research*, 6, 81–134.

Lobo, M. L., Barnard, K. E., & Coombs, J. B. (1992). Failure to thrive: A parent-infant interaction perspective. *Journal of Pediatric Nursing*, 7(4), 251–261.

Olds, D. L., Henderson, C. R., Chamberlin, R., & Tatelbaum R. (1986). Preventing child abuse and neglect: A randomized trial of nurse home visitation. *Pediatrics*, 78(1), 65–78.

Polansky, N. A., Halley, C., & Polansky, N. F. (1977). *Profile of neglect: A survey of the state of knowledge.* Washington, DC: U.S. Department of Health, Education, and Welfare.

Rhodes, A. M. (1987). Identifying and reporting child abuse. *The American Journal of Maternal Child Nursing*, 2(3), 399.

Weinman, M. L., Schreiber, N. B., & Robinson, M. (1992). Adolescent mothers: Were there any gains in a parent education program? *Family and Community Health*, 15(3), 1–10.

Young, L. (1981). *Physical child neglect.* Chicago: The National Committee for Prevention of Child Abuse.

(2600) Copingverhalten der Familie

Bereich VI: Familiengesundheit
Klasse X – Familiäres Wohlbefinden
Skala (m): Nie demonstriert bis Konsistent demonstriert

Definition: Handlungen der Familie zur Handhabung von Stressoren, die familiäre Ressourcen strapazieren.

Copingverhalten der Familie	Nie demonstriert 1	Selten demonstriert 2	Manchmal demonstriert 3	Oft demonstriert 4	Konsistent demonstriert 5
Indikatoren:					
260001 Demonstriert Rollenflexibilität	1	2	3	4	5
260002 Familie ermöglicht den Mitgliedern Rollenflexibilität	1	2	3	4	5
260003 Stellt sich Problemen	1	2	3	4	5
260004 Überzeugt, Probleme handhaben zu können	1	2	3	4	5
260005 Handhabt Probleme	1	2	3	4	5
260006 Bezieht Familienmitglieder in die Entscheidungsfindung ein	1	2	3	4	5
260007 Drückt Stimmungen und Gefühle frei und unbefangen aus	1	2	3	4	5
260008 Demonstriert Strategien, Wutausbrüche zu beherrschen	1	2	3	4	5
260009 Wendet stressreduzierende Strategien an	1	2	3	4	5
260010 Sorgt für die Bedürfnisse aller Familienmitglieder	1	2	3	4	5
260011 Legt Prioritäten fest	1	2	3	4	5
260012 Trifft Absprachen für familiäre Routinen und Aktivitäten	1	2	3	4	5
260013 Organisiert Pflegeangebote, um sich erholen zu können	1	2	3	4	5
260014 Verfügt über Notfallpläne	1	2	3	4	5
260015 Bewahrt stabile finanzielle Verhältnisse	1	2	3	4	5
260016 Sucht um Hilfe nach, falls erforderlich	1	2	3	4	5
260017 Nutzt soziale Unterstützung	1	2	3	4	5
260018 Andere (Spezifizieren)	1	2	3	4	5

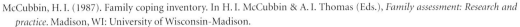

Literatur zu Inhalten und Gegenstand der Pflegeergebnisse

Hymovich, D. P. (1983). The chronicity impact and coping instrument: Parent Questionnaire. *Nursing Research*, 32(5), 275–281.

McCubbin, H. I. (1987). Family coping inventory. In H. I. McCubbin & A. I. Thomas (Eds.), *Family assessment: Research and practice*. Madison, WI: University of Wisconsin-Madison.

Ryan-Wenger, N. M. (1990). Development and psychometric properties of the Schoolagers' Coping Strategies Inventory. *Nursing Research*, 39, 344–349.

(2601) Familiäre Umgebung: Interne

Bereich VI: Familiengesundheit
Klasse X – Familiäres Wohlbefinden
Skala (m): Nie demonstriert bis Konsistent demonstriert

Definition: Soziales Klima, das durch die Beziehungen und Ziele der Familienmitglieder charakterisiert wird.

Familiäre Umgebung: Interne	Nie demonstriert 1	Selten demonstriert 2	Manchmal demonstriert 3	Oft demonstriert 4	Konsistent demonstriert 5
Indikatoren:					
260101 Nimmt gemeinsam an Aktivitäten teil	1	2	3	4	5
260102 Bewahrt Familientraditionen	1	2	3	4	5
260103 Besucht regelmäßig religiöse Angebote	1	2	3	4	5
260104 Erhält Besuche von Freunden und entfernteren Familienangehörigen	1	2	3	4	5
260105 Nimmt an Freizeitaktivitäten und Veranstaltungen der Gemeinde teil	1	2	3	4	5
260106 Legt Regeln fest	1	2	3	4	5
260107 Befolgt Absprachen	1	2	3	4	5
260108 Hält ein sauberes und gepflegtes Heim instand	1	2	3	4	5
260109 Unterstützt sich gegenseitig	1	2	3	4	5
260110 Stellt Privatsphäre für Mitglieder her	1	2	3	4	5
260111 Bestärkt Mitglieder zur Unabhängigkeit	1	2	3	4	5
260112 Nimmt an Entscheidungs-findungsprozessen teil	1	2	3	4	5
260113 Arbeitet zur Zielerreichung kooperativ zusammen	1	2	3	4	5
260114 Drückt gegenseitig Gefühle und Probleme aus	1	2	3	4	5
260115 Diskutiert Themen, die relevant für die Familie sind	1	2	3	4	5
260116 Löst auftretende Probleme	1	2	3	4	5
260117 Fördert Zusammengehörigkeit und Familienziele	1	2	3	4	5
260118 Andere (Spezifizieren)	1	2	3	4	5

Literatur zu Inhalten und Gegenstand der Pflegeergebnisse

Moos, R. H. (1974). *Family environment scale-Form* R, Palo Alto, CA: Consulting Psycholgists Press, Inc.

Swain, K. J., & Harrigan, M. P. 81995): *Measures of family functioning for research and practice*. New York: Springer.

(2602) Funktionsfähigkeit der Familie

X

Bereich VI: Familiengesundheit
Klasse X – Familiäres Wohlbefinden
Skala (m): Nie demonstriert bis Konsistent demonstriert

Definition: Fähigkeit der Familie, die Bedürfnisse ihrer Mitglieder durch Entwicklungsprozesse zu erfüllen.

Funktionsfähigkeit der Familie	Nie demonstriert 1	Selten demonstriert 2	Manchmal demonstriert 3	Oft demonstriert 4	Konsistent demonstriert 5
Indikatoren:					
260201 Sozialisiert neue Familienmitglieder	1	2	3	4	5
260202 Sorgt für abhängige Familienmitglieder	1	2	3	4	5
260203 Reguliert das Verhalten der Mitglieder	1	2	3	4	5
260204 Verteilt Verantwortlichkeiten zwischen den Mitgliedern	1	2	3	4	5
260205 Mitglieder erfüllen erwartete Rollen	1	2	3	4	5
260206 Bewahrt einen festen Bestand an Traditionen	1	2	3	4	5
260207 Empfänglich für Veränderungen und neue Ideen	1	2	3	4	5
260208 Passt sich Entwicklungsprozessen an	1	2	3	4	5
260209 Passt sich unerwarteten Krisen an	1	2	3	4	5
260210 Erwirbt notwendige Ressourcen zur Erfüllung der Bedürfnisse der Mitglieder	1	2	3	4	5
260211 Schafft ein Umfeld, in dem Mitglieder ihre Gefühle unbefangen ausdrücken können	1	2	3	4	5
260212 Akzeptiert die Verschiedenartigkeit der Familienmitglieder	1	2	3	4	5
260213 Bezieht Mitglieder in Problemlösungen ein	1	2	3	4	5
260214 Bezieht Mitglieder in Konfliktbewältigungen ein	1	2	3	4	5
260215 Mitglieder helfen und unterstützen sich gegenseitig	1	2	3	4	5
260216 Mitglieder verbringen Zeit miteinander	1	2	3	4	5
260217 Mitglieder drücken Verpflichtung füreinander aus	1	2	3	4	5

(2602) Funktionsfähigkeit der Familie: *Fortsetzung*

Definition: Fähigkeit der Familie, die Bedürfnisse ihrer Mitglieder durch Entwicklungsprozesse zu erfüllen.

Funktionsfähigkeit der Familie	Nie demonstriert 1	Selten demonstriert 2	Manchmal demonstriert 3	Oft demonstriert 4	Konsistent demonstriert 5
Indikatoren:					
260218 Mitglieder drücken Loyalität füreinander aus	1	2	3	4	5
260219 Mitglieder nehmen an Gemeindeaktivitäten teil	1	2	3	4	5
260220 Andere (Spezifizieren)	1	2	3	4	5

Literatur zu Inhalten und Gegenstand der Pflegeergebnisse

Friedman, M. M. (1998). *Family nursing-research, theory, & practice* (4th ed.). Stamford, CT: Appleton & Lange.

Friedman, M. (1991). An instrument to evaluate effectiveness in family functioning. *Western Journal of Nursing Research*, 13(2), 220–241.

Roberts, C. S., & Feetham, S. A. (1982). Assessing family functioning across three areas of relationships. *Nursing Research*, 31(4), 231–235.

Swain, K. J., & Harrigan, M. P. (1995). *Measures of family functioning for research and practice*. New York: Springer.

(2603) Familienintegrität

Bereich VI: Familiengesundheit
Klasse X – Familiäres Wohlbefinden
Skala (m): Nie demonstriert bis Konsistent demonstriert

Definition: Ausmaß, in dem die Verhaltensweisen der Familienmitglieder insgesamt Zusammenhalt, Stärke und emotionale Bindung demonstrieren.

Familienintegrität	Nie demonstriert 1	Selten demonstriert 2	Manchmal demonstriert 3	Oft demonstriert 4	Konsistent demonstriert 5
Indikatoren:					
260301 Drückt Loyalität aus	1	2	3	4	5
260302 Drückt starke Bindung an die Familie aus	1	2	3	4	5
260303 Drückt gegenseitige affektive Bindung aus	1	2	3	4	5
260304 Gegenseitige Hilfe in der Erfüllung der Rollen und der täglichen Aufgaben	1	2	3	4	5
260305 Tritt häufig mit der erweiterten Familie in Kontakt	1	2	3	4	5
260306 Teilt Gedanken, Gefühle, Interessen und Sorgen	1	2	3	4	5
260307 Kommuniziert offen und ehrlich miteinander	1	2	3	4	5
260308 Bezieht Mitglieder in Konfliktbewältigung ein	1	2	3	4	5
260309 Bezieht Mitglieder in Problemlösungen ein	1	2	3	4	5
260310 Bestärkt individuelle Autonomie und Unabhängigkeit	1	2	3	4	5
260311 Bereitet Mahlzeiten gemeinsam zu und isst miteinander	1	2	3	4	5
260312 Nimmt gemeinsam an Freizeitaktivitäten teil	1	2	3	4	5
260313 Nimmt an Familiensitten und –ritualen teil	1	2	3	4	5
260314 Nimmt an Familientraditionen teil	1	2	3	4	5
260315 Gibt Unterstützung in Krisenzeiten	1	2	3	4	5
260316 Andere (Spezifizieren)	1	2	3	4	5

Literatur zu Inhalten und Gegenstand der Pflegeergebnisse

Friedman, M. M. (1998). *Family nursing-Research, theory, & practice* (4th ed.). Stamford, CT: Appleton & Lange.
Swain, K. J., & Harrigan, M. P. (1995). *Measures of family functioning for research and practice.* New York: Springer.

(2604) Normalisierungsprozesse in der Familie

Bereich VI: Familiengesundheit
Klasse X – Familiäres Wohlbefinden
Skala (m): Nie demonstriert bis Konsistent demonstriert

Definition: Fähigkeit der Familie, Routinen und Bewältigungsstrategien zu entwickeln und aufrecht zu erhalten, die zu einer optimalen Familienorganisation beitragen, wenn ein Mitglied eine chronische Erkrankung oder Behinderung erleidet.

Normalisierungsprozesse in der Familie	Nie demonstriert 1	Selten demonstriert 2	Manchmal demonstriert 3	Oft demonstriert 4	Konsistent demonstriert 5
Indikatoren:					
260401 Erkennt die Existenz einer Schädigung und ihr Potenzial zur Veränderung familiärer Routinen an	1	2	3	4	5
260402 Erkennt Familienleben als grundsätzlich normal an	1	2	3	4	5
260403 Hält gewohnte Familienroutinen aufrecht	1	2	3	4	5
260404 Verändert vorgeschriebene Bestimmungen um Familienabläufe und Werte zu erhalten	1	2	3	4	5
260405 Passt Familienabsprachen an, um den Bedürfnissen des Betroffenen entgegen zu kommen	1	2	3	4	5
260406 Berücksichtigt die körperlichen Bedürfnisse der nichtbetroffenen Familienmitglieder	1	2	3	4	5
260407 Berücksichtigt die psychosozialen Bedürfnisse der nichtbetroffenen Familienmitglieder	1	2	3	4	5
260408 Berücksichtigt den Entwicklungsbedarf der nichtbetroffenen Familienmitglieder	1	2	3	4	5
260409 Kommuniziert die Bedeutung der Erkrankung/Behinderung gegenüber anderen und weiteren an der Pflege Beteiligten	1	2	3	4	5
260410 Kommuniziert die Wichtigkeit, normale Aktivitäten und Routinen so weit als angemessen aufrecht zu erhalten	1	2	3	4	5

(2604) Normalisierungsprozesse in der Familie: *Fortsetzung*

Definition: Fähigkeit der Familie, Routinen und Bewältigungsstrategien zu entwickeln und aufrecht zu erhalten, die zu einer optimalen Familienorganisation beitragen, wenn ein Mitglied eine chronische Erkrankung oder Behinderung erleidet.

Normalisierungsprozesse in der Familie	Nie demonstriert 1	Selten demonstriert 2	Manchmal demonstriert 3	Oft demonstriert 4	Konsistent demonstriert 5
Indikatoren:					
260411 Bewahrt sich gewohnte elterliche Erwartungen für das betroffene Kind	1	2	3	4	5
260412 Stellt alters- bzw. fähigkeits-angepasste Aktivitäten für den Betroffenen her	1	2	3	4	5
260413 Strukturiert Aktivitäten in einer Weise, die unnötige Aufmerksamkeit auf oder Peinlichkeiten für den Betroffenen vermeidet	1	2	3	4	5
260414 Strukturiert das Umfeld in einer Weise, die unnötige Aufmerksamkeit auf oder Peinlichkeiten für den Betroffenen vermeidet	1	2	3	4	5
260415 Nimmt Ressourcen, einschließlich Selbsthilfe- und Unterstützungsgruppen – soweit benötigt –, in Anspruch	1	2	3	4	5
260416 Andere (Spezifizieren)	1	2	3	4	5

Literatur zu Inhalten und Gegenstand der Pflegeergebnisse

Bossert, E., Holaday, B., Harkins, A., & Turner-Henson, A. (1990). Strategies of normalization used by parents of chronically ill school age children. *Journal of Child Psychiatric Nursing*, 3(2), 57–61.

Knafl, K., Brietmayer, B., Gallo, A., & Zoeller, L. (1996). Family response to childhood chronic illness: Description of management styles. *Journal of Pediatric Nursing*, 11, 315–316.

Knafl, K. A., & Deatrick, J. A. (1986). How families manage chronic conditions: An analysis of the concept of normalization. *Research in Nursing and Health*, 9, 215–222.

(2605) Beteiligung der Familie an der professionellen Versorgung

Bereich VI: Familiengesundheit
Klasse X – Familiäres Wohlbefinden
Skala (m): Nie demonstriert bis Konsistent demonstriert

Definition: Einbeziehung der Familie in Entscheidungsfindung, Durchführung und Beurteilung der Versorgung, die durch professionelle Fachkräfte bereitgestellt wird.

Beteiligung der Familie an der professionellen Versorgung	Nie demonstriert	Selten demonstriert	Manchmal demonstriert	Oft demonstriert	Konsistent demonstriert
	1	2	3	4	5
Indikatoren:					
260501 Beteiligt sich an der Planung der Versorgung	1	2	3	4	5
260502 Beteiligt sich an der Durchführung der Versorgung	1	2	3	4	5
260503 Gibt relevante Informationen weiter	1	2	3	4	5
260504 Erhält benötigte Informationen	1	2	3	4	5
260505 Identifiziert Faktoren, die die Versorgung beeinflussen	1	2	3	4	5
260506 Arbeitet bei der Festlegung der Versorgung mit	1	2	3	4	5
260507 Bestimmt Bedürfnisse und Probleme, die für die Versorgung relevant sind	1	2	3	4	5
260508 Trifft Entscheidungen, wenn der Patient selbst nicht in der Lage dazu ist	1	2	3	4	5
260509 Beteiligt sich an Entscheidungen mit dem Patienten	1	2	3	4	5
260510 Beteiligt sich an gegenseitigen Zielsetzungen für die Versorgung	1	2	3	4	5
260511 Beurteilt die Effektivität der Versorgung	1	2	3	4	5
260512 Andere (Spezifizieren)	1	2	3	4	5

Literatur zu Inhalten und Gegenstand der Pflegeergebnisse

Biley, F. C. (1992). Some determinants that effect patient participation in decision-making about nursing care. *Journal of Advanced Nursing*, 17, 414–421.

Brownlea, A. (1987). Participation: Myths, realities and prognosis. *Social Science and Medicine*, 25(6), 605–614.

Ende, J., Kazis, L., Ash, A., & Moskowitz, M. A. (1989). Measuring patients' desire for autonomy: Decision making and information-seeking preferences among medical patients. *Journal of General Internal Medicine*, 4, 23–30.

Janis, I. L., & Rodin, J. (1979). Attribution, control and decision making: Social psychology and health care. In G. D. Stone, F. Cohen & N. E. Adler (Eds.). *Health psychology*. San Francisco: Josey-Bass.

McEwen, J. (1985). Primary health care: The challenge of participation. In U. Laaser, R. Senault & H. Viefhues (Eds.). *Primary health care in the making*. Heidelberg: Springer-Verlag.

Richardson, A., & Bray, C. (1987). *Promoting health through participation*. London: Policy Studies Institute.

Stanhope, M., & Lancaster, J. (1995). *Community health nursing: Promoting health of aggregates, families and individuals*. St. Louis: Mosby.

(2606) Gesundheitsstatus der Familie

Bereich VI: Familiengesundheit
Klasse X – Familiäres Wohlbefinden
Skala (a): Extrem gefährdet bis Nicht gefährdet

Definition: Allgemeiner Gesundheitsstatus und soziale Kompetenz der Familieneinheit.

Gesundheitsstatus der Familie	Extrem gefährdet 1	Weitgehend gefährdet 2	Mäßig gefährdet 3	Leicht gefährdet 4	Nicht gefährdet 5
Indikatoren:					
260601 Immunisierungsstatus der Mitglieder	1	2	3	4	5
260602 Fürsorgeleistungen für Kinder	1	2	3	4	5
260603 Fürsorgeleistungen für abhängige Erwachsene	1	2	3	4	5
260604 Zugang zur Gesundheitsversorgung	1	2	3	4	5
260605 Körperliche Gesundheit der Mitglieder	1	2	3	4	5
260606 Körperliche Aktivität der Mitglieder	1	2	3	4	5
260607 Schulbesuch	1	2	3	4	5
260608 Schulische Leistung	1	2	3	4	5
260609 Elterliche Erwerbstätigkeit	1	2	3	4	5
260610 Wohnsituation	1	2	3	4	5
260611 Angemessene Versorgung mit Nahrungsmitteln	1	2	3	4	5
260612 Körperliche Entwicklung der Mitglieder	1	2	3	4	5
260613 Psychosoziale Entwicklung der Mitglieder	1	2	3	4	5
260614 Zugang zu notwendigen Ressourcen	1	2	3	4	5
260615 Inanspruchnahme von Ressourcen der Gesundheitsversorgung	1	2	3	4	5
260616 Inanspruchnahme von Ressourcen der sozialen Dienste	1	2	3	4	5
260617 Abwesenheit von Behinderungen	1	2	3	4	5
260618 Psychische Gesundheit der Mitglieder	1	2	3	4	5
260619 Abwesenheit von Substanzenmissbrauch	1	2	3	4	5
260620 Abwesenheit von familiärer Gewalt	1	2	3	4	5
260621 Abwesenheit von Missbrauch der Mitglieder	1	2	3	4	5
260622 Abwesenheit von Gewaltverbrechen	1	2	3	4	5
260623 Andere (Spezifizieren)	1	2	3	4	5

Literatur zu Inhalten und Gegenstand der Pflegeergebnisse

Child Stats. gov: http://childstats.gov/ac1998/toc.htm.

Children's Defense Fund (1997). *The state of America's children: Leave no child behind-Yearbook 1997.* Washington, DC: Children's Defense Fund.

Bereich VII

Situation der Gesundheits-
versorgung in einer Gemeinde

Klasse b – Gesundheitliche Lebensqualität in einer Gemeinde

(2700) Kompetenz einer Gemeinde
(2701) Gesundheitsniveau einer Gemeinde

Klasse c – Status der gesundheitlichen Prävention in einer Gemeinde

(2800) Situation der Gesundheitsversorgung in einer Gemeinde: Immunisierung
(2801) Risikokontrolle in der Gemeinde: Chronische Krankheiten
(2802) Risikokontrolle in der Gemeinde: Infektionskrankheiten
(2803) Risikokontrolle in der Gemeinde: Bleibelastung

(2700) Kompetenz einer Gemeinde

Bereich VII: Situation der Gesundheitsversorgung in einer Gemeinde
Klasse b – Gesundheitliche Lebensqualität in einer Gemeinde
Skala (r): Gering bis Ausgezeichnet

b

Definition: Die Fähigkeit einer Gemeinde, gemeinsam Probleme zur Erreichung von Zielen zu lösen.

	Gering	Mäßig	Durch-schnittlich	Gut	Aus-gezeichnet
Kompetenz einer Gemeinde	**1**	**2**	**3**	**4**	**5**
Indikatoren:					
270001 Anzahl der Gemeindemitglieder, die an gemeinsamen Aktivitäten teilnehmen	1	2	3	4	5
270002 Prozentsatz der Gemeindemitglieder, die sich an Problemlösungen beteiligen	1	2	3	4	5
270003 Gemeinsame und sich widersprechende Interessen werden bei der Lösung von Gemeindeproblemen berücksichtigt	1	2	3	4	5
270004 Alle Bereiche der Gemeinde sind bei Problemlösungen repräsentiert	1	2	3	4	5
270005 Anliegen der Gemeinde werden in den Medien geäußert	1	2	3	4	5
270006 Anliegen der Gemeinde werden in kommunalen Foren behandelt	1	2	3	4	5
270007 Die Gemeindemitglieder konzentrieren sich auf die gemeindlichen gegenüber den individuellen Anliegen	1	2	3	4	5
270008 Es gibt eine Zusammenarbeit zwischen den Gruppen in der Gemeinde zur Identifikation von Problemen und Bedürfnissen	1	2	3	4	5
270009 Es besteht ein Konsens über Ziele und Prioritäten	1	2	3	4	5
270010 Es besteht ein Konsens über die durchzuführenden Handlungen zur Erreichung der Ziele	1	2	3	4	5
270011 Die Gemeindemitglieder und -gruppen kommunizieren miteinander	1	2	3	4	5
270012 Strategien des Konfliktmanagements werden effektiv angewandt	1	2	3	4	5
270013 Externe Ressourcen werden beschafft	1	2	3	4	5
270014 Externe Ressourcen werden adäquat verwendet	1	2	3	4	5

(2700) Kompetenz einer Gemeinde: *Fortsetzung*

Definition: Die Fähigkeit einer Gemeinde, gemeinsam Probleme zur Erreichung von Zielen zu lösen.

Kompetenz einer Gemeinde	Gering 1	Mäßig 2	Durch- schnittlich 3	Gut 4	Aus- gezeichnet 5
Indikatoren:					
270015 Flexibilität in den Strukturen und Prozessen leitet die Interaktion und Entscheidungsfindung bei kommunalen Foren	1	2	3	4	5
270016 Prozentsatz der Population, die sich an Kommunalwahlen beteiligt	1	2	3	4	5
270017 Prozentsatz der Bevölkerung, die sich an Wahlen in der Schule beteiligt	1	2	3	4	5
270018 Prozentsatz der Gemeindemitglieder, die an kommunalen Foren teilnehmen	1	2	3	4	5
270019 Erreichung der kommunalen Ziele	1	2	3	4	5
270020 Andere (Spezifizieren)	1	2	3	4	5

Literatur zu Inhalten und Gegenstand der Pflegeergebnisse

Denham, A., Quinn, S., & Gamble, D. (1998). Community organizing for health promotion in the rural south: An exploration of community competence. *Family and Community Health,* 21(1), 1–21.

Eng, E., & Parker, E. (1994). Measuring community competence in the Mississippi Delta: The interface between program evaluation and empowerment. *Health Education Quarterly,* 21(2), 119–120.

Goeppinger, L., Lassiter, P., & Wilcox, B. (1982). Community health is community competence. *Nursing Outlook,* 30(8), 464–467.

Stanhope, M. & Lancaster, J. (1996). *Community health nursing: Promoting health of aggregates, families and individuals* (4th ed.) (p. 293). St. Louis: Mosby.

(2701) Gesundheitsniveau in der Gemeinde

Bereich VII: Situation der Gesundheitsversorgung in einer Gemeinde
Klasse b – Gesundheitliche Lebensqualität in einer Gemeinde
Skala (r): Gering bis Ausgezeichnet

b

Definition: Der allgemeine Zustand des Gesundheitsniveaus und der Lebensqualität in einer Gemeinde oder Population.

Gesundheitsniveau in der Gemeinde	Gering 1	Mäßig 2	Durch-schnittlich 3	Gut 4	Aus-gezeichnet 5
Indikatoren:					
270101 Teilnahme von Gemeindemitgliedern/ der Öffentlichkeit an präventiven gesundheitlichen Dienstleistungen	1	2	3	4	5
270102 Anzahl von Programmen zur Gesundheitsförderung	1	2	3	4	5
270103 Anzahl von Programmen zum Gesundheitsschutz	1	2	3	4	5
270104 Rate schulpflichtiger Kinder und Jugendlicher	1	2	3	4	5
270105 Rate der Schulteilnahme	1	2	3	4	5
270106 Rate der Teilnahme an gesundheitlichen Programmen am Arbeitsplatz	1	2	3	4	5
270107 Rate der Teilnahme an gesundheitlichen Programmen der Gemeinde	1	2	3	4	5
270108 Rate der Teilnahme an gesundheitlichen Programmen in der Schule	1	2	3	4	5
270109 Nachweis von Maßnahmen zum Gesundheitsschutz (z. B. Immunisierung, Anreicherung des Wassers mit Fluor, Hygiene)	1	2	3	4	5
270110 Prozentsatz an Personen mit einem adäquaten gesundheitlichen Versicherungsschutz	1	2	3	4	5
270111 Gesundheitszustand von Kleinkindern	1	2	3	4	5
270112 Gesundheitszustand von Kindern	1	2	3	4	5
270113 Gesundheitszustand von Jugendlichen	1	2	3	4	5
270114 Gesundheitszustand von Erwachsenen	1	2	3	4	5
270115 Gesundheitszustand von alten Menschen	1	2	3	4	5
270116 Teilnahme an Programmen für eine gesunde Schwangerschaft	1	2	3	4	5
270117 Einhaltung der Standards zur Umwelthygiene	1	2	3	4	5

(2701) Gesundheitsniveau in der Gemeinde: *Fortsetzung*

Definition: Der allgemeine Zustand des Gesundheitsniveaus und der Lebensqualität in einer Gemeinde oder Population.

Gesundheitsniveau in der Gemeinde	Gering 1	Mäßig 2	Durch-schnittlich 3	Gut 4	Aus-gezeichnet 5
Indikatoren:					
270118 Rate oder Verlust von zwei oder mehr ADLs	1	2	3	4	5
270119 Morbiditätsraten	1	2	3	4	5
270120 Raten zu psychischen Erkrankungen	1	2	3	4	5
270121 Verletzungsraten	1	2	3	4	5
270122 Kriminalitätsstatistiken	1	2	3	4	5
270123 Raten über Gewalt	1	2	3	4	5
270124 Mortalitätsraten	1	2	3	4	5
270125 Raten über chronische Krankheiten	1	2	3	4	5
270126 Raten über sexuell übertragbare Krankheiten	1	2	3	4	5
270127 Überwachungssysteme zum Gesundheits-zustand sind aktiv	1	2	3	4	5
270128 Gemeindliche Standards zur Messung und Evaluation des Gesundheitszustands sind definiert	1	2	3	4	5
270129 Überwachung der gemeindlichen Standards zur Messung und Evaluation des Gesundheitszustands	1	2	3	4	5
270130 Die demografischen Eigenschaften der Gemeinde sind in der Gesundheitsplanung und -evaluation repräsentiert	1	2	3	4	5
250231 Andere (Spezifizieren)	1	2	3	4	5

Literatur zu Inhalten und Gegenstand der Pflegeergebnisse

Deal, L. (1994). The effectiveness of community health nursing interventions: A literature review. *Public Health Nursing, 2*(5), 315–322.

Department of Health and Human Services (DHHS) (1994). *Clinician's handbook of preventive services: Put prevention into practice.* Washington, DC: U. S. Government Printing Office.

Department of Health and Human Services (DHHS) (1991). *Healthy people 2000: National health promotion and disease prevention objectives* (DHHS Pub. No. [PHS] 91–50012). Washington, DC: U.S. Government Printing Office.

Stanhope, M., & Lancaster, J. (1996). *Community health nursing: Promoting health of aggregates, families and individuals* (4th ed.). St. Louis: Mosby.

Stoto, M. (1997). Sharing responsibility for the public's health: A new perspective from the Institute of Medicine. *Journal of Public Health Management and Practice, 3*(5), 22–34.

U. S. Preventive Services Task Force (1996). *Guide to clinical preventive services* (2nd ed.). Baltimore: Williams & Wilkins.

(2800) Situation der Gesundheitsversorgung in einer Gemeinde: Immunisierung

Bereich VII: Situation der Gesundheitsversorgung in einer Gemeinde
Klasse c – Status der gesundheitlichen Prävention in einer Gemeinde
Skala (r): Gering bis Ausgezeichnet

c

Definition: Widerstandsfähigkeit einer Gruppe gegenüber dem Eindringen und der Verbreitung infektiöser Erreger.

	Gering	Mäßig	Durch-schnittlich	Gut	Aus-gezeichnet
Situation der Gesundheitsversorgung in einer Gemeinde: Immunisierung	**1**	**2**	**3**	**4**	**5**
Indikatoren:					
280001 Die Immunisierungsraten sind entsprechend dem derzeitigen nationalen Standard oder höher	1	2	3	4	5
280002 Die Inzidenz von durch Impfung zu verhindernden Krankheiten ist entsprechend dem empfohlenen nationalen Standard oder darunter	1	2	3	4	5
280003 Die Prävalenz von durch Impfung zu verhindernden Krankheiten ist entsprechend dem empfohlenen nationalen Standard oder darunter	1	2	3	4	5
280004 Überwachung des Immunisierungs-zustands in der Schule	1	2	3	4	5
280005 Überwachung des Immunisierungs-zustands in Gemeinschaftsunterkünften und -einrichtungen (z. B. Gefängnisse, Gruppenwohnungen)	1	2	3	4	5
280006 Überwachung von Infektionskrankheiten	1	2	3	4	5
280007 Screening risikobehafteter Populationen nach Infektionen	1	2	3	4	5
280008 Einhaltung der Immunisierungs-empfehlungen	1	2	3	4	5
280009 Öffentliche Ausbildung zu Nutzen und Risiken von Immunisierungen	1	2	3	4	5
280010 Verfügbarkeit kostengünstiger Immunisierungen	1	2	3	4	5
280011 Nachhaltige Förderung von Immunisierungen im Vorschulalter	1	2	3	4	5
280012 Andere (Spezifizieren)	1	2	3	4	5

Literatur zu Inhalten und Gegenstand der Pflegeergebnisse

Department of Health and Human Services (DHHS) (1994). *Clinician's handbook of preventive services: Put prevention into practice.* Washington, DC: U. S. Government Printing Office.

Department of Health and Human Services (DHHS) (1991). *Healthy people 2000: National health promotion and disease prevention objectives* (DHHS Pub. No. [PHS] 91–50012). Washington, DC: U. S. Government Printing Office.

Stanhope, M., & Lancaster, J. (1996). *Community health nursing: Promoting health of aggregates, families and individuals* (4th ed.). St. Louis: Mosby.

U. S. Preventive Services Task Force (1996). *Guide to clinical preventive services* (2nd ed.). Baltimore: Williams & Wilkins.

(2801) Risikokontrolle in der Gemeinde: Chronische Krankheiten

Bereich VII: Situation der Gesundheitsversorgung in einer Gemeinde
Klasse c – Status der gesundheitlichen Prävention in einer Gemeinde
Skala (r): Gering bis Ausgezeichnet

c

Definition: Handlungen einer Gemeinde zur Reduzierung des Risikos für chronische Krankheiten und ihre Komplikationen.

	Gering	Mäßig	Durch-schnittlich	Gut	Aus-gezeichnet
Risikokontrolle in der Gemeinde: Chronische Krankheiten	**1**	**2**	**3**	**4**	**5**

Indikatoren:

		Gering	Mäßig	Durch-schnittlich	Gut	Aus-gezeichnet
280101	Vorhaltung öffentlicher Schulungs-programme zu chronischen Krankheiten (z. B. Risikofaktoren, Gesundheits-gewohnheiten, präventive Gesundheits-versorgung)	1	2	3	4	5
280102	Teilnahme der Zielpopulation an öffentlichen Schulungsprogrammen zur Risikominimierung chronischer Krankheiten	1	2	3	4	5
280103	Verfügbarkeit präventiver Screening-Programme	1	2	3	4	5
280104	Anteil der Zielpopulation, der an präventiven Screening-Programmen teilnimmt	1	2	3	4	5
280105	Verfügbarkeit von Schulungsprogrammen zum Selbstmanagement chronischer Krankheiten	1	2	3	4	5
280106	Anteil der Zielpopulation, der an Schulungsprogrammen zum Selbst-management chronischer Krankheiten teilnimmt	1	2	3	4	5
280107	Verfügbarkeit von gesundheitlichen Dienstleistungen für chronische Krankheiten	1	2	3	4	5
280108	Anteil der Zielpopulation, der gesundheitliche Dienstleistungen für chronische Krankheiten erhält	1	2	3	4	5
280109	Überwachung der Inzidenz und Prävalenz chronischer Krankheiten	1	2	3	4	5
280110	Überwachung der Morbidität, Mortalität und Komplikationsraten bei chronischen Krankheiten	1	2	3	4	5

(2801) Risikokontrolle in der Gemeinde: Chronische Krankheiten: *Fortsetzung*

Definition: Handlungen einer Gemeinde zur Reduzierung des Risikos für chronische Krankheiten und ihre Komplikationen.

	Gering	Mäßig	Durch-schnittlich	Gut	Aus-gezeichnet
Risikokontrolle in der Gemeinde: **Chronische Krankheiten**	1	2	3	4	5
Indikatoren:					
280111 Einhaltung der nationalen Standards zur Prävention und zum Management chronischer Krankheiten	1	2	3	4	5
280112 Inzidenz und Prävalenz chronischer Krankheiten ist entsprechend oder unter der empfohlenen nationalen oder länderspezifischen Rate	1	2	3	4	5
280113 Andere (Spezifizieren)	1	2	3	4	5

Literatur zu Inhalten und Gegenstand der Pflegeergebnisse

Clemen-Stone, S., McGuire, S. L., & Eigsti, D. G. (1998). *Comprehensive community health nursing.* St. Louis: Mosby.

Department of Health and Human Services (DHHS) (1991). *Healthy people 2000: National health promotion and disease prevention objectives* (DHHS Pub. No. [PHS] 91–50012). Washington, DC: U. S. Government Printing Office.

Stanhope, M., & Lancaster, J. (1996). *Community health nursing: Promoting health of aggregates, families and individuals* (4th ed.). St. Louis: Mosby.

U.S. Preventive Services Task Force (1996). *Guide to clinical preventive services* (2nd ed.). Baltimore: Williams & Wilkins.

(2802) Risikokontrolle in der Gemeinde: Infektionskrankheiten

Bereich VII: Situation der Gesundheitsversorgung in einer Gemeinde
Klasse c – Status der gesundheitlichen Prävention in einer Gemeinde
Skala (r): Gering bis Ausgezeichnet

c

Definition: Handlungen einer Gemeinde, die Ausbreitung von Infektionserregern (Bakterien, Sporen, Parasiten und Viren), die die öffentliche Gesundheit bedrohen, auszuschalten oder zu reduzieren.

Risikokontrolle in der Gemeinde: Infektionskrankheiten	Gering	Mäßig	Durch-schnittlich	Gut	Aus-gezeichnet
	1	2	3	4	5

Indikatoren:

280201	Screening aller identifizierten Risikogruppen	1	2	3	4	5
280202	Überwachung von Auftreten von Infektionskrankheiten, einschließlich eines Systems zur Datensammlung, zum Berichtswesen und zur Nachsorge	1	2	3	4	5
280203	Untersuchung und Dokumentation von Kontakten hinsichtlich eines Risikos für Infektionskrankheiten	1	2	3	4	5
280204	Berichte über Krankheiten gemäß der länderspezifischen Gesetze und Verordnungen	1	2	3	4	5
280205	Verfügbarkeit einer Überweisungs-möglichkeit und Behandlung für infizierte Personen	1	2	3	4	5
280206	Vorhaltung von Materialien zur Eindämmung der Krankheitsausbreitung	1	2	3	4	5
280207	Festlegung von Verfahren und Programmen zur Sicherstellung einer sicheren Lagerung, Handhabung und Präparation von Lebensmitteln	1	2	3	4	5
280208	Trinkwasserüberprüfung in Überein-stimmung mit den lokalen, länder-spezifischen und nationalen Verordnungen	1	2	3	4	5
280209	Förderung einer die gesamte Gemeinde umfassenden Immunisierung	1	2	3	4	5
280210	Nachhaltige Einführung von Programmen zur Infektionsüberwachung und -kontrolle	1	2	3	4	5
280211	Verfügbarkeit einer Chemoprophylaxe für Reisende	1	2	3	4	5
280212	Nachweis einer Kontrolle der Umwelt	1	2	3	4	5

(2802) Risikokontrolle in der Gemeinde: Infektionskrankheiten: *Fortsetzung*

Definition: Handlungen einer Gemeinde, die Ausbreitung von Infektionserregern (Bakterien, Sporen, Parasiten und Viren), die die öffentliche Gesundheit bedrohen, auszuschalten oder zu reduzieren.

Risikokontrolle in der Gemeinde: Infektionskrankheiten	Gering	Mäßig	Durch-schnittlich	Gut	Aus-gezeichnet
	1	2	3	4	5
Indikatoren:					
280213 Nachhaltige Einführung von Verfahren zur Überwachung der Umwelt	1	2	3	4	5
280214 Nachhaltige Einführung der Impfung von Haustieren	1	2	3	4	5
280215 Verfügbarkeit von gesundheitlichen Diensten zur Behandlung von Infektionskrankheiten	1	2	3	4	5
280216 Zugang zu gesundheitlichen Diensten	1	2	3	4	5
280217 Öffentliche Schulungen zur Übertragung und Verbreitung von Infektionskrankheiten	1	2	3	4	5
280218 Verfahren zur Unterstützung der Kontrolle von Infektionskrankheiten	1	2	3	4	5
280219 Andere (Spezifizieren)	1	2	3	4	5

Literatur zu Inhalten und Gegenstand der Pflegeergebnisse

Department of Health and Human Services (DHHS) (1994). *Clinician's handbook of preventive services: Put prevention into practice.* Washington, DC: U. S. Government Printing Office.

Department of Health and Human Services (DHHS) (1991). *Healthy people 2000: National health promotion and disease prevention objectives* (DHHS Pub. No. [PHS] 91–50012). Washington, DC: U.S. Government Printing Office.

Stanhope, M., & Lancaster, J. (1996). *Community health nursing: Promoting health of aggregates, families and individuals* (4th ed.). St. Louis: Mosby.

U. S. Preventive Services Task Force (1996). *Guide to clinical preventive services* (2nd ed.). Baltimore: Williams & Wilkins.

(2803) Risikokontrolle in der Gemeinde: Bleibelastung

Bereich VII: Situation der Gesundheitsversorgung in einer Gemeinde
Klasse c – Status der gesundheitlichen Prävention in einer Gemeinde
Skala (r): Gering bis Ausgezeichnet

C

Definition: Handlungen einer Gemeinde, die Bleibelastung und -vergiftung zu reduzieren.

	Gering	Mäßig	Durch-schnittlich	Gut	Aus-gezeichnet
Risikokontrolle in der Gemeinde: Bleibelastung	1	2	3	4	5

Indikatoren:

		Gering	Mäßig	Durch-schnittlich	Gut	Aus-gezeichnet
280301	Anwendung verfügbarer Blei-Screening-Programme durch besonders risiko-behaftete Gruppen	1	2	3	4	5
280302	Dienste zur Überweisung und Behandlung für starker Belastung ausgesetzter Individuen	1	2	3	4	5
280303	Überwachung der Herkunftsquellen von Blei (z. B. Farbe, Wasser, Boden und Staub, Benzin, Fabrikemissionen, Zeitungspapier, Keramik, gefärbtes Glas, Batterien)	1	2	3	4	5
280304	Senkung der bekannten Bleivorkommen in der Gemeinde	1	2	3	4	5
280305	Programme zur Identifikation von Ernährungsdefiziten bei allen identi-fizierten risikobehafteten Zielgruppen	1	2	3	4	5
280306	Vorhandensein von Programmen zur Korrektur von Ernährungsdefiziten bei allen identifizierten risikobehafteten Zielgruppen	1	2	3	4	5
280307	Öffentliche Schulungen bezüglich der Gefahren einer Bleivergiftung und Möglichkeiten zur Verhinderung einer zu starken Aussetzung	1	2	3	4	5
280308	Politische Entscheidungen, die die Entfernung von bleihaltiger Farbe aus allen Gebäuden erfordern	1	2	3	4	5
280309	Fördermittel zum Screening und zur Beseitigung der durch Blei hervor-gerufenen Schädigungen	1	2	3	4	5
280310	Inzidenz erhöhter Bleiwerte auf oder unter dem Stand der empfohlenen nationalen Standards	1	2	3	4	5

(2803) Risikokontrolle in der Gemeinde: Bleibelastung: *Fortsetzung*

Definition: Handlungen einer Gemeinde, die Bleibelastung und -vergiftung zu reduzieren.

	Gering	Mäßig	Durch-schnittlich	Gut	Aus-gezeichnet
Risikokontrolle in der Gemeinde: **Bleibelastung**	1	2	3	4	5
Indikatoren:					
280311 Nachhaltige Einführung einer Benachrichtigung von Hauskäufern	1	2	3	4	5
280312 Nachhaltige Einführung von Emissions-standards	1	2	3	4	5
280313 Andere (Spezifizieren)	1	2	3	4	5

Literatur zu Inhalten und Gegenstand der Pflegeergebnisse

Morgan, L. (1996). Children and lead: A model of care for community health providers. *Family and Community Health*, 19(1), 42–48.

Needleman, H. (1998). Childhood lead poisoning: The promise and abandonment of primary prevention. *American Journal of Public Health*, 88(12), 1871–1876.

Needleman, H., Schell, A., Bellinger, D., Leviton, A., & Allred, E. (1990). The long-term effects of exposure to low doses of lead in childhood. *The New England Journal of Medicine*, 22(2), 83–90.

Schwartz, J. (1994). Societal benefits of reducing lead exposure. *Environmental Research*, 66, 105–124.

Teil 4

NOC-Verbindungen

Verbindungen der funktionellen Verhaltensmuster mit der NOC

In diesem Abschnitt werden die Verbindungen zwischen den durch Gordon (1982)[*] identifizierten funktionellen Verhaltensmustern und den bis zum jetzigen Zeitpunkt entwickelten NOC-Pflegeergebnissen auf drei Abstraktionsebenen dargestellt (Ebene der Person, der Familie und der Gemeinde). In ihren frühen Arbeiten schlägt Gordon ein Assessment in 11 Bereichen vor, bei denen Verhaltensmuster in ihrem zeitlichen Verlauf – im Gegensatz zu isolierten Ereignissen – bewertet werden. Die Muster wurden von Gordon als ein Hilfsmittel zur Bestimmung von Pflegediagnosen vorgestellt, als dieser Schritt im Rahmen des Pflegeprozesses bedeutend wurde. Die Muster werden gewöhnlich durch eine Anamnese und eine körperliche Untersuchung bei jedem individuellen Patienten identifiziert. Aus Gründen des hohen Bekanntheitsgrades und der langjährigen Anwendung dieser Verhaltensmuster in der Pflege wurden Verbindungen entwickelt, um die Pflegefachkräfte, die in ihrer Praxis routinemäßig mit den funktionellen Verhaltensmustern als Assessmentstruktur arbeiten, zu unterstützen. Darüber hinaus setzen viele Bildungseinrichtungen die Verhaltensmuster ein, um die Phase des Assessments im Pflegeprozess bei den Auszubildenden zu unterrichten.

Die Verbindungen bieten einen Weg zur Identifikation relevanter Ergebnisse für Pflegefachkräfte, die versuchen, die NOC in Ausbildung, Praxis und Forschung einzusetzen. Jedes Ergebnis wurde unter ein bestimmtes Verhaltensmuster geordnet, das auf den durch Gordon entwickelten Musterbenennungen und Definitionen beruht. Ergebnisse, die einen aktuellen Gesundheitsstatus beschreiben und nicht in ein spezifisches Verhaltensmuster passten, wurden dem Verhaltensmuster: Wahrnehmung und Umgang mit der eigenen Gesundheit zugeordnet. Viele Ergebnisse in diesem Muster werden hauptsächlich durch die körperliche Untersuchung erhoben und weniger durch die Befragung von Klienten bezüglich ihrer Wahrnehmungen zur eigenen Gesundheit. Einige spezifische Ergebnisse konnten nicht ohne weiteres in die Gesamtstruktur der Verhaltensmuster eingeordnet werden und sind als Liste am Ende der Verbindungen aufgeführt. Das Verbinden der NOC mit den 11 funktionellen Verhaltensmustern ist wichtig zur:

1. individuellen Unterstützung, die NOC zu erlernen und anzuwenden,

2. Verbesserung der diagnostischen Urteilsfähigkeiten in der Pflege,

---

[*] Gordon, M. (1982). *Nursing diagnosis: Process and application.* McGraw-Hill: New York.

3. Bestimmung der Unterschiede in der NOC-Terminologie (insbesondere, da die Ergebnisse auf der familien- und gemeindebezogenen Ebene fortentwickelt wurden), und

4. Hervorhebung der Effektivität von Pflegeintervention unter der gegenwärtigen Betonung der Ergebnisse in der Gesundheitsversorgung.

Die Pflegeergebnisklassifikation – strukturiert nach den 11 Verhaltensmustern (entwickelt durch Marjory Gordon, 1982)

Verhaltensmuster: Wahrnehmung und Umgang mit der eigenen Gesundheit

Es beschreibt die vom Klienten wahrgenommenen Muster von Gesundheit und Wohlbefinden und die Art und Weise, wie er mit seiner Gesundheit umgeht.

Ebene der Person

(0100) Kindesentwicklung: 2 Monate
(0101) Kindesentwicklung: 4 Monate
(0102) Kindesentwicklung: 6 Monate
(0103) Kindesentwicklung: 12 Monate
(0104) Kindesentwicklung: 2 Jahre
(0105) Kindesentwicklung: 3 Jahre
(0106) Kindesentwicklung: 4 Jahre
(0107) Kindesentwicklung: 5 Jahre
(0108) Kindesentwicklung: Mittlere Kindheit (6–11 Jahre)
(0109) Kindesentwicklung: Jugend/Adoleszenz (12–17 Jahre)
(0111) Status des Fetus: vor der Entbindung
(0112) Status des Fetus: während der Entbindung
(0113) Physischer Alterungsstatus
(0117) Entwicklung des Frühgeborenen
(0701) Kontrolle von Überempfindlichkeit des Immunsystems
(0702) Immunstatus
(0703) Infektionsstatus
(0800) Wärmeregulation
(0801) Wärmeregulation: Neugeborene
(0802) Vitalzeichenstatus
(1206) Lebenswille
(1300) Akzeptanz: Gesundheitszustand
(1600) Adhärenzverhalten
(1601) Complianceverhalten
(1602) Gesundheitsförderliches Verhalten

(1603) Gesundheitsförderndes Verhalten

(1606) Beteiligung: Entscheidungen über die Gesundheitsversorgung

(1607) Gesundheitsverhalten in der Schwangerschaft

(1609) Behandlungsverhalten: Krankheit oder Verletzung

(1613) Selbstbestimmte Versorgung

(1900) Immunisierungsverhalten

(1902) Risikokontrolle

(1903) Risikokontrolle: Alkoholkonsum

(1904) Risikokontrolle: Drogenkonsum

(1905) Risikokontrolle: Sexuell übertragbare Krankheiten (SÜK/STD)

(1906) Risikokontrolle: Tabakkonsum

(1907) Risikokontrolle: Ungewollte Schwangerschaft

(1908) Risikowahrnehmung

(1909) Sicherheitsverhalten: Sturzprävention

(1910) Sicherheitsverhalten: Häusliche Umgebung

(1911) Sicherheitsverhalten: Persönliches

(1912) Sicherheitsstatus: Sturzvorkommen

(1913) Sicherheitsstatus: Physische Verletzung

(1914) Risikokontrolle: Herzkreislauferkrankung

(1915) Risikokontrolle: Schädigung des Hörvermögens

(1916) Risikokontrolle: Schädigung des Sehvermögens

(1917) Risikokontrolle: Krebserkrankung

(2000) Lebensqualität

(2002) Wohlbefinden

(2202) Bereitschaft der/des pflegenden Angehörigen für die häusliche Versorgung

(2205) Verhalten der/des pflegenden Angehörigen: Direkte Versorgung

(2206) Verhalten der/des pflegenden Angehörigen: Indirekte Versorgung

(2301) Reaktion auf medikamentöse Therapie

(2506) Emotionale Gesundheit der/des pflegenden Angehörigen

(2507) Physische Gesundheit der/des pflegenden Angehörigen

(2508) Wohlbefinden der/des pflegenden Angehörigen

(2509) Status der Mutterschaft: vor der Entbindung

(2510) Status der Mutterschaft: während der Entbindung

(2511) Status der Mutterschaft: nach der Entbindung

Ebene der Familie

(2605) Beteiligung der Familie an der professionellen Versorgung

(2606) Gesundheitsstatus der Familie

Ebene der Gemeinde

(2701) Gesundheitsniveau in der Gemeinde
(2800) Situation der Gesundheitsversorgung in einer Gemeinde: Immunisierung
(2801) Risikokontrolle in der Gemeinde: Chronische Krankheiten
(2802) Risikokontrolle in der Gemeinde: Infektionskrankheiten
(2803) Risikokontrolle in der Gemeinde: Bleibelastung

Verhaltensmuster: Ernährung und Stoffwechsel

Es beschreibt Muster der Nahrungs- und Flüssigkeitsaufnahme im Vergleich zum Stoffwechselbedarf und zu Indikatoren dieses Musters, die auf die lokale Nährstoffversorgung schließen lassen.

Ebene der Person

(0110) Wachstum
(0600) Elektrolyt- und Säure-/Basenhaushalt
(0601) Flüssigkeitshaushalt
(0602) Flüssigkeitszufuhr
(1000) Aufnahme des Stillens: Kindliche
(1001) Aufnahme des Stillens: Mütterliche
(1002) Stillen: Weiterführung
(1003) Stillen: Abstillen
(1004) Ernährungsstatus
(1005) Ernährungsstatus: Biochemische Messwerte
(1006) Ernährungsstatus: Körperbau
(1007) Ernährungsstatus: Energie
(1008) Ernährungsstatus: Nahrungs- und Flüssigkeitszufuhr
(1009) Ernährungsstatus: Nährstoffzufuhr
(1010) Status des Schluckvorgangs
(1011) Status des Schluckvorgangs: Ösophageale Phase
(1012) Status des Schluckvorgangs: Orale Phase
(1013) Status des Schluckvorgangs: Pharyngeale Phase
(1100) Orale Gesundheit
(1101) Gewebeintegrität: Haut und Schleimhäute
(1102) Wundheilung: Primäre
(1103) Wundheilung: Sekundäre
(1612) Gewichtskontrolle
(2300) Blutzuckerkontrolle

Verhaltensmuster: Ausscheidung

Es beschreibt Muster verschiedener Ausscheidungsfunktionen über Darm, Harnblase und Haut.

Ebene der Person

(0500) Stuhlkontinenz
(0501) Stuhlausscheidung
(0502) Urinkontinenz
(0503) Urinausscheidung
(2302) Systemische Entgiftung: Dialyse

Verhaltensmuster: Aktivität und Bewegung

Es beschreibt Bewegungs-, Aktivitäts- und Erholungsmuster sowie Muster des Freizeitverhaltens.

Ebene der Person

(0001) Ausdauer
(0002) Energieerhaltung
(0005) Aktivitätstoleranz
(0006) Psychomotorische Antriebskraft
(0116) Spielgestaltung
(0200) Fortbewegung: Gehen
(0201) Fortbewegung: Rollstuhl
(0202) Gleichgewicht
(0203) Körperposition: Selbstinitiiert
(0204) Konsequenzen von Immobilität: Physiologische
(0205) Konsequenzen von Immobilität: Psychische
(0206) Gelenkbewegung: Aktive
(0207) Gelenkbewegung: Passive
(0208) Mobilitätsgrad
(0209) Muskelfunktion
(0210) Transferausführung
(0211) Skelettfunktion
(0300) Selbstversorgung: Aktivitäten des täglichen Lebens (ADL)
(0301) Selbstversorgung: Waschen
(0302) Selbstversorgung: Kleiden
(0303) Selbstversorgung: Essen
(0304) Selbstversorgung: Äußeres Erscheinungsbild

(0305) Selbstversorgung: Hygiene
(0306) Selbstversorgung: Instrumentelle Aktivitäten des täglichen Lebens (IADL)
(0307) Selbstversorgung: Nicht-parenterale Medikation
(0308) Selbstversorgung: Mund-/Zahnpflege
(0309) Selbstversorgung: Parenterale Medikation
(0310) Selbstversorgung: Toilettenbenutzung
(0400) Effektivität der Herzauswurfleistung
(0401) Kreislaufstatus
(0402) Respiratorischer Status: Gasaustausch
(0403) Respiratorischer Status: Atemvorgang
(0404) Gewebedurchblutung: Abdominale Organe
(0405) Gewebedurchblutung: Kardiale
(0407) Gewebedurchblutung: Periphere
(0408) Gewebedurchblutung: Pulmonale
(0410) Respiratorischer Status: Freie Atemwege
(0704) Kontrolle von Asthma
(1104) Knochenheilung
(1604) Freizeitgestaltung
(2004) Körperliche Fitness
(2210) Potenzial der Beständigkeit der/des pflegenden Angehörigen

Verhaltensmuster: Schlaf und Ruhe

Es beschreibt Muster von Schlaf, Ruhe und Entspannung.

Ebene der Person

(0003) Ruhe
(0004) Schlaf

Verhaltensmuster: Kognition und Perzeption

Es beschreibt Muster der Sinneswahrnehmung und kognitive Prozesse.

Ebene der Person

(0406) Gewebedurchblutung: Zerebrale
(0900) Kognitive Fähigkeit
(0901) Kognitive Orientierung
(0905) Konzentration
(0906) Entscheidungsfähigkeit
(0907) Informationsverarbeitung

(0908) Gedächtnisleistung
(0909) Neurologischer Status
(0910) Neurologischer Status: Autonomes Nervensystem
(0911) Neurologischer Status: Zentralmotorische Kontrolle
(0912) Neurologischer Status: Bewusstsein
(0913) Neurologischer Status: Sensorische/Motorische Funktion der Hirnnerven
(0914) Neurologischer Status: Sensorische/Motorische Funktion der Spinalnerven
(1403) Kontrolle über verzerrte Wahrnehmung
(1605) Schmerzkontrolle
(1610) Kompensation von Hörbeeinträchtigungen
(1611) Kompensation von Sehbeeinträchtigungen
(1800) Wissen: Stillen
(1801) Wissen: Sicherheit des Kindes
(1802) Wissen: Diät
(1803) Wissen: Krankheitsprozess
(1804) Wissen: Energieerhaltung
(1805) Wissen: Gesundheitsverhalten
(1806) Wissen: Gesundheitsressourcen
(1807) Wissen: Infektionskontrolle
(1808) Wissen: Medikation
(1809) Wissen: Persönliche Sicherheit
(1810) Wissen: Schwangerschaft
(1811) Wissen: Vorgeschriebene Aktivität
(1812) Wissen: Kontrolle des Konsums von Substanzen
(1813) Wissen: Behandlungsplan
(1814) Wissen: Behandlungsverfahren
(1815) Wissen: Sexualverhalten
(1816) Wissen: Förderung der Fertilität
(1817) Wissen: Entbindung und Geburt
(1818) Wissen: Nachsorge in der Mutterschaft
(1819) Wissen: Säuglingspflege
(1820) Wissen: Leben mit Diabetes
(1821) Wissen: Empfängnisverhütung
(1822) Wissen: Vorbereitung auf die Mutterschaft
(1823) Wissen: Gesundheitsförderung
(1824) Wissen: Versorgung bei Erkrankung
(1825) Wissen: Gesundheit von Mutter und Kind
(1918) Kontrolle von Aspiration
(2101) Schmerz: Zermürbende Auswirkungen
(2102) Ausmaß von Schmerz
(2400) Sinneswahrnehmung: Tast- und Temperatursinn
(2401) Sinneswahrnehmung: Hörvermögen
(2402) Sinneswahrnehmung: Lagesinn
(2403) Sinneswahrnehmung: Geschmacks- und Geruchssinn
(2404) Sinneswahrnehmung: Sehvermögen

Verhaltensmuster: Selbstwahrnehmung und Selbstkonzept

Es beschreibt Muster des Selbstkonzepts und der Selbstwahrnehmung.

Ebene der Person

(1200) Körperbild
(1201) Hoffnung
(1202) Identität
(1204) Stimmungsgleichgewicht
(1205) Selbstwertgefühl
(1306) Schmerz: Psychische Reaktion
(1402) Kontrolle von Angst
(1404) Kontrolle von angstauslösenden Gefühlen
(1405) Kontrolle von Trieben
(1406) Einschränkung von Selbstverletzung
(2003) Ausmaß des Leidens
(2100) Ausmaß von Zufriedenheit
(2103) Symptomstärke
(2512) Erholung von einer Vernachlässigungssituation

Ebene der Gemeinde

(2700) Kompetenz einer Gemeinde

Verhaltensmuster: Rollen und Beziehungen

Es beschreibt Muster des Engagements in verschiedenen sozialen Rollen und Beziehungen.

Ebene der Person

(0902) Kommunikationsfähigkeit
(0903) Kommunikation: Ausdrucksfähigkeit
(0904) Kommunikation: Aufnahmefähigkeit
(1203) Einsamkeit
(1400) Selbstkontrolle bei missbrauchendem Verhalten
(1500) Eltern-Kind-Bindung
(1501) Rollenverhalten
(1502) Soziale Interaktionsfähigkeiten
(1503) Soziale Eingebundenheit

(1504) Soziale Unterstützung
(1901) Elterliche Fürsorge: Soziale Sicherheit
(2204) Beziehung zwischen dem/der pflegenden Angehörigen und dem Patienten
(2211) Elterliche Fürsorge
(2500) Ende einer Missbrauchssituation
(2501) Schutz vor Missbrauch

Ebene der Familie

(2601) Familiäre Umgebung: Interne
(2602) Funktionsfähigkeit der Familie
(2603) Familienintegrität

Verhaltensmuster: Sexualität und Reproduktion

Es beschreibt die vom Klienten wahrgenommenen Muster der Befriedigung oder Frustration in seiner Sexualität; ebenso beschreibt es Reproduktionsmuster.

Ebene der Person

(0114) Physische Reife: Weibliche
(0115) Physische Reife: Männliche
(0119) Sexualverhalten
(1207) Sexuelle Identität: Akzeptanz
(2104) Symptomstärke: Klimakterium
(2105) Symptomstärke: Störungen im Menstruationszyklus
(2505) Missbrauchsregeneration: Sexuelle

Verhaltensmuster: Coping und Stresstoleranz

Es beschreibt allgemeine Copingmuster und die Wirksamkeit dieser Muster in Bezug auf die Entwicklung einer Stresstoleranz.

Ebene der Person

(0118) Anpassung des Neugeborenen
(1208) Ausmaß von Depression
(1301) Anpassung eines Kindes an Hospitalisation
(1302) Coping
(1303) Würdevolles Sterben

(1304) Auflösung von Trauer

(1305) Psychosoziale Anpassung: Lebensveränderung

(1401) Kontrolle von Aggression

(1407) Suchtkonsequenzen

(1408) Selbstbeherrschung bei suizidalem Verhalten

(1409) Kontrolle von Depression

(2200) Anpassung der/des pflegenden Angehörigen an die Institutionalisierung des Patienten

(2203) Störung der Lebenssituation der/des pflegenden Angehörigen

(2208) Belastungsfaktoren der/des pflegenden Angehörigen

(2502) Missbrauchsregeneration: Emotionale

(2503) Missbrauchsregeneration: Finanzielle

(2504) Missbrauchsregeneration: Physische

Ebene der Familie

(2600) Copingverhalten der Familie

(2604) Normalisierungsprozesse in der Familie

Verhaltensmuster: Werte und Überzeugungen

Es beschreibt Muster persönlicher Werte, Ziele oder Überzeugungen (einschließlich religiöser Überzeugungen), die Entscheidungsfindungsprozesse leiten.

Ebene der Person

(1700) Gesundheitsüberzeugungen

(1701) Gesundheitsüberzeugungen: Wahrgenommene Handlungsfähigkeit

(1702) Gesundheitsüberzeugungen: Wahrgenommene Kontrolle

(1703) Gesundheitsüberzeugungen: Wahrgenommene Ressourcen

(1704) Gesundheitsüberzeugungen: Wahrgenommene Bedrohung

(1705) Gesundheitsorientierung

(2001) Seelisches Wohlbefinden

Ergebnisse, die keinem Verhaltensmuster zugeordnet wurden:

(0409) (Blut-) Gerinnungsstatus

(0700) Kontrolle über eine Bluttransfusionsreaktion

(1105) Integrität des Hämodialysezugangs

Verbindungen der NANDA-Pflege-diagnosen mit der NOC

Aktivitätsintoleranz

Taxonomie 1 R: Sich bewegen (6.1.1.2/1982)
Taxonomie 2: Aktivität/Ruhe, kardiovaskuläre/pulmonale Reaktionen, Aktivitätstoleranz (00092/1982)
NANDA Originalbezeichnung: «Activity Intolerance»

Definition: Ungenügende physische oder psychische Kraft oder Energie, um erforderliche oder erwünschte alltägliche Aktivitäten durchzuhalten oder auszuführen.

Vorgeschlagene Ergebnisse:

(0001) Ausdauer
(0002) Energieerhaltung
(0005) Aktivitätstoleranz
(0300) Selbstversorgung: Aktivitäten des täglichen Lebens (ADL)
(0306) Selbstversorgung: Instrumentelle Aktivitäten des täglichen Lebens (IADL)

Ergänzende zugehörige Ergebnisse:

(0006) Psychomotorische Antriebskraft
(0200) Fortbewegung: Gehen
(0201) Fortbewegung: Rollstuhl
(0204) Konsequenzen von Immobilität: Physiologische
(0208) Mobilitätsgrad
(0400) Effektivität der Herzauswurfleistung
(0401) Kreislaufstatus
(0402) Respiratorischer Status: Gasaustausch
(0403) Respiratorischer Status: Atemvorgang
(0704) Kontrolle von Asthma
(1007) Ernährungsstatus: Energie
(1204) Stimmungsgleichgewicht

(1701) Gesundheitsüberzeugungen: Wahrgenommene Handlungsfähigkeit
(2004) Körperliche Fitness
(2101) Schmerz: Zermürbende Auswirkungen
(2103) Symptomstärke

Gefahr einer Aktivitätsintoleranz

Taxonomie 1 R: Sich bewegen (6.1.1.3/1982)
Taxonomie 2: Aktivität/Ruhe, kardiovaskuläre/pulmonale Reaktionen, Aktivitätstoleranz (00094/1982)
NANDA Originalbezeichnung: «Risk for Activity Intolerance»

Definition: Gefährdung einer Person, eine ungenügende physische oder psychische Kraft oder Energie zu erfahren, um erforderliche oder erwünschte alltägliche Aktivitäten durchzuhalten oder auszuführen.

Vorgeschlagene Ergebnisse:

(0002) Energieerhaltung
(0204) Konsequenzen von Immobilität: Physiologische
(0205) Konsequenzen von Immobilität: Psychische
(0400) Effektivität der Herzauswurfleistung
(0401) Kreislaufstatus
(0402) Respiratorischer Status: Gasaustausch
(0403) Respiratorischer Status: Atemvorgang
(0704) Kontrolle von Asthma
(1006) Ernährungsstatus: Körperbau
(1007) Ernährungsstatus: Energie
(1204) Stimmungsgleichgewicht
(1302) Coping
(1608) Symptomkontrolle
(1702) Gesundheitsüberzeugungen: Wahrgenommene Kontrolle
(1802) Wissen: Diät
(1803) Wissen: Krankheitsprozess
(1811) Wissen: Vorgeschriebene Aktivität
(1902) Risikokontrolle
(1908) Risikowahrnehmung
(2101) Schmerz: Zermürbende Auswirkungen
(2102) Ausmaß von Schmerz
(2103) Symptomstärke

Angst

Taxonomie 1 R: Fühlen (9.3.1/1973; R 1982; R 1998)
Taxonomie 2: Coping/Stresstoleranz, Bewältigungsverhalten (00146/1973; R 1982; R 1998)
NANDA-Originalbezeichnung: «Anxiety (Mild, Moderate, Severe, Panic)»

Definition: Ein unbestimmtes, unsicheres Gefühl des Unwohlseins oder der Bedrohung, dessen Ursache für die betroffene Person oft unspezifisch oder unbekannt ist, begleitet von einer autonomen Reaktion; ein Gefühl des Besorgtseins verursacht durch die Vorwegnahme einer drohenden Gefahr. Es ist ein alarmierendes Signal, das vor einer kommenden Gefahr warnt und es der Person erlaubt, Maßnahmen zum Umgang mit der Bedrohung zu ergreifen.

Vorgeschlagene Ergebnisse:

(1302) Coping

(1401) Kontrolle von Aggression

(1402) Kontrolle von Angst

(1405) Kontrolle von Trieben

(1406) Einschränkung von Selbstverletzung

(1502) Soziale Interaktionsfähigkeiten

Ergänzende zugehörige Ergebnisse:

(1300) Akzeptanz: Gesundheitszustand

(1304) Auflösung von Trauer

(1305) Psychosoziale Anpassung: Lebensveränderung

(1500) Eltern-Kind-Bindung

(1608) Symptomkontrolle

Beeinträchtigte Anpassung

Taxonomie 1 R: Wählen (5.1.1.1.1/1986; R 1998)
Taxonomie 2: Coping/Stresstoleranz, Bewältigungsverhalten (00070/1986; R 1998)
NANDA Originalbezeichnung: «Impaired Adjustment»

Definition: Unfähigkeit, die Lebensweise, das Verhalten in einer konsistenten Form an einen veränderten Gesundheitszustand anzupassen.

Vorgeschlagene Ergebnisse:

(1300) Akzeptanz: Gesundheitszustand

(1305) Psychosoziale Anpassung: Lebensveränderung

(1601) Complianceverhalten

(1603) Gesundheitsförderndes Verhalten

(1606) Beteiligung: Entscheidungen über die Gesundheitsversorgung

(1609) Behandlungsverhalten: Krankheit oder Verletzung

Ergänzende zugehörige Ergebnisse:

(0900) Kognitive Fähigkeit

(1204) Stimmungsgleichgewicht

(1205) Selbstwertgefühl

(1302) Coping

(1405) Kontrolle von Trieben

(1504) Soziale Unterstützung

(1701) Gesundheitsüberzeugungen: Wahrgenommene Handlungsfähigkeit

(1702) Gesundheitsüberzeugungen: Wahrgenommene Kontrolle

Vermindertes intrakranielles Anpassungsvermögen

Taxonomie 1: Austauschen (1.7.1/1994)
Taxonomie 2: Coping/Stresstoleranz, neurobehavioraler Stress (00049/1994)
NANDA-Originalbezeichnung: «Decreased Intracranial Adaptive Capacity»

Definition: Ein Zustand, bei dem die normalen Mechanismen zur Kompensation der intrakraniellen Flüssigkeitsdynamik bei einem erhöhten intrakraniellen Volumen eingeschränkt sind, was als Reaktion auf verschiedene giftige und ungiftige Reize und Noxen zu wiederholten unproportionalen Steigerungen des intrakraniellen Druckes (ICP) führt.

Vorgeschlagene Ergebnisse:

(0600) Elektrolyt- und Säure-/Basenhaushalt

(0601) Flüssigkeitshaushalt

(0909) Neurologischer Status

(0912) Neurologischer Status: Bewusstsein

Ergänzende zugehörige Ergebnisse:

(0910) Neurologischer Status: Autonomes Nervensystem
(0911) Neurologischer Status: Zentralmotorische Kontrolle
(0913) Neurologischer Status: Sensorische/Motorische Funktion der Hirnnerven
(0914) Neurologischer Status: Sensorische/Motorische Funktion der Spinalnerven

Aspirationsgefahr

Taxonomie 1 R: Austauschen (1.6.1.4/1988)
Taxonomie 2: Sicherheit/Schutz, Körperverletzung, Aspiration (00039/1988)
NANDA-Originalbezeichnung: «Risk for Aspiration»

Definition: Gefahr des Eindringens von Sekreten, Flüssigkeiten oder festen Stoffen aus Magen, Rachen und Mund in den tracheobronchialen Raum [aufgrund von gestörten oder fehlenden normalen Schutzmechanismen].

Vorgeschlagene Ergebnisse:

(0001) Ausdauer
(0204) Konsequenzen von Immobilität: Physiologische
(0307) Selbstversorgung: Nicht-parenterale Medikation
(0308) Selbstversorgung: Mund-/Zahnpflege
(0402) Respiratorischer Status: Gasaustausch
(0403) Respiratorischer Status: Atemvorgang
(0703) Infektionsstatus
(0900) Kognitive Fähigkeit
(0909) Neurologischer Status
(1814) Wissen: Behandlungsverfahren
(1902) Risikokontrolle
(1908) Risikowahrnehmung

Unwirksamer Atemvorgang

Taxonomie 1 R: Austauschen (1.5.1.3/1980; R 1996; R 1998)
Taxonomie 2: Aktivität/Ruhe, kardiovaskuläre/pulmonale Reaktionen (00032/1980; R 1996; R 1998)
NANDA-Originalbezeichnung: «Ineffective Breathing Pattern»

Definition: Inspirations- und/oder Expirationsvorgang, der nicht zu einer adäquaten Belüftung der Lungen führt.

Vorgeschlagene Ergebnisse:

(0403) Respiratorischer Status: Atemvorgang
(0410) Respiratorischer Status: Freie Atemwege
(0802) Vitalzeichenstatus

Ergänzende zugehörige Ergebnisse:

(0002) Energieerhaltung
(0209) Muskelfunktion
(0600) Elektrolyt- und Säure-/Basenhaushalt
(0704) Kontrolle von Asthma
(0909) Neurologischer Status
(1402) Kontrolle von Angst
(1612) Gewichtskontrolle
(2100) Ausmaß von Zufriedenheit
(2102) Ausmaß von Schmerz

Erschwerte Beatmungsentwöhnung

Taxonomie 1 R: Austauschen (1.5.1.3.2/1992)
Taxonomie 2: Aktivität/Ruhe, kardiovaskuläre/pulmonale Reaktionen (00034/1992)
NANDA-Originalbezeichnung: «Dysfunctional Ventilatory Weaning Response»

Definition: Unfähigkeit sich an ein niedrigeres Niveau der maschinellen Atem-unterstützung anzupassen, was zu einer Unterbrechung und Verlängerung der Ent-wöhnung (Weaning) vom Beatmungsgerät/Respirator führt.

Vorgeschlagene Ergebnisse:

(0402) Respiratorischer Status: Gasaustausch
(0403) Respiratorischer Status: Atemvorgang
(0802) Vitalzeichenstatus

Ergänzende zugehörige Ergebnisse:

(0004) Schlaf
(0209) Muskelfunktion
(0600) Elektrolyt- und Säure-/Basenhaushalt
(0900) Kognitive Fähigkeit

(0912) Neurologischer Status: Bewusstsein

(1402) Kontrolle von Angst

(1605) Schmerzkontrolle

(1814) Wissen: Behandlungsverfahren

(2103) Symptomstärke

Beeinträchtigte Bett-Mobilität

Taxonomie 1 R: Bewegen (6.1.1.1.6, 1998)
Taxonomie 2: Aktivität/Ruhe, Aktivität/Bewegung (00091, 1998)
NANDA-Originalbezeichnung: «Impaired Bed Mobility»

Definition: Einschränkung des unabhängigen Lagewechsels im Bett.

Vorgeschlagene Ergebnisse:

(0203) Körperposition: Selbstinitiiert

(0206) Gelenkbewegung: Aktive

(0208) Mobilitätsgrad

(0209) Muskelfunktion

(0900) Kognitive Fähigkeit

(0909) Neurologischer Status

Ergänzende zugehörige Ergebnisse:

(0001) Ausdauer

(0202) Gleichgewicht

(0204) Konsequenzen von Immobilität: Physiologische

(0205) Konsequenzen von Immobilität: Psychische

(0211) Skelettfunktion

Beschäftigungsdefizit

Taxonomie 1 R: Sich Bewegen (6.3.1.1/1980)
Taxonomie 2: Aktivität/Ruhe, Aktivität/Bewegung (00097/1980)
NANDA Originalbezeichnung: «Diversional Activity Deficient»

Definition: Verminderte Anregung durch Freizeit- und Erholungsaktivitäten (oder geringeres Interesse oder Engagement für die Gestaltung von Freizeit und Erholung) [aufgrund innerer/äußerer Faktoren, die (nicht) beeinflussbar sind].

Vorgeschlagene Ergebnisse:

(0116) Spielgestaltung
(1604) Freizeitgestaltung
(1503) Soziale Eingebundenheit

Ergänzende zugehörige Ergebnisse:

(0003) Ruhe
(0104) Kindesentwicklung: 2 Jahre
(0105) Kindesentwicklung: 3 Jahre
(0106) Kindesentwicklung: 4 Jahre
(0107) Kindesentwicklung: 5 Jahre
(0108) Kindesentwicklung: Mittlere Kindheit (6–11 Jahre)
(0109) Kindesentwicklung: Jugend/Adoleszenz (12–17 Jahre)
(1502) Soziale Interaktionsfähigkeiten
(1602) Gesundheitsförderliches Verhalten
(2002) Wohlbefinden

Defensives Coping

Taxonomie 1 R: Wählen (5.1.1.1.2/1988)
Taxonomie 2: Coping/Stresstoleranz, Coping/Bewältigungsreaktionen (00071/1988)
NANDA-Originalbezeichnung: «Defensive Coping»

Definition: Eine wiederholte Projektion einer falsch-positiven Selbsteinschätzung, als Selbstschutz gegen eine empfundene Bedrohung des positiven Selbstbildes.

Vorgeschlagene Ergebnisse:

(1300) Akzeptanz: Gesundheitszustand
(1302) Coping
(1205) Selbstwertgefühl
(1502) Soziale Interaktionsfähigkeiten
(0109) Kindesentwicklung: Jugend/Adoleszenz (12–17 Jahre)

Ergänzende zugehörige Ergebnisse:

(1304) Auflösung von Trauer
(1305) Psychosoziale Anpassung: Lebensveränderung
(1405) Kontrolle von Trieben

(1503) Soziale Eingebundenheit

(1504) Soziale Unterstützung

(1903) Risikokontrolle: Alkoholkonsum

(1904) Risikokontrolle: Drogenkonsum

(1906) Risikokontrolle: Tabakkonsum

Unwirksames Coping

Taxonomie 1 R: Wählen (5.1.1.1/1978; R 1998)
Taxonomie 2: Coping/Stresstoleranz, Coping/Bewältigungsreaktionen (00069/1978, R 1998)
NANDA-Originalbezeichnung: «Ineffective Coping»

Definition: Eine Störung der Anpassungs- und der Problemlösungsfähigkeiten eines Menschen in Bezug auf die Einschätzung von Situationen, die Auswahl geeigneter Reaktionen und die Unfähigkeit, vorhandene Ressourcen zu nutzen.

Vorgeschlagene Ergebnisse:

(0906) Entscheidungsfähigkeit

(0907) Informationsverarbeitung

(1302) Coping

(1401) Kontrolle von Aggression

(1405) Kontrolle von Trieben

(1501) Rollenverhalten

(1504) Soziale Unterstützung

Ergänzende zugehörige Ergebnisse:

(0004) Schlaf

(0905) Konzentration

(1205) Selbstwertgefühl

(1304) Auflösung von Trauer

(1305) Psychosoziale Anpassung: Lebensveränderung

(1400) Selbstkontrolle bei missbrauchendem Verhalten

(1402) Kontrolle von Angst

(1406) Einschränkung von Selbstverletzung

(1408) Selbstbeherrschung bei suizidalem Verhalten

(1501) Rollenverhalten

(1502) Soziale Interaktionsfähigkeiten

(1903) Risikokontrolle: Alkoholkonsum

(1904) Risikokontrolle: Drogenkonsum

(1906) Risikokontrolle: Tabakkonsum

(2000) Lebensqualität
(2002) Wohlbefinden
(2208) Belastungsfaktoren der/des pflegenden Angehörigen

Bereitschaft für ein verbessertes familiäres Coping

Taxonomie 1 R: Wählen (5.1.2.2/1980)
Taxonomie 2: Coping/Stresstoleranz, Coping/Bewältigungsreaktionen (00075/1980)
NANDA-Originalbezeichnung: «Familiy Coping: Potential for Growth»

Definition: Effektive Bewältigung von Anpassungsleistungen durch die mit gesundheitlichen Herausforderungen konfrontierten Familienmitglieder, die nun den Wunsch und die Bereitschaft äußern, einen verbesserten Gesundheitszustand und eine verbesserte Entwicklung für sich und den Klienten zu erreichen.

Vorgeschlagene Ergebnisse:

(2600) Copingverhalten der Familie
(2604) Normalisierungsprozesse in der Familie
(2605) Beteiligung der Familie an der professionellen Versorgung

Ergänzende zugehörige Ergebnisse:

(2602) Funktionsfähigkeit der Familie
(2606) Gesundheitsstatus der Familie

Behinderndes familiäres Coping

Taxonomie 1 R: Wählen (5.1.2.1.1/1980; R 1996)
Taxonomie 2: Coping/Stresstoleranz, Coping/Bewältigungsreaktionen (00073/1980; R 1996)
NANDA-Originalbezeichnung: «Family Coping, disabled»

Definition: Ein Verhalten einer Bezugsperson (Familienmitglied oder andere Bezugsperson), das sie selbst und/oder den Patienten behindert, die notwendige Anpassung an den veränderten Gesundheitszustand zu leisten.

Vorgeschlagene Ergebnisse:

(1208) Ausmaß von Depression

(1401) Kontrolle von Aggression

(1409) Kontrolle von Depression

(2506) Emotionale Gesundheit der/des pflegenden Angehörigen

(2508) Wohlbefinden der/des pflegenden Angehörigen

(2512) Erholung von einer Vernachlässigungssituation

(2600) Copingverhalten der Familie

(2604) Normalisierungsprozesse in der Familie

Ergänzende zugehörige Ergebnisse:

(1302) Coping

(2204) Beziehung zwischen dem/der pflegenden Angehörigen und dem Patienten

(2601) Familiäre Umgebung: Interne

(2606) Gesundheitsstatus der Familie

Mangelhaft unterstützendes familiäres Coping

Taxonomie 1 R: Wählen (5.1.2.1.2/1980; R 1996)
Taxonomie 2: Coping/Stresstoleranz, Coping/Bewältigungsreaktionen (00074/ 1980, R 1996)
NANDA-Originalbezeichnung: «Familiy Coping: Compromised»

Definition: Unzureichende, unwirksame oder gefährdende Unterstützung, Ermutigung oder Hilfe durch eine normalerweise wichtige Bezugsperson (Familienmitglied oder naher Freund), die der Patient brauchen könnte, um die Anpassungsleistung zu erbringen, die die gesundheitliche Herausforderung erfordert.

Vorgeschlagene Ergebnisse:

(2600) Copingverhalten der Familie

(2604) Normalisierungsprozesse in der Familie

Ergänzende zugehörige Ergebnisse:

(2605) Beteiligung der Familie an der professionellen Versorgung

Bereitschaft für ein verbessertes Coping einer Gemeinschaft

Taxonomie 1 R: Wählen (5.1.3.1/1994)
Taxonomie 2: Coping/Stresstoleranz, Coping/Bewältigungsreaktionen (00075/1994)
NANDA-Originalbezeichnung: «Readiness for Enhanced Community Coping»
[Thematische Gliederung: Soziale Interaktion]

Definition: Ein befriedigendes Anpassungs- und Problemlösungsverhalten von Gemeinden/sozialer Gemeinschaft, das den Erfordernissen und Bedürfnissen entspricht, jedoch zur Bewältigung aktueller und zukünftiger Probleme und Belastungen noch verbessert werden kann.
[Soziale Gemeinschaft ist definiert als «eine Gruppe von Menschen mit einer gemeinsamen Identität oder Perspektive, die während einer bestimmten Zeitperiode Raum einnimmt und durch ein soziales System das Ziel verfolgt, ihre Bedürfnisse innerhalb einer größeren sozialen Umwelt zu befriedigen».]

Vorgeschlagene Ergebnisse:

(2700) Kompetenz einer Gemeinde
(2701) Gesundheitsniveau in der Gemeinde
(2800) Situation der Gesundheitsversorgung in einer Gemeinde: Immunisierung
(2801) Risikokontrolle in der Gemeinde: Chronische Krankheiten
(2802) Risikokontrolle in der Gemeinde: Infektionskrankheiten
(2803) Risikokontrolle in der Gemeinde: Bleibelastung

Unwirksames Coping einer Gemeinschaft

Taxonomie 1 R: Wählen (5.1.3.2/1994; R 1998)
Taxonomie 2: Coping/Stresstoleranz, Coping/Bewältigungsreaktionen (00077/1994, R 1998)
NANDA-Originalbezeichnung: «Ineffective Community Coping»

Definition: Verhaltensweisen einer Gemeinschaft zur Anpassung oder Problemlösung, welche den Bedarf und die Bedürfnisse der Gemeinschaft unbefriedigend decken.
[Soziale Gemeinschaft ist definiert als «eine Gruppe von Menschen mit einer gemeinsamen Identität oder Perspektive, die während einer bestimmten Zeitperiode Raum einnimmt und durch ein soziales System das Ziel verfolgt, ihre Bedürfnisse innerhalb einer größeren sozialen Umwelt zu befriedigen».]

Vorgeschlagene Ergebnisse:

(2700) Kompetenz einer Gemeinde
(2701) Gesundheitsniveau in der Gemeinde

Ergänzende zugehörige Ergebnisse:

(2800) Situation der Gesundheitsversorgung in einer Gemeinde: Immunisierung
(2801) Risikokontrolle in der Gemeinde: Chronische Krankheiten
(2802) Risikokontrolle in der Gemeinde: Infektionskrankheiten
(2803) Risikokontrolle in der Gemeinde: Bleibelastung

Gestörte Denkprozesse

Taxonomie 1 R: Wissen (8.3/1973; R 1996)
Taxonomie 2: Perzeption/Kognition, Kognition (00130/1973; R 1996)
NANDA-Originalbezeichnung: «Disturbed Thought Processes»

Definition: Eine Störung kognitiver Abläufe und Vorgänge

Diagnostischer Hinweis der Übersetzergruppe: Wähle die Diagnose beeinträchtigte Gedächtnisleistung, wenn die Veränderung der Denkprozesse vor allem das Gedächtnis betrifft, oder die Diagnosen beeinträchtigte Umgebungsinterpretation oder Verwirrtheit, wenn hauptsächlich die Orientierung betroffen ist.

Vorgeschlagene Ergebnisse:

(0900) Kognitive Fähigkeit
(0901) Kognitive Orientierung
(0905) Konzentration
(0906) Entscheidungsfähigkeit
(0907) Informationsverarbeitung
(0908) Gedächtnisleistung
(0912) Neurologischer Status: Bewusstsein
(1202) Identität
(1403) Kontrolle über verzerrte Wahrnehmung

Ergänzende zugehörige Ergebnisse:

(0402) Respiratorischer Status: Gasaustausch
(0600) Elektrolyt- und Säure-/Basenhaushalt

(0601) Flüssigkeitshaushalt
(0800) Wärmeregulation
(0902) Kommunikationsfähigkeit
(1901) Elterliche Fürsorge: Soziale Sicherheit
(1903) Risikokontrolle: Alkoholkonsum
(1904) Risikokontrolle: Drogenkonsum
(1909) Sicherheitsverhalten: Sturzprävention
(1910) Sicherheitsverhalten: Häusliche Umgebung
(1911) Sicherheitsverhalten: Persönliches
(2300) Blutzuckerkontrolle

Diarrhö

Taxonomie 1 R: Austauschen (1.3.1.2/1975: R 1998)
Taxonomie 2: Ausscheidung, Gastrointestinales System (00013/1975: R 1998)
NANDA-Originalbezeichnung: «Diarrhea»

Definition: Ausscheiden von dünnem, wässrigem, ungeformtem Stuhl.

Vorgeschlagene Ergebnisse:

(0501) Stuhlausscheidung
(0600) Elektrolyt- und Säure-/Basenhaushalt
(0601) Flüssigkeitshaushalt
(0602) Flüssigkeitszufuhr
(2103) Symptomstärke

Ergänzende zugehörige Ergebnisse:

(0307) Selbstversorgung: Nicht-parenterale Medikation
(0703) Infektionsstatus
(1005) Ernährungsstatus: Biochemische Messwerte
(1008) Ernährungsstatus: Nahrungs- und Flüssigkeitszufuhr
(1402) Kontrolle von Angst
(1608) Symptomkontrolle
(1609) Behandlungsverhalten: Krankheit oder Verletzung
(1903) Risikokontrolle: Alkoholkonsum
(1904) Risikokontrolle: Drogenkonsum
(2301) Reaktion auf medikamentöse Therapie

Drangurininkontinenz

Taxonomie 1 R: Austauschen (1.3.2.1.3/1986)
Taxonomie 2: Ausscheidung, Harnwegssystem (00019/1986)
NANDA-Originalbezeichnung: «Urge Incontinence»

Definition: Ein unfreiwilliger Urinabgang, der direkt nach starkem Harndrang auftritt.

Vorgeschlagene Ergebnisse:

(0502) Urinkontinenz
(0503) Urinausscheidung
(1101) Gewebeintegrität: Haut und Schleimhäute

Ergänzende zugehörige Ergebnisse:

(0208) Mobilitätsgrad
(0209) Muskelfunktion
(0305) Selbstversorgung: Hygiene
(0310) Selbstversorgung: Toilettenbenutzung
(0900) Kognitive Fähigkeit
(1205) Selbstwertgefühl
(1503) Soziale Eingebundenheit
(1608) Symptomkontrolle
(1609) Behandlungsverhalten: Krankheit oder Verletzung
(1803) Wissen: Krankheitsprozess
(1813) Wissen: Behandlungsplan
(2205) Verhalten der/des pflegenden Angehörigen: Direkte Versorgung
(2210) Potenzial der Beständigkeit der/des pflegenden Angehörigen

Gefahr der Drangurininkontinenz

Taxonomie 1 R: Austauschen (1.3.2.1.6/1998)
Taxonomie 2: Ausscheidung, Harnwegssystem (00022, 1998)
NANDA-Originalbezeichnung: «Risk for Urge Urinary Incontinence»

Definition: Gefahr eines unbeabsichtigten Abgangs von Urin mit einer plötzlichen starken Empfindung des Harndrangs.

Vorgeschlagene Ergebnisse:

(0209) Muskelfunktion
(0502) Urinkontinenz
(0503) Urinausscheidung
(0703) Infektionsstatus
(0910) Neurologischer Status: Autonomes Nervensystem
(1808) Wissen: Medikation
(1813) Wissen: Behandlungsplan
(1902) Risikokontrolle
(1908) Risikowahrnehmung

Gastrointestinale Durchblutungsstörung

(spezifiziere Typ: zerebrale, kardiopulmonale, renale, gastrointestinale, periphere)

Taxonomie 1 R: Austauschen (1.4.1.1/1980; R 1998)
Taxonomie 2: Aktivität/Ruhe, kardiovaskuläre/pulmonale Reaktionen (00024/1980; R 1998)
NANDA-Originalbezeichnung: «Ineffective (Specify Type) Tissue Perfusion (renal)»

Definition: Eine Abnahme der Nährstoff- und Sauerstoffversorgung auf zellulärer Ebene/Blutversorgung, bedingt durch eine ungenügende kapillare Blutversorgung.

Vorgeschlagene Ergebnisse:

(0404) Gewebedurchblutung: Abdominale Organe
(0501) Stuhlausscheidung
(0600) Elektrolyt- und Säure-/Basenhaushalt
(0601) Flüssigkeitshaushalt
(0602) Flüssigkeitszufuhr

Ergänzende zugehörige Ergebnisse:

(0401) Kreislaufstatus
(0409) (Blut-) Gerinnungsstatus
(1004) Ernährungsstatus
(1005) Ernährungsstatus: Biochemische Messwerte
(1007) Ernährungsstatus: Energie

Kardiopulmonale Durchblutungsstörung

Taxonomie 1 R: Austauschen (1.4.1.1/1980; R 1998)
Taxonomie 2: Aktivität/Ruhe, kardiovaskuläre/pulmonale Reaktionen (00024/1980; R 1998)
NANDA-Originalbezeichnung: «Ineffective (Specify Type) Tissue Perfusion (cardiopulmonary)»

Definition: Eine Abnahme der Nährstoff- und Sauerstoffversorgung auf zellulärer Ebene/Blutversorgung, bedingt durch eine ungenügende kapillare Blutversorgung. [Probleme der Gewebedurchblutung können existieren ohne eine Abnahme des Herzminutenvolumens; es kann jedoch ein Zusammenhang zwischen dem Herzminutenvolumen und der Gewebedurchblutung bestehen.]

Vorgeschlagene Ergebnisse:

(0405) Gewebedurchblutung: Kardiale
(0408) Gewebedurchblutung: Pulmonale
(0802) Vitalzeichenstatus
(2102) Ausmaß von Schmerz

Ergänzende zugehörige Ergebnisse:

(0400) Effektivität der Herzauswurfleistung
(0401) Kreislaufstatus
(0402) Respiratorischer Status: Gasaustausch
(0403) Respiratorischer Status: Atemvorgang
(0407) Gewebedurchblutung: Periphere
(0409) (Blut-) Gerinnungsstatus
(0600) Elektrolyt- und Säure-/Basenhaushalt
(0601) Flüssigkeitshaushalt

Periphere Durchblutungsstörung

Taxonomie 1 R: Austauschen (1.4.1.1/1980; R 1998)
Taxonomie 2: Aktivität/Ruhe, kardiovaskuläre/pulmonale Reaktionen (00024/1980; R 1998)
NANDA-Originalbezeichnung: «Ineffective (Specify Type) Tissue Perfusion (peripheral)»

Definition: Eine Abnahme der Nährstoff- und Sauerstoffversorgung auf zellulärer Ebene/Blutversorgung, bedingt durch eine ungenügende kapillare Blutversorgung.

Vorgeschlagene Ergebnisse:

(0407) Gewebedurchblutung: Periphere
(1101) Gewebeintegrität: Haut und Schleimhäute
(2400) Sinneswahrnehmung: Tast- und Temperatursinn

Ergänzende zugehörige Ergebnisse:

(0401) Kreislaufstatus
(0409) (Blut-) Gerinnungsstatus
(0600) Elektrolyt- und Säure-/Basenhaushalt
(0601) Flüssigkeitshaushalt

Renale Durchblutungsstörung

Taxonomie 1 R: Austauschen (1.4.1.1/1980; R 1998)
Taxonomie 2: Aktivität/Ruhe, kardiovaskuläre/pulmonale Reaktionen (00024/1980; R 1998)
NANDA-Originalbezeichnung: «Ineffective (Specify Type) Tissue Perfusion (renal)»

Definition: Eine Abnahme der Nährstoff- und Sauerstoffversorgung auf zellulärer Ebene/Blutversorgung, bedingt durch eine ungenügende kapillare Blutversorgung.

Vorgeschlagene Ergebnisse:

(0503) Urinausscheidung
(0600) Elektrolyt- und Säure-/Basenhaushalt
(0601) Flüssigkeitshaushalt
(0602) Flüssigkeitszufuhr
(0802) Vitalzeichenstatus

Ergänzende zugehörige Ergebnisse:

(0400) Effektivität der Herzauswurfleistung
(0401) Kreislaufstatus
(0409) (Blut-) Gerinnungsstatus
(0700) Kontrolle über eine Bluttransfusionsreaktion

Zerebrale Durchblutungsstörung

Taxonomie 1 R: Austauschen (1.4.1.1/1980; R 1998)
Taxonomie 2: Aktivität/Ruhe, kardiovaskuläre/pulmonale Reaktionen (00024/1980; R 1998)
NANDA-Originalbezeichnung: «Ineffective (Specify Type) Tissue Perfusion (cerebral)»

Definition: Eine Abnahme der Nährstoff- und Sauerstoffversorgung auf zellulärer Ebene/Blutversorgung, bedingt durch eine ungenügende kapillare Blutversorgung.

Vorgeschlagene Ergebnisse:

(0406) Gewebedurchblutung: Zerebrale
(0900) Kognitive Fähigkeit
(0909) Neurologischer Status
(0911) Neurologischer Status: Zentralmotorische Kontrolle
(0912) Neurologischer Status: Bewusstsein
(1010) Status des Schluckvorgangs

Ergänzende zugehörige Ergebnisse:

(0209) Muskelfunktion
(0401) Kreislaufstatus
(0407) Gewebedurchblutung: Periphere
(0409) (Blut-) Gerinnungsstatus
(0901) Kognitive Orientierung
(0902) Kommunikationsfähigkeit
(0903) Kommunikation: Ausdrucksfähigkeit
(0904) Kommunikation: Aufnahmefähigkeit
(0905) Konzentration
(0907) Informationsverarbeitung
(0908) Gedächtnisleistung

Autonome Dysreflexie (Hyperreflexie)

Taxonomie 1 R: Austauschen (1.2.3.1/1988)
Taxonomie 2: Neurobehavioraler Stress, Dysreflexie (00009/1988)
NANDA-Originalbezeichnung: «Dysreflexia, autonomic»

Definition: Eine lebensbedrohliche, ungehemmte, autonome Reaktion des Nervensystems auf einen schädlichen Reiz, nach einer Rückenmarkverletzung, in Höhe von Th7 oder oberhalb Th7.

Vorgeschlagene Ergebnisse:

(0802) Vitalzeichenstatus
(0909) Neurologischer Status
(0910) Neurologischer Status: Autonomes Nervensystem

Ergänzende zugehörige Ergebnisse:

(1101) Gewebeintegrität: Haut und Schleimhäute
(1609) Behandlungsverhalten: Krankheit oder Verletzung
(1803) Wissen: Krankheitsprozess
(2103) Symptomstärke

Gefahr einer autonomen Dysreflexie (Hyperreflexie)

Taxonomie 1 R: Austauschen (1.2.3.2/1988)
Taxonomie 2: Neurobehavioraler Stress, Dysreflexie (00010/1998, R 2000)
NANDA-Originalbezeichnung: «Risk for autonomic Dysreflexia»

Definition: Das Risiko einer lebensbedrohenden, ungehemmten, autonomen Reaktion des sympathischen Nervensystems nach einem spinalen Schock, bei einer Person mit einer Rückenmarkverletzung oder Schädigung in Höhe von Th6 oder oberhalb Th6 (Auftreten bei Personen mit einer Schädigung in Höhe von Th7 und Th8).

Vorgeschlagene Ergebnisse:

(0501) Stuhlausscheidung
(0503) Urinausscheidung
(0703) Infektionsstatus
(0800) Wärmeregulation
(0802) Vitalzeichenstatus
(1101) Gewebeintegrität: Haut und Schleimhäute
(1609) Behandlungsverhalten: Krankheit oder Verletzung
(1803) Wissen: Krankheitsprozess
(1808) Wissen: Medikation
(1817) Wissen: Entbindung und Geburt
(1902) Risikokontrolle
(1908) Risikowahrnehmung
(2100) Ausmaß von Zufriedenheit
(2202) Bereitschaft der/des pflegenden Angehörigen für die häusliche Versorgung

Beeinträchtigte elterliche Fürsorge

Taxonomie 1 R: In Beziehung treten (3.2.1.1.1/1978; R 1998)
Taxonomie 2: Rolle/Beziehungen, Familienbeziehungen (00056/1978; R 1998)
NANDA-Originalbezeichnung: «Impaired Parenting»

Definition: Unfähigkeit einer erziehenden Person, eine Umgebung zu schaffen, zu erhalten oder wiederherzustellen, in der ein Kind optimal wachsen und sich entwickeln kann.

(Als Einleitung zu dieser Diagnose ist es wichtig zu erwähnen, dass die Anpassung an die Elternrolle im Allgemeinen ein normaler Reifeprozess ist. Er erfordert allenfalls präventive Maßnahmen zur Verhinderung von potenziellen Problemen).

Vorgeschlagene Ergebnisse:

(0100) Kindesentwicklung: 2 Monate
(0101) Kindesentwicklung: 4 Monate
(0102) Kindesentwicklung: 6 Monate
(0103) Kindesentwicklung: 12 Monate
(0104) Kindesentwicklung: 2 Jahre
(0105) Kindesentwicklung: 3 Jahre
(0106) Kindesentwicklung: 4 Jahre
(0107) Kindesentwicklung: 5 Jahre
(0108) Kindesentwicklung: Mittlere Kindheit (6–11 Jahre)
(0109) Kindesentwicklung: Jugend/Adoleszenz (12–17 Jahre)
(1500) Eltern-Kind-Bindung
(1501) Rollenverhalten
(1504) Soziale Unterstützung
(1901) Elterliche Fürsorge: Soziale Sicherheit
(1910) Sicherheitsverhalten: Häusliche Umgebung
(2211) Elterliche Fürsorge
(2600) Copingverhalten der Familie
(2601) Familiäre Umgebung: Interne
(2602) Funktionsfähigkeit der Familie

Ergänzende zugehörige Ergebnisse:

(0900) Kognitive Fähigkeit
(1208) Ausmaß von Depression
(1302) Coping
(1305) Psychosoziale Anpassung: Lebensveränderung
(1400) Selbstkontrolle bei missbrauchendem Verhalten

(1409) Kontrolle von Depression
(1502) Soziale Interaktionsfähigkeiten
(1801) Wissen: Sicherheit des Kindes
(1819) Wissen: Säuglingspflege
(2500) Ende einer Missbrauchssituation
(2501) Schutz vor Missbrauch
(2512) Erholung von einer Vernachlässigungssituation

Gefahr einer beeinträchtigten elterlichen Fürsorge

Taxonomie 1 R: In Beziehung treten (3.2.1.1.2/1978; R 1998)
Taxonomie 2: Rolle/Beziehungen, Familienbeziehungen (00057/1978; R 1998)
NANDA-Originalbezeichnung: «Risk for Impaired Parenting»

Definition: Gefahr der Entwicklung einer Unfähigkeit der erziehenden Person, eine Umgebung zu schaffen, zu erhalten oder wiederherzustellen, in der ein Kind optimal wachsen und sich entwickeln kann.

Vorgeschlagene Ergebnisse:

(0900) Kognitive Fähigkeit
(0906) Entscheidungsfähigkeit
(1302) Coping
(1400) Selbstkontrolle bei missbrauchendem Verhalten
(1401) Kontrolle von Aggression
(1403) Kontrolle über verzerrte Wahrnehmung
(1407) Suchtkonsequenzen
(1500) Eltern-Kind-Bindung
(1501) Rollenverhalten
(1502) Soziale Interaktionsfähigkeiten
(1504) Soziale Unterstützung
(1806) Wissen: Gesundheitsressourcen
(1819) Wissen: Säuglingspflege
(1902) Risikokontrolle
(1903) Risikokontrolle: Alkoholkonsum
(1904) Risikokontrolle: Drogenkonsum
(1906) Risikokontrolle: Tabakkonsum
(1907) Risikokontrolle: Ungewollte Schwangerschaft
(1908) Risikowahrnehmung
(2208) Belastungsfaktoren der/des pflegenden Angehörigen
(2211) Elterliche Fürsorge
(2502) Missbrauchsregeneration: Emotionale

(2504) Missbrauchsregeneration: Physische

(2505) Missbrauchsregeneration: Sexuelle

(2506) Emotionale Gesundheit der/des pflegenden Angehörigen

(2507) Physische Gesundheit der/des pflegenden Angehörigen

(2508) Wohlbefinden der/des pflegenden Angehörigen

(2600) Copingverhalten der Familie

(2601) Familiäre Umgebung: Interne

(2604) Normalisierungsprozesse in der Familie

(2606) Gesundheitsstatus der Familie

Gefahr einer beeinträchtigten Eltern-Kind-Bindung

Taxonomie 1 R: In Beziehung treten (3.2.1.1.2.1/1994)
Taxonomie 2: Rolle/Beziehungen, Familienbeziehungen, Bindung (00058/1994)
NANDA-Originalbezeichnung: «Risk for Impaired Parent/Infant/Child Attachment»

Definition: Eine Unterbrechung des interaktiven Prozesses zwischen Eltern/wichtigen Bezugspersonen und dem Kind, der die Entwicklung einer schützenden und fürsorglichen gegenseitigen Beziehung gefährdet.

Vorgeschlagene Ergebnisse:

(0100) Kindesentwicklung: 2 Monate

(0101) Kindesentwicklung: 4 Monate

(0102) Kindesentwicklung: 6 Monate

(0103) Kindesentwicklung: 12 Monate

(0104) Kindesentwicklung: 2 Jahre

(0105) Kindesentwicklung: 3 Jahre

(0106) Kindesentwicklung: 4 Jahre

(0107) Kindesentwicklung: 5 Jahre

(0900) Kognitive Fähigkeit

(1302) Coping

(1403) Kontrolle über verzerrte Wahrnehmung

(1407) Suchtkonsequenzen

(1409) Kontrolle von Depression

(1500) Eltern-Kind-Bindung

(1501) Rollenverhalten

(1502) Soziale Interaktionsfähigkeiten

(1902) Risikokontrolle

(1908) Risikowahrnehmung

(2200) Anpassung der/des pflegenden Angehörigen an die Institutionalisierung des Patienten

(2205) Verhalten der/des pflegenden Angehörigen: Direkte Versorgung
(2211) Elterliche Fürsorge
(2601) Familiäre Umgebung: Interne

Elternrollenkonflikt

Taxonomie 1 R: In Beziehung treten (3.2.3.1/1988)
Taxonomie 2: Rolle/Beziehungen, Rollenausübung (00064/1988)
NANDA-Originalbezeichnung: «Parental Role Conflict»

Definition: Ein Zustand, bei dem ein Elternteil als Reaktion auf eine Krise Rollen-verwirrung und -konflikte erlebt.

Vorgeschlagene Ergebnisse:

(1302) Coping
(1305) Psychosoziale Anpassung: Lebensveränderung
(1501) Rollenverhalten
(1819) Wissen: Säuglingspflege
(2200) Anpassung der/des pflegenden Angehörigen an die Institutionalisierung des Patienten
(2202) Bereitschaft der/des pflegenden Angehörigen für die häusliche Versorgung
(2211) Elterliche Fürsorge
(2601) Familiäre Umgebung: Interne
(2602) Funktionsfähigkeit der Familie

Ergänzende zugehörige Ergebnisse:

(1402) Kontrolle von Angst
(2208) Belastungsfaktoren der/des pflegenden Angehörigen
(2507) Physische Gesundheit der/des pflegenden Angehörigen
(2604) Normalisierungsprozesse in der Familie
(2606) Gesundheitsstatus der Familie

Energiefeldstörung

Taxonomie 1 R: Austauschen (1.8/1994)
Taxonomie 2: Energiegleichgewicht, Energiefeld (00050/1994)
NANDA-Originalbezeichnung: «Disturbed Energy Field»

Definition: Eine Unterbrechung des Energieflusses, der einen Menschen umgibt, die zur Disharmonie von Körper, Geist und/oder Seele führt.

Vorgeschlagene Ergebnisse:

(2001) Seelisches Wohlbefinden
(2002) Wohlbefinden

Ergänzende zugehörige Ergebnisse:

(1302) Coping
(2100) Ausmaß von Zufriedenheit
(2102) Ausmaß von Schmerz

Entscheidungskonflikt

Taxonomie 1 R: Wählen (5.3.1.1/1998)
Taxonomie 2: Lebensprinzipien, Werte-/Glaubens-/Handlungskongruenz (00083/1998)
NANDA-Originalbezeichnung: «Decisional Conflict»

Definition: Ein Zustand, bei dem ein Mensch unsicher ist, welchen Weg er wählen soll, wenn die Wahlmöglichkeiten Risiken, Verluste oder Infragestellung persönlicher Wertvorstellungen beinhalten.

Vorgeschlagene Ergebnisse:

(0906) Entscheidungsfähigkeit
(0907) Informationsverarbeitung
(1606) Beteiligung: Entscheidungen über die Gesundheitsversorgung

Ergänzende zugehörige Ergebnisse:

(1302) Coping
(1305) Psychosoziale Anpassung: Lebensveränderung

(1504) Soziale Unterstützung
(1700) Gesundheitsüberzeugungen
(1705) Gesundheitsorientierung
(1803) Wissen: Krankheitsprozess
(1813) Wissen: Behandlungsplan

Gefahr einer verzögerten Entwicklung

Taxonomie 1 R: Sich bewegen (6.6.1/1998)
Taxonomie 2: Wachstum/Entwicklung (00112/1998)
NANDA-Originalbezeichnung: «Risk for Delayed Development»

Definition: Gefahr einer verzögerten Entwicklung um mehr als 25 % in den Bereichen soziales, selbstregulierendes Verhalten, kognitive, sprachliche, grob- und fein-
motorische Fähigkeiten und Fertigkeiten.

Vorgeschlagene Ergebnisse:

(0100) Kindesentwicklung: 2 Monate
(0101) Kindesentwicklung: 4 Monate
(0102) Kindesentwicklung: 6 Monate
(0103) Kindesentwicklung: 12 Monate
(0104) Kindesentwicklung: 2 Jahre
(0105) Kindesentwicklung: 3 Jahre
(0106) Kindesentwicklung: 4 Jahre
(0107) Kindesentwicklung: 5 Jahre
(0108) Kindesentwicklung: Mittlere Kindheit (6–11 Jahre)
(0109) Kindesentwicklung: Jugend/Adoleszenz (12–17 Jahre)
(0111) Status des Fetus: vor der Entbindung
(0112) Status des Fetus: während der Entbindung
(0117) Entwicklung des Frühgeborenen
(0118) Anpassung des Neugeborenen
(1400) Selbstkontrolle bei missbrauchendem Verhalten
(1407) Suchtkonsequenzen
(1503) Soziale Eingebundenheit
(1603) Gesundheitsförderndes Verhalten
(1607) Gesundheitsverhalten in der Schwangerschaft
(1700) Gesundheitsüberzeugungen
(1819) Wissen: Säuglingspflege
(1901) Elterliche Fürsorge: Soziale Sicherheit
(1902) Risikokontrolle
(1903) Risikokontrolle: Alkoholkonsum

(1904) Risikokontrolle: Drogenkonsum

(1908) Risikowahrnehmung

(2211) Elterliche Fürsorge

(2401) Sinneswahrnehmung: Hörvermögen

(2404) Sinneswahrnehmung: Sehvermögen

(2504) Missbrauchsregeneration: Physische

(2506) Emotionale Gesundheit der/des pflegenden Angehörigen

(2507) Physische Gesundheit der/des pflegenden Angehörigen

(2509) Status der Mutterschaft: vor der Entbindung

(2510) Status der Mutterschaft: während der Entbindung

(2511) Status der Mutterschaft: nach der Entbindung

(2512) Erholung von einer Vernachlässigungssituation

Erschöpfung

Taxonomie 1 R: Sich bewegen (6.1.1.2.1/1988; R 1998)
Taxonomie 2: Aktivität/Bewegung, Energiebalance (00093/1988; R 1998)
NANDA Originalbezeichnung: «Fatigue»

Definition: Ein überwältigendes, anhaltendes Müdigkeitsgefühl und eine verminderte Fähigkeit, körperliche und geistige Arbeit zu leisten.

Vorgeschlagene Ergebnisse:

(0001) Ausdauer

(0002) Energieerhaltung

(0005) Aktivitätstoleranz

(0006) Psychomotorische Antriebskraft

(1007) Ernährungsstatus: Energie

Ergänzende zugehörige Ergebnisse:

(0003) Ruhe

(0004) Schlaf

(0208) Mobilitätsgrad

(0300) Selbstversorgung: Aktivitäten des täglichen Lebens (ADL)

(0306) Selbstversorgung: Instrumentelle Aktivitäten des täglichen Lebens (IADL)

(0905) Konzentration

(1204) Stimmungsgleichgewicht

(2000) Lebensqualität

(2002) Wohlbefinden

(2100) Ausmaß von Zufriedenheit
(2102) Ausmaß von Schmerz
(2300) Blutzuckerkontrolle

Erstickungsgefahr

Taxonomie 1 R: Austauschen (1.6.1.1/1980)
Taxonomie 2: Sicherheit/Schutz, Körperverletzung (00036/1980)
NANDA-Originalbezeichnung: «Risk for Suffocation»

Definition: Ein erhöhtes Risiko des Erstickens (ungenügendes Luftangebot zur Atmung).

Vorgeschlagene Ergebnisse:

(0208) Mobilitätsgrad
(0209) Muskelfunktion
(0402) Respiratorischer Status: Gasaustausch
(0704) Kontrolle von Asthma
(0912) Neurologischer Status: Bewusstsein
(1407) Suchtkonsequenzen
(1809) Wissen: Persönliche Sicherheit
(1902) Risikokontrolle
(1908) Risikowahrnehmung
(1910) Sicherheitsverhalten: Häusliche Umgebung
(1918) Kontrolle von Aspiration

Unterbrochene Familienprozesse

Taxonomie 1 R: In Beziehung treten (3.2.2/1982; R 1998)
Taxonomie 2: Rolle/Beziehungen, Familienbeziehungen (00060/1982; R 1998)
NANDA-Originalbezeichnung: «Interrupted Family Processes»

Definition: Eine Veränderung der familiären Beziehungen und Funktionen.

Vorgeschlagene Ergebnisse:

(1305) Psychosoziale Anpassung: Lebensveränderung
(1501) Rollenverhalten
(2211) Elterliche Fürsorge

(2600) Copingverhalten der Familie
(2601) Familiäre Umgebung: Interne
(2602) Funktionsfähigkeit der Familie
(2604) Normalisierungsprozesse in der Familie

Ergänzende zugehörige Ergebnisse:

(0906) Entscheidungsfähigkeit
(1302) Coping
(1304) Auflösung von Trauer
(1500) Eltern-Kind-Bindung
(1502) Soziale Interaktionsfähigkeiten
(1503) Soziale Eingebundenheit
(1504) Soziale Unterstützung
(2606) Gesundheitsstatus der Familie

Alkoholismusbedingt gestörte Familienprozesse

Taxonomie 1 R: In Beziehung treten (3.2.2.3.1/1994)
Taxonomie 2: Rolle/Beziehungen, Familienbeziehungen (00063/1994)
NANDA-Originalbezeichnung: «Dysfunctional Family Process: Alcoholism [substance abuse]»

Definition: Ein Zustand, bei dem die psychosozialen, spirituellen und physiologi-schen Funktionen im familiären Zusammenleben chronisch gestört sind, was zu Konflikten, Problemverleugnung, Widerstand gegenüber Veränderungen, unwirk-samer Problemlösung und zu wiederholten persönlichen Krisen führt.

Vorgeschlagene Ergebnisse:

(1208) Ausmaß von Depression
(1407) Suchtkonsequenzen
(1409) Kontrolle von Depression
(1501) Rollenverhalten
(2211) Elterliche Fürsorge
(2600) Copingverhalten der Familie
(2601) Familiäre Umgebung: Interne
(2602) Funktionsfähigkeit der Familie
(2604) Normalisierungsprozesse in der Familie
(2606) Gesundheitsstatus der Familie

Ergänzende zugehörige Ergebnisse:

(1302) Coping
(1401) Kontrolle von Aggression
(1601) Complianceverhalten
(1609) Behandlungsverhalten: Krankheit oder Verletzung

Flüssigkeitsdefizit [isotonisch, aktiver Verlust]

Taxonomie 1 R: Austauschen (1.4.1.2.2.1/1978; R 1996)
Taxonomie 2: Ernährung, Flüssigkeitshaushalt (00027/1978; R 1996)
NANDA-Originalbezeichnung: «Fluid Volume deficient»

Definition: Ein Zustand, bei dem ein Individuum einen Verlust intravasaler, intrazellulärer oder interstitieller Flüssigkeit erfährt. Dieser Zustand bezieht sich auf Dehydratation, Wasserverlust ohne Veränderung des Natriumspiegels.

Flüssigkeitsdefizit [hyper-/hypotonisch]

Taxonomie 1 R: Austauschen (1.4.1.2.2.1/1978; R 1996)
Taxonomie 2: Ernährung, Flüssigkeitshaushalt (00027/1978; R 1996)
NANDA-Originalbezeichnung: «Fluid Volume deficient»

Definition: Ein Zustand, bei dem ein Individuum einen Verlust intravasaler, intrazellulärer oder interstitieller Flüssigkeit erfährt. Dieser Zustand bezieht sich auf Dehydratation, Wasserverlust mit einer Veränderung des Natriumspiegels.

Vorgeschlagene Ergebnisse:

(0600) Elektrolyt- und Säure-/Basenhaushalt
(0601) Flüssigkeitshaushalt
(0602) Flüssigkeitszufuhr
(1008) Ernährungsstatus: Nahrungs- und Flüssigkeitszufuhr

Ergänzende zugehörige Ergebnisse:

(0409) (Blut-) Gerinnungsstatus
(0501) Stuhlausscheidung
(0503) Urinausscheidung

(0800) Wärmeregulation

(0801) Wärmeregulation: Neugeborene

(1808) Wissen: Medikation

Gefahr eines Flüssigkeitsdefizits

Taxonomie 1 R: Austauschen (1.4.1.2.2.2/1978; R 1996)
Taxonomie 2: Ernährung, Flüssigkeitshaushalt (00028/1978; R 1996)
NANDA-Originalbezeichnung: «Risk for Deficient Fluid Volume»

Definition: Ein Zustand, bei dem ein Mensch der erhöhten Gefahr einer intravasalen, intrazellulären oder interstitiellen Dehydratation ausgesetzt ist.

Vorgeschlagene Ergebnisse:

(0501) Stuhlausscheidung

(0503) Urinausscheidung

(0600) Elektrolyt- und Säure-/Basenhaushalt

(0601) Flüssigkeitshaushalt

(0602) Flüssigkeitszufuhr

(0800) Wärmeregulation

(0801) Wärmeregulation: Neugeborene

(1008) Ernährungsstatus: Nahrungs- und Flüssigkeitszufuhr

(1803) Wissen: Krankheitsprozess

(1805) Wissen: Gesundheitsverhalten

(1808) Wissen: Medikation

(1813) Wissen: Behandlungsplan

(1902) Risikokontrolle

(1908) Risikowahrnehmung

Flüssigkeitsüberschuss

Taxonomie 1 R: Austauschen (1.4.1.2.1/1982; R 1996)
Taxonomie 2: Ernährung, Flüssigkeitshaushalt (00026/1982; R 1996)
NANDA-Originalbezeichnung: «Excess Fluid Volume»

Definition: Eine erhöhte isotonische Flüssigkeitsretention.

Vorgeschlagene Ergebnisse:

(0600) Elektrolyt- und Säure-/Basenhaushalt
(0601) Flüssigkeitshaushalt
(0602) Flüssigkeitszufuhr

Ergänzende zugehörige Ergebnisse:

(0309) Selbstversorgung: Parenterale Medikation
(0400) Effektivität der Herzauswurfleistung
(0403) Respiratorischer Status: Atemvorgang
(0503) Urinausscheidung
(1008) Ernährungsstatus: Nahrungs- und Flüssigkeitszufuhr
(1803) Wissen: Krankheitsprozess
(1813) Wissen: Behandlungsplan

Gefahr eines unausgeglichenen Flüssigkeitshaushalts

Taxonomie 1 R: Austauschen (1.4.1.2/1998)
Taxonomie 2: Ernährung, Hydratation (00025/1998)
NANDA-Originalbezeichnung: «Risk for Imbalanced Fluid Volume»

Definition: Gefahr der Zunahme, Abnahme oder raschen Verschiebung von intra-vaskulärer, interstitieller und/oder intrazellulärer Flüssigkeit. Dies bezieht sich auf den Verlust, Überschuss oder Mangel intravaskulärer, interstitieller und/oder intra-zellulärer Flüssigkeit. Dies bezieht sich auf den Verlust und/oder Überschuss von Körperflüssigkeiten oder Volumenersatzstoffen.

Vorgeschlagene Ergebnisse:

(0113) Physischer Alterungsstatus
(0400) Effektivität der Herzauswurfleistung
(0501) Stuhlausscheidung
(0503) Urinausscheidung
(0600) Elektrolyt- und Säure-/Basenhaushalt
(0601) Flüssigkeitshaushalt
(0602) Flüssigkeitszufuhr
(0800) Wärmeregulation
(0801) Wärmeregulation: Neugeborene
(0802) Vitalzeichenstatus
(1000) Aufnahme des Stillens: Kindliche

(1008) Ernährungsstatus: Nahrungs- und Flüssigkeitszufuhr

(1103) Wundheilung: Sekundäre

(1405) Kontrolle von Trieben

(1803) Wissen: Krankheitsprozess

(1805) Wissen: Gesundheitsverhalten

(1808) Wissen: Medikation

(1813) Wissen: Behandlungsplan

(1902) Risikokontrolle

(1908) Risikowahrnehmung

Furcht

Taxonomie 1 R: Fühlen (9.3.2/1980; R 1998, R 2000)
Taxonomie 2: Coping/Stresstoleranz, Copingreaktionen (00148/1980; R 1998, R 2000)
NANDA-Originalbezeichnung: «Fear»

Definition: Ein Gefühl des Schreckens, das sich auf eine erkennbare, für den betroffenen Menschen bedeutsame Ursache bezieht.

Vorgeschlagene Ergebnisse:

(1404) Kontrolle von angstauslösenden Gefühlen

Ergänzende zugehörige Ergebnisse:

(1302) Coping

(1402) Kontrolle von Angst

(2100) Ausmaß von Zufriedenheit

Beeinträchtigter Gasaustausch

Taxonomie 1 R: Austauschen (1.5.1.1/1980; R 1996; R 1998)
Taxonomie 2: Ausscheidung, pulmonales System (00030/1980; R 1996; R 1998)
NANDA-Originalbezeichnung: «Impaired Gas Exchange»

Definition: Übermäßiger oder zu geringer Sauerstoff- und/oder Kohlendioxidaustausch in den Alveolarkapillaren.

Vorgeschlagene Ergebnisse:

(0402) Respiratorischer Status: Gasaustausch

(0403) Respiratorischer Status: Atemvorgang

(0408) Gewebedurchblutung: Pulmonale

(0600) Elektrolyt- und Säure-/Basenhaushalt

(0802) Vitalzeichenstatus

Ergänzende zugehörige Ergebnisse:

(0401) Kreislaufstatus

(0404) Gewebedurchblutung: Abdominale Organe

(0405) Gewebedurchblutung: Kardiale

(0407) Gewebedurchblutung: Periphere

(0409) (Blut-) Gerinnungsstatus

(0900) Kognitive Fähigkeit

(2404) Sinneswahrnehmung: Sehvermögen

Beeinträchtigte Gehfähigkeit

Taxonomie 1 R: Bewegen (6.1.1.1.3, 1998)
Taxonomie 2: Aktivität/Ruhe, Aktivität/Bewegung, Gehen (00088/1998)
NANDA-Originalbezeichnung: «Impaired Walking»

Definition: Einschränkung der unabhängigen Bewegung zu Fuß innerhalb der Umgebung.

Vorgeschlagene Ergebnisse:

(0200) Fortbewegung: Gehen

(0208) Mobilitätsgrad

(0300) Selbstversorgung: Aktivitäten des täglichen Lebens (ADL)

Ergänzende zugehörige Ergebnisse:

(0001) Ausdauer

(0202) Gleichgewicht

(0206) Gelenkbewegung: Aktive

(0209) Muskelfunktion

(0211) Skelettfunktion

(0911) Neurologischer Status: Zentralmotorische Kontrolle

(1909) Sicherheitsverhalten: Sturzprävention

(1912) Sicherheitsstatus: Sturzvorkommen

(1913) Sicherheitsstatus: Physische Verletzung

(2102) Ausmaß von Schmerz

Beeinträchtigte Gedächtnisleistung

Taxonomie 1 R: Wissen (8.3.1/1994)
Taxonomie 2: Perzeption/Kognition, Kognition (00131/1994)
NANDA-Originalbezeichnung: «Impaired Memory»

Definition: Unfähigkeit, Informationen oder verhaltensbezogene Handlungen zu erinnern oder zu behalten.

Anmerkung: Eine beeinträchtigte Gedächtnisleistung kann pathophysiologische oder situative Ursachen haben, die vorübergehend oder dauernd vorhanden sein können.

Vorgeschlagene Ergebnisse:

(0103) Kindesentwicklung: 12 Monate

(0104) Kindesentwicklung: 2 Jahre

(0105) Kindesentwicklung: 3 Jahre

(0106) Kindesentwicklung: 4 Jahre

(0107) Kindesentwicklung: 5 Jahre

(0108) Kindesentwicklung: Mittlere Kindheit (6–11 Jahre)

(0109) Kindesentwicklung: Jugend/Adoleszenz (12–17 Jahre)

(0901) Kognitive Orientierung

(0908) Gedächtnisleistung

(0912) Neurologischer Status: Bewusstsein

Ergänzende zugehörige Ergebnisse:

(0400) Effektivität der Herzauswurfleistung

(0401) Kreislaufstatus

(0402) Respiratorischer Status: Gasaustausch

(0403) Respiratorischer Status: Atemvorgang

(0600) Elektrolyt- und Säure-/Basenhaushalt

(0900) Kognitive Fähigkeit

Gedeihstörung eines Erwachsenen

Taxonomie 1: Bewegen (6.4.2.2/1998)
Taxonomie 2: Wachstum/Entwicklung, Wachstum (00101/1998)
NANDA-Originalbezeichnung: «Adult Failure to Thrive»

Definition: Eine fortschreitende funktionelle Verschlechterung physischer und kognitiver Natur. Die Fähigkeiten einer Person, mit mehreren Erkrankungen zu leben, mit Folgeproblemen zurechtzukommen und sich selbst zu versorgen sind deutlich vermindert.

Vorgeschlagene Ergebnisse:

(0113) Physischer Alterungsstatus
(1206) Lebenswille
(1305) Psychosoziale Anpassung: Lebensveränderung

Ergänzende zugehörige Ergebnisse:

(0001) Ausdauer
(0300) Selbstversorgung: Aktivitäten des täglichen Lebens (ADL)
(0500) Stuhlkontinenz
(0502) Urinkontinenz
(0602) Flüssigkeitszufuhr
(0703) Infektionsstatus
(0900) Kognitive Fähigkeit
(0902) Kommunikationsfähigkeit
(0906) Entscheidungsfähigkeit
(0907) Informationsverarbeitung
(1004) Ernährungsstatus
(1008) Ernährungsstatus: Nahrungs- und Flüssigkeitszufuhr
(1009) Ernährungsstatus: Nährstoffzufuhr
(1204) Stimmungsgleichgewicht
(1208) Ausmaß von Depression
(1300) Akzeptanz: Gesundheitszustand
(1302) Coping
(1409) Kontrolle von Depression
(1503) Soziale Eingebundenheit
(1604) Freizeitgestaltung
(1609) Behandlungsverhalten: Krankheit oder Verletzung
(1612) Gewichtskontrolle
(2512) Erholung von einer Vernachlässigungssituation

Unwirksames Gesundheitsverhalten

Taxonomie 1 R: Sich bewegen (6.4.2/1982)
Taxonomie 2: Gesundheitsförderung, Gesundheitsmanagement (00099/1982)
NANDA-Originalbezeichnung: «Ineffective Health Maintenance»

Definition: Die Unfähigkeit, Hilfsmöglichkeiten zur Erhaltung der Gesundheit zu erkennen, zu nutzen und in Anspruch zu nehmen.

Vorgeschlagene Ergebnisse:

(1305) Psychosoziale Anpassung: Lebensveränderung
(1504) Soziale Unterstützung
(1602) Gesundheitsförderliches Verhalten
(1603) Gesundheitsförderndes Verhalten
(1606) Beteiligung: Entscheidungen über die Gesundheitsversorgung
(1609) Behandlungsverhalten: Krankheit oder Verletzung
(1613) Selbstbestimmte Versorgung
(1703) Gesundheitsüberzeugungen: Wahrgenommene Ressourcen
(1805) Wissen: Gesundheitsverhalten
(1806) Wissen: Gesundheitsressourcen
(1813) Wissen: Behandlungsplan
(1823) Wissen: Gesundheitsförderung
(1908) Risikowahrnehmung

Ergänzende zugehörige Ergebnisse:

(0900) Kognitive Fähigkeit
(0902) Kommunikationsfähigkeit
(0906) Entscheidungsfähigkeit
(0907) Informationsverarbeitung
(1302) Coping
(1304) Auflösung von Trauer
(1402) Kontrolle von Angst
(1608) Symptomkontrolle
(1902) Risikokontrolle
(2001) Seelisches Wohlbefinden

Gesundheitsförderliches Verhalten – Bereitschaft für einen
verbesserten Gesundheitszustand

Taxonomie 1 R: Wählen (5.4/1988)
Taxonomie 2: Gesundheitsförderung, Gesundheitsmanagement (00084/1988)
NANDA-Originalbezeichnung: «Health Seeking Behaviors»

Definition: Aktive Suche einer Person von stabiler Gesundheit nach Möglichkeiten zur Veränderung des persönlichen Gesundheitsverhaltens und/oder der Umgebung, um ein höheres Gesundheitsniveau zu erreichen.

Vorgeschlagene Ergebnisse:

(1600) Adhärenzverhalten
(1602) Gesundheitsförderliches Verhalten
(1603) Gesundheitsförderndes Verhalten
(1700) Gesundheitsüberzeugungen
(1705) Gesundheitsorientierung
(1806) Wissen: Gesundheitsressourcen
(1823) Wissen: Gesundheitsförderung

Ergänzende zugehörige Ergebnisse:

(0002) Energieerhaltung
(1305) Psychosoziale Anpassung: Lebensveränderung
(1606) Beteiligung: Entscheidungen über die Gesundheitsversorgung
(1902) Risikokontrolle
(1910) Sicherheitsverhalten: Häusliche Umgebung
(1911) Sicherheitsverhalten: Persönliches
(1914) Risikokontrolle: Herzkreislauferkrankung
(1917) Risikokontrolle: Krebserkrankung
(2000) Lebensqualität
(2002) Wohlbefinden

Gefahr der fremdgefährdenden Gewalttätigkeit

Taxonomie 1 R: Fühlen (9.2.2/1980; R 1996)
Taxonomie 2: Sicherheit/Schutz, Gewalttätigkeit (00138/1980; R 1996)
NANDA-Originalbezeichnung: «Risk for Violence: Other-Directed»

Definition: Risiko, dass eine Person Verhaltensweisen zeigt, die anderen körperlichen, emotionalen und/oder sexuellen Schaden zufügen könnten.

Vorgeschlagene Ergebnisse:

(0900) Kognitive Fähigkeit
(1400) Selbstkontrolle bei missbrauchendem Verhalten
(1401) Kontrolle von Aggression
(1403) Kontrolle über verzerrte Wahrnehmung
(1405) Kontrolle von Trieben
(1409) Kontrolle von Depression
(1902) Risikokontrolle
(1903) Risikokontrolle: Alkoholkonsum
(1904) Risikokontrolle: Drogenkonsum
(1908) Risikowahrnehmung
(2000) Lebensqualität
(2501) Schutz vor Missbrauch

Gefahr der selbstgefährdenden Gewalttätigkeit

Taxonomie 1 R: Fühlen (9.2.2.2/1994)
Taxonomie 2: Sicherheit/Schutz, Gewalttätigkeit (00140/1994)
NANDA-Originalbezeichnung: «Risk for Violence: Self-Directed»

Definition: Risiko, dass eine Person Verhaltensweisen zeigt, mit denen er/sie sich selbst körperlichen, emotionalen und/oder sexuellen Schaden zufügen könnte.

Vorgeschlagene Ergebnisse:

(0900) Kognitive Fähigkeit
(1203) Einsamkeit
(1204) Stimmungsgleichgewicht
(1206) Lebenswille
(1208) Ausmaß von Depression
(1403) Kontrolle über verzerrte Wahrnehmung
(1405) Kontrolle von Trieben
(1406) Einschränkung von Selbstverletzung
(1408) Selbstbeherrschung bei suizidalem Verhalten
(1409) Kontrolle von Depression
(1902) Risikokontrolle
(1903) Risikokontrolle: Alkoholkonsum
(1904) Risikokontrolle: Drogenkonsum
(1908) Risikowahrnehmung
(2000) Lebensqualität

Gewebeschädigung (zu spezifizieren)

Taxonomie 1 R: Austauschen (1.6.2.1/1986; R 1998)
Taxonomie 2: Sicherheit/Schutz, Körperverletzung (00044/1986; R 1998)
NANDA-Originalbezeichnung: «Impaired Tissue Integrity»

Definition: Eine Schädigung der Schleimhaut, der Hornhaut, der äußersten Haut oder des subkutanen Gewebes.

Vorgeschlagene Ergebnisse:

(1101) Gewebeintegrität: Haut und Schleimhäute
(1102) Wundheilung: Primäre
(1103) Wundheilung: Sekundäre

Ergänzende zugehörige Ergebnisse:

(0204) Konsequenzen von Immobilität: Physiologische
(0305) Selbstversorgung: Hygiene
(0407) Gewebedurchblutung: Periphere
(0601) Flüssigkeitshaushalt
(0800) Wärmeregulation
(0801) Wärmeregulation: Neugeborene
(1004) Ernährungsstatus
(1609) Behandlungsverhalten: Krankheit oder Verletzung
(1813) Wissen: Behandlungsplan

Harnverhalt [akut, chronisch]

Taxonomie 1 R: Austauschen (1.3.2.2/1986)
Taxonomie 2: Ausscheidung, Harnwegssystem (00023/1986)
NANDA-Originalbezeichnung: «Urinary Retention [acute/chronic]»

Definition: Eine unvollständige Entleerung der Blase.

Vorgeschlagene Ergebnisse:

(0502) Urinkontinenz
(0503) Urinausscheidung

Ergänzende zugehörige Ergebnisse:

(0703) Infektionsstatus
(0900) Kognitive Fähigkeit
(0909) Neurologischer Status
(1608) Symptomkontrolle
(1609) Behandlungsverhalten: Krankheit oder Verletzung
(1803) Wissen: Krankheitsprozess
(1808) Wissen: Medikation
(1813) Wissen: Behandlungsplan
(2000) Lebensqualität
(2103) Symptomstärke
(2205) Verhalten der/des pflegenden Angehörigen: Direkte Versorgung
(2210) Potenzial der Beständigkeit der/des pflegenden Angehörigen

Beeinträchtigte Haushaltsführung

Taxonomie 1 R: Sich bewegen (6.4.1.1/1980)
Taxonomie 2: Gesundheitsförderung/Gesundheitsmanagement (00098/1980)
NANDA-Originalbezeichnung: «Impaired Home Maintenance»

Definition: Die Unfähigkeit, selbstständig für eine sichere, wachstums-/entwicklungsfördernde und unmittelbare Wohnumgebung zu sorgen.

Vorgeschlagene Ergebnisse:

(0300) Selbstversorgung: Aktivitäten des täglichen Lebens (ADL)
(1501) Rollenverhalten
(1901) Elterliche Fürsorge: Soziale Sicherheit
(2211) Elterliche Fürsorge
(2602) Funktionsfähigkeit der Familie

Ergänzende zugehörige Ergebnisse:

(0113) Physischer Alterungsstatus
(0208) Mobilitätsgrad
(0900) Kognitive Fähigkeit
(0906) Entscheidungsfähigkeit
(1302) Coping
(1504) Soziale Unterstützung
(1910) Sicherheitsverhalten: Häusliche Umgebung
(2506) Emotionale Gesundheit der/des pflegenden Angehörigen
(2507) Physische Gesundheit der/des pflegenden Angehörigen

Hautschädigung

Taxonomie 1 R: Austauschen (1.6.2.1.2.1/1975; R 1998)
Taxonomie 2: Sicherheit/Schutz, Körperverletzung (00046/1975; R 1998)
NANDA-Originalbezeichnung: «Impaired Skin integrity»

Definition: Veränderung der Epidermis (Oberhaut) und/oder Dermis (Lederhaut).

Vorgeschlagene Ergebnisse:

(1101) Gewebeintegrität: Haut und Schleimhäute
(1102) Wundheilung: Primäre
(1103) Wundheilung: Sekundäre

Ergänzende zugehörige Ergebnisse:

(0204) Konsequenzen von Immobilität: Physiologische
(0305) Selbstversorgung: Hygiene
(0407) Gewebedurchblutung: Periphere
(0601) Flüssigkeitshaushalt
(0800) Wärmeregulation
(0801) Wärmeregulation: Neugeborene
(1004) Ernährungsstatus
(1105) Integrität des Hämodialysezugangs
(1609) Behandlungsverhalten: Krankheit oder Verletzung

Gefahr einer Hautschädigung

Taxonomie 1 R: Austauschen (1.6.2.1.2.2/1975; R 1998)
Taxonomie 2: Sicherheit/Schutz, Körperverletzung (00047/1975; R 1998)
NANDA-Originalbezeichnung: «Risk for Impaired Skin Integrity»

Definition: Gefahr einer negativen Veränderung der Haut.

Vorgeschlagene Ergebnisse:

(0109) Kindesentwicklung: Jugend/Adoleszenz (12–17 Jahre)
(0113) Physischer Alterungsstatus
(0204) Konsequenzen von Immobilität: Physiologische
(0407) Gewebedurchblutung: Periphere

(1004) Ernährungsstatus

(1005) Ernährungsstatus: Biochemische Messwerte

(1101) Gewebeintegrität: Haut und Schleimhäute

(1102) Wundheilung: Primäre

(1103) Wundheilung: Sekundäre

(1105) Integrität des Hämodialysezugangs

(1406) Einschränkung von Selbstverletzung

(1902) Risikokontrolle

(1908) Risikowahrnehmung

Verminderte Herzleistung

Taxonomie 1 R: Austauschen (1.4.2.1/1975; R 1996, R 2000)
Taxonomie 2: Aktivität/Ruhe, kardiovaskuläre-pulmonale Reaktionen (00029/1975; R 1996, R 2000)
NANDA-Originalbezeichnung: «Decreased Cardiac Output»

Definition: Das vom Herzen ausgeworfene Blut genügt den metabolischen Anforderungen des Körpers nicht.

Vorgeschlagene Ergebnisse:

(0400) Effektivität der Herzauswurfleistung

(0401) Kreislaufstatus

(0404) Gewebedurchblutung: Abdominale Organe

(0407) Gewebedurchblutung: Periphere

(0802) Vitalzeichenstatus

Ergänzende zugehörige Ergebnisse:

(0001) Ausdauer

(0002) Energieerhaltung

(0402) Respiratorischer Status: Gasaustausch

(0403) Respiratorischer Status: Atemvorgang

(0409) (Blut-) Gerinnungsstatus

(0503) Urinausscheidung

(0600) Elektrolyt- und Säure-/Basenhaushalt

(0601) Flüssigkeitshaushalt

(0602) Flüssigkeitszufuhr

(0900) Kognitive Fähigkeit

(0910) Neurologischer Status: Autonomes Nervensystem

Hoffnungslosigkeit

Taxonomie 1 R: Wahrnehmen (7.3.1/1986)
Taxonomie 2: Selbstwahrnehmung, Selbstkonzept, Identität (00124/1986)
NANDA-Originalbezeichnung: «Hopelessness»

Definition: Ein Zustand, in dem ein Mensch begrenzte oder keine Wahlmöglichkeiten sieht und unfähig ist, Energien für eigene Interessen zu mobilisieren.

Vorgeschlagene Ergebnisse:

(0004) Schlaf
(0906) Entscheidungsfähigkeit
(1008) Ernährungsstatus: Nahrungs- und Flüssigkeitszufuhr
(1201) Hoffnung
(1204) Stimmungsgleichgewicht
(1208) Ausmaß von Depression
(1409) Kontrolle von Depression
(2000) Lebensqualität

Ergänzende zugehörige Ergebnisse:

(0001) Ausdauer
(0204) Konsequenzen von Immobilität: Physiologische
(1300) Akzeptanz: Gesundheitszustand
(1302) Coping
(1304) Auflösung von Trauer
(2001) Seelisches Wohlbefinden
(2100) Ausmaß von Zufriedenheit
(2101) Schmerz: Zermürbende Auswirkungen
(2102) Ausmaß von Schmerz
(2103) Symptomstärke

Hyperthermie

Taxonomie 1 R: Austauschen (1.2.2.3/1986)
Taxonomie 2: Sicherheit/Schutz, Temperaturregulation (00007/1986)
NANDA-Originalbezeichnung: «Hyperthermia»

Definition: Ein Zustand, bei dem die Körpertemperatur über dem normalen Wert liegt.

Vorgeschlagene Ergebnisse:

(0800) Wärmeregulation
(0801) Wärmeregulation: Neugeborene

Ergänzende zugehörige Ergebnisse:

(0602) Flüssigkeitszufuhr
(0700) Kontrolle über eine Bluttransfusionsreaktion
(0702) Immunstatus
(0703) Infektionsstatus
(0802) Vitalzeichenstatus
(0909) Neurologischer Status
(1911) Sicherheitsverhalten: Persönliches

Hypothermie

Taxonomie 1 R: Austauschen (1.2.2.2/1986; R 1988)
Taxonomie 2: Sicherheit/Schutz, Temperaturregulation (00006/1986; R 1988)
NANDA-Originalbezeichnung: «Hypothermia»

Definition: Ein Zustand, bei dem die Körpertemperatur eines Menschen unter dem normalen Wert liegt.

Vorgeschlagene Ergebnisse:

(0800) Wärmeregulation
(0801) Wärmeregulation: Neugeborene

Ergänzende zugehörige Ergebnisse:

(0802) Vitalzeichenstatus
(0909) Neurologischer Status

Gestörte Identität

Taxonomie 1 R: Wahrnehmen (7.1.3/1978)
Taxonomie 2: Selbstkonzept (00121/1978)
NANDA-Originalbezeichnung: «Personal Identity disturbance»

Definition: Die Unfähigkeit, zwischen sich und der Außenwelt zu unterscheiden.

Vorgeschlagene Ergebnisse:

(1202) Identität

Ergänzende zugehörige Ergebnisse:

(1208) Ausmaß von Depression
(1403) Kontrolle über verzerrte Wahrnehmung
(1406) Einschränkung von Selbstverletzung
(1409) Kontrolle von Depression

Gefahr eines Immobilitätssyndroms

Taxonomie 1 R: Austauschen (1.6.1.5/1988)
Taxonomie 2: Aktivität/Ruhe, Aktivität/Bewegung (00040/1988)
NANDA Originalbezeichnung: «Risk for Disuse Syndrome»

Definition: Ein Zustand, bei dem die Gefahr von Schädigungen als Folge verordneter oder unvermeidbarer körperlicher Inaktivität besteht.

Vorgeschlagene Ergebnisse:

(0001) Ausdauer
(0002) Energieerhaltung
(0204) Konsequenzen von Immobilität: Physiologische
(0205) Konsequenzen von Immobilität: Psychische
(0206) Gelenkbewegung: Aktive
(0207) Gelenkbewegung: Passive
(0208) Mobilitätsgrad
(0209) Muskelfunktion
(0912) Neurologischer Status: Bewusstsein
(1902) Risikokontrolle
(1908) Risikowahrnehmung
(2102) Ausmaß von Schmerz

Infektionsgefahr

Taxonomie 1 R: Austauschen (1.2.1.1/1986)
Taxonomie 2: Sicherheit/Schutz, Infektion (00004/1986)
NANDA-Originalbezeichnung: «Risk for Infection»

Definition: Ein Zustand, bei dem ein Mensch ein erhöhtes Risiko hat, von pathogenen Organismen infiziert zu werden.

Vorgeschlagene Ergebnisse:

(0204) Konsequenzen von Immobilität: Physiologische
(0702) Immunstatus
(1004) Ernährungsstatus
(1101) Gewebeintegrität: Haut und Schleimhäute
(1102) Wundheilung: Primäre
(1103) Wundheilung: Sekundäre
(1105) Integrität des Hämodialysezugangs
(1609) Behandlungsverhalten: Krankheit oder Verletzung
(1807) Wissen: Infektionskontrolle
(1900) Immunisierungsverhalten
(1902) Risikokontrolle
(1905) Risikokontrolle: Sexuell übertragbare Krankheiten (SÜK/STD)
(1908) Risikowahrnehmung

Soziale Isolation

Taxonomie 1 R: In Beziehung treten (3.1.2/1982)
Taxonomie 2: Wohlbehagen, soziales Wohlbehangen (00053/1982)
NANDA-Originalbezeichnung: «Social Isolation»

Definition: Ein Zustand des Alleinseins, den ein Mensch als von anderen auferlegt empfindet und negativ oder bedrohlich erlebt.

Vorgeschlagene Ergebnisse:

(0116) Spielgestaltung
(1203) Einsamkeit
(1204) Stimmungsgleichgewicht
(1502) Soziale Interaktionsfähigkeiten
(1503) Soziale Eingebundenheit

(1504) Soziale Unterstützung
(2002) Wohlbefinden
(2601) Familiäre Umgebung: Interne

Ergänzende zugehörige Ergebnisse:

(1200) Körperbild
(1208) Ausmaß von Depression
(1401) Kontrolle von Aggression
(1604) Freizeitgestaltung

Beeinträchtigte soziale Interaktion

Taxonomie 1 R: In Beziehung treten (3.1.1/1986)
Taxonomie 2: Rolle/Beziehungen, Rollenausübung (00052/1986)
NANDA-Originalbezeichnung: «Impaired Social Interaction»

Definition: Eine ungenügende, übermäßige oder unwirksame Art, am sozialen Austausch teilzunehmen.

Vorgeschlagene Ergebnisse:

(0100) Kindesentwicklung: 2 Monate
(0101) Kindesentwicklung: 4 Monate
(0102) Kindesentwicklung: 6 Monate
(0103) Kindesentwicklung: 12 Monate
(0104) Kindesentwicklung: 2 Jahre
(0105) Kindesentwicklung: 3 Jahre
(0106) Kindesentwicklung: 4 Jahre
(0107) Kindesentwicklung: 5 Jahre
(0108) Kindesentwicklung: Mittlere Kindheit (6–11 Jahre)
(0109) Kindesentwicklung: Jugend/Adoleszenz (12–17 Jahre)
(0116) Spielgestaltung
(1501) Rollenverhalten
(1502) Soziale Interaktionsfähigkeiten
(1503) Soziale Eingebundenheit
(2601) Familiäre Umgebung: Interne

Ergänzende zugehörige Ergebnisse:

(0205) Konsequenzen von Immobilität: Psychische
(0902) Kommunikationsfähigkeit
(1205) Selbstwertgefühl
(1403) Kontrolle über verzerrte Wahrnehmung

Beeinträchtigte verbale Kommunikation

Taxonomie 1: Kommunizieren (2.1.1.1/1973; R 1998)
Taxonomie 2: Perzeption/Kognition, Kommunikation (00051/1973; R 1998)
NANDA-Originalbezeichnung: «Impaired Verbal Communication»

Definition: Verminderte, verzögerte oder fehlende Fähigkeit, ein System von Zeichen und Symbolen zu empfangen/verstehen, zu verarbeiten, weiterzugeben und zu nutzen.

Vorgeschlagene Ergebnisse:

(0902) Kommunikationsfähigkeit
(0903) Kommunikation: Ausdrucksfähigkeit
(0904) Kommunikation: Aufnahmefähigkeit

Ergänzende zugehörige Ergebnisse:

(0209) Muskelfunktion
(0900) Kognitive Fähigkeit
(0901) Kognitive Orientierung
(0907) Informationsverarbeitung
(0909) Neurologischer Status
(1403) Kontrolle über verzerrte Wahrnehmung

Fehlende Kooperationsbereitschaft (Noncompliance; Adherence, unwirksam; bewusste Ablehnung von Behandlungsempfehlungen)

Taxonomie 1 R: Wählen (5.2.1.1/1973; R 1998)
Taxonomie 2: Lebensprinzipien, Werte-Überzeugungs-Handlungskongruenz (00079/1973; R 1998)
NANDA-Originalbezeichnung: «Noncompliance»

Definition: Verhaltensweise eines Patienten und/oder eines pflegenden Angehörigen, die nicht mit dem zuvor zwischen Person (und/oder Familie und/oder Gemeinschaft) und Pflegenden/Arzt abgestimmten Gesundheitsförderungsprogramm oder Behandlungsplan übereinstimmt; bei Vorliegen eines abgestimmten Gesundheitsförderungs- oder Behandlungsplans hält/halten sich der Patient oder pflegende Angehörige ganz oder teilweise (nicht) an den Plan, was zu völlig oder teilweise ineffektiven gesundheitsbezogenen Ergebnissen führen kann.

Vorgeschlagene Ergebnisse:

(1600) Adhärenzverhalten
(1601) Complianceverhalten
(1608) Symptomkontrolle
(1609) Behandlungsverhalten: Krankheit oder Verletzung
(2205) Verhalten der/des pflegenden Angehörigen: Direkte Versorgung
(2206) Verhalten der/des pflegenden Angehörigen: Indirekte Versorgung

Ergänzende zugehörige Ergebnisse:

(1206) Lebenswille
(1300) Akzeptanz: Gesundheitszustand
(1606) Beteiligung: Entscheidungen über die Gesundheitsversorgung
(1700) Gesundheitsüberzeugungen
(1701) Gesundheitsüberzeugungen: Wahrgenommene Handlungsfähigkeit
(1702) Gesundheitsüberzeugungen: Wahrgenommene Kontrolle
(1703) Gesundheitsüberzeugungen: Wahrgenommene Ressourcen
(1704) Gesundheitsüberzeugungen: Wahrgenommene Bedrohung
(1705) Gesundheitsorientierung
(1813) Wissen: Behandlungsplan
(2204) Beziehung zwischen dem/der pflegenden Angehörigen und dem Patienten

Gestörtes Körperbild

Taxonomie 1 R: Wahrnehmen (7.1.1/1973; R 1998)
Taxonomie 2: Selbstwahrnehmung, Körperbild (00118/1973; R 1998)
NANDA-Originalbezeichnung: «Body Image Disturbed»

Definition: Unklarheit und Verwirrung des mentalen Bildes des körperlichen Selbst einer Person.

Vorgeschlagene Ergebnisse:

(0104) Kindesentwicklung: 2 Jahre
(0105) Kindesentwicklung: 3 Jahre
(0106) Kindesentwicklung: 4 Jahre
(0107) Kindesentwicklung: 5 Jahre
(0108) Kindesentwicklung: Mittlere Kindheit (6–11 Jahre)
(0109) Kindesentwicklung: Jugend/Adoleszenz (12–17 Jahre)
(1200) Körperbild
(1205) Selbstwertgefühl
(1304) Auflösung von Trauer
(1305) Psychosoziale Anpassung: Lebensveränderung
(1403) Kontrolle über verzerrte Wahrnehmung

Ergänzende zugehörige Ergebnisse:

(1300) Akzeptanz: Gesundheitszustand
(1406) Einschränkung von Selbstverletzung
(1503) Soziale Eingebundenheit

Gefahr einer Körperschädigung

Taxonomie 1 R: Austauschen (1.6.1/1978)
Taxonomie 2: Sicherheit/Schutz, Körperverletzung (00035/1978)
NANDA-Originalbezeichnung: «Risk for Injury»

Definition: Ein Zustand, bei dem ein Mensch dem Risiko einer Körperschädigung ausgesetzt ist, als Folge von Umweltbedingungen/-einflüssen, die mit den Anpassungsfähigkeiten und Abwehrkräften des Betroffenen in einer Wechselbeziehung stehen.

Vorgeschlagene Ergebnisse:

(0909) Neurologischer Status
(1608) Symptomkontrolle
(1801) Wissen: Sicherheit des Kindes
(1809) Wissen: Persönliche Sicherheit
(1901) Elterliche Fürsorge: Soziale Sicherheit
(1902) Risikokontrolle
(1908) Risikowahrnehmung
(1909) Sicherheitsverhalten: Sturzprävention
(1910) Sicherheitsverhalten: Häusliche Umgebung
(1911) Sicherheitsverhalten: Persönliches
(1912) Sicherheitsstatus: Sturzvorkommen
(1913) Sicherheitsstatus: Physische Verletzung
(1915) Risikokontrolle: Schädigung des Hörvermögens
(1916) Risikokontrolle: Schädigung des Sehvermögens

Gefahr einer unausgeglichenen Körpertemperatur

Taxonomie 1 R: Austauschen (1.2.2.1/1986)
Taxonomie 2: Sicherheit/Schutz, Wärmeregulation (00005/1986)
NANDA-Originalbezeichnung: «Risk for Imbalanced Body Temperature»

Definition: Gefahr des Versagens der Wärmeregulation, die Körpertemperatur innerhalb normaler Grenzen zu halten.

Vorgeschlagene Ergebnisse:

(0602) Flüssigkeitszufuhr
(0702) Immunstatus
(0703) Infektionsstatus
(1600) Adhärenzverhalten
(1601) Complianceverhalten
(1902) Risikokontrolle
(1908) Risikowahrnehmung
(2512) Erholung von einer Vernachlässigungssituation

Gefahr eines perioperativen Lagerungsschadens

Taxonomie 1 R: Sich bewegen (6.1.1.1.2/1994)
Taxonomie 2: Sicherheit/Schutz, Körperverletzung (00087/1994)
NANDA-Originalbezeichnung: «Risk for Perioperative Positioning Injury»

Definition: Gefahr einer Körperschädigung, aufgrund von Umgebungsbedingungen im perioperativen Bereich.

Vorgeschlagene Ergebnisse:

(0203) Körperposition: Selbstinitiiert
(0209) Muskelfunktion
(0401) Kreislaufstatus
(0402) Respiratorischer Status: Gasaustausch
(0403) Respiratorischer Status: Atemvorgang
(0407) Gewebedurchblutung: Periphere
(0702) Immunstatus
(0900) Kognitive Fähigkeit
(0901) Kognitive Orientierung
(0909) Neurologischer Status
(1004) Ernährungsstatus
(1006) Ernährungsstatus: Körperbau
(1902) Risikokontrolle
(1908) Risikowahrnehmung

Latexallergische Reaktion

Taxonomie 1 R: Austauschen (1.6.1.6/1998)
Taxonomie 2: Sicherheit/Schutz, Abwehrreaktionen (00041/1998)
NANDA-Originalbezeichnung: «Latex Allergy Response»

Definition: Allergische Reaktion auf Produkte, die Naturlatex enthalten.

Vorgeschlagene Ergebnisse:

(0701) Kontrolle von Überempfindlichkeit des Immunsystems
(1101) Gewebeintegrität: Haut und Schleimhäute
(2103) Symptomstärke

Ergänzende zugehörige Ergebnisse:

(2100) Ausmaß von Zufriedenheit
(0703) Infektionsstatus
(1807) Wissen: Infektionskontrolle
(1813) Wissen: Behandlungsplan

Gefahr einer latexallergischen Reaktion

Taxonomie 1 R: Austauschen (1.6.1.7/1998)
Taxonomie 2: Sicherheit/Schutz, Abwehrreaktionen (00042/1998)
NANDA-Originalbezeichnung: «Latex Allergy Response, risk for»

Definition: Gefahr der allergischen Reaktion auf Naturlatexprodukte.

Vorgeschlagene Ergebnisse:

(0701) Kontrolle von Überempfindlichkeit des Immunsystems
(1101) Gewebeintegrität: Haut und Schleimhäute
(1805) Wissen: Gesundheitsverhalten
(1902) Risikokontrolle
(1908) Risikowahrnehmung

Machtlosigkeit (Beeinträchtigungsstufe angeben: schwer, mäßig, leicht)

Taxonomie 1 R: Wahrnehmen (7.3.2/1982)
Taxonomie 2: Selbstwahrnehmung, Selbstkonzept (00125/1982)
NANDA-Originalbezeichnung: «Powerlessness»

Definition: Die Wahrnehmung, dass das eigene Handeln keinen wesentlichen Einfluss auf den Ausgang einer Sache haben wird; wahrgenommener Kontrollverlust über eine momentane Situation oder ein unmittelbares Ereignis.

Vorgeschlagene Ergebnisse:

(1208) Ausmaß von Depression
(1409) Kontrolle von Depression
(1606) Beteiligung: Entscheidungen über die Gesundheitsversorgung
(1700) Gesundheitsüberzeugungen
(1701) Gesundheitsüberzeugungen: Wahrgenommene Handlungsfähigkeit

(1702) Gesundheitsüberzeugungen: Wahrgenommene Kontrolle
(1703) Gesundheitsüberzeugungen: Wahrgenommene Ressourcen
(2605) Beteiligung der Familie an der professionellen Versorgung

Ergänzende zugehörige Ergebnisse:

(1502) Soziale Interaktionsfähigkeiten
(1503) Soziale Eingebundenheit
(1504) Soziale Unterstützung
(1705) Gesundheitsorientierung

Mangelernährung

Taxonomie 1 R: Austauschen (1.1.2.2/1975)
Taxonomie 2: Ernährung, Nahrungsaufnahme (00002/1975)
NANDA-Originalbezeichnung: «Imbalanced Nutrition: Less than Body Requirements»

Definition: Nahrungszufuhr, die den Stoffwechselbedarf nicht deckt.

Vorgeschlagene Ergebnisse:

(1004) Ernährungsstatus
(1008) Ernährungsstatus: Nahrungs- und Flüssigkeitszufuhr
(1009) Ernährungsstatus: Nährstoffzufuhr
(1612) Gewichtskontrolle

Ergänzende zugehörige Ergebnisse:

(0001) Ausdauer
(0501) Stuhlausscheidung
(1005) Ernährungsstatus: Biochemische Messwerte
(1006) Ernährungsstatus: Körperbau
(1007) Ernährungsstatus: Energie
(1802) Wissen: Diät
(2403) Sinneswahrnehmung: Geschmacks- und Geruchssinn

Beeinträchtigte körperliche Mobilität (Grad/Stufe angeben)

Taxonomie 1 R Sich bewegen (6.1.1.1/1973; R 1998)
Taxonomie 2: Aktivität/Ruhe, Aktivität/Bewegung (00085/1973, R 1998)
NANDA-Originalbezeichnung: «Impaired Physical Mobility»

Definition: Eine Einschränkung der unabhängigen, zielgerichteten physischen Bewegung des Körpers oder einer oder mehrerer Extremitäten.

Vorgeschlagene Ergebnisse:

(0200) Fortbewegung: Gehen
(0201) Fortbewegung: Rollstuhl
(0203) Körperposition: Selbstinitiiert
(0206) Gelenkbewegung: Aktive
(0208) Mobilitätsgrad
(0210) Transferausführung
(2402) Sinneswahrnehmung: Lagesinn

Ergänzende zugehörige Ergebnisse:

(0001) Ausdauer
(0002) Energieerhaltung
(0006) Psychomotorische Antriebskraft
(0202) Gleichgewicht
(0204) Konsequenzen von Immobilität: Physiologische
(0205) Konsequenzen von Immobilität: Psychische
(0209) Muskelfunktion
(0300) Selbstversorgung: Aktivitäten des täglichen Lebens (ADL)
(0307) Selbstversorgung: Nicht-parenterale Medikation
(0900) Kognitive Fähigkeit
(0909) Neurologischer Status
(1006) Ernährungsstatus: Körperbau
(1007) Ernährungsstatus: Energie
(1104) Knochenheilung
(1204) Stimmungsgleichgewicht
(1600) Adhärenzverhalten
(1601) Complianceverhalten
(1805) Wissen: Gesundheitsverhalten
(1811) Wissen: Vorgeschriebene Aktivität
(2102) Ausmaß von Schmerz
(2400) Sinneswahrnehmung: Tast- und Temperatursinn

Beeinträchtigte Mundschleimhaut

Taxonomie 1 R: Austauschen (1.6.2.1.1/1982; R 1998)
Taxonomie 2: Sicherheit/Schutz, Körperverletzung (00045/1982; R 1998)
NANDA-Originalbezeichnung: «Impaired Oral Mucuos Membrane»

Definition: Ein Zustand, bei dem die Gewebeschichten in der Mundhöhle verändert sind.

Vorgeschlagene Ergebnisse:

(1100) Orale Gesundheit
(1101) Gewebeintegrität: Haut und Schleimhäute

Ergänzende zugehörige Ergebnisse:

(0308) Selbstversorgung: Mund-/Zahnpflege
(0602) Flüssigkeitszufuhr
(0702) Immunstatus
(0703) Infektionsstatus
(0903) Kommunikation: Ausdrucksfähigkeit
(1004) Ernährungsstatus
(1008) Ernährungsstatus: Nahrungs- und Flüssigkeitszufuhr
(1010) Status des Schluckvorgangs
(1012) Status des Schluckvorgangs: Orale Phase
(2102) Ausmaß von Schmerz

Neglect (Halbseitige Vernachlässigung)

Taxonomie 1 R: Wahrnehmen (7.2.1.1/1986)
Taxonomie 2: Perzeption/Kognition, Aufmerksamkeit (00123/1986)
NANDA-Originalbezeichnung: «Unilateral Neglect»

Definition: Fehlende Bewusstheit und Aufmerksamkeit für eine Körperseite.

Vorgeschlagene Ergebnisse:

(0203) Körperposition: Selbstinitiiert
(0300) Selbstversorgung: Aktivitäten des täglichen Lebens (ADL)
(1200) Körperbild

Ergänzende zugehörige Ergebnisse:

(0202) Gleichgewicht

(0206) Gelenkbewegung: Aktive

(0207) Gelenkbewegung: Passive

(0210) Transferausführung

(0306) Selbstversorgung: Instrumentelle Aktivitäten des täglichen Lebens (IADL)

(0909) Neurologischer Status

(1910) Sicherheitsverhalten: Häusliche Umgebung

(1911) Sicherheitsverhalten: Persönliches

Gefahr einer peripheren neurovaskulären Störung

Taxonomie 1 R: Sich bewegen (6.1.1.1.1/1992)
Taxonomie 2: Sicherheit/Schutz, Körperverletzung (00086/1992)
NANDA-Originalbezeichnung: «Risk for Peripheral Neurovascular Dysfunction»

Definition: Gefahr einer Unterbrechung der Zirkulation, Sensibilität oder Bewegungsfähigkeit einer Extremität.

Vorgeschlagene Ergebnisse:

(0206) Gelenkbewegung: Aktive

(0208) Mobilitätsgrad

(0209) Muskelfunktion

(0401) Kreislaufstatus

(0407) Gewebedurchblutung: Periphere

(0909) Neurologischer Status

(0913) Neurologischer Status: Sensorische/Motorische Funktion der Hirnnerven

(0914) Neurologischer Status: Sensorische/Motorische Funktion der Spinalnerven

(1902) Risikokontrolle

(1908) Risikowahrnehmung

Obstipation

Taxonomie 1 R: Austauschen (1.3.1.1/1975; R 1998)
Taxonomie 2: Ausscheidung, gastrointestinal (00011/1975; R 1998)
NANDA-Originalbezeichnung: «Constipation»

Definition: Verminderung der normalen Defäkationsfrequenz, begleitet von einer erschwerten oder unvollständigen Stuhlpassage und/oder der Ausscheidung von sehr hartem, trockenem Stuhl.

Vorgeschlagene Ergebnisse:

(0501) Stuhlausscheidung
(0602) Flüssigkeitszufuhr

Ergänzende zugehörige Ergebnisse:

(0208) Mobilitätsgrad
(0307) Selbstversorgung: Nicht-parenterale Medikation
(0310) Selbstversorgung: Toilettenbenutzung
(1008) Ernährungsstatus: Nahrungs- und Flüssigkeitszufuhr
(1608) Symptomkontrolle
(2301) Reaktion auf medikamentöse Therapie

Obstipationsgefahr

Taxonomie 2: Ausscheidung, gastrointestinal (00015/1998)
NANDA-Originalbezeichnung: «Constipation, risk for»

Definition: Gefahr der Verminderung der normalen Defäkationsfrequenz, begleitet von einer erschwerten oder unvollständigen Stuhlpassage und/oder der Ausscheidung von sehr hartem, trockenem Stuhl.

Vorgeschlagene Ergebnisse:

(0208) Mobilitätsgrad
(0307) Selbstversorgung: Nicht-parenterale Medikation
(0310) Selbstversorgung: Toilettenbenutzung
(0501) Stuhlausscheidung
(0602) Flüssigkeitszufuhr
(1008) Ernährungsstatus: Nahrungs- und Flüssigkeitszufuhr
(1608) Symptomkontrolle
(1609) Behandlungsverhalten: Krankheit oder Verletzung
(1808) Wissen: Medikation
(1902) Risikokontrolle
(1908) Risikowahrnehmung
(2301) Reaktion auf medikamentöse Therapie

Subjektive Obstipation

Taxonomie 1 R: Austauschen (1.3.1.1.1/1988)
Taxonomie 2: Ausscheidung, gastrointestinal (00012/1988)
NANDA-Originalbezeichnung: «Perceived Constipation»

Definition: Selbstdiagnose einer Obstipation und Gebrauch von Laxanzien, Einläufen/Klysmen und Suppositorien, um eine tägliche Darmentleerung sicherzustellen.

Vorgeschlagene Ergebnisse:

(0501) Stuhlausscheidung
(1700) Gesundheitsüberzeugungen
(1704) Gesundheitsüberzeugungen: Wahrgenommene Bedrohung

Ergänzende zugehörige Ergebnisse:

(0208) Mobilitätsgrad
(0602) Flüssigkeitszufuhr
(1008) Ernährungsstatus: Nahrungs- und Flüssigkeitszufuhr
(1600) Adhärenzverhalten
(1609) Behandlungsverhalten: Krankheit oder Verletzung
(1805) Wissen: Gesundheitsverhalten

Orientierungsstörung

Taxonomie 1 R: Wissen (8.2.1/1994)
Taxonomie 2: Perzeption/Kognition, Orientierung (00127/1994)
NANDA-Originalbezeichnung: «Impaired Environment Interpretation Syndrome»

Definition: Anhaltend fehlende Orientierung bezüglich Person, Ort, Zeit, Situation während mehr als 3–6 Monaten, was eine beschützende Umgebung erforderlich macht.

Vorgeschlagene Ergebnisse:

(0900) Kognitive Fähigkeit
(0901) Kognitive Orientierung
(0905) Konzentration

(0907) Informationsverarbeitung
(0908) Gedächtnisleistung
(0912) Neurologischer Status: Bewusstsein

Ergänzende zugehörige Ergebnisse:

(0906) Entscheidungsfähigkeit
(1208) Ausmaß von Depression
(1409) Kontrolle von Depression
(1901) Elterliche Fürsorge: Soziale Sicherheit
(1909) Sicherheitsverhalten: Sturzprävention
(1910) Sicherheitsverhalten: Häusliche Umgebung
(1911) Sicherheitsverhalten: Persönliches

Postoperative Erholungsphase, verzögerte

Taxonomie 1 R: Bewegen (6.4.2.1/1998)
Taxonomie 2: Aktivität/Ruhe, Aktivität/Bewegung, postoperative Erholung (00100/1998)
NANDA-Originalbezeichnung: «Delayed Surgical Recovery»

Definition: Zunahme der Anzahl postoperativer Tage, deren eine Person bedarf, um aus eigener Kraft Tätigkeiten zu initiieren und durchzuführen, die Leben, Gesundheit und Wohlbefinden erhalten.

Vorgeschlagene Ergebnisse:

(0001) Ausdauer
(0208) Mobilitätsgrad
(0300) Selbstversorgung: Aktivitäten des täglichen Lebens (ADL)
(0301) Selbstversorgung: Waschen
(0302) Selbstversorgung: Kleiden
(0303) Selbstversorgung: Essen
(0304) Selbstversorgung: Äußeres Erscheinungsbild
(0305) Selbstversorgung: Hygiene
(0703) Infektionsstatus
(1102) Wundheilung: Primäre
(1103) Wundheilung: Sekundäre
(1605) Schmerzkontrolle
(2102) Ausmaß von Schmerz

Ergänzende zugehörige Ergebnisse:

(0204) Konsequenzen von Immobilität: Physiologische

(0205) Konsequenzen von Immobilität: Psychische

(0210) Transferausführung

(0306) Selbstversorgung: Instrumentelle Aktivitäten des täglichen Lebens (IADL)

(1004) Ernährungsstatus

(1007) Ernährungsstatus: Energie

(1008) Ernährungsstatus: Nahrungs- und Flüssigkeitszufuhr

(1009) Ernährungsstatus: Nährstoffzufuhr

(1501) Rollenverhalten

(1700) Gesundheitsüberzeugungen

(2101) Schmerz: Zermürbende Auswirkungen

(2301) Reaktion auf medikamentöse Therapie

Posttraumatisches Syndrom

Taxonomie 1 R: Fühlen (923/1986; R 1998)
Taxonomie 2: Coping/Stresstoleranz, posttraumatische Reaktionen (00141/1986; R 1998)
NANDA-Originalbezeichnung: «Post-Trauma Syndrome»

Definition: Anhaltend fehlangepasste Reaktion auf ein traumatisches überwältigendes Ereignis.

Vorgeschlagene Ergebnisse:

(0905) Konzentration

(1302) Coping

(1404) Kontrolle von angstauslösenden Gefühlen

(1405) Kontrolle von Trieben

(1406) Einschränkung von Selbstverletzung

(2500) Ende einer Missbrauchssituation

(2501) Schutz vor Missbrauch

(2502) Missbrauchsregeneration: Emotionale

(2503) Missbrauchsregeneration: Finanzielle

(2504) Missbrauchsregeneration: Physische

(2505) Missbrauchsregeneration: Sexuelle

Ergänzende zugehörige Ergebnisse:

(0004) Schlaf
(0900) Kognitive Fähigkeit
(1200) Körperbild
(1201) Hoffnung
(1304) Auflösung von Trauer
(1402) Kontrolle von Angst
(1403) Kontrolle über verzerrte Wahrnehmung
(2000) Lebensqualität

Gefahr eines posttraumatischen Syndroms

Taxonomie 1 R: Fühlen (9.2.4/1998)
Taxonomie 2: Coping/Stresstoleranz, posttraumatische Reaktionen (00145, 1998)
NANDA-Originalbezeichnung: «Risk for Post-Trauma Syndrome»

Definition: Gefahr einer anhaltend fehlangepassten Reaktion auf ein traumatisches überwältigendes Ereignis.

Vorgeschlagene Ergebnisse:

(0004) Schlaf
(0900) Kognitive Fähigkeit
(1200) Körperbild
(1204) Stimmungsgleichgewicht
(1205) Selbstwertgefühl
(1208) Ausmaß von Depression
(1302) Coping
(1304) Auflösung von Trauer
(1305) Psychosoziale Anpassung: Lebensveränderung
(1401) Kontrolle von Aggression
(1402) Kontrolle von Angst
(1403) Kontrolle über verzerrte Wahrnehmung
(1405) Kontrolle von Trieben
(1406) Einschränkung von Selbstverletzung
(1408) Selbstbeherrschung bei suizidalem Verhalten
(1409) Kontrolle von Depression
(1504) Soziale Unterstützung
(1902) Risikokontrolle
(1904) Risikokontrolle: Drogenkonsum
(1908) Risikowahrnehmung
(2000) Lebensqualität

(2001) Seelisches Wohlbefinden

(2500) Ende einer Missbrauchssituation

(2501) Schutz vor Missbrauch

(2502) Missbrauchsregeneration: Emotionale

(2505) Missbrauchsregeneration: Sexuelle

Reflexurininkontinenz

Taxonomie 1 R: Austauschen (1.3.2.1.2/1986; R 1998)
Taxonomie 2: Ausscheidung, Harnwegssystem (00018/1986; R 1998)
NANDA-Originalbezeichnung: «Reflex Urinary Incontinence»

Definition: Ein Zustand, bei dem ein Mensch einen unwillkürlichen Urinabgang erfährt, der zu einigermaßen voraussagbaren Zeitabständen auftritt, dann nämlich, wenn eine bestimmte Füllung der Blase erreicht ist.

Vorgeschlagene Ergebnisse:

(0502) Urinkontinenz

(0503) Urinausscheidung

(0910) Neurologischer Status: Autonomes Nervensystem

Ergänzende zugehörige Ergebnisse:

(0305) Selbstversorgung: Hygiene

(0909) Neurologischer Status

(1008) Ernährungsstatus: Nahrungs- und Flüssigkeitszufuhr

(1101) Gewebeintegrität: Haut und Schleimhäute

(1608) Symptomkontrolle

(1609) Behandlungsverhalten: Krankheit oder Verletzung

(1803) Wissen: Krankheitsprozess

(1813) Wissen: Behandlungsplan

(2000) Lebensqualität

(2103) Symptomstärke

(2205) Verhalten der/des pflegenden Angehörigen: Direkte Versorgung

(2210) Potenzial der Beständigkeit der/des pflegenden Angehörigen

Relokationssyndrom (Verlegungsstress-Syndrom)

Taxonomie 1 R: Sich bewegen (6.7/1992)
Taxonomie 2: Coping/Stresstoleranz, posttraumatische Reaktionen (00114/1992)
NANDA-Originalbezeichnung: «Relocation Stress Syndrome»

Definition: Physiologische und/oder psychosoziale Störungen infolge des Wechsels von einer Umgebung in eine andere.

Vorgeschlagene Ergebnisse:

(0004) Schlaf
(1203) Einsamkeit
(1208) Ausmaß von Depression
(1301) Anpassung eines Kindes an Hospitalisation
(1302) Coping
(1305) Psychosoziale Anpassung: Lebensveränderung
(1402) Kontrolle von Angst
(1409) Kontrolle von Depression
(2000) Lebensqualität

Rollenüberlastung pflegender Angehöriger/Laien

Taxonomie 1 R: In Beziehung treten (3.2.2.1/1992; R 1998; R 2000)
Taxonomie 2: Rolle/Beziehungen, Fürsorgerolle (00061/1992; R 1998; R 2000)
NANDA-Originalbezeichnung: «Caregiver Role Strain»

Definition: Wahrgenommene Schwierigkeiten pflegender Angehöriger/Laien in ihrer Fürsorgerolle.

Anmerkung der Übersetzergruppe: Unter «Angehörige» sind nicht nur Familienmitglieder zu verstehen, sondern z. B. auch gleich- oder gegengeschlechtliche Lebenspartner, engste Freunde etc.

Vorgeschlagene Ergebnisse:

(1501) Rollenverhalten
(2203) Störung der Lebenssituation der/des pflegenden Angehörigen
(2205) Verhalten der/des pflegenden Angehörigen: Direkte Versorgung
(2206) Verhalten der/des pflegenden Angehörigen: Indirekte Versorgung
(2208) Belastungsfaktoren der/des pflegenden Angehörigen

(2210) Potenzial der Beständigkeit der/des pflegenden Angehörigen

(2506) Emotionale Gesundheit der/des pflegenden Angehörigen

(2507) Physische Gesundheit der/des pflegenden Angehörigen

(2508) Wohlbefinden der/des pflegenden Angehörigen

Ergänzende zugehörige Ergebnisse:

(1208) Ausmaß von Depression

(1409) Kontrolle von Depression

(1502) Soziale Interaktionsfähigkeiten

(1504) Soziale Unterstützung

(1604) Freizeitgestaltung

(1806) Wissen: Gesundheitsressourcen

(2202) Bereitschaft der/des pflegenden Angehörigen für die häusliche Versorgung

(2204) Beziehung zwischen dem/der pflegenden Angehörigen und dem Patienten

Gefahr einer Rollenüberlastung pflegender Angehöriger/Laien

Taxonomie 1 R: In Beziehung treten (3.2.2.2/1992)
Taxonomie 2: Rollen/Beziehungen, Fürsorgerolle (00062/1992)
NANDA-Originalbezeichnung: «Risk for Caregiver Role Strain»

Definition: Pflegende Angehörige/Laien sind gefährdet, Schwierigkeiten in der Ausübung ihrer familiären Fürsorgerolle zu erleben.

Anmerkung der Übersetzergruppe: Unter «Angehörige» sind nicht nur Familienmitglieder zu verstehen, sondern z. B. auch gleich- oder gegengeschlechtliche Lebenspartner, engste Freunde etc.

Vorgeschlagene Ergebnisse:

(0003) Ruhe

(1501) Rollenverhalten

(1804) Wissen: Energieerhaltung

(1805) Wissen: Gesundheitsverhalten

(1806) Wissen: Gesundheitsressourcen

(1902) Risikokontrolle

(1908) Risikowahrnehmung

(2202) Bereitschaft der/des pflegenden Angehörigen für die häusliche Versorgung

(2203) Störung der Lebenssituation der/des pflegenden Angehörigen

(2204) Beziehung zwischen dem/der pflegenden Angehörigen und dem Patienten

(2205) Verhalten der/des pflegenden Angehörigen: Direkte Versorgung

(2206) Verhalten der/des pflegenden Angehörigen: Indirekte Versorgung

(2208) Belastungsfaktoren der/des pflegenden Angehörigen

(2210) Potenzial der Beständigkeit der/des pflegenden Angehörigen

(2506) Emotionale Gesundheit der/des pflegenden Angehörigen

(2507) Physische Gesundheit der/des pflegenden Angehörigen

(2600) Copingverhalten der Familie

(2602) Funktionsfähigkeit der Familie

Unwirksames Rollenverhalten (spezifiziere betroffene Rolle)

Taxonomie 1 R: In Beziehung treten (3.2.1/1978; R 1998)
Taxonomie 2: Rollen/Beziehungen, Rollenausübung (00055/1978; R 1998)
NANDA-Originalbezeichnung: «Ineffective Role Performance»

Definition: Verhaltensmuster und persönliche Ausdrucksformen, die nicht den Normen, Erwartungen und dem Kontext der Umgebung entsprechen.

Vorgeschlagene Ergebnisse:

(1208) Ausmaß von Depression

(1302) Coping

(1305) Psychosoziale Anpassung: Lebensveränderung

(1409) Kontrolle von Depression

(1501) Rollenverhalten

(2203) Störung der Lebenssituation der/des pflegenden Angehörigen

Ergänzende zugehörige Ergebnisse:

(1500) Eltern-Kind-Bindung

(2200) Anpassung der/des pflegenden Angehörigen an die Institutionalisierung des Patienten

(2202) Bereitschaft der/des pflegenden Angehörigen für die häusliche Versorgung

(2205) Verhalten der/des pflegenden Angehörigen: Direkte Versorgung

(2206) Verhalten der/des pflegenden Angehörigen: Indirekte Versorgung

(2602) Funktionsfähigkeit der Familie

Beeinträchtigte Rollstuhlmobilität

Taxonomie 1 R: Bewegen (6.1.1.1.4/1998)
Taxonomie 2: Aktivität/Ruhe, Aktivität/Bewegung (00089/1998)
NANDA-Originalbezeichnung: «Impaired Wheelchair Mobility»

Definition: Einschränkung des unabhängigen Umgangs mit dem Rollstuhl innerhalb des Umfeldes.

Vorgeschlagene Ergebnisse:

(0201) Fortbewegung: Rollstuhl
(0202) Gleichgewicht
(0208) Mobilitätsgrad
(0209) Muskelfunktion

Ergänzende zugehörige Ergebnisse:

(0001) Ausdauer
(0204) Konsequenzen von Immobilität: Physiologische
(0205) Konsequenzen von Immobilität: Psychische
(0206) Gelenkbewegung: Aktive
(0900) Kognitive Fähigkeit
(0909) Neurologischer Status

Saug-/Schluckstörung des Säuglings
(Beeinträchtigte Nahrungsaufnahme des Säuglings)

Taxonomie 1 R: Sich bewegen (6.5.1.4/1992)
Taxonomie 2: Ernährung, Nahrungsaufnahme (00107/1992)
NANDA-Originalbezeichnung: «Ineffective Infant Feeding Pattern»

Definition: Ein beeinträchtigtes Saugvermögen oder eine mangelnde Koordination des Saug-Schluckreflexes bei einem Säugling.

Vorgeschlagene Ergebnisse:

(0100) Kindesentwicklung: 2 Monate
(0101) Kindesentwicklung: 4 Monate
(0102) Kindesentwicklung: 6 Monate

(0103) Kindesentwicklung: 12 Monate

(0209) Muskelfunktion

(1000) Aufnahme des Stillens: Kindliche

(1002) Stillen: Weiterführung

(1008) Ernährungsstatus: Nahrungs- und Flüssigkeitszufuhr

(1010) Status des Schluckvorgangs

(1011) Status des Schluckvorgangs: Ösophageale Phase

(1012) Status des Schluckvorgangs: Orale Phase

(1013) Status des Schluckvorgangs: Pharyngeale Phase

Ergänzende zugehörige Ergebnisse:

(0501) Stuhlausscheidung

(0503) Urinausscheidung

(0602) Flüssigkeitszufuhr

(0909) Neurologischer Status

(1005) Ernährungsstatus: Biochemische Messwerte

(1006) Ernährungsstatus: Körperbau

Schlafentzug

Taxonomie 1: Bewegen (6.2.1.1/1998)
Taxonomie 2: Aktivität/Ruhe, Schlaf/Ruhe (00096/1998)
NANDA-Originalbezeichnung: «Sleep Deprivation»

Definition: Längere Zeiträume ohne Schlaf (durchgehende natürliche, periodische Aufhebung des Bewusstseins).

Vorgeschlagene Ergebnisse:

(0004) Schlaf

Ergänzende zugehörige Ergebnisse:

(0001) Ausdauer

(0002) Energieerhaltung

(0003) Ruhe

(0900) Kognitive Fähigkeit

(0905) Konzentration

(0907) Informationsverarbeitung

(0908) Gedächtnisleistung

(1204) Stimmungsgleichgewicht

(1402) Kontrolle von Angst

(1403) Kontrolle über verzerrte Wahrnehmung

(1605) Schmerzkontrolle

Schlafstörung (zu spezifizieren: Einschlafen, Durchschlafen, frühes Erwachen)

Taxonomie 1: Sich bewegen (6.2.1/1980; R 1998)
Taxonomie 2: Aktivität/Ruhe, Schlaf/Ruhe (00095/1980; R 1998)
NANDA Originalbezeichnung: «Sleep Pattern Disturbance»

Definition: Eine zeitlich begrenzte Unterbrechung/Störung des Schlafs (natürliche, periodische Aufhebung des Bewusstseins), der Schlafquantität und -qualität.

Vorgeschlagene Ergebnisse:

(0003) Ruhe

(0004) Schlaf

(1402) Kontrolle von Angst

(2002) Wohlbefinden

Ergänzende zugehörige Ergebnisse:

(0403) Respiratorischer Status: Atemvorgang

(0501) Stuhlausscheidung

(0503) Urinausscheidung

(1203) Einsamkeit

(1204) Stimmungsgleichgewicht

(1305) Psychosoziale Anpassung: Lebensveränderung

(1604) Freizeitgestaltung

(2100) Ausmaß von Zufriedenheit

(2102) Ausmaß von Schmerz

(2301) Reaktion auf medikamentöse Therapie

Schluckstörung

Taxonomie 1 R: Sich bewegen (6.5.1.1/1986; R 1998)
Taxonomie 2: Ernährung, Nahrungsaufnahme (00103/1986; R 1998)
NANDA-Originalbezeichnung: «Impaired Swallowing»

Definition: Anormales Funktionieren des Schluckvorgangs in Verbindung mit strukturellen oder funktionellen Veränderungen der Mundhöhle, des Rachens oder der Speiseröhre.

Vorgeschlagene Ergebnisse:

(1010) Status des Schluckvorgangs
(1011) Status des Schluckvorgangs: Ösophageale Phase
(1012) Status des Schluckvorgangs: Orale Phase
(1013) Status des Schluckvorgangs: Pharyngeale Phase

Ergänzende zugehörige Ergebnisse:

(0001) Ausdauer
(0002) Energieerhaltung
(0209) Muskelfunktion
(0303) Selbstversorgung: Essen
(0703) Infektionsstatus
(0900) Kognitive Fähigkeit
(0912) Neurologischer Status: Bewusstsein
(0913) Neurologischer Status: Sensorische/Motorische Funktion der Hirnnerven
(1008) Ernährungsstatus: Nahrungs- und Flüssigkeitszufuhr

Akute Schmerzen

Taxonomie 1 R: Fühlen (9.1.1/1986; R 1996)
Taxonomie 2: Wohlbehagen, körperliches Wohlbehagen (00132/1986; R 1996)
NANDA-Originalbezeichnung: «Pain, acute»

Definition: Eine unangenehme sensorische und emotionale Erfahrung, die von aktuellen oder potenziellen Gewebeschädigungen herrührt oder mit Begriffen solcher Schädigungen beschrieben werden kann (International Association on the Study of Pain); plötzlicher oder allmählicher Beginn in einer Intensität, die von leicht bis schwer reichen kann, mit einem vorhersehbaren oder vorhersagbaren Ende und einer Dauer von weniger als sechs Monaten.

Vorgeschlagene Ergebnisse:

(1605) Schmerzkontrolle
(2100) Ausmaß von Zufriedenheit
(2101) Schmerz: Zermürbende Auswirkungen
(2102) Ausmaß von Schmerz

Ergänzende zugehörige Ergebnisse:

(1608) Symptomkontrolle
(2002) Wohlbefinden
(2103) Symptomstärke
(2104) Symptomstärke: Klimakterium
(2105) Symptomstärke: Störungen im Menstruationszyklus

Chronische Schmerzen

Taxonomie 1 R: Fühlen (9.1.1.1/1986; R 1996)
Taxonomie 2: Wohlbehagen, körperliches Wohlbehagen (00133/1986; R 1996)
NANDA-Originalbezeichnung: «Chronic Pain»

Definition: Eine unangenehme sensorische und emotionale Erfahrung, die von aktuellen oder potenziellen Gewebeschädigungen herrührt oder mit Begriffen solcher Schädigungen beschrieben werden kann (International Association on the Study of Pain); plötzlicher oder allmählicher Beginn in einer Intensität, die von leicht bis schwer reichen kann, mit einem nicht vorhersehbaren oder vorhersagbaren Ende und einer Dauer von mehr als sechs Monaten.

Vorgeschlagene Ergebnisse:

(1208) Ausmaß von Depression
(1306) Schmerz: Psychische Reaktion
(1409) Kontrolle von Depression
(1605) Schmerzkontrolle
(2100) Ausmaß von Zufriedenheit
(2101) Schmerz: Zermürbende Auswirkungen
(2102) Ausmaß von Schmerz

Ergänzende zugehörige Ergebnisse:

(0004) Schlaf
(1206) Lebenswille
(1608) Symptomkontrolle
(2000) Lebensqualität
(2002) Wohlbefinden
(2103) Symptomstärke

Unwirksame Selbstreinigungsfunktion der Atemwege

Taxonomie 1 R: Austauschen (1512/1980; R 1996; R 1998)
Taxonomie 2: Sicherheit/Schutz, Körperverletzung (00031/1980; R 1996; R 1998)
NANDA-Originalbezeichnung: «Ineffective Airway Clearance»

Definition: Die Unfähigkeit, Sekrete oder Hindernisse des Respirationstraktes zu entfernen, um die Atemwege frei zu halten.

Vorgeschlagene Ergebnisse:

(0402) Respiratorischer Status: Gasaustausch
(0403) Respiratorischer Status: Atemvorgang
(0410) Respiratorischer Status: Freie Atemwege
(1918) Kontrolle von Aspiration

Ergänzende zugehörige Ergebnisse:

(0001) Ausdauer
(0209) Muskelfunktion
(0701) Kontrolle von Überempfindlichkeit des Immunsystems
(0703) Infektionsstatus
(0900) Kognitive Fähigkeit
(0909) Neurologischer Status
(1608) Symptomkontrolle
(1609) Behandlungsverhalten: Krankheit oder Verletzung
(2100) Ausmaß von Zufriedenheit
(2102) Ausmaß von Schmerz

Unwirksamer Selbstschutz

Taxonomie 1 R: Austauschen (1.6.2/1990)
Taxonomie 2: Sicherheit/Schutz, Körperverletzung (00043/1990)
NANDA-Originalbezeichnung: «Altered Protection»

Definition: Eine verminderte Fähigkeit, sich gegen innere oder äußere Bedrohungen wie Krankheit oder Verletzung zu schützen.

Vorgeschlagene Ergebnisse:

(0702) Immunstatus
(1900) Immunisierungsverhalten
(2501) Schutz vor Missbrauch

Ergänzende zugehörige Ergebnisse:

(0001) Ausdauer
(0409) (Blut-) Gerinnungsstatus
(0703) Infektionsstatus
(0901) Kognitive Orientierung
(0912) Neurologischer Status: Bewusstsein
(1004) Ernährungsstatus
(1102) Wundheilung: Primäre
(1103) Wundheilung: Sekundäre
(1302) Coping

Selbstversorgungsdefizit: Sich kleiden/äußere Erscheinung

Taxonomie 1 R: Sich kleiden/äußere Erscheinung (6.5.3/1980; R 1998)
Taxonomie 2: Aktivität/Ruhe, Aktivität/Bewegung, Sich kleiden/äußere Erscheinung (00109/1980; R 1998)
NANDA-Originalbezeichnung: «Dressing/Grooming Self Care Deficit»

Definition: Eine Beeinträchtigung der Fähigkeit, die Aktivität des sich bekleidens oder der Pflege der äußeren Erscheinung auszuführen.

Vorgeschlagene Ergebnisse:

(0300) Selbstversorgung: Aktivitäten des täglichen Lebens (ADL)
(0302) Selbstversorgung: Kleiden

(0304) Selbstversorgung: Äußeres Erscheinungsbild

(0305) Selbstversorgung: Hygiene

(1613) Selbstbestimmte Versorgung

Ergänzende zugehörige Ergebnisse:

(0001) Ausdauer

(0002) Energieerhaltung

(0208) Mobilitätsgrad

(0209) Muskelfunktion

(0900) Kognitive Fähigkeit

(0909) Neurologischer Status

(1204) Stimmungsgleichgewicht

(1402) Kontrolle von Angst

(2100) Ausmaß von Zufriedenheit

(2102) Ausmaß von Schmerz

Selbstversorgungsdefizit: Körperpflege

Taxonomie 1 R: Sich bewegen, Körperpflege (6.5.2/1980; R 1998)
Taxonomie 2: Aktivität/Ruhe, Aktivität/Bewegung, [Körperpflege (00108/1980; R 1998)
NANDA-Originalbezeichnung: «Bathing/Hygiene Self Care Deficit»

Definition: Eine Beeinträchtigung der Fähigkeit, die Aktivität der Körperpflege auszuführen.

Vorgeschlagene Ergebnisse:

(0300) Selbstversorgung: Aktivitäten des täglichen Lebens (ADL)

(0301) Selbstversorgung: Waschen

(0305) Selbstversorgung: Hygiene

(1613) Selbstbestimmte Versorgung

Ergänzende zugehörige Ergebnisse:

(0001) Ausdauer

(0002) Energieerhaltung

(0208) Mobilitätsgrad

(0209) Muskelfunktion

(0900) Kognitive Fähigkeit

(0909) Neurologischer Status

(1204) Stimmungsgleichgewicht

(1402) Kontrolle von Angst

(2100) Ausmaß von Zufriedenheit

(2102) Ausmaß von Schmerz

Selbstversorgungsdefizit: Essen

Taxonomie 1 R: Sich bewegen [Essen (6.5.1/1980; R 1998)]
Taxonomie 2: Aktivität/Ruhe, Aktivität/Bewegung, [Essen (00102/1980; R 1998)]
NANDA-Originalbezeichnung: «Feeding Self Care Deficit»

Definition: Eine Beeinträchtigung der Fähigkeit, die Aktivität des Essens auszuführen.

Vorgeschlagene Ergebnisse:

(0300) Selbstversorgung: Aktivitäten des täglichen Lebens (ADL)

(0303) Selbstversorgung: Essen

(1004) Ernährungsstatus

(1008) Ernährungsstatus: Nahrungs- und Flüssigkeitszufuhr

(1010) Status des Schluckvorgangs

(1613) Selbstbestimmte Versorgung

Ergänzende zugehörige Ergebnisse:

(0001) Ausdauer

(0206) Gelenkbewegung: Aktive

(0208) Mobilitätsgrad

(0209) Muskelfunktion

(0900) Kognitive Fähigkeit

(0911) Neurologischer Status: Zentralmotorische Kontrolle

(1204) Stimmungsgleichgewicht

(1402) Kontrolle von Angst

(1605) Schmerzkontrolle

Selbstversorgungsdefizit: Toilettenbenutzung

Taxonomie 1 R: Sich bewegen [Toilettenbenutzung (6.5.4/1980; R 1998)]
Taxonomie 2: Aktivität/Ruhe, Aktivität/Bewegung, [Toilettenbenutzung (00110/1980; R 1998)]
NANDA-Originalbezeichnung: «Toileting Self Care Deficit»

Definition: Eine Beeinträchtigung der Fähigkeit, die Aktivität der Toilettenbenutzung auszuführen.

Vorgeschlagene Ergebnisse:

(0300) Selbstversorgung: Aktivitäten des täglichen Lebens (ADL)
(0305) Selbstversorgung: Hygiene
(0310) Selbstversorgung: Toilettenbenutzung
(1613) Selbstbestimmte Versorgung

Ergänzende zugehörige Ergebnisse:

(0001) Ausdauer
(0002) Energieerhaltung
(0200) Fortbewegung: Gehen
(0202) Gleichgewicht
(0208) Mobilitätsgrad
(0209) Muskelfunktion
(0210) Transferausführung
(0211) Skelettfunktion
(0900) Kognitive Fähigkeit
(0909) Neurologischer Status
(1402) Kontrolle von Angst
(2100) Ausmaß von Zufriedenheit
(2102) Ausmaß von Schmerz

Selbstverletzungsgefahr

Taxonomie 2: Sicherheit/Schutz, Gewalttätigkeit (00139, R 2000)
NANDA-Originalbezeichnung: «Risk for self mutilation»
[Thematische Gliederung: Sicherheit]

Definition: Gefahr eines bewussten selbstverletzenden Verhaltens, das zu einem Gewebeschaden führt, in der Absicht, aus Gründen des Spannungsabbaus eine nichttödliche Verletzung zu setzen.

Vorgeschlagene Ergebnisse:

(1204) Stimmungsgleichgewicht
(1401) Kontrolle von Aggression
(1403) Kontrolle über verzerrte Wahrnehmung
(1405) Kontrolle von Trieben
(1406) Einschränkung von Selbstverletzung
(1902) Risikokontrolle
(1908) Risikowahrnehmung
(2502) Missbrauchsregeneration: Emotionale
(2504) Missbrauchsregeneration: Physische
(2505) Missbrauchsregeneration: Sexuelle

Situativ geringes Selbstwertgefühl

Taxonomie 1 R: Wahrnehmen (7.1.2.2/1988; R 1996)
Taxonomie 2: Selbstwahrnehmung, Selbstwert (00120/1988; R 1996)
NANDA-Originalbezeichnung: «Situational low Self Esteem»

Definition: Negative Selbsteinschätzung/negative Gefühle in Bezug auf sich selbst als Reaktion auf einen Verlust oder eine Veränderung bei einem Menschen, der zuvor eine positive Selbsteinschätzung hatte.

Vorgeschlagene Ergebnisse:

(0104) Kindesentwicklung: 2 Jahre
(0105) Kindesentwicklung: 3 Jahre
(0106) Kindesentwicklung: 4 Jahre
(0107) Kindesentwicklung: 5 Jahre
(0108) Kindesentwicklung: Mittlere Kindheit (6–11 Jahre)
(0109) Kindesentwicklung: Jugend/Adoleszenz (12–17 Jahre)
(1205) Selbstwertgefühl

Ergänzende zugehörige Ergebnisse:

(1200) Körperbild
(1201) Hoffnung
(1204) Stimmungsgleichgewicht
(1501) Rollenverhalten
(1502) Soziale Interaktionsfähigkeiten

Chronisch geringes Selbstwertgefühl

Taxonomie 1 R: Wahrnehmen (7.1.2.1/1988; R 1996)
Taxonomie 2: Selbstwahrnehmung, Selbstwert (00119/1988; R 1996)
NANDA-Originalbezeichnung: «Chronic low Self-esteem»

Definition: Langdauernde negative Selbsteinschätzung/negative Gefühle in Bezug auf sich selbst oder die eigenen Fähigkeiten.

Vorgeschlagene Ergebnisse:

(1205) Selbstwertgefühl

Ergänzende zugehörige Ergebnisse:

(1200) Körperbild
(1201) Hoffnung
(1204) Stimmungsgleichgewicht
(1208) Ausmaß von Depression
(1409) Kontrolle von Depression
(1501) Rollenverhalten
(1502) Soziale Interaktionsfähigkeiten

Gefahr eines situativ geringen Selbstwertgefühls

Taxonomie 2: Selbstwahrnehmung (00153, 2000)
NANDA-Originalbezeichnung: «Self-Esteem, risk for situational low»
[Thematische Gliederung: Sicherheit]

Definition: Gefahr der Entstehung einer negativen Wahrnehmung des Selbstwerts als Reaktion auf eine aktuelle Situation (spezifizieren).

Vorgeschlagene Ergebnisse:

(0906) Entscheidungsfähigkeit
(1205) Selbstwertgefühl

Ergänzende zugehörige Ergebnisse:

(1302) Coping
(1304) Auflösung von Trauer
(1305) Psychosoziale Anpassung: Lebensveränderung
(1501) Rollenverhalten
(2502) Missbrauchsregeneration: Emotionale

Sexualstörung

Taxonomie 1: In Beziehung treten (3.2.1.2.1/1980)
Taxonomie 2: Sexualität, Sexualfunktion (00059/1980)
NANDA-Originalbezeichnung: «Sexual Dysfunction»

Definition: Eine Veränderung der sexuellen Funktion, die als unbefriedigend, nicht lohnenswert oder unangemessen empfunden wird.

Vorgeschlagene Ergebnisse:

(0109) Kindesentwicklung: Jugend/Adoleszenz (12–17 Jahre)
(0113) Physischer Alterungsstatus
(0119) Sexualverhalten
(1905) Risikokontrolle: Sexuell übertragbare Krankheiten (SÜK/STD)
(2505) Missbrauchsregeneration: Sexuelle

Ergänzende zugehörige Ergebnisse:

(0001) Ausdauer
(0114) Physische Reife: Weibliche
(0115) Physische Reife: Männliche
(1200) Körperbild
(1205) Selbstwertgefühl
(1501) Rollenverhalten
(1502) Soziale Interaktionsfähigkeiten
(2500) Ende einer Missbrauchssituation
(2502) Missbrauchsregeneration: Emotionale
(2504) Missbrauchsregeneration: Physische

Unwirksames Sexualverhalten

Taxonomie 1 R: In Beziehung treten (3.3/1986)
Taxonomie 2: Sexualität, sexuelle Funktion (00065/1986)
NANDA-Originalbezeichnung: «Ineffective Sexuality Patterns»

Definition: Ein Zustand, bei dem ein Mensch Besorgnis über seine Sexualität äußert.

Vorgeschlagene Ergebnisse:

(0108) Kindesentwicklung: Mittlere Kindheit (6–11 Jahre)
(0109) Kindesentwicklung: Jugend/Adoleszenz (12–17 Jahre)
(1200) Körperbild
(1205) Selbstwertgefühl
(1207) Sexuelle Identität: Akzeptanz
(1501) Rollenverhalten
(2505) Missbrauchsregeneration: Sexuelle

Ergänzende zugehörige Ergebnisse:

(0113) Physischer Alterungsstatus
(0114) Physische Reife: Weibliche
(0115) Physische Reife: Männliche
(1203) Einsamkeit
(1207) Sexuelle Identität: Akzeptanz
(1305) Psychosoziale Anpassung: Lebensveränderung
(1402) Kontrolle von Angst
(1905) Risikokontrolle: Sexuell übertragbare Krankheiten (SÜK/STD)
(1907) Risikokontrolle: Ungewollte Schwangerschaft
(2002) Wohlbefinden
(2500) Ende einer Missbrauchssituation

Chronische Sorgen

Taxonomie 1: Fühlen (9.2.1.3, 1998)
Taxonomie 2: Coping/Stresstoleranz, Coping-/Bewältigungsreaktionen (00137, 1998)
NANDA-Originalbezeichnung: «Chronic Sorrow»

Definition: Zyklisches, immer wieder auftretendes und potenziell progredientes Muster durchdringender Traurigkeit, das ein Klient (Elternteil oder pflegender Angehöriger/Laie, oder Person mit einer chronischen Krankheit oder Behinderung) als Reaktion auf einen dauerhaften Verlust während des gesamten Verlaufs einer Krankheit oder Behinderung empfindet.

Vorgeschlagene Ergebnisse:

(1201) Hoffnung
(1204) Stimmungsgleichgewicht
(1208) Ausmaß von Depression
(1300) Akzeptanz: Gesundheitszustand
(1304) Auflösung von Trauer
(1409) Kontrolle von Depression

Ergänzende zugehörige Ergebnisse:

(0113) Physischer Alterungsstatus
(1203) Einsamkeit
(1205) Selbstwertgefühl
(1302) Coping
(1305) Psychosoziale Anpassung: Lebensveränderung
(1404) Kontrolle von angstauslösenden Gefühlen
(1503) Soziale Eingebundenheit
(2000) Lebensqualität

Beeinträchtigte Spontanatmung

Taxonomie 1 R: Austauschen (1.5.1.3.1/1992)
Taxonomie 2: Aktivität/Ruhe, pulmonale Reaktionen (00033/1992)
NANDA-Originalbezeichnung: «Impaired Spontaneous Ventilation»

Definition: Verminderte Energiereserven, die es einer Person verunmöglichen, eine lebenssichernde Spontanatmung aufrechtzuerhalten.

Vorgeschlagene Ergebnisse:

(0001) Ausdauer

(0209) Muskelfunktion

(0802) Vitalzeichenstatus

(0911) Neurologischer Status: Zentralmotorische Kontrolle

Ergänzende zugehörige Ergebnisse:

(0002) Energieerhaltung

(0402) Respiratorischer Status: Gasaustausch

(0403) Respiratorischer Status: Atemvorgang

(0600) Elektrolyt- und Säure-/Basenhaushalt

(0912) Neurologischer Status: Bewusstsein

(1402) Kontrolle von Angst

Erfolgreiches Stillen

Taxonomie 1 R: Sich bewegen (6.5.1.3/1990)
Taxonomie 2: Rollen/Beziehungen, Rollenausübung (00106/1990)
NANDA-Originalbezeichnung: «Effective Breastfeeding»

Definition: Ein Zustand, in dem eine Mutter-Kind-Dyade/Familie ein angemessenes Können beim Stillvorgang und Zufriedenheit mit dem Stillvorgang zeigt.

Vorgeschlagene Ergebnisse:

(1000) Aufnahme des Stillens: Kindliche

(1001) Aufnahme des Stillens: Mütterliche

(1002) Stillen: Weiterführung

(1003) Stillen: Abstillen

Ergänzende zugehörige Ergebnisse:

(0602) Flüssigkeitszufuhr

(0900) Kognitive Fähigkeit

(1008) Ernährungsstatus: Nahrungs- und Flüssigkeitszufuhr

(1402) Kontrolle von Angst

(1500) Eltern-Kind-Bindung

(1504) Soziale Unterstützung

(1800) Wissen: Stillen

Unterbrochenes Stillen

Taxonomie 1 R: Austauschen (6.5.1.2.1/1992)
Taxonomie 2: Rollen/Beziehungen, Rollenausübung (00105/1992)
NANDA-Originalbezeichnung: «Interrupted Breastfeeding»

Definition: Eine Unterbrechung in der Kontinuität des Stillens, weil es nicht möglich oder nicht ratsam ist, das Kind zum Stillen anzulegen.

Vorgeschlagene Ergebnisse:

(1000) Aufnahme des Stillens: Kindliche
(1001) Aufnahme des Stillens: Mütterliche
(1002) Stillen: Weiterführung
(1500) Eltern-Kind-Bindung
(1800) Wissen: Stillen

Ergänzende zugehörige Ergebnisse:

(1003) Stillen: Abstillen
(1501) Rollenverhalten
(1903) Risikokontrolle: Alkoholkonsum
(1904) Risikokontrolle: Drogenkonsum
(2200) Anpassung der/des pflegenden Angehörigen an die Institutionalisierung des Patienten
(2211) Elterliche Fürsorge

Unwirksames Stillen

Taxonomie 1 R: Sich bewegen (6.5.1.2/1988)
Taxonomie 2: Rollen/Beziehungen, Rollenausübung (00104/1988)
NANDA-Originalbezeichnung: «Ineffective Breastfeeding»

Definition: Unzufriedenheit oder Schwierigkeiten, die eine Mutter, ein Neugeborenes oder ein Kind mit dem Stillvorgang erleben.

Vorgeschlagene Ergebnisse:

(1000) Aufnahme des Stillens: Kindliche
(1001) Aufnahme des Stillens: Mütterliche

(1002) Stillen: Weiterführung
(1003) Stillen: Abstillen
(1800) Wissen: Stillen

Ergänzende zugehörige Ergebnisse:

(0602) Flüssigkeitszufuhr
(0900) Kognitive Fähigkeit
(1008) Ernährungsstatus: Nahrungs- und Flüssigkeitszufuhr
(1402) Kontrolle von Angst
(1500) Eltern-Kind-Bindung
(1504) Soziale Unterstützung

Stressurininkontinenz

Taxonomie 1 R: Austauschen (1.3.2.1.1/1986)
Taxonomie 2: Ausscheidung, Harnwegssystem (00017/1986)
NANDA-Originalbezeichnung: «Urinary Incontinence, Stress»

Definition: Ein Zustand, bei dem es bei erhöhtem abdominalen Druck zu einem unkontrollierbaren Urinverlust von weniger als 50 ml kommt.

Vorgeschlagene Ergebnisse:

(0502) Urinkontinenz
(0503) Urinausscheidung

Ergänzende zugehörige Ergebnisse:

(0209) Muskelfunktion
(0305) Selbstversorgung: Hygiene
(0310) Selbstversorgung: Toilettenbenutzung
(1101) Gewebeintegrität: Haut und Schleimhäute
(1205) Selbstwertgefühl
(1503) Soziale Eingebundenheit
(1608) Symptomkontrolle
(1609) Behandlungsverhalten: Krankheit oder Verletzung
(1813) Wissen: Behandlungsplan
(2103) Symptomstärke
(2205) Verhalten der/des pflegenden Angehörigen: Direkte Versorgung
(2210) Potenzial der Beständigkeit der/des pflegenden Angehörigen

Stuhlinkontinenz

Taxonomie 1 R: Austauschen (1.3.1.3/1975; R 1998)
Taxonomie 2: Ausscheidung, Gastrointestinales System (00014/1975; R 1998)
NANDA-Originalbezeichnung: «Bowel incontinence»

Definition: Eine Veränderung der normalen Stuhlgewohnheiten, die durch ungewollte Stuhlentleerung gekennzeichnet ist.

Vorgeschlagene Ergebnisse:

(0500) Stuhlkontinenz
(0501) Stuhlausscheidung
(1101) Gewebeintegrität: Haut und Schleimhäute

Ergänzende zugehörige Ergebnisse:

(0209) Muskelfunktion
(0305) Selbstversorgung: Hygiene
(0307) Selbstversorgung: Nicht-parenterale Medikation
(0310) Selbstversorgung: Toilettenbenutzung
(0900) Kognitive Fähigkeit
(0909) Neurologischer Status
(1008) Ernährungsstatus: Nahrungs- und Flüssigkeitszufuhr

Unwirksames Therapiemanagement (spezifiziere Behandlung)

Taxonomie 1 R: Wählen (5.2.1/1992)
Taxonomie 2: Gesundheitsförderung, Gesundheitsmanagement (00078/1994)
NANDA-Originalbezeichnung: «Ineffective Therapeutic Regimen Management»

Definition: Ein Verhaltensmuster zur Steuerung und Integration eines Behandlungsprogramms für eine Krankheit oder Krankheitsfolgen in das tägliche Leben,
das spezifische Gesundheitsziele nicht erreicht.

Vorgeschlagene Ergebnisse:

(1601) Complianceverhalten
(1606) Beteiligung: Entscheidungen über die Gesundheitsversorgung
(1609) Behandlungsverhalten: Krankheit oder Verletzung
(1813) Wissen: Behandlungsplan

Ergänzende zugehörige Ergebnisse:

(1600) Adhärenzverhalten

(1611) Kompensation Sehbeeinträchtigungen

(1700) Gesundheitsüberzeugungen

(1701) Gesundheitsüberzeugungen: Wahrgenommene Handlungsfähigkeit

(1702) Gesundheitsüberzeugungen: Wahrgenommene Kontrolle

(1703) Gesundheitsüberzeugungen: Wahrgenommene Ressourcen

(1704) Gesundheitsüberzeugungen: Wahrgenommene Bedrohung

(1705) Gesundheitsorientierung

(1803) Wissen: Krankheitsprozess

Unwirksames familiäres Therapiemanagement

Taxonomie 1 R: Wählen (5.2.2.1/1994)
Taxonomie 2: Gesundheitsförderung, Gesundheitsmanagement (00080/1994)
NANDA-Originalbezeichnung: «Ineffective Therapeutic Regimen Management: Family»

Definition: Ein Verhaltensmuster zur Steuerung und Integration eines Behandlungsprogramms für eine Krankheit oder Krankheitsfolgen in das Familienleben, das spezifische Gesundheitsziele nicht erreicht.

Vorgeschlagene Ergebnisse:

(2602) Funktionsfähigkeit der Familie

(2606) Gesundheitsstatus der Familie

(2605) Beteiligung der Familie an der professionellen Versorgung

Ergänzende zugehörige Ergebnisse:

(2601) Familiäre Umgebung: Interne

(2603) Familienintegrität

(2604) Normalisierungsprozesse in der Familie

Unwirksames gemeinschaftliches Therapiemanagement

Taxonomie 1 R: Wählen (5.2.3.1/1994)
Taxonomie 2: Gesundheitsförderung, Gesundheitsmanagement (00081/1994)
NANDA-Originalbezeichnung: «Ineffective Therapeutic Regimen Management: Community»

Definition: Ein Verhaltensmuster zur Steuerung und Integration eines Behandlungsprogramms für eine Krankheit oder Krankheitsfolgen in das Gemeindeleben, das spezifische Gesundheitsziele nicht erreicht.

Vorgeschlagene Ergebnisse:

(2700) Kompetenz einer Gemeinde
(2701) Gesundheitsniveau in der Gemeinde
(2800) Situation der Gesundheitsversorgung in einer Gemeinde: Immunisierung
(2801) Risikokontrolle in der Gemeinde: Chronische Krankheiten
(2802) Risikokontrolle in der Gemeinde: Infektionskrankheiten
(2803) Risikokontrolle in der Gemeinde: Bleibelastung

Wirksames Therapiemanagement

Taxonomie 1 R: Wählen (5.2.4/1994)
Taxonomie 2: Gesundheitsförderung, Gesundheitsmanagement (00082/1994)
NANDA-Originalbezeichnung: «Effective Therapeutic Regimen Management»

Definition: Ein Verhaltensmuster zur Steuerung und Integration eines Behandlungsprogramms für eine Krankheit oder Krankheitsfolgen in das tägliche Leben, das spezifische Gesundheitsziele erreicht.

Vorgeschlagene Ergebnisse:

(1600) Adhärenzverhalten
(1601) Complianceverhalten
(1606) Beteiligung: Entscheidungen über die Gesundheitsversorgung
(1608) Symptomkontrolle
(1813) Wissen: Behandlungsplan
(1902) Risikokontrolle
(2605) Beteiligung der Familie an der professionellen Versorgung

Ergänzende zugehörige Ergebnisse:

(0002) Energieerhaltung
(0307) Selbstversorgung: Nicht-parenterale Medikation
(0309) Selbstversorgung: Parenterale Medikation
(0906) Entscheidungsfähigkeit
(1602) Gesundheitsförderliches Verhalten
(1701) Gesundheitsüberzeugungen: Wahrgenommene Handlungsfähigkeit
(1802) Wissen: Diät
(1803) Wissen: Krankheitsprozess
(1804) Wissen: Energieerhaltung
(1808) Wissen: Medikation
(1811) Wissen: Vorgeschriebene Aktivität
(1814) Wissen: Behandlungsverfahren

Todesangst

Taxonomie 1 R: Fühlen [und Wahrnehmen] (9.3.1.1/1998)
Taxonomie 2: Coping/Stresstoleranz, Bewältigungsverhalten (00147/1998)
NANDA-Originalbezeichnung: «Anxiety, death (Mild, Moderate, Severe, Panic)»

Definition: Befürchtungen, Sorgen oder Furcht in Verbindung mit Tod oder Sterben.

Vorgeschlagene Ergebnisse:

(1303) Würdevolles Sterben
(1404) Kontrolle von angstauslösenden Gefühlen
(1704) Gesundheitsüberzeugungen: Wahrgenommene Bedrohung

Ergänzende zugehörige Ergebnisse:

(1208) Ausmaß von Depression
(1300) Akzeptanz: Gesundheitszustand
(1402) Kontrolle von Angst
(1409) Kontrolle von Depression

Beeinträchtigte Transferfähigkeit

Taxonomie 1 R: Bewegen (6.1.1.1.5/1998)
Taxonomie 2: Aktivität/Ruhe, Aktivität/Bewegung (00090/1998)
NANDA-Originalbezeichnung: «Impaired Transfer Ability»

Definition: Einschränkung der unabhängigen Bewegung zwischen zwei nahe bei-einander gelegenen Oberflächen.

Vorgeschlagene Ergebnisse:

(0202) Gleichgewicht
(0203) Körperposition: Selbstinitiiert
(0208) Mobilitätsgrad
(0209) Muskelfunktion
(0210) Transferausführung

Ergänzende zugehörige Ergebnisse:

(0001) Ausdauer
(0201) Fortbewegung: Rollstuhl
(0204) Konsequenzen von Immobilität: Physiologische
(0205) Konsequenzen von Immobilität: Psychische
(0206) Gelenkbewegung: Aktive
(0211) Skelettfunktion
(0900) Kognitive Fähigkeit
(0909) Neurologischer Status

Vorwegnehmendes Trauern

Taxonomie 1R: Fühlen (9.2.1.2/1980; R 1996)
Taxonomie 2: Coping/Stresstolerance, Coping-Reaktionen (00136/1980; R 1996)
NANDA-Originalbezeichnung: «Anticipatory Grieving»

Definition: Intellektuelle und emotionale Reaktionen und Verhaltensweisen, mit denen Personen, Familien und Gemeinschaften, aufgrund der Wahrnehmung eines möglichen Verlustes, am Prozess der Anpassung ihres Selbstkonzepts arbeiten.

Vorgeschlagene Ergebnisse:

(1302) Coping
(1304) Auflösung von Trauer
(1305) Psychosoziale Anpassung: Lebensveränderung
(2506) Emotionale Gesundheit der/des pflegenden Angehörigen
(2600) Copingverhalten der Familie
(2601) Familiäre Umgebung: Interne

Ergänzende zugehörige Ergebnisse:

(0004) Schlaf
(0902) Kommunikationsfähigkeit
(1401) Kontrolle von Aggression

Erschwertes Trauern (Unbewältigter Verlust, fehlgeleitetes Trauern)*

Taxonomie 1 R: Fühlen (9.2.1.1/1980; R 1996)
Taxonomie 2: Coping/Stresstolerance, Coping-Reaktionen (00135/1980; R 1996)
NANDA-Originalbezeichnung: «Dysfunctional Grieving»

Definition: Eine ausgedehnte, erfolglose intellektuelle und emotionale Anstrengungen, mit denen Personen, Familien und Gemeinschaften am Prozess der Anpassung ihres Selbstkonzepts an ein Verlusterlebnis arbeiten.

Vorgeschlagene Ergebnisse:

(0905) Konzentration
(1302) Coping
(1304) Auflösung von Trauer
(1305) Psychosoziale Anpassung: Lebensveränderung
(1501) Rollenverhalten
(2600) Copingverhalten der Familie

Ergänzende zugehörige Ergebnisse:

(0004) Schlaf
(0105) Kindesentwicklung: 3 Jahre

---

* Umgangssprachliche Umschreibung der Übersetzergruppe, die dem besseren Verständnis dienen soll.

(0106) Kindesentwicklung: 4 Jahre

(0107) Kindesentwicklung: 5 Jahre

(0108) Kindesentwicklung: Mittlere Kindheit (6–11 Jahre)

(0109) Kindesentwicklung: Jugend/Adoleszenz (12–17 Jahre)

(0902) Kommunikationsfähigkeit

(1204) Stimmungsgleichgewicht

(1205) Selbstwertgefühl

(1208) Ausmaß von Depression

(1401) Kontrolle von Aggression

(1409) Kontrolle von Depression

Übelkeit

Taxonomie 1: Fühlen (9.1.2/1998)
Taxonomie 2: Wohlbehagen, körperliches Wohlbehagen (00134/1998)
NANDA-Originalbezeichnung: «Nausea»

Definition: Unangenehme, wellenartige Empfindung im Rachen, Epigastrium oder gesamten Abdomen, die zu Erbrechen führen kann.

Vorgeschlagene Ergebnisse:

(0602) Flüssigkeitszufuhr

(1008) Ernährungsstatus: Nahrungs- und Flüssigkeitszufuhr

(2100) Ausmaß von Zufriedenheit

(2103) Symptomstärke

Ergänzende zugehörige Ergebnisse:

(0404) Gewebedurchblutung: Abdominale Organe

(0501) Stuhlausscheidung

(0600) Elektrolyt- und Säure-/Basenhaushalt

(0601) Flüssigkeitshaushalt

(0703) Infektionsstatus

(0910) Neurologischer Status: Autonomes Nervensystem

(1608) Symptomkontrolle

(1808) Wissen: Medikation

(1810) Wissen: Schwangerschaft

(2003) Ausmaß des Leidens

Überernährung

Taxonomie 1R: Austauschen (1.1.2.1/1987)
Taxonomie 2: Ernährung, Nahrungsaufnahme (00001/1987)
NANDA-Originalbezeichnung: «Imbalanced Nutrition: More than Body Requirements»

Definition: Eine Nahrungsaufnahme, die den Körperbedarf übersteigt.

Vorgeschlagene Ergebnisse:

(1008) Ernährungsstatus: Nahrungs- und Flüssigkeitszufuhr
(1009) Ernährungsstatus: Nährstoffzufuhr
(1612) Gewichtskontrolle

Ergänzende zugehörige Ergebnisse:

(1004) Ernährungsstatus
(1006) Ernährungsstatus: Körperbau
(1802) Wissen: Diät

Gefahr der Überernährung

Taxonomie 1R: Austauschen (1.1.2.3/1980)
Taxonomie 2: Ernährung, Nahrungsaufnahme (00003/1980)
NANDA-Originalbezeichnung: «Imbalanced Nutrition: Potential for More Than Body Requirements»

Definition: Das Risiko einer Nahrungsaufnahme, die den Körperbedarf übersteigt.

Vorgeschlagene Ergebnisse:

(1008) Ernährungsstatus: Nahrungs- und Flüssigkeitszufuhr
(1612) Gewichtskontrolle

Ergänzende zugehörige Ergebnisse:

(1006) Ernährungsstatus: Körperbau
(1009) Ernährungsstatus: Nährstoffzufuhr
(1802) Wissen: Diät

Beeinträchtigte Urinausscheidung

Taxonomie 1 R: Austauschen (1.3.2/1973)
Taxonomie 2: Ausscheidung, Harnwegssystem (00016/1973)
NANDA-Originalbezeichnung: «Impaired Urinary Elimination»

Definition: Eine Störung der Urinausscheidung.

Vorgeschlagene Ergebnisse:

(0502) Urinkontinenz
(0503) Urinausscheidung

Ergänzende zugehörige Ergebnisse:

(0209) Muskelfunktion
(0310) Selbstversorgung: Toilettenbenutzung
(0909) Neurologischer Status
(1101) Gewebeintegrität: Haut und Schleimhäute
(1608) Symptomkontrolle
(1609) Behandlungsverhalten: Krankheit oder Verletzung
(1803) Wissen: Krankheitsprozess
(1808) Wissen: Medikation
(1813) Wissen: Behandlungsplan
(2103) Symptomstärke
(2302) Systemische Entgiftung: Dialyse

Funktionelle Urininkontinenz

Taxonomie 1 R: Austauschen (1.3.2.1.4/1986; R 1998)
Taxonomie 2: Ausscheidung, Harnwegssystem (00020/1986; R 1998)
NANDA-Originalbezeichnung: «Functional Urinary Incontinence»

Definition: Unfähigkeit einer gewöhnlich kontinenten Person, die Toilette so rechtzeitig zu erreichen, dass ein unwillkürlicher Urinabgang vermieden wird.

Vorgeschlagene Ergebnisse:

(0502) Urinkontinenz
(0503) Urinausscheidung

Ergänzende zugehörige Ergebnisse:

(0200) Fortbewegung: Gehen

(0201) Fortbewegung: Rollstuhl

(0208) Mobilitätsgrad

(0209) Muskelfunktion

(0210) Transferausführung

(0310) Selbstversorgung: Toilettenbenutzung

(1101) Gewebeintegrität: Haut und Schleimhäute

(1608) Symptomkontrolle

(2103) Symptomstärke

Totale Urininkontinenz

Taxonomie 1 R: Austauschen (1.3.2.1.5/1986)
Taxonomie L: Ausscheidung, Harnwegssystem (00021/1986)
NANDA-Originalbezeichnung: «Total Urinary Incontinence»

Definition: Ein ständiger und nicht vorhersehbarer Urinabgang.

Vorgeschlagene Ergebnisse:

(0502) Urinkontinenz

(0503) Urinausscheidung

(1101) Gewebeintegrität: Haut und Schleimhäute

Ergänzende zugehörige Ergebnisse:

(0305) Selbstversorgung: Hygiene

(0310) Selbstversorgung: Toilettenbenutzung

(0909) Neurologischer Status

(1205) Selbstwertgefühl

(1503) Soziale Eingebundenheit

(1608) Symptomkontrolle

(1609) Behandlungsverhalten: Krankheit oder Verletzung

(1814) Wissen: Behandlungsverfahren

(2103) Symptomstärke

Vereinsamungsgefahr

Taxonomie 1 R: In Beziehung treten (3.1.3/1994)
Taxonomie 2: Selbstwahrnehmung, Selbstkonzept (00054/1994)
NANDA-Originalbezeichnung: «Risk for Loneliness»

Definition: Ein Zustand, bei dem ein Mensch gefährdet ist, ein Gefühl unbestimmter Verstimmung zu erleben

Vorgeschlagene Ergebnisse:

(0205) Konsequenzen von Immobilität: Psychische
(1203) Einsamkeit
(1304) Auflösung von Trauer
(1305) Psychosoziale Anpassung: Lebensveränderung
(1502) Soziale Interaktionsfähigkeiten
(1503) Soziale Eingebundenheit
(1504) Soziale Unterstützung
(1902) Risikokontrolle
(1908) Risikowahrnehmung
(2600) Copingverhalten der Familie
(2601) Familiäre Umgebung: Interne
(2602) Funktionsfähigkeit der Familie

Vergewaltigungssyndrom
(spezifiziere Art: stumme Reaktion, verstärkte Reaktion)

Taxonomie 1 R: Fühlen (9.2.3.1/1980; R 1998)
Taxonomie 2: Coping/Stresstoleranz, Posttraumatische Reaktionen (00142/1980; R 1998)
NANDA-Originalbezeichnung: «Rape Trauma Syndrome»

Definition: Eine anhaltend fehlangepasste Reaktion auf ein erzwungenes und gewalttätiges sexuelles Eindringen gegen den Willen und ohne die Zustimmung des Opfers. Beachte: Dieses Syndrom beinhaltet die folgenden drei Untergruppen: Vergewaltigungstrauma (A); verstärkte Reaktion (B); und stumme Reaktion (C).
[Anmerkung: Obwohl die Angriffe hauptsächlich auf Frauen ausgerichtet sind, können Männer ebenfalls Opfer sein]

Vorgeschlagene Ergebnisse:

(1302) Coping
(1405) Kontrolle von Trieben
(1406) Einschränkung von Selbstverletzung
(2500) Ende einer Missbrauchssituation
(2501) Schutz vor Missbrauch
(2502) Missbrauchsregeneration: Emotionale
(2505) Missbrauchsregeneration: Sexuelle

Ergänzende zugehörige Ergebnisse:

(0004) Schlaf
(0900) Kognitive Fähigkeit
(1200) Körperbild
(1304) Auflösung von Trauer
(1402) Kontrolle von Angst
(1403) Kontrolle über verzerrte Wahrnehmung
(1404) Kontrolle von angstauslösenden Gefühlen
(2000) Lebensqualität

Vergiftungsgefahr

Taxonomie 1R: Austauschen (1.6.1.2/1980)
Taxonomie 2: Sicherheit/Schutz, Umweltgefahren (00086/1980)
NANDA-Originalbezeichnung: «Risk for Poisoning»

Definition: Ein erhöhtes Risiko, Medikamente oder gefährliche Substanzen in toxischen Dosen einzunehmen oder ihnen versehentlich ausgesetzt zu sein [oder unerwünschten Wirkungen verordneter Medikamente ausgesetzt zu sein].

Vorgeschlagene Ergebnisse:

(0307) Selbstversorgung: Nicht-parenterale Medikation
(0309) Selbstversorgung: Parenterale Medikation
(1408) Selbstbeherrschung bei suizidalem Verhalten
(1808) Wissen: Medikation
(1902) Risikokontrolle
(1904) Risikokontrolle: Drogenkonsum
(1908) Risikowahrnehmung
(1910) Sicherheitsverhalten: Häusliche Umgebung
(2301) Reaktion auf medikamentöse Therapie

Unausgereifte Verhaltensorganisation des Kindes

Taxonomie 1R: Sich bewegen (6.8.2/1994; R 1998)
Taxonomie 2: Coping/Stresstoleranz, neurobehavioraler Stress (00116/1994, R 1998)
NANDA-Originalbezeichnung: «Disorganized Infant Behavior»

Definition: Eine Veränderung in der Integration und Modulation der physiologischen und verhaltensbezogenen Systeme eines Neugeborenen (z. B. autonomes System, motorisches System, Zustandsorganisation, Stimmungsgleichgewicht, Selbstorganisation, Selbstregulation, Aufmerksamkeit, Interaktion).

Vorgeschlagene Ergebnisse:

(0004) Schlaf
(0209) Muskelfunktion
(0800) Wärmeregulation
(0801) Wärmeregulation: Neugeborene
(0909) Neurologischer Status

Ergänzende zugehörige Ergebnisse:

(0100) Kindesentwicklung: 2 Monate
(0101) Kindesentwicklung: 4 Monate
(0102) Kindesentwicklung: 6 Monate
(0103) Kindesentwicklung: 12 Monate
(0110) Wachstum
(1008) Ernährungsstatus: Nahrungs- und Flüssigkeitszufuhr
(2100) Ausmaß von Zufriedenheit
(2101) Schmerz: Zermürbende Auswirkungen
(2102) Ausmaß von Schmerz

Gefahr einer unausgereiften Verhaltensorganisation des Kindes

Taxonomie 1 R: Sich bewegen (6.8.1/1994)
Taxonomie 2: Coping/Stresstoleranz, neurobehavioraler Stress (00116/1994)
NANDA-Originalbezeichnung: «Risk for Disorganized Infant Behavior»

Definition: Die Gefahr einer Veränderung in der Integration und Modulation der physiologischen und verhaltensbezogenen Systeme eines Neugeborenen (z. B. autonomes System, motorisches System, Zustandsorganisation, Stimmungsgleichgewicht, Selbstorganisation, Selbstregulation, Aufmerksamkeit, Interaktion).

Vorgeschlagene Ergebnisse:

(0004) Schlaf
(0100) Kindesentwicklung: 2 Monate
(0101) Kindesentwicklung: 4 Monate
(0102) Kindesentwicklung: 6 Monate
(0103) Kindesentwicklung: 12 Monate
(0209) Muskelfunktion
(0800) Wärmeregulation
(0801) Wärmeregulation: Neugeborene
(0909) Neurologischer Status
(1902) Risikokontrolle
(1908) Risikowahrnehmung
(2100) Ausmaß von Zufriedenheit
(2101) Schmerz: Zermürbende Auswirkungen
(2102) Ausmaß von Schmerz

Bereitschaft für eine verbesserte Verhaltensorganisation des Kindes

Taxonomie 1R: Sich bewegen (6.8.3/1994)
Taxonomie 2: Coping/Stresstoleranz, neurobehavioraler Stress (00116/1994)
NANDA-Originalbezeichnung: «Potential for Enhanced Organized Infant Behavior»

Definition: Ein Muster der Modulation von physiologischen und verhaltensbezogenen Systeme eines Neugeborenen (z.B. autonomes System, motorisches System, Zustandsorganisation, Stimmungsgleichgewicht, Selbstorganisation, Selbstregulation, Aufmerksamkeit, Interaktion), das befriedigend ist, aber verbessert werden kann im Hinblick auf höheres Niveau der Integration in der Reaktion auf Umweltreize.

Vorgeschlagene Ergebnisse:

(0004) Schlaf
(0100) Kindesentwicklung: 2 Monate
(0101) Kindesentwicklung: 4 Monate
(0102) Kindesentwicklung: 6 Monate
(0103) Kindesentwicklung: 12 Monate
(0800) Wärmeregulation
(0801) Wärmeregulation: Neugeborene
(0909) Neurologischer Status

Ergänzende zugehörige Ergebnisse:

(2100) Ausmaß von Zufriedenheit
(2102) Ausmaß von Schmerz

Verletzungsgefahr (spezifiziere Art der Verletzung)

Taxonomie 1 R: Austauschen (1.6.1.3/1980)
Taxonomie 2: Sicherheit/Schutz, Körperverletzung (00038/1980)
NANDA-Originalbezeichnung: «Risk for Trauma»

Definition: Ein erhöhtes Risiko einer Körperschädigung durch äußere Gewalteinwirkung (z. B. Wunde, Verbrennung, Fraktur)

Vorgeschlagene Ergebnisse:

(0202) Gleichgewicht
(1809) Wissen: Persönliche Sicherheit
(1902) Risikokontrolle
(1908) Risikowahrnehmung
(1909) Sicherheitsverhalten: Sturzprävention
(1910) Sicherheitsverhalten: Häusliche Umgebung
(1911) Sicherheitsverhalten: Persönliches
(1912) Sicherheitsstatus: Sturzvorkommen
(1913) Sicherheitsstatus: Physische Verletzung
(2501) Schutz vor Missbrauch

Unwirksames Verleugnen

Taxonomie 1R: Wählen (5.1.1.1.3/1988)
Taxonomie 2: Coping/Stresstoleranz, Coping-/Bewältigungsreaktionen (00072/1988)
NANDA-Originalbezeichnung: «Ineffektive Denial»

Definition: Zustand eines bewussten oder unbewussten Versuchs, das Wissen oder die Bedeutung eines Ereignisses zu verleugnen, um – zum Schaden für die Gesundheit – Angst/Furcht zu verringern.

Vorgeschlagene Ergebnisse:

(1300) Akzeptanz: Gesundheitszustand

(1402) Kontrolle von Angst

(1404) Kontrolle von angstauslösenden Gefühlen

(1608) Symptomkontrolle

(1704) Gesundheitsüberzeugungen: Wahrgenommene Bedrohung

Ergänzende zugehörige Ergebnisse:

(1204) Stimmungsgleichgewicht

(1302) Coping

(1305) Psychosoziale Anpassung: Lebensveränderung

(1700) Gesundheitsüberzeugungen

(1603) Gesundheitsförderndes Verhalten

Akute Verwirrtheit

Taxonomie 1 R: Wissen (8.2.2/1994)
Taxonomie 2: Perzeption/Kognition, Kognition (00128/1994)
NANDA-Originalbezeichnung: «Acute Confusion»

Definition: Das plötzliche Auftreten von umfassenden, wechselnden Veränderungen und Störungen der Aufmerksamkeit, im Denkvermögen, in der psychomotorischen Aktivität, im Bewusstseinsgrad und/oder im Schlaf/Wachzyklus

Vorgeschlagene Ergebnisse:

(0004) Schlaf

(0900) Kognitive Fähigkeit

(0907) Informationsverarbeitung

(0908) Gedächtnisleistung

(0912) Neurologischer Status: Bewusstsein

(1403) Kontrolle über verzerrte Wahrnehmung

Ergänzende zugehörige Ergebnisse:

(0402) Respiratorischer Status: Gasaustausch

(0600) Elektrolyt- und Säure-/Basenhaushalt

(0601) Flüssigkeitshaushalt

(0800) Wärmeregulation

(0901) Kognitive Orientierung
(0905) Konzentration
(1903) Risikokontrolle: Alkoholkonsum
(1904) Risikokontrolle: Drogenkonsum
(1909) Sicherheitsverhalten: Sturzprävention
(1911) Sicherheitsverhalten: Persönliches
(2300) Blutzuckerkontrolle

Chronische Verwirrtheit

Taxonomie 1 R: Wissen (8.2.3/1994)
Taxonomie 2: Perzeption/Kognition, Kognition (00128/1994)
NANDA-Originalbezeichnung: «Chronic Confusion»

Definition: Eine irreversible, seit langem bestehende und/oder progressive schwere Beeinträchtigung von Intellekt und Persönlichkeit, charakterisiert durch eine Verminderung der Denkfähigkeit und der Fähigkeit, Stimuli aus der Umwelt zu interpretieren, und die sich manifestiert durch Störungen von Gedächtnis, Orientierung und Verhalten.

Vorgeschlagene Ergebnisse:

(0900) Kognitive Fähigkeit
(0901) Kognitive Orientierung
(0905) Konzentration
(0906) Entscheidungsfähigkeit
(0907) Informationsverarbeitung
(0908) Gedächtnisleistung
(0912) Neurologischer Status: Bewusstsein
(1202) Identität
(1403) Kontrolle über verzerrte Wahrnehmung

Ergänzende zugehörige Ergebnisse:

(0902) Kommunikationsfähigkeit
(1502) Soziale Interaktionsfähigkeiten
(1901) Elterliche Fürsorge: Soziale Sicherheit
(1903) Risikokontrolle: Alkoholkonsum
(1904) Risikokontrolle: Drogenkonsum
(1909) Sicherheitsverhalten: Sturzprävention
(1910) Sicherheitsverhalten: Häusliche Umgebung
(1911) Sicherheitsverhalten: Persönliches

Existenzielle Verzweiflung

Taxonomie 1 R: Wertschätzen (4.1.1/1978)
Taxonomie 2: Lebensprinzipien, Werte-, Einstellungs-, Handlungskongruenz (00066/1978)
NANDA-Originalbezeichnung: «Spiritual distress (distress of the human spirit)»

Definition: Ein Bruch in den Werten/Lebensgrundsätzen, die das biologische und psychosoziale Dasein eines Menschen bestimmen.

Vorgeschlagene Ergebnisse:

(1201) Hoffnung
(1303) Würdevolles Sterben
(2001) Seelisches Wohlbefinden

Ergänzende zugehörige Ergebnisse:

(1206) Lebenswille
(1304) Auflösung von Trauer
(1305) Psychosoziale Anpassung: Lebensveränderung
(1402) Kontrolle von Angst
(1408) Selbstbeherrschung bei suizidalem Verhalten
(2000) Lebensqualität
(2002) Wohlbefinden

Gefahr einer existenziellen Verzweiflung

Taxonomie 1R: Wertschätzen (4.1.2/1998)
Taxonomie 2: Lebensprinzipien, Werte-, Einstellungs-, Handlungskongruenz (00067/1998)
NANDA-Originalbezeichnung: «Risk for Spiritual Distress»

Definition: Gefahr einer Änderung des Zustands harmonischer Verbundenheit mit allem Leben und dem Universum, bei dem Dimensionen, die das Selbst überschreiten und das Selbstbewusstsein sowie die Wahrnehmung eigener Fähigkeiten stärken, gestört sein können.

Vorgeschlagene Ergebnisse:

(1201) Hoffnung
(1203) Einsamkeit

(1204) Stimmungsgleichgewicht
(1302) Coping
(1304) Auflösung von Trauer
(1305) Psychosoziale Anpassung: Lebensveränderung
(1402) Kontrolle von Angst
(1502) Soziale Interaktionsfähigkeiten
(1902) Risikokontrolle
(1908) Risikowahrnehmung
(2000) Lebensqualität
(2001) Seelisches Wohlbefinden
(2002) Wohlbefinden

Verzögerte(s) Wachstum und Entwicklung

Taxonomie 1R: Sich bewegen (6.6/1986)
Taxonomie 2: Wachstum/Entwicklung, Entwicklung (00111/1986)
NANDA-Originalbezeichnung: «Delayed Growth and Development»

Definition: Abweichungen von altersentsprechenden Normen.

Vorgeschlagene Ergebnisse:

(0100) Kindesentwicklung: 2 Monate
(0101) Kindesentwicklung: 4 Monate
(0102) Kindesentwicklung: 6 Monate
(0103) Kindesentwicklung: 12 Monate
(0104) Kindesentwicklung: 2 Jahre
(0105) Kindesentwicklung: 3 Jahre
(0106) Kindesentwicklung: 4 Jahre
(0107) Kindesentwicklung: 5 Jahre
(0108) Kindesentwicklung: Mittlere Kindheit (6–11 Jahre)
(0109) Kindesentwicklung: Jugend/Adoleszenz (12–17 Jahre)
(0110) Wachstum
(0113) Physischer Alterungsstatus
(0114) Physische Reife: Weibliche
(0115) Physische Reife: Männliche

Ergänzende zugehörige Ergebnisse:

(1006) Ernährungsstatus: Körperbau
(1305) Psychosoziale Anpassung: Lebensveränderung
(1901) Elterliche Fürsorge: Soziale Sicherheit

(2204) Beziehung zwischen dem/der pflegenden Angehörigen und dem Patienten

(2205) Verhalten der/des pflegenden Angehörigen: Direkte Versorgung

(2206) Verhalten der/des pflegenden Angehörigen: Indirekte Versorgung

(2211) Elterliche Fürsorge

(2502) Missbrauchsregeneration: Emotionale

(2504) Missbrauchsregeneration: Physische

(2512) Erholung von einer Vernachlässigungssituation

Gefahr eines unproportionalen Wachstums

Taxonomie 2: Wachstum/Entwicklung, Entwicklung (00113/1998)
NANDA-Originalbezeichnung: «Risk for disproportionate Growth»

Definition: Gefahr eines Wachstums, das 97 Prozent über oder 3 Prozent unter der altersgerechten Norm liegt und zwei Prozentbereiche kreuzt; unproportioniertes Wachstum.

Vorgeschlagene Ergebnisse:

(0100) Kindesentwicklung: 2 Monate

(0101) Kindesentwicklung: 4 Monate

(0102) Kindesentwicklung: 6 Monate

(0103) Kindesentwicklung: 12 Monate

(0104) Kindesentwicklung: 2 Jahre

(0105) Kindesentwicklung: 3 Jahre

(0106) Kindesentwicklung: 4 Jahre

(0107) Kindesentwicklung: 5 Jahre

(0108) Kindesentwicklung: Mittlere Kindheit (6–11 Jahre)

(0109) Kindesentwicklung: Jugend/Adoleszenz (12–17 Jahre)

(0110) Wachstum

(0111) Status des Fetus: vor der Entbindung

(0112) Status des Fetus: während der Entbindung

(0113) Physischer Alterungsstatus

(0114) Physische Reife: Weibliche

(0115) Physische Reife: Männliche

(1006) Ernährungsstatus: Körperbau

(1007) Ernährungsstatus: Energie

(1200) Körperbild

(1607) Gesundheitsverhalten in der Schwangerschaft

(1810) Wissen: Schwangerschaft

(1819) Wissen: Säuglingspflege

(1822) Wissen: Vorbereitung auf die Mutterschaft

(1902) Risikokontrolle
(1908) Risikowahrnehmung
(2211) Elterliche Fürsorge

Wahrnehmungsstörung
(zu spezifizieren): visuell, auditiv, kinästhetisch, gustatorisch, taktil, olfaktorisch

Taxonomie 1 R: Wahrnehmen (7.2/1978; R 1980; R 1998)
Taxonomie 2: Perzeption/Kognition, Wahrnehmung/Perzeption (00122, R 1998)
NANDA-Originalbezeichnung: «Sensory Perceptual, disturbed (specify): visual, auditory, kinesthetic, gustatory, tactile, olfactory»

Definition: Eine Veränderung der Anzahl oder Muster eingehender, afferenter Reize, begleitet von einer verminderten, übermäßigen, verzerrten oder beeinträchtigten Reaktion auf diese Reize.

Vorgeschlagene Ergebnisse:

(0002) Energieerhaltung
(0900) Kognitive Fähigkeit
(0901) Kognitive Orientierung
(1200) Körperbild
(1402) Kontrolle von Angst
(1403) Kontrolle über verzerrte Wahrnehmung
(1610) Kompensation von Hörbeeinträchtigungen
(1611) Kompensation von Sehbeeinträchtigungen

Ergänzende zugehörige Ergebnisse:

(0001) Ausdauer
(0003) Ruhe
(0004) Schlaf
(0600) Elektrolyt- und Säure-/Basenhaushalt
(0601) Flüssigkeitshaushalt
(0909) Neurologischer Status
(1915) Risikokontrolle: Schädigung des Hörvermögens
(1916) Risikokontrolle: Schädigung des Sehvermögens

Wissensdefizit

Taxonomie 1R: Wissen (8.1.1/1980)
Taxonomie 2: Perzeption/Kognition, Kognition (00126/1980)
NANDA-Originalbezeichnung: «Knowledge deficient»

Definition: Ein Fehlen oder Mangel an kognitiven Informationen zu einem bestimmten Thema. [Mangel an spezifischen Informationen, die für den Patienten/seine Angehörigen notwendig sind, um sinnvolle Entscheidungen im Zusammenhang mit Gesundheitszustand/Therapien/Veränderungen der Lebensweise zu treffen.]

Vorgeschlagene Ergebnisse:

(1800) Wissen: Stillen
(1801) Wissen: Sicherheit des Kindes
(1802) Wissen: Diät
(1803) Wissen: Krankheitsprozess
(1804) Wissen: Energieerhaltung
(1805) Wissen: Gesundheitsverhalten
(1806) Wissen: Gesundheitsressourcen
(1807) Wissen: Infektionskontrolle
(1808) Wissen: Medikation
(1809) Wissen: Persönliche Sicherheit
(1810) Wissen: Schwangerschaft
(1811) Wissen: Vorgeschriebene Aktivität
(1812) Wissen: Kontrolle des Konsums von Substanzen
(1813) Wissen: Behandlungsplan
(1814) Wissen: Behandlungsverfahren
(1815) Wissen: Sexualverhalten
(1816) Wissen: Förderung der Fortpflanzungsfähigkeit
(1817) Wissen: Entbindung und Geburt
(1818) Wissen: Nachsorge in der Mutterschaft
(1819) Wissen: Säuglingspflege
(1820) Wissen: Leben mit Diabetes
(1821) Wissen: Empfängnisverhütung
(1822) Wissen: Vorbereitung auf die Mutterschaft
(1824) Wissen: Versorgung bei Erkrankung
(1825) Wissen: Gesundheit von Mutter und Kind

Ergänzende zugehörige Ergebnisse:

(0900) Kognitive Fähigkeit
(0904) Kommunikation: Aufnahmefähigkeit
(0905) Konzentration
(0907) Informationsverarbeitung
(0908) Gedächtnisleistung

Bereitschaft für ein verbessertes spirituelles Wohlbefinden

Taxonomie 1 R: Wertschätzen (4.2/1994)
Taxonomie 2: Lebensprinzipien, Werte-, Einstellungs-, Handlungskongruenz (00068/1994)
NANDA-Originalbezeichnung: «Potential for Enhanced Spiritual Well-Being»

Definition: Spirituelles Wohlbefinden ist ein Prozess der persönlichen Entwicklung und Entdeckung des Geheimnisses der eigenen Existenz. Dieser Prozess wirkt durch Verbundenheit und entspringt innerer Stärke.
[Spirituelles Wohlbefinden ist die Fähigkeit eines Menschen, seinem Leben Sinn, Wert und Richtung zu geben; sie vermittelt Harmonie, inneren Frieden und Erfüllung. Sie führt zu lebensbejahenden Beziehungen mit höherer Macht/Gottheit, Selbst, Gemeinschaft und Umwelt.]

Vorgeschlagene Ergebnisse:

(1201) Hoffnung
(2000) Lebensqualität
(2001) Seelisches Wohlbefinden
(2002) Wohlbefinden

Ergänzende zugehörige Ergebnisse:

(1303) Würdevolles Sterben
(1304) Auflösung von Trauer
(1305) Psychosoziale Anpassung: Lebensveränderung

Unwirksame Wärmeregulation

Taxonomie 1R: Austauschen (1.2.2.4/1986)
Taxonomie 2: Sicherheit/Schutz, Thermoregulation (00008/1986)
NANDA-Originalbezeichnung: «Ineffective Thermoregulation»

Definition: Temperaturschwankungen zwischen Hypothermie und Hyperthermie.

Vorgeschlagene Ergebnisse:

(0800) Wärmeregulation
(0801) Wärmeregulation: Neugeborene

Ergänzende zugehörige Ergebnisse:

(0802) Vitalzeichenstatus

Beeinträchtigte Zahnbildung

Taxonomie 1: Austauschen (1.6.2.1.3, 1998)
Taxonomie 2: Sicherheit/Schutz, Körperverletzung (00048, 1998)
NANDA-Originalbezeichnung: «Impaired Dentition»

Definition: Störung der Zahnentwicklung bzw. der Durchbruchsmuster oder der strukturellen Integrität einzelner Zähne.

Vorgeschlagene Ergebnisse:

(1100) Orale Gesundheit

Ergänzende zugehörige Ergebnisse:

(0308) Selbstversorgung: Mund-/Zahnpflege
(1009) Ernährungsstatus: Nährstoffzufuhr
(1703) Gesundheitsüberzeugungen: Wahrgenommene Ressourcen
(1805) Wissen: Gesundheitsverhalten
(1806) Wissen: Gesundheitsressourcen
(1904) Risikokontrolle: Drogenkonsum
(1906) Risikokontrolle: Tabakkonsum

Teil 5

Anhänge

Anhang A

Anwendung der NOC im klinischen Case Management

Janice L. Stone, MS, RN, CS
Shayna J. Johnson, MS, RN, CS

Das klinische Case Management (Clinical Case Management – CCM) im Mayo Medical Center, einem großen Zentrum der tertiären Versorgung, wird durch spezialisierte Advanced Practice Nurses (APNs) durchgeführt, die besondere Kompetenzen in den Bereichen Assessment, klinische Intervention und Analyse besitzen. Diese spezialisierte Versorgung umfasst das gesamte Kontinuum der Versorgung und unterstützt den Patienten, die Familie und das interdisziplinäre Team bei der erfolgreichen Bewältigung des Verlaufs einer chronischen Krankheit. Die Ziele des CCM sind die Reduzierung von Komplikationen, die Compliance mit der Behandlung, die positive Anpassung des Patienten und der pflegenden Angehörigen an die chronische Krankheit und die effiziente Inanspruchnahme und Koordination von Ressourcen des Gesundheitswesens. Der Fokus besteht darin, den Patienten und die Familie erfolgreich unter regelmäßiger Evaluation zur Bewertung des erzielten Fortschritts bei der Erreichung geplanter Ergebnisse zu unterstützen. Der CCM-Prozess beginnt in der stationären Einrichtung und umfasst das Screening für Patienten mit hohen Risikofaktoren, das partnerschaftliche Assessment mit der Bezugspflegekraft und dem interdisziplinären Team und die Koordinierung der einzelnen Versorgungsleistungen. Der Prozess setzt sich fort mit Interventionen für den Patienten, die Familie und die pflegenden Angehörigen, um komplexe Behandlungspläne zu koordinieren und zu bewältigen.

Bei der Entwicklung und Einführung des CCM-Prozesses wurde bereits in einer frühen Phase die Entscheidung getroffen, neben den typischen Kosten-/Nutzen- und Verweildauerergebnissen auch Ergebnisse für Patienten und pflegende Angehörige miteinzubeziehen. Eine Recherche zu möglichen Ergebnismaßstäben führte zur Auswahl der Pflegeergebnisklassifikation (NOC) zur Bewertung der Patientenergebnisse. Die NOC besaß die notwendige Tiefe und Breite zur adäquaten Beschreibung erwünschter Ergebnisse für das komplexe Case Management und es war kompatibel mit anderen standardisierten Pflegeklassifikationen, die bereits in der Einrichtung verwendet wurden, insbesondere der North American Nursing Diagnosis Association (NANDA) und der Pflegeinterventionsklassifikation (NIC). Die Fähigkeit, Patientenergebnisse mit der NOC so zu bewerten, wie sie auf spezifische Pflegeinterventionen (NIC) bezogen und als Reaktionen von Patienten auf eine Krankheit (NANDA) klassifiziert sind, war der Schlüssel für die Entwicklung eines elektronischen Pilotinformationssystems. Dieses System wurde entwickelt, um Patienten zu beschreiben, bei denen das Case Management durchgeführt wurde. Das System erfasste patientenspezifisch die identifizierten Pflegediagnosen, die Art der klinischen Intervention und die Patientenergebnisse.

Die Anwendung eines umfassenden Bestandes von Ergebnismaßstäben als integraler Bestandteil der täglichen klinischen Praxis war eine neue Erfahrung für die Praxis. Durch einen Sortierungsprozess wurde ein Kernbestand von erwarteten Ergebnissen für komplexe Fälle identifiziert. Diese Kernergebnisse wurden als Ausgangsbestand ausgewählt, um die Aggregation von Daten über klinische Einrichtungen und Patientenpopulationen zu ermöglichen. Während sich die APNs mit der Anwendung der Ergebnismaßstäbe als integralem Bestandteil täglicher Praxis vertraut machten, stellte sich als zusätzlicher Nutzen der Kernergebnisse heraus, dass das Engagement gefördert und der Erfolg sichergestellt wurde. Die folgenden Ergebnisse wurden als Kernergebnisse ausgewählt: *Wissen: Behandlungsplan*; *Symptomkontrolle*; *Symptomkontrollverhalten*[*]; *Psychosoziale Anpassung: Lebensveränderung* und *Wohlbefinden der/des pflegenden Angehörigen*. Im Verlauf des CCM Prozesses konzentrierte sich der Prozess und das Informationssystem auf die Kernergebnisse, während nach und nach die gesamte NANDA, NIC und NOC integriert wurden. Dies ermöglichte die umfassendste Beschreibung der Patientenversorgung und der positiven Ergebnisse des klinischen Case Managements.

---

[*] Anm. d. Ü.: In diesem wie auch in weiteren Berichten wird im Amerikanischen das Ergebnis «symptom control behaviour» benannt, das ein NOC-Ergebnis aus der ersten Auflage ist und für die zweite Ausgabe eine neue Bezeichnung erhielt (siehe Anhang D).

Anhang B

Pflegepläne

Anhang B enthält zwei standardisierte Pflegepläne. Der erste ist ein «critical path» für Patienten mit akutem Myokardinfarkt und der zweite ein Anleitungsplan für Patienten mit respiratorischen Problemen. Der «critical path» ist eine modifizierte Version eines «critical path», den Sue Gettman, RN, MSN, als Teil ihres Studienprogramms zur Erlangung des Masterabschlusses in der Pflege an der Universität von Iowa, College of Nursing entwickelt hat. Ursprünglich im «critical path» enthaltene diagnostische Tests und Medikamente sind nicht übernommen worden und die Ergebnisse sind in Übereinstimmung mit der NOC-Sprache gebracht worden. Der Anleitungsplan wurde von einem Komitee von Pflegekräften in einem regionalen Krankenhaus entwickelt, in dem die NOC-Ergebnisse gerade eingeführt werden. Der Anleitungsplan wurde ebenfalls für die Aufnahme in diese Ausgabe modifiziert. Der ursprüngliche Plan enthielt die Einschätzung der Lernbereitschaft und Spalten, die ausgefüllt werden sollten, um zu identifizieren, ob eine Anleitung erforderlich ist, das Datum, an dem angeleitet wurde, die Ressourcen, die verwendet wurden, ob weitere Vertiefungen notwendig sind und für Unterschriften pflegender Angehöriger. Die Spalten wurden weggelassen, um das Format des Plans zur Publikation in diesem Text zu vereinfachen. Der Leser sollte beachten, dass die Autoren des Anleitungsplans entschieden haben, eine Skala für alle Ergebnisse anstelle der vorgeschlagenen Skalen für das Ergebnis *Selbstversorgung: Nicht-parenterale Medikation* zu verwenden; dies stellt kein Problem dar, weil die Fünf-Punkte-Skala im gesamten Plan beibehalten wurde. Die Autoren des Anleitungsplanes sind: Patricia Moore, RN, MSN, CDE; Deborah Rapp, RN, MSN und Judy Maupin, RN, MSN. Andere Mitglieder der Einrichtung, die zur Entwicklung des Anleitungsplanes beigetragen haben, sind Jean Bandos, RN, BS; Sandra Beatty, RN; Helen Carter, MSN, RNC; Cherona Hajewski, RN, MSN; Patricia Jackson, RN, BSN und Dan Spartz, BSN, RRT. Mary Campbell, eine Sekretärin, formatierte den Plan.

Wir danken diesen Personen für die Erlaubnis, ihre Arbeit in diese Ausgabe aufzunehmen. Wir glauben, dass diese Pläne dem Leser einige ausgezeichnete Beispiele für die Anwendung der NOC-Ergebnisse geben.

Critical Pathway
Akuter Myokardinfarkt

	1. Tag	2. Tag	3. Tag
Tatsächliche/ potenzielle Patienten- probleme	**1. bis 6. Tag** • Verminderte Herzleistung • Veränderte Gewebedurchblutung: kardiopulmonal • Schmerz • Überschüssiges Flüssigkeitsvolumen • Angst • Haushaltsführung, beeinträchtigt • Wissensdefizit: Verfahren		
Pflegehand- lungen	**1. Tag** • **Versorgung bei der Einweisung** Orientierung des Patienten/der Familie/der Bezugsperson innerhalb der unmittelbaren Umgebung **1. bis 6. Tag** • **Angstreduktion** Sachliche Information bezüglich der Diagnose, Behandlung und Prognose • **Kardiale Versorgung: Akut** Evaluation der Schmerzen in der Brust Beobachtung der Ein-/Ausfuhrbilanz, der Urinausscheidung und des täglichen Gewichts Beobachtung der Effektivität der Sauerstofftherapie Bewahrung einer förderlichen Umgebung für Ruhe und Heilung • **Intravenöse Therapie** Verabreichung der intravenösen Flüssigkeiten in Raumtemperatur • **Beobachtung der Vitalzeichen** Beobachtung von Blutdruck, Puls, Temperatur und respiratorischem Status • **Handhabung der Umgebung** Schaffung einer sicheren Umgebung für den Patienten • **Besuchszeitenregelung** Diskussion der Besuchszeiten mit der Familie/Bezugsperson		
Diät	**1. bis 6. Tag** 1. Natriumarm 2. Kleine häufige Mahlzeiten 3. Begrenzte Aufnahme von Koffein, Cholesterin und fettreichen Nahrungsmitteln		
Aktivität	• Bettruhe – Erklärung der Gründe für die Bettruhe • Nachtstuhl – Anweisung an den Patienten, den Valsalva-Versuch zu vermeiden	Stuhl	
Entlassungs- planung	1. Entwicklung einer Datenbank – Einschätzung der häuslichen Situation 2. Koordination der Überweisungen, die relevant für Verbindungen zwischen Anbietern von Gesundheits- diensten sind 3. Entwicklung/Dokumentation eines geschriebenen Plans, der die gesund- heitliche Versorgung sowie die sozialen und finanziellen Bedürfnisse des Patienten berücksichtigt.	1. Koordination der Entlassungsbemühungen 2. Identifikation des Verständ- nisses des Patienten über das Wissen und die Fähigkeiten, die nach der Entlassung erforderlich sind 3. Identifikation der notwen- digen Patientenanleitung für die Versorgung nach der Entlassung	1. Unterstützung des Patie der Bezugsperson bei de Planung einer unterstütz Umgebung 2. Sorge tragen für die Un stützung der/des pflege Angehörigen soweit erforderlich

	5. Tag	6. Tag

6. Tag
sensdefizit – Herzkrankheiten, Medikamente

6. Tag
diale Versorgung: Rehabilitation
ruktion des Patienten und der Familie/Bezugsperson zur Modifizierung der kardialen Risikofaktoren
sichtsmaßnahmen zum Auftreten eines Embolus
phylaktische Verabreichung eines low-dose Antikoagulans und/oder von Thrombozytenaggregationshemmern

rittweise Steigerung gemäß der kardialen Rehabilitation
bachtung der Aktivitätstoleranz

	1. Beobachtung der Bereitschaft zur Entlassung	1. Vervollständigung der Entlassungs-anweisungen und Überprüfung mit dem Patienten und den Bezugs-personen
derung der Selbstversorgung angemessenem Rahmen mulierung eines Fortsetzungsplanes die Nachsorge nach der Entlassung	2. Evaluierung des Bedarfs für weitere kardiale Rehabilitation	2. Vereinbarung für eine Evaluation nach der Entlassung soweit angemessen

Critical Pathway
Akuter Myokardinfarkt – Fortsetzung

Patientenergebnis	1. Tag	3. Tag	6. Tag
1. bis 6. Tag **Effektivität der Herzauswurfleistung** Blutdruck IEA* Herzfrequenz IEA Aktivitätstoleranz IEA Kräftige periphere Pulse Farbe der Haut Schwellung der Halsvenen nicht vorhanden Arrhythmien nicht vorhanden Abnorme Herzgeräusche nicht vorhanden Periphere Ödeme nicht vorhanden	1 2 3 4 5	1 2 3 4 5	1 2 3 4 5
Gewebedurchblutung: Kardiale Pektanginöse Beschwerden nicht vorhanden Übermäßiges Schwitzen nicht vorhanden Übelkeit nicht vorhanden EKG* ING* Herzenzyme ING	1 2 3 4 5	1 2 3 4 5	1 2 3 4 5
Flüssigkeitshaushalt Orthostatischer Hypotonus nicht vorhanden Ausgeglichene 24-Stunden-Bilanz Zusätzliche Atemgeräusche nicht vorhanden Stabiles Körpergewicht Verwirrung nicht vorhanden Serumelektrolyte ING	1 2 3 4 5	1 2 3 4 5	1 2 3 4 5

Kontrolle von Angst
Bemüht sich um Informationen,
   um Angst zu reduzieren
Wendet effektive Coping-Strategien an
Wendet Entspannungstechniken zur
   Reduzierung der Angst an
Bewahrt die Konzentration
Berichtet von einem adäquaten Schlaf
	1 2 3 4 5	1 2 3 4 5	1 2 3 4 5

Verhalten zur Schmerzkontrolle Erkennt den Beginn des Schmerzes Berichtet über kontrollierten Schmerz Berichtet über das Ausmaß des Schmerzes Erkennt die Symptome des Schmerzes Berichtet die Symptome gegenüber einer Fachkraft	1 2 3 4 5	1 2 3 4 5	1 2 3 4 5

Definition der Skalen Patientenergebnis	1	2	3	4	5
Effektivität der Herzauswurfleistung Gewebedurchblutung: Kardiale Flüssigkeitshaushalt	extrem gefährdet	weitgehend gefährdet	mäßig gefährdet	leicht gefährdet	nicht gefährdet
Kontrolle von Angst Verhalten zur Schmerzkontrolle	nie demonstriert	selten demonstriert	manchmal demonstriert	oft demonstriert	konsistent demonstriert

*EKG = Elektrokardiogramm; *IEA = in erwartetem Ausmaß; *ING = innerhalb normaler Grenzen

Patientenergebnis	1. Tag	3. Tag	6. Tag
1. bis 6. Tag Fortsetzung			
Wissen: Behandlungsverfahren	1 2 3 4 5	1 2 3 4 5	1 2 3 4 5
Beschreibung des Behandlungsverfahrens			
Erklärung der Absicht des Verfahrens			
Beschreibung von Beschränkungen in Bezug auf das Verfahren			
Beschreibung potenzieller Nebeneffekte			

	4. Tag	5. Tag	6. Tag
näher zur Entlassung (4. bis 6. Tag)			
Gesundheitsüberzeugungen:	1 2 3 4 5	1 2 3 4 5	1 2 3 4 5
Wahrgenommene Ressourcen			
Wahrgenommene Adäquatheit der persönlichen Finanzen			
Wahrgenommener Zugang zu Transportmöglichkeiten			
Wahrgenommener Zugang zu physischer Unterstützung			
Wissen: Krankheitsprozess	1 2 3 4 5	1 2 3 4 5	1 2 3 4 5
Beschreibung des Krankheitsprozesses			
Beschreibung von Risikofaktoren			
Beschreibung der Anzeichen und Symptome			
Beschreibung von Maßnahmen, den Krankheitsfortschritt zu minimieren			
Wissen: Behandlungsplan	1 2 3 4 5	1 2 3 4 5	1 2 3 4 5
Beschreibung der Begründung für den Behandlungsplan			
Beschreibung der Eigenverantwortlichkeit für die laufende Behandlung			
Beschreibung der Eigenverantwortlichkeit für Notfallsituationen			
Beschreibung der vorgeschriebenen Diät			
Beschreibung der vorgeschriebenen Medikation			
Beschreibung der vorgeschriebenen Aktivität			
Durchführung von Selbstbeobachtungstechniken			
Beschreibung des Plans für die Nachsorge			

Definition der Skalen Patientenergebnis	1	2	3	4	5
Wissen: Behandlungsverfahren	Keine	Begrenzt	Mäßig	Weitgehend	Umfassend
Gesundheitsüberzeugungen: Wahrgenommene Ressourcen	Sehr schwach	Schwach	Mäßig	Stark	Sehr stark
Wissen: Krankheitsprozess	Keine	Begrenzt	Mäßig	Weitgehend	Umfassend
Wissen: Behandlungsplan	Keine	Begrenzt	Mäßig	Weitgehend	Umfassend

Columbus Regional Hospital
Plan zur Patientenedukation

Patientenprobleme:	Ungenügende Selbstreinigungsfunktion der (unteren) Atemwege bei Pneumonie Ungenügendes Atemmuster bei Pneumonie
Beschreibung der Skalenwerte:	1 = KEINE; abhängig bezüglich aller Informationen 2 = BEGRENZT; benötigt unterstützende Person und Ressource(n) 3 = MÄSSIG; benötigt unterstützende Ressource(n) 4 = WEITGEHEND; unabhängig mit minimaler Anleitung 5 = UMFASSEND; verbalisiert/demonstriert Informationen ohne Anleitung

Einschätzung der Lernbedürfnisse	Interventionen/Handlungen[1]
1. Sagen Sie mir, was Sie über Pneumonie wissen	**Anleitung: Krankheitsprozess** • Ermittlung des Wissensstandes des Patienten bezogen auf den spezifischen Krankheitspro • Erklärung der Pathophysiologie der Krankheit und wie sie sich auf die Anatomie und Physiologie bezieht, soweit angemessen • Beschreibung allgemeiner Krankheitsanzeichen und -symptome, soweit angemessen • Informationen über verfügbare diagnostische Maßnahmen, soweit angemessen • Identifikation möglicher ätiologischer Faktoren, soweit angemessen
2. Sagen Sie mir, was Sie über die Behandlung der Pneumonie wissen	**Anleitung: Krankheitsprozess** • Diskussion der Therapie-/Behandlungsoptionen • Beschreibung der Begründung hinter den Handhabungs-/Therapie-/ Behandlungsempfehlu **Management der Luftwege** • Instruktion des Patienten, wie man effektiv hustet • Anleitung des Patienten, wie verschiedene Inhalatoren verwendet werden, soweit angeme • Instruktion des Patienten bezüglich einer korrekten Körperposition, um Dyspnoe abzuschw **Sauerstofftherapie** • Instruktion des Patienten über die Wichtigkeit, die sauerstoffgebenden Hilfsmittel anzubeh • Instruktion des Patienten und der Familie über die Sauerstoffanwendung zu Hause
	Anleitung: Verschriebene Medikamente • Instruktion des Patienten über den Zweck und die Wirkung jedes Medikaments • Instruktion des Patienten über Dosierung, Verabreichungsform und Wirkdauer jedes Medik • Instruktion des Patienten über mögliche unerwünschte Nebenwirkungen jedes Medikame • Dem Patienten schriftliche Informationen über die Wirkung, den Zweck, die Nebeneffekte der Medikamente zur Verfügung stellen • Instruktion des Patienten über eine korrekte Versorgung der Hilfsmittel, die zur Verabreich der Medikamente verwendet werden

onisindikatoren	Indikatorskala 1 2 3 4 5	Ergebnis/Entlassungsstatus[2]
nt/Pflegendes Familienmitglied beschreibt:		**Wissen: Krankheitsprozess**
nkheitsprozess	1 2 3 4 5	(Pneumonie)
ache oder beitragende Faktoren	1 2 3 4 5	• Ausmaß der verstandenen Informationen,
zeichen und Symptome	1 2 3 4 5	die über einen spezifischen Krankheits-
rmalen Krankheitsverlauf	1 2 3 4 5	prozess vermittelt wurden
		Ergebnis erreicht:
		Skala: 1 2 3 4 5
		Weiterführung nach der Entlassung
		_____ Ja _____ Nein
		Anmerkungen:
nt/Pflegendes Familienmitglied beschreibt:		**Wissen: Behandlungsplan**
geschriebene Verfahren	1 2 3 4 5	• Ausmaß der verstandenen Informationen,
gründung für den Behandlungsplan	1 2 3 4 5	die über einen spezifischen Behandlungsplan
enverantwortlichkeiten für die laufende	1 2 3 4 5	vermittelt wurden
andlung		Ergebnis erreicht:
vartete Effekte der Behandlung	1 2 3 4 5	Skala: 1 2 3 4 5
rt die Behandlungsverfahren durch	1 2 3 4 5	Weiterführung nach der Entlassung:
		_____ Ja _____ Nein
		Anmerkungen:
nt/Pflegendes Familienmitglied wird das		**Wissen: Medikamente**
ändnis des Medikationsplanes demonstrieren:		• Ausmaß der verstandenen Informationen,
ormiert den zuständigen Dienst über alle	1 2 3 4 5	die über die sichere Anwendung von
genommenen Medikamente		Medikamenten vermittelt wurden
wendet die korrekte Medikamentenbezeichnung	1 2 3 4 5	Ergebnis erreicht:
chreibt die Wirkungen der Medikamente	1 2 3 4 5	Skala: 1 2 3 4 5
chreibt die Nebenwirkungen der Medikamente	1 2 3 4 5	Weiterführung nach der Entlassung
chreibt die korrekte Verabreichung des	1 2 3 4 5	_____ Ja _____ Nein
dikaments		Anmerkungen:
chreibt die korrekte Versorgung der	1 2 3 4 5	
smittel zur Verabreichung		**Selbstversorgung: Nicht-parenterale Medikation**
abreicht das Medikament korrekt	1 2 3 4 5	• Fähigkeit, sich orale und örtliche Medikamente
		zur Erreichung therapeutischer Ziele zu
		verabreichen
		Ergebnis erreicht:
		Skala: 1 2 3 4 5
		Weiterführung nach der Entlassung:
		_____ Ja _____ Nein
		Anmerkungen:

Columbus Regional Hospital
Plan zur Patientenedukation (Fortsetzung)

Einschätzung der Lernbedürfnisse	Interventionen/Handlungen[1]
3. Sagen Sie mir was Sie über die Vermeidung der Komplikationen von Pneumonie wissen	**Anleitung: Krankheitsprozess** • Diskussion von Veränderungen im Lebensstil, die erforderlich sein können, um weitere Komplikationen zu vermeiden und/oder den Krankheitsprozess zu kontrollieren • Instruktion des Patienten, welche Anzeichen und Symptome einer Fachkraft gemeldet werden sollten, soweit angemessen • Mitteilung der Telefonnummern, falls Komplikationen auftreten • Bekräftigung der Informationen, die von anderen Mitgliedern des therapeutischen Teams gegeben wurden, soweit angemessen • Identifikation möglicher ätiologischer Faktoren, soweit angemessen
4. Sagen Sie mir, was Sie tun können, um Pneumonie zu vermeiden	**Anleitung: Krankheitsprozess** • Diskussion von Veränderungen im Lebensstil, die erforderlich sein können, um weitere Komplikationen zu vermeiden und/oder den Krankheitsprozess zu kontrollieren • Identifikation möglicher ätiologischer Faktoren, soweit angemessen **Verabreichung der Immunisierung/Impfung:** • Information zur Impfung in schriftlicher Form • Identifikation der neuesten Empfehlungen über die Anwendung von Immunisierungen
	Beratung über das Gesundheitssystem • Information des Patienten über entsprechende Ressourcen in der Gemeinde und Kontaktpersonen • Ausgabe von schriftlichen Informationen über den Zweck und den Ort von Aktivitäten nach Hospitalisierung/außerhalb des Krankenhauses, soweit angemessen

[1] Iowa Intervention Project (1996). *Nursing interventions classification (NIC)* (2nd ed.). St. Louis: Mosby
[2] Iowa Outcomes Project (1997). *Nursing-sensitive Outcomes Classification (NOC).* St. Louis: Mosby

bnisindikatoren	Indikatorskala 1 2 3 4 5	Ergebnis/Entlassungsstatus[2]
nt/Pflegendes Familienmitglied beschreibt:		**Wissen: Krankheitsprozess**
ßnahmen zur Minimierung des	1 2 3 4 5	• Ausmaß der verstandenen Informationen,
nkheitsfortschritts		die über einen spezifischen Krankheitsprozess
nplikationen	1 2 3 4 5	vermittelt wurden
zeichen und Symptome von Komplikationen	1 2 3 4 5	Ergebnis erreicht:
sichtsmaßnahmen zur Vermeidung von	1 2 3 4 5	Skala: 1 2 3 4 5
nplikationen		Weiterführung nach der Entlassung
ikofaktoren	1 2 3 4 5	_____ Ja _____ Nein
ache oder beitragende Faktoren	1 2 3 4 5	Anmerkungen
nt/Pflegendes Familienmitglied beschreibt:		**Adherence-/Folgeverhalten**
ategien zur Beendigung ungesunden Verhaltens	1 2 3 4 5	• Selbstinitiierte Handlung, die unternommen
haltensstrategien zur Maximierung	1 2 3 4 5	wurde, um Wohlbefinden, Erholung und
Gesundheit		Rehabilitation zu fördern
		Ergebnis erreicht:
		Skala: 1 2 3 4 5
		Weiterführung nach der Entlassung
		_____ Ja _____ Nein
		Anmerkungen
nt/Pflegendes Familienmitglied beschreibt:		**Wissen: Gesundheitsressourcen**
twendigkeit der Nachsorge	1 2 3 4 5	• Ausmaß der verstandenen Informationen,
n für die Nachsorge	1 2 3 4 5	die über Ressourcen der Gesundheits-
nn professionelle Hilfe aufzusuchen ist	1 2 3 4 5	versorgung vermittelt wurden
e man mit dem notwendigen Dienst in Kontakt tritt	1 2 3 4 5	Ergebnis erreicht:
fügbare Ressourcen in der Gemeinde zur	1 2 3 4 5	Skala: 1 2 3 4 5
erstützung		Weiterführung nach der Entlassung:
		_____ Ja _____ Nein
		Anmerkungen

Das NOC Implementierungs-Projekt

Jane M. Brokel, RN, MSN

Das Hospiz von North Iowa hatte ein Interesse an der Bewertung von Ergebnissen der Versorgung für Patienten und Familien. Das multidisziplinäre Team identifizierte das NOC-Ergebnis für *Würdevolles Sterben* als anwendbaren Maßstab in seinem Versorgungsprozess (Abbildung B-1). Ursprünglich lag der Fokus auf der Bewertung von Ergebnissen für Patienten, die weniger als 14 Tage in der Einrichtung verweilten. Das Team glaubte, dass Patienten und Familien, die über einen kürzeren Zeitraum die Dienste des Hospizes in Anspruch nehmen, nicht das gleiche Niveau bei den Ergebnissen erreichen würden wie diejenigen, die mehr als zwei Wochen im Hospiz sind. Das Team einigte sich darauf, nur 10 der 24 vorgeschlagenen Indikatoren für *Würdevolles Sterben* zu verwenden, um das Ergebnis zu bewerten.

Die zehn ausgewählten Indikatoren finden sich am Ende dieser Beschreibung. Die fünf möglichen Ebenen der zu vergebenden empirischen Scores für jeden der zehn Indikatoren wurden mit Beschreibungen der Verhaltensweisen von Patienten und Familien operational definiert, um die Anwender bei der konsistenten Score-Vergabe für die NOC-Indikatoren zu unterstützen. Die zehn Indikatoren wurden für Patienten und Familien in den Plan zur Hospizversorgung integriert, bei denen der Eintritt des Todes innerhalb der nächsten 14 Tage zu erwarten war. Das Pflegepersonal, der Seelsorger und die Sozialarbeiter wurden durch die Hospizleitung angewiesen, einen Ausgangswert für jeden Indikator zum Zeitpunkt der Aufnahme zu bestimmen. Diese Ausgangswerte bilden den Summenscore für das NOC-Ergebnis *Würdevolles Sterben*. Zum Zeitpunkt des Todes bewertet das Pflegepersonal erneut die beobachteten Verhaltensweisen des Patienten bzw. der Familieneinheit für jeden Indikator. Die Scores für die Indikatoren werden addiert, um den gesamten NOC-Score für *Würdevolles Sterben* zu errechnen. Mit diesen Scores ist es möglich, die Veränderungen, die mit der Zeit in den Verhaltensweisen des Patienten und der Familie aufgetreten sind, basierend auf den erbrachten Dienstleistungen abzubilden. Die nächsten Schritte umfassen die Verbindung zwischen den Interventionen und den Ergebnismaßstäben.

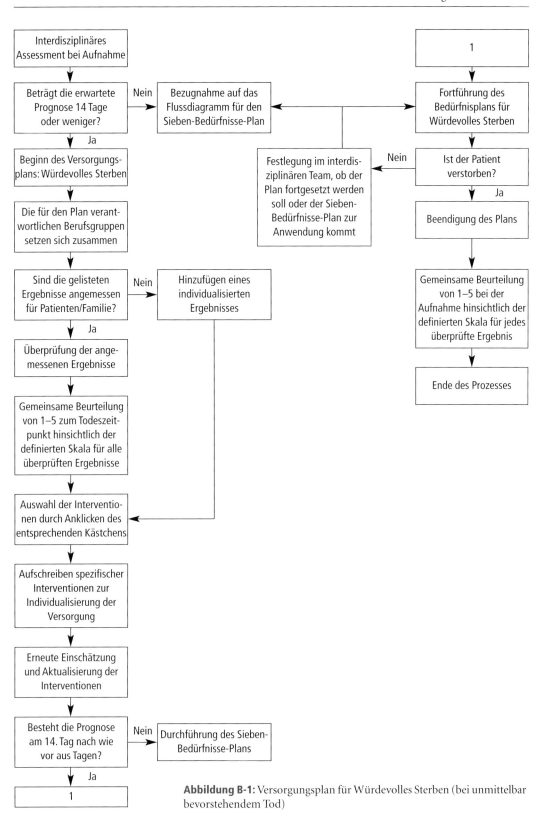

Abbildung B-1: Versorgungsplan für Würdevolles Sterben (bei unmittelbar bevorstehendem Tod)

BEDARF	ERGEBNISSE	INTERVENTIONEN
Unmittelbar bevorstehender Tod Optimierung von Zufriedenheit, Würde, Wahlmöglichkeiten, Akzeptanz und Abschluss des herannahenden Endes des Lebens	a) Drückt Symptomkontrolle aus (Übelkeit/Erbrechen, Angst, Dyspnoe, terminale Unruhe) Einweisung: 1 2 3 4 5 Tod: 1 2 3 4 5	**EINSCHÄTZUNG** Effektivität des Symptommanagements und der Maßnahmen zur Zufriedenheit Fortschreiten der Symptome Wissen/Ausmaß der verstandenen Informationen des Patienten/der Familie über den bevorstehenden Tod Coping des Patienten und der Familie
Namen der beteiligten Personen Patient/Familie	b) Drückt Schmerzlinderung aus (erwünschtes Niveau: __) Einweisung: 1 2 3 4 5 Tod: 1 2 3 4 5	Bedarf für Pastor/Kaplan/spirituellen Berater/Unterstützungsperson/Bestattungsunternehmer für den Todesfall Bedarf für einen freiwilligen Helfer Beratungsbedarf über Trauer- und Bestattungszeremonie
Arzt	c) Erscheint ruhig und still Einweisung: 1 2 3 4 5 Tod: 1 2 3 4 5	Werte und Überzeugungen Bedürfnisse in den ADL
Pflegekraft		Sicherheit
Sozialarbeiter	d) Tauscht Zuneigung mit anderen aus Einweisung: 1 2 3 4 5 Tod: 1 2 3 4 5	**ANLEITUNG** Über den sich verschlechternden Zustand Zum Konzept des Abschieds vom Leben
Seelsorger		Wege, um verbale und taktile Verbindung zu erhalten
Therapeut	e) Vervollständigt bedeutungsvolle Ziele Einweisung: 1 2 3 4 5 Tod: 1 2 3 4 5	Wege, Gefühle/Trauer auszudrücken Sicherheitsmaßnahmen_____ Orientierung zur Umgebung
Diätberater		Treffen von Verabredungen
Freiwillige Helfer	f) Kontrolliert Behandlungsentscheidungen Einweisung: 1 2 3 4 5 Tod: 1 2 3 4 5	Optionen/Wahlmöglichkeiten Anzeichen und Symptome des Todes
Praktikanten		Anleitung zum Ausdrücken des Wunsches «Ich möchte allein sein» Versorgungsplan
Hilfskräfte		Plan zur Handhabung von Symptomen
Andere	g) Beteiligt sich an Entscheidungen Einweisung: 1 2 3 4 5 Tod: 1 2 3 4 5	ADLs_____ Gebrauch von Ausstattung_____ Erreichbarkeit der Pflegekraft in Bereitschaft des Hospice of North Iowa
	h) Diskutiert spirituelle Erfahrungen Einweisung: 1 2 3 4 5 Tod: 1 2 3 4 5	**BEHANDLUNG** Emotionale Unterstützung anbieten: Da sein, Zuhören, Bestärkung
	i) Bringt Angelegenheiten in Ordnung Einweisung: 1 2 3 4 5 Tod: 1 2 3 4 5	Den Abschluss mit der Versorgungseinheit ermöglichen Angemessene religiöse und/oder kulturelle Ausdrucksformen ermöglichen Durchführen von Symptommanagement/Maßnahmen zur Zufriedenheit_____
	j) Drückt die Bereitschaft für den Tod aus Einweisung: 1 2 3 4 5 Tod: 1 2 3 4 5	Veränderung des Versorgungsniveaus: akute Krankenhausversorgung, kontinuierliche Versorgung, Teilstationäre Versorgung Die erwünschte Unterstützungsperson anrufen____ Die Normalität von Gefühlen validieren
Beginn des Plans Datum _____		Privatheit respektieren Sicherheitsmaßnahmen_____
Enddatum/Initialen _____/_____		Dem Patienten einen freiwilligen Helfer zuweisen____ Möglichkeiten für Dienste im Todesfall gegenüber_____vermitteln

Würdevolles Sterben (Terminalpflege bei unmittelbar bevorstehendem Tod)
Hospice of North Iowa

Bedarf: Optimierung von Zufriedenheit, Würde, Wahlmöglichkeiten, Akzeptanz und Abschluss des herannahenden Endes des Lebens
Ergebnisse: (1303) Würdevolles Sterben

	Indikatoren	Operationale Definitionen	Schlüssel
a	Drückt Symptomkontrolle aus (Übelkeit/Erbrechen, Angst, Dyspnoe, terminale Unruhe)	1 = 4 oder mehr Symptome vorhanden 2 = 3 Symptome vorhanden 3 = 2 Symptome vorhanden 4 = 1 Symptom vorhanden 5 = Keine Symptome	1. überhaupt nicht 2. in einem geringen Ausmaß 3. in einem mäßigen Ausmaß 4. in einem großen Ausmaß 5. in einem sehr großen Ausmaß
b	Drückt Schmerzlinderung aus	1 = Berichtet keine Veränderung bei den Schmerzen, benennt ein Schmerzniveau von 9–10 2 = Berichtet den Schmerz 1–2 Punkte niedriger, Schmerzniveau 8 oder niedriger 3 = Berichtet den Schmerz 3–4 Punkte niedriger, Schmerzniveau 6 oder niedriger 4 = Berichtet den Schmerz 5–6 Punkte niedriger, Schmerzniveau 4 oder niedriger 5 = Berichtet den Schmerz 7–10 Punkte niedriger, Schmerzniveau 2 oder niedriger	1. überhaupt nicht 2. in einem geringen Ausmaß 3. in einem mäßigen Ausmaß 4. in einem großen Ausmaß 5. in einem sehr großen Ausmaß
c	Erscheint ruhig und still	1 = Kontinuierliches Weinen, Stöhnen, Ächzen, um sich schlagen 2 = 75 % des Tages Weinen, Stöhnen, Ächzen, um sich schlagen 3 = 50 % des Tages Weinen, Stöhnen, Ächzen, um sich schlagen 4 = 25 % des Tages Weinen, Stöhnen, Ächzen, um sich schlagen 5 = ruhig, schlafend während des gesamten Tages	1. überhaupt nicht 2. in einem geringen Ausmaß 3. in einem mäßigen Ausmaß 4. in einem großen Ausmaß 5. in einem sehr großen Ausmaß
d	Tauscht Zuneigung mit anderen aus	1 = Keine Teilnahme, Alleingelassensein, Isolation von der Familieneinheit/anderen Bezugspersonen (keine Berührung, kein Halten) 2 = 1–2 Familienmitglieder oder andere Bezugspersonen drücken Zuneigung aus (Berührung, Halten, Umarmen) 3 = Ein Teil der Familie zeigt Zuneigung (Berührung, Halten, Umarmen, miteinander sprechen) 4 = Die gesamte Familieneinheit zeigt Zuneigung und Kommunikation 5 = Umfassende Unterstützung der gesamten Gemeinde (Beziehungen aus Kirche, zu Freunden, Arbeitskollegen, Nachbarn und der Familieneinheit und Kommunikation)	1. überhaupt nicht 2. in einem geringen Ausmaß 3. in einem mäßigen Ausmaß 4. in einem großen Ausmaß 5. in einem sehr großen Ausmaß

Würdevolles Sterben (Fortsetzung)

	Indikatoren	Operationale Definitionen	Schlüssel
e	Vervollständigt bedeutungsvolle Ziele	1 = Hat kein Interesse, etwas über Ziele zu wissen und/oder darauf hin zu arbeiten oder benennt unrealistische Ziele (Ablehnung) 2 = Unternimmt eingeschränkte Anstrengungen zur Identifizierung realistischer und einiger unrealistischer Ziele 3 = Identifiziert/benennt angemessene, bedeutungsvolle Ziele und bittet um Unterstützung zur Erreichung bedeutungsvoller Ziele 4 = Führt regelmäßig Aufgaben zur Vervollständigung oder Erreichung von Zielen durch 5 = Verbalisiert, Ziele vervollständigt zu haben oder erreicht Ziele, die für wichtig erachtet wurden	1. überhaupt nicht 2. in einem geringen Ausmaß 3. in einem mäßigen Ausmaß 4. in einem großen Ausmaß 5. in einem sehr großen Ausmaß
f	Kontrolliert Behandlungsentscheidungen	1 = Unfähig wegen eines Konflikts, ihre erwünschte Behandlung oder Einrichtung zu wählen (Patient – Arzt oder Patient – Familie) 2 = Offen, Optionen zur Auflösung eines Konflikts über Behandlungs- und Einrichtungsentscheidungen zu erfahren 3 = Bittet um Unterstützung zur Auflösung eines Konflikts (Ethik-Komitee) 4 = Diskutiert Alternativen und wählt Methoden zur Konfliktlösung aus 5 = Gibt Anweisungen an den Arzt und andere Fachkräfte bezüglich der Entscheidungen zur Versorgung und Einrichtung (gelöster Konflikt)	1. überhaupt nicht 2. in einem geringen Ausmaß 3. in einem mäßigen Ausmaß 4. in einem großen Ausmaß 5. in einem sehr großen Ausmaß
g	Beteiligt sich an Entscheidungen	1 = Strebt keine Beteiligung bei Entscheidungen über die Versorgung an und signalisiert keine Entwicklung von Verabredungen 2 = Bereitschaft zu lernen, wie eine Beteiligung an Entscheidungen oder die Entwicklung von Verabredungen aussehen könnte 3 = Bittet um die Beteiligung bei Entscheidungen und Verabredungen über die Versorgung 4 = Engagiert sich in Diskussionen mit dem Arzt oder anderen Fachkräften über Entscheidungen über die Versorgung 5 = Entwickelt Verabredung und drückt Wünsche hinsichtlich der Versorgung gegenüber dem Arzt und anderen Fachkräften aus	1. überhaupt nicht 2. in einem geringen Ausmaß 3. in einem mäßigen Ausmaß 4. in einem großen Ausmaß 5. in einem sehr großen Ausmaß

Würdevolles Sterben (Fortsetzung)

	Indikatoren	Operationale Definitionen	Schlüssel
h	Diskutiert spirituelle Erfahrungen	1 = Keine Diskussion, Anerkennung oder Bewusstsein und hat keine spirituellen Ressourcen 2 = Erkennt das Bewusstsein als ein spirituelles Wesen, ohne darüber diskutieren zu können, an. 3 = Bewusstsein des spirituellen Selbst und leicht integriertes Glaubenssystem mit begrenztem verbalen Ausdruck und spirituellen Praktiken, wenn darum gebeten 4 = Erkennt ein moderates, integriertes Glaubenssystem an, ist in der Lage, bis zu einem gewissen Ausmaß die Glaubens- und spirituellen Praktiken zu verbalisieren und in der Lage, Fragen über den Glauben zu stellen. 5 = Demonstriert vollständiges spirituelles Bewusstsein durch die Verbalisierung eines starken Glaubens und Wertesystems und wendet spirituelle Ressourcen als ein Mittel des Copings an	1. überhaupt nicht 2. in einem geringen Ausmaß 3. in einem mäßigen Ausmaß 4. in einem großen Ausmaß 5. in einem sehr großen Ausmaß
i	Bringt Angelegenheiten in Ordnung	1 = Unwillig oder unfähig, Angelegenheiten in Ordnung zu bringen (gesetzliche, persönliche, geschäftliche und finanzielle) 2 = Bewusst und fähig, Angelegenheiten zu identifizieren, die in Ordnung gebracht werden müssen 3 = Wird aktiv, um Angelegenheiten zu organisieren 4 = Bringt die meisten Angelegenheiten in Ordnung 5 = Bringt alle gesetzlichen, persönlichen, geschäftlichen und finanziellen Angelegenheiten in Ordnung	1. überhaupt nicht 2. in einem geringen Ausmaß 3. in einem mäßigen Ausmaß 4. in einem großen Ausmaß 5. in einem sehr großen Ausmaß
j	Drückt die Bereitschaft für den Tod aus	1 = Keine Diskussion über oder Anerkennung des unmittelbar bevorstehenden Todes (Ablehnung) 2 = Verbalisiert ambivalente Vorstellungen des Bewusstseins über den unmittelbar bevorstehenden Tod und gleichzeitig Pläne, die über den Zeitraum von einem Monat hinausgehen (Ablehnung) 3 = Verbalisiert die Akzeptanz, dass der Tod nah ist, ist aber unfähig, sich von bedeutsamen Beziehungen zu lösen, um mit dem Leben abzuschließen 4 = Verbalisiert die Akzeptanz, dass der Tod nah ist und hat mit sich selbst, mit anderen oder Gott angemessen abgeschlossen 5 = Verbalisiert die Akzeptanz des Todes Wochen bis Monate vor dem Tod und stellt nun Fragen, warum es so lange dauert	1. überhaupt nicht 2. in einem geringen Ausmaß 3. in einem mäßigen Ausmaß 4. in einem großen Ausmaß 5. in einem sehr großen Ausmaß

Implementierung der pflegebezogenen Ergebnisklassifikation

Jane A. Timm, RN, MSN, Leann Scroggins, RN, MS, CRRN
Ruth Larsen, RN, BSN, Julia Behrenbeck, RN, MPH, MS
Linda Griebenow, RN, MSN

Die Implementierung der pflegebezogenen Ergebnisklassifikation (NOC) im Mayo Medical Center stand in Übereinstimmung mit unserem Ziel, standardisierte Pflegesprachen in der elektronischen, medizinischen Akte in dieser Einrichtung zu verwenden. Eine frühere Initiative umfasste die Entwicklung von Leitlinien zur Patientenversorgung unter Anwendung der North American Nursing Diagnosis Association (NANDA) und der Pflegeinterventionsklassifikation (NIC) für die manuelle Dokumentation (und letztlich der elektronischen, medizinischen Akte).

Die NOC im klinischen Informationssystem

Das ursprüngliche Ziel der NOC-Implementierung war die Abbildung der Bezeichnungen, Indikatoren und Bewertungsskalen im klinischen Informationssystem (CIS), das in ausgewählten Inneren/Chirurgischen und Intensivabteilungen verwendet wurde. Dies wurde erfolgreich durch die Anwendung eines Flußdiagramm-Formats im CIS erreicht. Hinweise und Anweisungen für die CIS-Konfiguration wurden durch Pflegefachkräfte von den Abteilungen sowie Clinical Nurse Specialists und Informatics Nurse Specialists gegeben. Die NOC-Bezeichnungen und Indikatoren wurden mit anderen Dokumentation in das CIS integriert. Dazu gehörten pflegerische Assessments, die NANDA-Pflegediagnosen und Pflegeinterventionen. Die Informationen wurden im Flussdiagramm anhand allgemeiner Kategorien, die konsistent in der gesamten Dokumentation in diesem Bereich verwendet wurden, organisiert.

Die Ausbildung zur Implementierung des CIS enthielt eine Übersicht über die Bedeutung standardisierter Pflegesprache und Pflegeklassifikationen für die Praxis der Pflege. Eine abteilungsbasierte Weiterführung erwies sich als wichtig für die Untermauerung der Inhalte der Ausbildung zum Gebrauch der NOC und um Einsichten in die Anwendung in diesem Bereich zu bekommen. Die Weiterführung geschah durch CIS-Nutzergruppentreffen, Abteilungsversammlungen und Mitteilungsblätter. Einige Informationen wurden der gesamten Abteilung durch Mitteilungsblätter und regelmäßige Aktualisierungen für entsprechende Gruppen präsentiert.

Die NOC in Leitlinien zur Patientenversorgung

Es wurde die Entscheidung getroffen, die NOC auf andere Patientenabteilungen, unabhängig von der Einführung des CIS, auszudehnen. Dies wurde erreicht, indem die NOC-Bezeichnungen und Indikatoren mit der NANDA und NIC in den Leitlinien zur Patientenversorgung verbunden wurden. Dadurch konnte sich das Pflegepersonal mit der NOC-Terminologie vertraut machen, weil ihnen das Format der Leitlinien zur Patientenversorgung bereits vertraut war. Die Leitlinien zur Patientenversorgung werden als Bezugspunkt bei der Planung und Dokumentation für die manuelle genauso wie die computerisierte Dokumentation genutzt (Abb. B-2).

Ein Komitee der Abteilung behält den Überblick über die Entwicklung von Leitlinien zur Patientenversorgung durch die Verwendung von Werken wie z. B.: *Nursing Diagnoses: Definitions & Classification* (1997–1998); *Nursing Outcomes Classification (NOC)* von Marion Johnson und Meridean Maas, 1997; und *Nursing Interventions Classification (NIC)*, 2. Auflage von Joanne C. McCloskey und Gloria M. Bulechek, 1996.

Das Komitee setzt sich aus Experten aus allen klinischen Fachabteilungen zusammen. Die Komiteemitglieder überprüfen die Ergebnisse und Indikatoren auf ihre Angemessenheit in Beziehung zur Akutversorgung. Diese Überprüfung schließt Ergebnisse mit ein, die für die nachfolgende Versorgungsform angemessen sein könnten. Ein Nursing Practice Data Forum mit Vertretern aus verschiedenen Abteilungskomitees hat ebenfalls als Forum zur Überprüfung und Diskussion der Implementierung der NOC in die Leitlinien zur Patientenversorgung fungiert.

Mit der Ausdehnung der NOC auf alle Abteilungen der Patientenversorgung wurden weitere Maßnahmen zur Mitarbeiterfortbildung durchgeführt. Aktualisierte Informationen wurden in einem Dokumentations-Bulletin abgedruckt, das an alle Abteilungen verteilt wird. Präsentationen zur NOC wurden vor dem Departmental Nursing Practice Committee und dem Nursing Informatics Committee durchgeführt. Ein Informationsposter zu den Leitlinien zur Patientenversorgung wurde beim jährlichen Nurses' Fair Poster Display für alle Pflegekräfte des Mayo Centers präsentiert.

Hauptmenü	Handlungen	Ansicht	23.00 Uhr	Drucken 25.08.1997 07.00 Uhr	15.00 Uhr	23.00 Uhr	Versorgungsplan 26.08.1997 07.00 Uhr	15.00 Uhr
	Datum							
	Zeitpunkt der Dokumentation (alle 8 Stunden)							
Übersicht	Diagnosen	Diagnose: Schmerz			Festgestellt			
		Diagnose: Hautschädigung			Festgestellt			
Assessment		Diagnose: Gefahr einer Hautschädigung			Festgestellt			
		Diagnose: Gefahr einer peripheren neurovaskulären Störung			Festgestellt			
Ernährung		Diagnose: Beeinträchtigte körperliche Mobilität			Festgestellt			
Flüssigkeit		Diagnose: Verändertes Gesundheitsverhalten			Festgestellt			
Ausscheidung Mengen	Diagnose 1 Ergebnis 1	Diagnose: Schmerz Ergebnis: Schmerzkontrolle			Festgestellt		Konsistent demonstriert	
Schmerzen	Ergebnisindikatoren	Erkennt den Beginn des Schmerzes Wendet nicht-analgetische Erleichterungsmaßnahmen an					Konsistent demonstriert Konsistent demonstriert	
Gewebeintegrität		Wendet Analgetika angemessen an Berichtet über kontrollierten Schmerz					Konsistent demonstriert Konsistent demonstriert	
Atmung	Basis	Schmerzeinschätzung		Nicht durchgeführt			Nicht durchgeführt	
Gewebedurchblutung	Diagnose 2 Ergebnis 2	Diagnose: Gefahr einer peripheren neurovaskulären Störung Ergebnis: Gewebedurchblutung: Periphere			Festgestellt		Keine Komplikationen	
Wahrnehmung	Ergebnisindikatoren	Schnelle Wiederauffüllung der Kapillaren Periphere Ödeme nicht vorhanden					Konsistent demonstriert Häufig demonstriert	
Angst Coping		Starke distale periphere Pulse Symmetrische distale periphere Pulsschläge					Konsistent demonstriert Konsistent demonstriert	
Aktivität Mobilität	Basis	Einschätzung des Körperempfindens Einschätzung der Durchblutung		Durchgeführt			Konsistent demonstriert Konsistent demonstriert Durchgeführt	
Sicherheit								
Häusliche Versorgung 1								
Häusliche Versorgung 2								

Abbildung B-2: Ausschnitt aus dem Flussdiagramm des klinischen Informationssystems (CIS)

Leitlinie G-10.4 zur Patientenversorgung
Rollenbelastung pflegender Angehöriger

Definition
Die durch eine/n pflegende/n Angehörige/n wahrgenommene Schwierigkeit, die Rolle als pflegendes Familienmitglied auszufüllen.

Definierende Charakteristiken*
Angehörige berichten, dass sie nicht über genügend Ressourcen verfügen, um die notwendige Versorgung zu leisten; sie finden es schwierig, spezifische Pflegetätigkeiten durchzuführen; sie machen sich Sorgen um Dinge wie den gesundheitlichen und emotionalen Zustand des Pflegebedürftigen, dass sie den Pflegebedürftigen in eine stationäre Einrichtung bringen müssen und wer den Pflegebedürftigen versorgt, wenn den Angehörigen selbst etwas passiert; sie fühlen, dass die Pflege sich nicht mit anderen Rollen in ihrem Leben verträgt; sie fühlen einen Verlust, weil der Pflegebedürftige wie eine andere Person gegenüber der Zeit vor Eintritt der Pflegebedürftigkeit erscheint oder, wenn es sich um ein Kind handelt, dass der Pflegebedürftige niemals das Kind war, dass der Angehörige erwartet hat; sie fühlen Stress und Nervosität in ihrer Beziehung zum Pflegebedürftigen; sie fühlen sich depressiv.

Weitere Faktoren
Pathophysiologisch/physiologisch: Schwere der Krankheit des Pflegebedürftigen; Sucht oder Co-Abhängigkeit; Frühgeburt/angeborene Missbildungen; Entlassung eines Familienmitglieds mit erheblichem häuslichen Pflegeaufwand; Beeinträchtigung der Gesundheit des Angehörigen; unvorhersehbarer Verlauf der Krankheit oder Instabilität des Gesundheitszustands des Pflegebedürftigen; die Angehörige ist weiblich.

Entwicklungsbedingt: Der Angehörige ist aufgrund seiner eigenen Entwicklung nicht reif für die Rolle als pflegender Angehöriger (z. B. junger Erwachsener, der für ein Elternteil sorgen soll); entwicklungsbedingte Verzögerung oder Retardierung des Pflegebedürftigen oder Angehörigen.

Psychosozial: Psychologische oder kognitive Probleme beim Pflegebedürftigen; geringe Anpassungsfähigkeit oder Dysfunktion der Familie vor der Pflegesituation; geringe Copingfähigkeit des pflegenden Angehörigen; schlechte Beziehung zwischen dem Pflegebedürftigen und dem Angehörigen; der Angehörige ist ein Ehepartner; der Pflegebedürftige zeigt abweichendes, bizarres Verhalten.

Situativ: Vorhandensein von Missbrauch und Gewalt; Vorhandensein situativer Stressfaktoren, die sich normalerweise auf die Familie auswirken, wie z. B. bedeutsamer Verlust, Krise, Armut, ökonomische Schwierigkeiten, große Lebensereignisse (z. B. Geburt, Hospitalisierung, von zu Hause wegziehen, nach Hause zurückkehren, Heirat, Scheidung, Aufnahme einer Arbeit, Tod); Dauer der erforderlichen Pflege; inadäquate physische Umgebung für die Pflege (z. B. Wohnverhältnisse, Transportmöglichkeiten, Dienste in der Gemeinde, Ausstattung; Isolation des pflegenden Familienmitglieds);

---

* 80% aller pflegenden Angehörigen berichten ein oder mehrere dieser definierenden Charakteristiken

Mangel an teilstationären Angeboten und Erholungsphasen für Angehörige; Unerfahrenheit mit der Pflege; widersprüchliche Rollenerwartungen bei den Angehörigen; Komplexität/Menge der Pflegeaufgaben.

Pflegeergebnisse

- Belastungsfaktoren der/des pflegenden Angehörigen

- Wohlbefinden der/des pflegenden Angehörigen

Pflegeinterventionen

- Unterstützung der/des pflegenden Angehörigen

- Überweisung an eine Institution

Pflegeergebnisse
Einige oder alle können abhängig vom pflegerischen Assessment angemessene Ergebnismaßstäbe sein.

- **Belastungsfaktoren der/des pflegenden Angehörigen**
  Definition: Ausmaß an biopsychosozialem Druck auf eine/n pflegende/n Angehörige/n, der/die für ein Familienmitglied oder eine nahestehende Bezugsperson über eine ausgedehnte Zeitspanne sorgt

Belastungsfaktoren der/des pflegenden Angehörigen	Ausgedehnt 1	Weitgehend 2	Mäßig 3	Begrenzt 4	Keine 5
Indikatoren:					
Berichtete Belastungsfaktoren durch die Pflege	1	2	3	4	5
Physische Begrenzungen für die Pflege	1	2	3	4	5
Psychische Begrenzungen für die Pflege	1	2	3	4	5
Kognitive Begrenzungen für die Pflege	1	2	3	4	5
Beeinträchtigung der normalen Rollenausübung	1	2	3	4	5
Beeinträchtigung sozialer Interaktionen	1	2	3	4	5
Wahrgenommener Mangel an sozialer Unterstützung	1	2	3	4	5
Wahrgenommener Mangel an Unterstützung durch das Gesundheitswesen	1	2	3	4	5
Mangel an normalen ablenkenden Aktivitäten	1	2	3	4	5
Beeinträchtigung der normalen Erwerbsarbeit	1	2	3	4	5
Schwere der Krankheit des Pflegebedürftigen	1	2	3	4	5
Menge der erforderlichen Pflege oder Aufsicht	1	2	3	4	5
Beeinträchtigung der Beziehung zwischen Pflegeperson und Pflegebedürftigen	1	2	3	4	5

Erläuterung: 5 = am meisten erwünschter Zustand des Patienten, 1 = am wenigsten erwünschter Zustand des Patienten

- **Wohlbefinden der/des pflegenden Angehörigen**

  Definition: Zufriedenheit der/des pflegenden Angehörigen mit der Gesundheit und den Lebensumständen

Wohlbefinden der/des pflegenden Angehörigen	Extrem gefährdet 1	Weitgehend gefährdet 2	Mäßig gefährdet 3	Leicht gefährdet 4	Nicht gefährdet 5
Indikatoren:					
Zufriedenheit mit der physischen Gesundheit	1	2	3	4	5
Zufriedenheit mit der emotionalen Gesundheit	1	2	3	4	5
Zufriedenheit mit dem Lebensstil	1	2	3	4	5
Zufriedenheit mit der Ausübung der normalen Rollen	1	2	3	4	5
Zufriedenheit mit der sozialen Unterstützung	1	2	3	4	5
Zufriedenheit mit der instrumentellen Unterstützung	1	2	3	4	5
Zufriedenheit mit der professionellen Unterstützung	1	2	3	4	5
Zufriedenheit mit den sozialen Beziehungen	1	2	3	4	5
Zufriedenheit mit der pflegenden Rolle	1	2	3	4	5

Erläuterung: 5 = am meisten erwünschter Zustand des Patienten, 1 = am wenigsten erwünschter Zustand des Patienten

Pflegeinterventionen/Aktivitäten

1. Unterstützung der/des pflegenden Angehörigen

Definition: Bereitstellung der notwendigen Information, Anwaltschaft und Unterstützung, um die primäre Versorgung durch eine Nicht-Fachkraft zu ermöglichen.

Aktivitäten:

- Bestimmung des Wissensstandes der/des pflegenden Angehörigen

- Bestimmung der Akzeptanz der Rolle der/des pflegenden Angehörigen

- Akzeptanz von Ausdrücken negativer Emotionen

- Feststellung von Stärken und Schwächen zusammen mit dem/der pflegenden Angehörigen

- Anerkennung der Abhängigkeit des Patienten von pflegenden Angehörigen, soweit angemessen

- Ermutigung der/des pflegenden Angehörigen, die Verantwortung zu übernehmen, soweit angemessen

- Ermutigung der Akzeptanz der gegenseitigen Abhängigkeit der Familienmitglieder

- Beobachtung von Interaktionsproblemen der Familie bezogen auf die Pflege des Patienten

- Bereitstellung von Informationen über den Zustand des Patienten in Übereinstimmung mit den Wünschen des Patienten

- Anleitung der/des pflegenden Angehörigen hinsichtlich der Therapie in Übereinstimmung mit den Wünschen des Patienten

- Bereitstellung einer gesundheitlichen Nachsorge zur Unterstützung der/des pflegenden Angehörigen durch Telefonanrufe und/oder einen ambulanten Pflegedienst

- Beobachtung von Stressindikatoren

- Anleitung der/des pflegenden Angehörigen in Stressmanagementtechniken

- Edukation der/des pflegenden Angehörigen über den Trauerprozess

- Unterstützung der/des pflegenden Angehörigen im Trauerprozess

- Ermutigung der/des pflegenden Angehörigen zur Teilnahme an Unterstützungsgruppen

- Anleitung der/des pflegenden Angehörigen in Strategien zur Gesunderhaltung, um die eigene physische und psychische Gesundheit zu erhalten

- Förderung der sozialen Netzwerkbildung der/des pflegenden Angehörigen

- Identifikation von Angeboten zur teilstationären Versorgung

- Information der/des pflegenden Angehörigen über Gesundheitsdienste und gesundheitliche Ressourcen in der Gemeinde

- Anleitung der/des pflegenden Angehörigen in Strategien des Zugangs zu gemeindlichen und gesundheitlichen Ressourcen

- Handeln anstelle der/des pflegenden Angehörigen, wenn eine Überlastung offensichtlich wird

2. Überweisung an eine Institution

Definition: Arrangieren von Diensten durch einen anderen Anbieter gesundheitlicher Dienstleistungen

Aktivitäten:

- Durchführung einer laufenden Beobachtung, um den Bedarf für eine Überweisung zu bestimmen

- Identifikation der Präferenzen des Patienten/der Familie/der Bezugspersonen für eine Institution

- Identifikation der Empfehlungen des Anbieters für eine Überweisung, soweit angemessen

- Identifikation der erforderlichen pflegerischen/gesundheitlichen Versorgung

- Bestimmung, ob eine angemessene Versorgung in der Häuslichkeit/in der Gemeinde verfügbar ist

- Bestimmung ob rehabilitative Dienste für die häusliche Versorgung verfügbar sind

- Evaluation der Stärken und Schwächen der Familie/Bezugspersonen hinsichtlich der Verantwortlichkeit für die Versorgung

- Bestimmung der angemessenen Ausstattung mit Hilfsmitteln nach der Entlassung, soweit notwendig

- Bestimmung der finanziellen Ressourcen des Patienten zur Bezahlung eines anderen Dienstes

- Arrangieren angemessener Dienste zur häuslichen Versorgung soweit notwendig

- Ermutigung zu einer Situationseinschätzung durch die übernehmende Institution/den übernehmenden Dienst, soweit angemessen

- Kontaktaufnahme zu einem angemessenen Anbieter

- Vervollständigung eines angemessenen Überweisungsschreibens

- Arrangieren des Transports

- Diskussion des Versorgungsplans für den Patienten mit dem übernehmenden Dienst

Ressourcen

- Sozialdienst

- Kaplan

Department of Nursing Standards of Patient Care I, II, III, IV, V, VI
Department of Nursing Standards of Clinical Nursing Practice; Standards of Care: I, II, III, IV, V, VI
Department of Nursing Standards of Clinical Nursing Practice; Standards of Professional Performance: V, VI, VIII

Querverweise
Ineffektives Copingverhalten der Familie: gefährdet,
Leitlinie zur Patientenversorgung G-4.3
Angst, Leitlinie zur Patientenversorgung G-4.1
Veränderter Gesundheitszustand, Leitlinien zur Patientenversorgung G-10.1

Literatur

North American Nursing Diagnosis Association (1996). *NANDA nursing diagnoses: Definitions and classification 1997–1998*. Philadelphia: The Association.
McCloskey, J. C., Bulechek, G. M. (Eds.) (1997). *Nursing interventions classification (NIC)*. St. Louis: Mosby.
Johnson, M., Maas, M. (Eds.) (1997). *Nursing outcomes classification (NOC)*. St. Louis: Mosby.

Alphabetischer Index

Belastung pflegender Angehöriger
Unterstützung pflegender Angehöriger

Erstellt/überarbeitet von: Patient Care Guideline Committee; Leann Scroggins, RN, Committee Coordinator
Anwendergruppe: Shayna Johnson, RN; Natalie Atkins, RN; Jane Timm, RN
Genehmigt von: Leann Scroggins, RN

Fertiggestellt: Februar 1998	Überarbeitet: Oktober 2000

Empfänger des *Magnet Hospital Recognition Award* zur Demonstration von Exzellenz in der Pflege (1997–2001)

Integration von NANDA, NIC und NOC in Versorgungspläne für die akute Erwachsenenpsychiatrie

Cel Jennewein, MS, RN, CS

Eine fokussierte, effiziente und effektive Planung der Versorgung ist aufgrund von hoher Versorgungsintensität, verkürzten Verweildauern und knapper werdenden Ressourcen notwendig geworden. Dieses Projekt war eine Zusammenarbeit des Personals der akuten psychiatrischen Abteilung mit der Absicht, die Sprache zu standardisieren, evidenzbasierte Interventionen einzuführen und Ergebnisse und Interventionen in der Patientenversorgung anhand einer Falltypisierung zu bewerten.

Standardisierte Sprache

Die North American Nursing Diagnosis Association (NANDA), die Pflegeinterventionsklassifikation (NIC) und die Pflegeergebnisklassifikation (NOC) bieten eine standardisierte und evidenzbasierte Sprache und einen logischen Fortschritt von der Diagnose über die Interventionen zu den Ergebnissen (und stellen deshalb einen Versorgungsplan dar).

Interdisziplinär und kooperativ

Die Implementierung von Versorgungsplänen begann mit der Konsensbildung zur Anwendung der NANDA-, NIC- und NOC-Sprachen. Die beteiligten Gruppen, deren Unterstützung dabei notwendig war, umfassten die Advanced Practice Nurse Group, das Nursing Practice Board, die Mitarbeiter der Adjunctive Therapy, das Behavioral Health Leadership Team, das Behavioral Health Professional Practice Council und die Mitarbeiter der psychiatrischen und inneren Abteilung. Die Inhalte wurden durch die Clinical Nurse Specialist integriert, die eng mit dem Personal während der Entwicklung, Implementierung und kontinuierlichen Evaluation der Pläne zusammenarbeitete.

Evidenzbasiert

Es wurden für sechs Falltypisierungen (die häufigsten Entlassungsdiagnosen) Versorgungspläne mittels der NANDA, NIC und NOC entwickelt. «Interventionskarten» mit allen aufgelisteten NIC-Interventionen der Versorgungspläne wurden an alle Pflegefachkräfte verteilt. Dazu wurde eine Handreichung mit weiteren Ressourcen, in dem die Inhalte detailliert aufgeführt waren, an alle Abteilungen verteilt.

Bewertung

Die Bewertung der gebräuchlichen Interventionen mittels Falltypisierung und Ergebnisindikatornorm zum Zeitpunkt der Aufnahme und Entlassung befindet sich derzeit in der Entwicklung.

Durch diese Initiative wurden Ressourcen für das Personal frei, um evidenzbasierte Versorgungspläne mit einer konsistenten Terminologie zu entwickeln. Die konsistente Anwendung von Begriffen wird auch dabei hilfreich sein, die Effektivität und Effizienz der psychiatrischen Patientenversorgung zu definieren und zu klären.

ABBOTT NORTHWESTERN HOSPITAL
Sister Kenny Institute
ALLINA HEALTH SYSTEM
Datum

Datum_____   Versicherung_____
Krankenhaustag _____   Vorsichtsmaßnahmen _____
                                  Sturzrisiko_____

Versorgungsplan: Depression
Pflegediagnose:
Psychomotorische Retardierung bezogen auf: Nachgewiesen durch:
(Zutreffendes ankreuzen)   (Zutreffendes ankreuzen)
❏ Unaufgelöste Trauer   ❏ schlechte/s Hygiene/äußeres
❏ Situative Depression   Erscheinungsbild
❏ Idiopathische Depression   ❏ Gewichtsverlust
❏ Inadäquater Medikations-/Therapieplan   ❏ Abstumpfungseffekt
❏ Andere   ❏ Übermäßiger Schlaf
                                                ❏ Soziale Isolation
                                                ❏ schlechte Urteilsfähigkeit

Pflegeintervention: (Kreuzen Sie die durchgeführten Interventionen an)

	Tag	Nacht
4410 Gemeinsame Zielsetzung	❏	❏
1800 Unterstützung der Selbstversorgung	❏	❏
4720 Kognitive Stimulation	❏	❏
Andere	❏	❏

Häufigkeitsüberprüfung: _____ alle 15 Min. _____ alle 30 Min.   für_____

Unterschrift_____(Tag)_____(Nacht)

Pflegeevaluation: beschreibt spezifische Aktivitäten mittels Interventionen und anschließender Reaktion des Patienten; Anleitung des Patienten und anschließender Reaktion

Tag

Nacht

Dokumentation der Fortschritte

Dokumentation der Fortschritte

Pflegeergebnis: **Psychomotorische Antriebskraft** – Fähigkeit der Aufrechterhaltung der ADL, Ernährung und persönlichen Sicherheit

Psychomotorische Antriebskraft	Niemals demonstriert 1	Selten demonstriert 2	Manchmal demonstriert 3	Oft demonstriert 4	Konsistent demonstriert 5
Indikatoren	Demonstriert (Eintrag des Skalenwerts) Tag	Nacht	Unterstützende Dokumentation bei Abweichungen von der vorhergehenden Schicht		
Zeigt angemessene Gefühlsregung					
Zeigt Konzentrationsfähigkeit					
Zeigt angemessene Pflege der äußeren Erscheinung und der Hygiene					
Zeigt normalen Appetit					
Befolgt Medikation und Behandlungsplan					
Zeigt Interesse am Umfeld					
Abwesenheit suizidaler Ideen					
Zeigt angemessenes Energieniveau					
Zeigt die Fähigkeit zur Erfüllung täglicher Aufgaben					
Andere (Spezifizieren)					

Unterschrift _____   _____

_____   _____

Interventionen   Verhalten/Reaktionen des Patienten auf die Intervention

ABBOTT NORTHWESTERN HOSPITAL
Sister Kenny Institute
ALLINA HEALTH SYSTEM
Datum

Datum_____   Versicherung_____

Krankenhaustag _____   Vorsichtsmaßnahmen _____

                                                         Sturzrisiko_____

Versorgungsplan: Selbstverletzung – Ein Zustand, in dem ein Mensch dem
Risiko ausgesetzt ist, eine Handlung gegen sich selbst durchzuführen, durch die er
sich verletzt, aber nicht tötet und die eine Gewebeschädigung und eine Spannungs-
auflösung nach sich zieht.

Pflegediagnose:

Risiko für Selbstverletzung bezogen auf: Nachgewiesen durch:
(Zutreffendes ankreuzen)   (Zutreffendes ankreuzen)

❏ Borderline Persönlichkeitsstörung   ❏ Unfähigkeit zum Coping
❏ Psychose   ❏ Gefühle von Depression, Zurück-
❏ Vorgeschichte zu Selbstverletzungen   weisung, Selbsthass, Separation,
❏ Vorgeschichte zu Missbrauch   Angst, Schuld, Depersonalisation
                                                                        (machen Sie einen Kreis um jedes
                                                                        zutreffende Gefühl)
                                                                    ❏ wechselnde Emotionen
                                                                    ❏ Halluzinationen
                                                                    ❏ Bedarf an sensorischer
                                                                        Stimulation

Pflegeintervention: (Kreuzen Sie die durchgeführten Interventionen an)

                                                                        Tag Nacht

4354 Verhaltensmanagement: Selbstverletzung   ❏   ❏
4410 Gemeinsame Zielsetzung   ❏   ❏
Andere   ❏   ❏
Protokoll über gefährliches Verhalten   ❏   ❏

Häufigkeitsüberprüfung: _____ alle 15 Min. _____ alle 30 Min.   für_____

Unterschrift_____(Tag)_____(Nacht)

Pflegeevaluation: beschreibt spezifische Aktivitäten mittels Interventionen und anschließender
Reaktion des Patienten; Anleitung des Patienten und anschließender Reaktion

Tag

Nacht

Dokumentation der Fortschritte

Pflegeergebnis: **Einschränkung von Selbstverletzung** – Fähigkeit, eine beabsichtigte selbst zugefügte Verletzung (nicht tödlich) zu unterlassen

Einschränkung von Selbstverletzung	Niemals demonstriert 1	Selten demonstriert 2	Manchmal demonstriert 3	Oft demonstriert 4	Konsistent demonstriert 5

Indikatoren	Demonstriert (Eintrag des Skalenwerts)		Unterstützende Dokumentation bei Abweichungen von der vorhergehenden Schicht
	Tag	Nacht	
Unterlässt es, der Selbstverletzung Bedeutung zu geben			
Sucht nach Hilfe wenn er/sie den Drang fühlt, sich selbst zu verletzen			
Hält die Vereinbarung ein, sich nicht selbst zu schädigen			
Verletzt sich nicht selbst			
Andere (Spezifizieren)			

Unterschrift _____   _____

_____   _____

Überprüfung der Patientenziele von gestern:

Überprüfung der Ziele/Handlungen für heute:

Patientenziele/Handlungen für heute:

Fokus der Edukation/Schulung von Fähigkeiten für heute:

Eingesetzte Interventionen/Bewertung:

Individueller Gesundheitsversorgungsplan zur Medikation für Schüler mit Aufmerksamkeitsstörungen (mit oder ohne Hyperaktivität)

Lois Pavelka, MSN, RN

Ein Pflegefachkraft für die Schule hat in Zusammenarbeit mit Lehrerkollegium, Eltern und Schülern einen individuellen Gesundheitsversorgungsplan, d. h. einen geschriebenen, vorgeplanten und laufenden Plan der Versorgung für Schüler, die spezielle Gesundheitsdienste benötigen, entwickelt, der wenigstens einmal jährlich aktualisiert werden sollte. Für alle Schüler in Iowa, die irgendeine spezielle gesundheitliche Dienstleistung benötigen oder bei denen es Probleme bezüglich der Gesundheit/Sicherheit gibt, die mit dem Lernen kollidieren, ist per Gesetz (the Code of Iowa) ein individueller Gesundheitsversorgungsplan erforderlich.

Der folgende übergreifende individuelle Gesundheitsversorgungsplan kann für die meisten Schüler mit einer Aufmerksamkeitsstörung mit oder ohne Hyperaktivität verwendet werden. Die freigelassenen Stellen werden bei einem Treffen des Lehrerkollegiums zu Beginn des Schuljahres ausgefüllt. Bei diesem Treffen werden auch die Termine für die Überprüfung festgelegt. Individuelle Gesundheitsversorgungspläne für andere medizinische Diagnosen, wie z. B. zerebrale Kinderlähmung, Down-Syndrom, Spina bifida und Diabetes machen eine Individualisierung für jeden Schüler erforderlich.

Die **Aufmerksamkeitsstörung (mit oder ohne Hyperaktivität)** ist eine Lernschwäche, bei der sich beim Schüler eine geringe Kontrolle von Trieben manifestiert, der Schüler nur kurze Phasen von Aufmerksamkeit zeigt, sehr aktiv ist und die kleinen Muskeln nur unzureichend kontrollieren kann. Die Diagnosestellung ist schwer und basiert auf der individuellen Geschichte sowie auf der psychologischen und neurologischen Evaluation. Es gibt keinen spezifischen medizinischen Test für die Diagnose Aufmerksamkeitsstörung mit Hyperaktivität. Die Symptome können in der frühen Kindheit festgestellt werden, es kann aber auch sein, dass sie erst auftreten, wenn der Schüler im Schulalter ist, still sitzen muss und sich auf Lernaufgaben konzentrieren soll.

Die Behandlung besteht aus Verhaltensmanagement, Kontrolle der Umgebung und in einigen Fällen medikamentöser Therapie. Medikamente werden üblicherweise nur dann verschrieben, wenn Versuche zur Veränderung der Umgebung oder des Verhaltens keine Verhaltensänderung hervorgebracht haben. Die Medikamentengabe scheint die Ablenkung und Impulsivität bei einigen Kindern zu reduzieren und die Aufmerksamkeitsphasen zu verbessern, aber sie verbessert nicht die Lernfähigkeit. Trotzdem kann sie effektiv sein, um kurze kontrollierte Phasen hervorzurufen, in denen sich das Kind konzentrieren kann. Die Medikation wird manchmal über das Wochenende oder den Sommer, wenn der Schüler sich nicht in der Schule aufhält, unterbrochen.

Pflegediagnose: Beeinträchtigte Denkprozesse (NANDA 8.3) bezogen auf eine verkürzte Aufmerksamkeitsphase und Lernschwäche

Intervention(en):

Medikamentenverabreichung: Oral 2304 (NIC)

1) Das Personal der Schule wird trainiert, bevor es Medikamente verabreicht und _____ sind die Verantwortlichen des Personals der Schule für die Verabreichung der Medikation.

2) _____

3) Befragung des Schülers zur Identifikation ihrer/seiner Medikation nach Aussehen.

4) Durchführung der Mundkontrolle nach der Ausgabe der Medikation, soweit angemessen.

5) Bei einer ausgelassenen oder eine Stunde später als geplant verabreichten Medikation: Kontaktaufnahme zu den Eltern oder einer Pflegefachkraft für die Schule, um Anpassungen der Medikation vorzunehmen.

6) Beobachtung des Schülers auf Nebeneffekte.

- Die Nebeneffekte von Ritalin (Methylphenidat) / Dexedrine (Dextroamphetamine) können sein: **Appetitverlust, verschwommene Sicht, Schlaflosigkeit, Wachstumsretardierung.** In seltenen Fällen kann Ritalin das Tourette Syndrom auslösen. Die folgenden Symptome müssen sofort weitergegeben werden: **Muskelzuckungen** (Tics; schnelle, wiederholte Bewegungen wie z. B. der Augenlider, Ganzkörperbewegungen, Schulterzucken, Kopfdrehen, Gesichtszuckungen oder andere Bewegungen); **Sprachauffälligkeiten** (Tics; Schniefen, kräftiges Husten, verbale Ausbrüche, Grunzen, «Verrücktspielen», Kreischen, Husten, Wortwiederholungen oder Stottern). **Wenn eines der o. g. Symptome auftritt, müssen die Eltern und der Arzt unverzüglich verständigt werden.**

7) Größe und Gewicht des Schülers werden im September, Dezember und April gemessen und dokumentiert.

8) Die Medikamente müssen in der korrekten, aktuellen und gekennzeichneten Flasche aus der Apotheke aufbewahrt sein.

9) Alle Medikamente werden in einem geschlossenen Schrank aufbewahrt.

10) Die Medikamente werden gezählt, wenn sie den Eltern ausgehändigt oder von den Eltern zurückgebracht werden.

11) Die Eltern oder eine berechtigte, erwachsene Person müssen die Medikamente in die Schule bringen.

Dokumentation 9720 (NIC)

1) Alle gegebenen Medikamente werden täglich in das Medikationsbuch geschrieben. Die Medikationsbücher werden am Ende des Schuljahrs in der Schulakte des Schülers aufbewahrt.

2) Zu dem Medikationsbuch gehört eine Stellungnahme des Arztes und der Eltern mit dem Namen des Medikaments, der Stärke, Dosierung und Einnahmezeit.

Ergebnis(se):

Wissen: Medikation 1808 (NOC)

1. Beschreibung der korrekten Verabreichung des Medikaments (Personal)

Keine (1)　begrenzt (2)　mäßig (3)　weitgehend (4)　umfassend (5)

Datum:

2. Beschreibung des Aussehens des Medikaments (Schüler)

Keine (1)　begrenzt (2)　mäßig (3)　weitgehend (4)　umfassend (5)

Datum:

3. Beschreibung der Nebenwirkungen des Medikaments (Eltern, Personal und Schüler, wenn angemessen)

Keine (1)　begrenzt (2)　mäßig (3)　weitgehend (4)　umfassend (5)

Datum:

4. Beschreibung einer korrekten Lagerung des Medikaments

Keine (1)　begrenzt (2)　mäßig (3)　weitgehend (4)　umfassend (5)

Datum:

Geplante Daten zur Überprüfung:

1) __Ja __Nein　2) __Ja __Nein　3) __Ja __Nein　4) __Ja __Nein　5) __Ja __Nein

Ich habe diesen Plan zur Gesundheitsversorgung in der Schule gelesen und bestätige ihn:

_____　_____
Unterschrift der Eltern　Datum

_____　_____
Unterschrift der Pflegefachkraft　Datum

Integration von Pflegediagnosen, Pflegeinterventionen und Pflegeergebnissen in der Praxis des Public Health Nursing

Kathleen M. Parris, RN, MSN

Die seit 20 Jahren praktizierte Form der Dokumentation der Aktivitäten des Public Health Field Nursing (PHFN) in Orange County, CA, wurde zu einem standardisierten Datenerfassungssystem umgewandelt. Dieses System ist klienten- und familienzentriert und hat die Kapazität, verschiedene gesetzliche Regelungen des Gesundheitswesens aufzunehmen: Dazu gehören diejenigen, die benötigt werden, um Ergebnisse zu bewerten und um eine Refinanzierung der Leistungen der Public Health Nurses zu erhalten. Eine Gruppe von zehn Public Health Nurses erforschte unter Anwendung eines Total Quality Management Ansatzes den verfügbaren Wissensbestand in der einschlägigen Fachliteratur und entschied sich dazu, die von der North American Nursing Diagnosis Association (NANDA) entwickelte Taxonomie von Pflegediagnosen und die vom Iowa Intervention Project publizierte Pflegeinterventionsklassifikation (NIC) zu integrieren. Diese Entscheidung basierte auf der Tatsache, dass die Systeme durch Forschung sowie einen Überprüfungs- und Konsensbildungsprozess unterstützt werden.

Mit einem Bestand von Formularen, die nach den Vorgaben der NANDA-Diagnosen und NIC-Interventionen entwickelt und adaptiert wurden, wird der Pflegeprozess in dieser Public Health Nursing Einrichtung dokumentiert. Die Formulare basieren auf dem NANDA-Pflegeverständnis (neun menschliche Reaktionsmuster) und der Anordnung der Aktivitäten in der Liste der NIC-Interventionen. Die umfassende minimale Datensammlung aus den Klienten- und Familienprofilen reflektiert sowohl die subjektiven als auch die objektiven Informationen, die zur Identifikation von Pflegediagnosen (die zu Pflegeplänen für Interventionen führen) und zur Erreichung von Ergebnissen benötigt werden. Die Dokumente wurden für einzelne oder mehrere Besuche entwickelt und sie unterstützen die Public Health Nurses bei der Dokumentation ihres Assessments, ihrer Diagnosen, Interventionen und Evaluation des Zustands des Klienten/der Familie unter Anwendung eines gemeinsamen Bezugssystems und einer gemeinsamen Pflegesprache. Das neue System wurde am 14. Mai 1997 eingeführt und nach einer sechsmonatigen Evaluation entschied sich die Gruppe, die Pflegeergebnisklassifikation (NOC) zu integrieren.

PHFN hat 19 Pflegeergebnisse aus der NOC identifiziert, die angewandt werden, um bewertbare Klientenergebnisse, die aus Pflegeinterventionen resultieren, zu dokumentieren. Ein Pilotprogramm zur Ergebnisdokumentation begann am 14. Mai 1998. Nach einer dreimonatigen Pilotphase und Abschluss der Entwicklung von Richtlinien zur Ergebnisdokumentation, entschied die NANDA Task Force, die Pflegeergebnisklassifikation als Bestandteil in den auf Pflegediagnosen aufgebauten Pflegeplan zu übernehmen. Die neuen Formulare werden in die computerisierte Patientenakte aufgenommen.

PHFN plant, die Effektivität der Integration standardisierter Sprache in die Praxis des Public Health Nursing zu evaluieren. Die Familienakten werden auf die Anwendung von Pflegediagnosen, -interventionen und -ergebnissen überprüft. Diese Analyse wird bestimmen, welche Pflegediagnosen, -interventionen und -ergebnisse wie oft im

PHFN verwendet werden. Eine weitere Analyse wird bestimmen, welche Interventionen mit welchen Ergebnissen verbunden sind.

PHFN plant, die ausgewählten Pflegediagnosen, -interventionen und -ergebnisse auf ihre Kapazität zur akkuraten Dokumentation der Praxis des Public Health Nursing zu evaluieren. Identifizierte Lücken werden analysiert, um zu bestimmen, ob bestehende Pflegediagnosen, -interventionen und -ergebnisse verwendet werden können oder ob sie entwickelt werden müssen.

PHFN wird mit den anerkannten Organisationen für standardisierte Pflegsprachen zusammenarbeiten, um zusätzliche Pflegediagnosen und -klassifikationen zu entwickeln.

Ergebnisliste* des County of Orange Public Health Field Nursing:
(1500) Eltern-Kind-Bindung
(1601) Complianceverhalten
(1800) Wissen: Stillen
(1801) Wissen: Sicherheit des Kindes
(1802) Wissen: Diät
(1803) Wissen: Krankheitsprozess
(1804) Wissen: Energieerhaltung
(1805) Wissen: Gesundheitsverhalten
(1806) Wissen: Gesundheitsressourcen
(1807) Wissen: Infektionskontrolle
(1808) Wissen: Medikation
(1809) Wissen: Persönliche Sicherheit
(1811) Wissen: Vorgeschriebene Aktivität
(1812) Wissen: Kontrolle des Konsums von Substanzen
(1813) Wissen: Behandlungsplan
(1814) Wissen: Behandlungsverfahren
(1900) Immunisierungsverhalten
(2202) Bereitschaft der/des pflegenden Angehörigen für die häusliche Versorgung
(2211) Elterliche Fürsorge

*Iowa Outcomes Project, 1997

County of Orange Health Care Agency – Field Nursing Outcomes

Name des Klienten:_____   Nummer des Klienten: _____

Elterliche Fürsorge

Definition: Bereitstellung einer Umwelt, die das optimale Wachstum und die optimale Entwicklung von abhängigen Kindern fördert

Elterliche Fürsorge	Nicht adäquat 1	Wenig adäquat 2	Mäßig adäquat 3	Weitgehend adäquat 4	Vollständig adäquat 5
Indikatoren:			Datum:		

Trifft Vorkehrungen für die physischen Bedürfnisse des Kindes

Beseitigt kontrollierbare Umweltgefahren

Trifft Vorkehrungen für regelmäßige präventive und episodische Gesundheitsversorgung

Stimuliert die kognitive Entwicklung

Stimuliert die soziale Entwicklung

Stimuliert das emotionale Wachstum

Stimuliert das spirituelle Wachstum

Verwendet Ressourcen aus der Gemeinde und andere in angemessenem Maße

Berichtet über das Vorhandensein eines funktionierenden Unterstützungssystems

Gebraucht dem Temperament des Kindes entsprechende Interaktionen

Wendet Verhaltensmanagement an, wenn angezeigt

Verwendet angemessene Disziplin

Trifft Vorkehrungen für spezielle Bedürfnisse des Kindes

Interagiert positiv mit dem Kind

Zeigt Empathie gegenüber dem Kind

Verbalisiert positive Eigenschaften des Kindes

Zeigt eine liebende Beziehung zum Kind

Hat realistische Erwartungen an die elterliche Rolle

Drückt Zufriedenheit mit der elterlichen Rolle aus

Zeigt positive Selbstachtung

Andere (Spezifizieren)

Initialen der Pflegekraft:

Anhang C

Einführung der NOC

Cynthia Finesilver, RN, MSN, CNRN
Christine Vandenhouten, RN, MSN, CNOR

Am Bellin College of Nursing ist die Integration der North American Nursing Diagnosis Association (NANDA), der Pflegeergebnisklassifikation (NIC) und der Pflegeergebnisklassifikation (NOC) in den letzten zwei Jahren als Rahmen für die klinische Entscheidungsfindung verwendet worden. Während einer hausinternen Weiterbildung des Personals wurde eine Fallstudie verwendet, um die Integration von NANDA, NIC und NOC zur klinischen Vorbereitung und Entscheidungsfindung zu illustrieren. Es wurde die Entscheidung getroffen, diese Systeme in den praktischen Anteil auf allen Ebenen des Bachelorstudiums zu integrieren. Diese praktischen Kurse umfassten die Akutpflege, die häusliche Pflege und die Langzeitpflege.

Jedes Kursteam entwickelte Instrumente zur klinischen Vorbereitung, die spezifisch auf ihre Kursinhalte und das entsprechende Kursniveau abgestimmt waren. Zusätzlich zu diesen Instrumenten wurden standardisierte Kriterien für die Notengebung der Studenten festgelegt. Die Instrumente wurden entwickelt, um die Studenten in ihren wöchentlichen praktischen Vorbereitungen zu unterstützen und eine notenunabhängige Rückmeldung zu ihrer Anwendung im Pflegeprozess geben zu können. Zusätzlich zu den Instrumenten zur klinischen Vorbereitung müssen die Studenten in den meisten Kursen eine benotete Arbeit zum Pflegeprozess, einschließlich NANDA, NIC und NOC, als Teil ihrer Kursevaluation schreiben.

Während des zweiten Studienjahres stellten die Lehrenden standardisierte Sprachen als Bestandteil des Pflegeprozesses vor. Die Studenten entwickelten basierend auf einer Fallstudie, die sich mit einem allgemeinen Gesundheitsproblem befasst, einen geschriebenen Pflegeplan. Zu Beginn wurde ein Überblick über die NANDA/NIC/NOC Systeme gegeben und in jedem Kurs auf relevante Fallstudien angewandt. Zusätzlich integrierten einige Lehrende die NANDA, NIC und NOC in Präsentationen vor der Klasse und in kleine Konferenzen.

Bellin College of Nursing
Fallstudie
Roy/NANDA/NOC/NIC/Evaluation
Schritte im Pflegeprozess

Ein 68-jähriger Mann wird mit der Diagnose «Aspirationspneumonie» in eine Einrichtung der Akutversorgung aufgenommen.

Aus seiner Krankheitsgeschichte geht ein Alkohol- und Drogenmissbrauch hervor.

Er sitzt aufrecht in einem 90 Grad-Winkel, zeigt eine generelle Blässe und ist unruhig und ver-
wirrt.

Seine Atemfrequenz beträgt 28/min, mit einigen flachen Atemzügen. Er nutzt seinen m. sterno-
cleidomastoideus und seine Interkostalmuskulatur bei jeder Einatmung. Sein sich schwach anhören-
der Husten ist nicht produktiv. Ein deutliches Keuchen und Knistern kann in allen Lungenteilen ver-
nommen werden.

Seine orale Temperatur beträgt 38,3 °C und seine Sauerstoffsättigung bei Raumtemperatur liegt
bei 89%.

Pflegediagnose (NANDA)	Planung (NOC)	Interventionen (NIC)	Evaluation
1. Beeinträchtigter Gasaustausch bedingt durch angesammeltes, eitriges Sekret und Ödeme in den Alveolen gekennzeichnet durch gesteigerte Atemfrequenz (AF) Gebrauch der Hilfsmuskulatur, Knistern und Keuchen, Unruhe	Respiratorischer Status: Gasaustausch #3 mäßig gefährdet Kurzfristiges Ziel: Respiratorischer Status verbessert sich zu: #4 leicht gefährdet in 24 Stunden, angezeigt durch: AF 16–18/min Kein Gebrauch der Hilfsmuskulatur in Ruhe O₂-Sättigung konsistent über 90% Langfristiges Ziel: Respiratorischer Status verbessert sich zu: #5 nicht gefährdet bei der Entlassung, angezeigt durch: AF 12–16/min Kein Gebrauch der Hilfsmuskulatur bei Aktivität (z. B. nach dem Gehen) O₂-Sättigung konsistent über 92% Knistern und Keuchen nur noch im unteren Teil der Lunge	Säure-/Basen-Management Management der Luftwege Verabreichung von Medikamenten Überwachung der Vitalzeichen Flüssigkeitsmanagement	09.06.1996, 10.00 Uhr AF 13/min in Ruhe und 16/min beim Gehen durch die Halle Kein Gebrauch der Hilfsmuskulatur während oder nach dem Gehen O₂-Sättigung zwischen 92% und 94% für die letzten 12 Stunden Beidseits basilar grobes Keuchen Deutliches Keuchen in den oberen Lungenfeldern, das sich durch Husten auflöst

Bellin College of Nursing

Das Roy Modell, angewandt auf die fünf Schritte des Pflegeprozesses

1. Assessmentdaten werden erhoben und in einer bestimmten Art und Weise und in Subsystemen organisiert.
Analysieren und benennen Sie ineffektive (Is) oder adaptive (As) Verhaltensweisen.
Identifizieren und verbalisieren Sie Stimuli für ineffektive Verhaltensweisen

2. Pflegediagnose:
Überprüfen Sie die Is und
A. formulieren Sie eine Problembeschreibung (in NANDA-Begriffen), die aus den Is resultiert.
B. bedingt durch die Stimuli oder Risikofaktoren
C. gekennzeichnet durch Auflistung der Is

3. Ergebnisschritt:
Finden Sie eine NOC-Bezeichnung mit einer Skalennummer, die zur Pflegediagnose passt.
Schreiben Sie ein kurzfristiges Ziel unter Anwendung der Indikatoren der NOC-Bezeichnung, das ein adaptives Verhalten beschreiben würde, auf; berücksichtigen Sie den Zeitfaktor (z.B. in 24 Std.).
Schreiben Sie ein langfristiges Ziel unter Anwendung der Indikatoren in ähnlicher Form mit einem anderen Zeitfaktor (z.B. Entlassung)

4. Interventionen:
Finden Sie eine NIC-Bezeichnung, die zur Pflegediagnose und Ergebnisbezeichnung passt.
Listen Sie 4–6 Aktivitäten aus der NIC-Liste zur «Elimination, Reduzierung oder Manipulation der Stimuli».
Berücksichtigen Sie die Zeit, wie oft diese Aktivitäten durchgeführt werden sollen. Wenn eine NIC-Bezeichnung nicht ausreichend ist, benötigen Sie vielleicht eine andere NIC-Bezeichnung

5. Evaluation: Dies bedeutet, dass Sie das Assessment wiederholen sollten in bezug auf das formulierte Ergebnis oder die formulierten Ziele. Notieren Sie das Datum und die Zeit des Assessments und listen Sie die Ergebnisse des Assessments, mit denen validiert wird, dass die kurz- und/oder langfristigen Ziele erreicht wurden. Falls nicht, machen Sie Vorschläge zur Überprüfung und Revision der Ergebnisse/Ziele oder Interventionen/Aktivitäten (z.B. Neueinschätzung in 8 Stunden, wenn kurzfristiges Ziel nicht erreicht wird, revidieren Sie die Interventionen)

12/97
Bellin College of Nursing
688–303 Pflege bei Erwachsenen II
Formular zur klinischen Vorbereitung

Geben Sie die Medikationskarte/das Medikationsformular zusammen mit dem Formular zur klinischen Vorbereitung ab.

Student: _____   Aufnahmedatum: _____

Allergien: _____   Gründe für die Aufnahme: _____

Initialen des Klienten: ____ Alter: ____   Raum: ____   Arzt: _____

Erklärung für die medizinische Diagnose und/oder das chirurgische Verfahren:

Krankheitsgeschichte mit Erklärung, Daten und *Relevanz* des derzeitigen Gesundheitszustands:

Physiologische Subsysteme nach Roy:

(Wählen Sie zwei prioritäre Subsysteme, einschließlich Labor und diagnostischer Tests, aus)

Zu beobachtende Verhaltensweisen (Identifizieren Sie Subsysteme)	Beobachtete Verhaltensweisen	Stimuli für ineffektive Verhaltensweisen

Psychosoziale Subsysteme:

Selbstbild:		
Rollenfunktion:		
Gegenseitige Abhängigkeit:		

Pflegediagnose (NANDA) (1)	Planung NOC- Bezeichnung (Seitennummer) kurzfristig und langfristig erwartete Ergebnisse mit Indikatoren	NIC (2) (Seitennummer) Aktivitäten (Individualisiert) für jede NIC	Evaluation/ Modifikation

Die Implementierung der NIC und NOC in ein Ausbildungscurriculum

Barbara Van de Castle, MSN, RNC, CS

Die Integration der NIC in unser Curriculum begann mit einer 16-köpfigen Studentengruppe während ihrer Zeit auf der medizinisch-chirurgischen Abteilung im Januar 1997. (Zu diesem Zeitpunkt war die NOC noch nicht von Mosby veröffentlicht). Die Studenten erhielten für die Praxisphase neue computerisierte Vorgaben für die Pflegeplanung, die auf der NIC und dem Gebrauch des NIC-Buches basierten. Diese Gruppe war deshalb einzigartig, weil sie sowohl das bestehende System zur Pflegeplanung (basierend auf Gordon's 11 Gesundheitsparametern) *und* das NIC-Modell verwendete. Am Ende des Einsatzes berichteten die Studenten über positive Erfahrungen mit der Integration der NOC in das Curriculum. Es gab eine generelle Übereinkunft zur Einführung der NIC zu Beginn der Pflegeausbildung.

Als die NOC im März 1997 veröffentlicht wurde, wurde eine NOC-Vorgabe zum Pflegeplan hinzugefügt und vervollständigte somit das Pflegediagnosenmodell (d.h. North American Nursing Diagnosis Association [NANDA], NIC und NOC), das auch als NNN bezeichnet wird. Der NNN-Ansatz zur Gestaltung des Pflegeplanes wurde bei allen nachfolgenden Kursen zu Beginn der Ausbildung eingeführt.

Seit Juni 1997 sind die NIC und NOC in das Ausbildungscurriculum integriert. Die entsprechende Theorie wurde im ersten Pflegekurs unterrichtet und dieses Wissen wurde im Pflegeinformatikkurs erweitert. In allen folgenden Kursen integrierten die Studenten die NIC- und NOC-Taxonomien in jeden Pflegeplan. Die wesentliche Anwendung der NIC und NOC besteht in der Integration dieser Taxonomien in die Pflegepläne unserer Studenten. Die folgenden Punkte werden mit der entsprechenden Vorgabe für die jeweilige Information diskutiert:

- Pflegepläne beginnen mit einer kurzen Patientenbeschreibung, anschließend folgt eine Liste von Problemen mit den entsprechenden Pflegediagnosen (siehe *Vorbereitende Vorgabe*).

- Die Daten zur Unterstützung der Pflegediagnose werden aufgeteilt in subjektive und objektive Kategorien mit der angemessenen Analyse der enthaltenen Daten (siehe *Vorgabe subjektive und objektive Kategorien*).

- Die prioritäre Pflegediagnose wird dann auf dem Ergebnisformular zusammen mit dem entsprechenden erwarteten Ergebnis aufgeschrieben (siehe *Ergebnisvorgabe*). Die Studenten erstellen eine spezifische Individualisierung der Skalenbeschreibungen für jedes Ergebnis (z.B. 1= niemals demonstriert; bemerkt niemals den Drang Urin auszuscheiden; 2 = selten demonstriert; bemerkt den Drang, Urin auszuscheiden einmal pro Woche etc.) und listen die entsprechenden Indikatoren.

- Das logische Format des Pflegeplans folgt der Durchführung der entsprechenden NIC-Interventionen und ausgewählten Aktivitäten (Siehe *Interventionsvorgabe*).

- Die Studenten geben dann das Ergebnisformular zurück und bewerten die vorher ausgewählten Indikatoren nach der Anwendung der Interventionen/Aktivitäten.

Die schwierigste Aufgabe für die Studenten scheint die Entwicklung individueller Kriterien zur Anwendung bei den Standard-Skalenbeschreibungen und zur Individualisierung der Aktivitäten zu sein. Entsprechende Interventionen und Ergebnisse für ihre Patienten zu finden, scheint für die Studenten einfacher zu sein.

Vorbereitende Vorgabe

Pflegeplan

Profil des Patienten/Bewohners: Frau C. ist eine 64jährige Witwe italienischer Herkunft. Kürzlich zog sie in eine Einrichtung des Betreuten Wohnens aufgrund von Geh- und Inkontinenzproblemen. Sie hat eine Tochter, die häufig zu Besuch kommt. Sie spricht flüssig Deutsch mit einem starken Akzent.

Liste von Problemen	Pflegediagnose
1. Urininkontinenz	1. Veränderung der Urinausscheidung: Stressinkontinenz bedingt durch erschlaffte Beckenmuskulatur; zweitrangig gegenüber Mehrfachgeburt, nachgewiesen durch die Beschwerden über häufiges Tröpfeln beim Husten und/oder Stehen
2. Prolaps der Harnblase	2.

Vorgabe für subjektive und objektive Kategorien

John Hopkins University School of Nursing
Pflegeplan

Subjektive Daten **Bereich:** Physiologische Grundlagen **Klasse:** Handhabung von Ausscheidungen	Objektive Daten	Analyse der Daten
1. «Ich habe viele Probleme… Immer wenn ich huste oder aufstehe, geht mir Urin ab. Es riecht wirklich durch meine Kleidung. Die anderen Leute starren mich an.»	1. Uringeruch; ihre Kleidung ist nass. Sie trägt einen Hausmantel und Hausschuhe.	1. Wenigstens 15–30% der Amerikanischen Bevölkerung von 60 Jahren und älter sowie 50% der Menschen, die in großen Pflegeeinrichtungen leben oder häusliche Pflege erhalten, sind inkontinent (Taylor, Lillis, LeMone, 1997, S. 1230). Inkontinenz kann vorübergehend sein (Carpenito, 1997, S. 907). Obwohl Inkontinenz nicht normal ist, ist es ein generelles Problem für die Altersgruppe von Frau C.
2. «Ich habe es bereits seit langer Zeit, aber ich kann es nicht länger aushalten. Es begann vor etwa zwei Jahren… Nichts, was ich versucht habe, hat mir geholfen. Ich habe aufgehört, meinen Eistee abends vor dem Fernseher zu trinken.»	2. Die Haut ist rosa, warm und feucht. Frau C. geht allein ohne Stock ins Badezimmer und im Raum umher. Sie erhält eine leichte Diät und isst ihre Mahlzeiten auf.	2. Haut sollte warm sein und die Temperatur sollte auf beiden Seiten gleich sein (Jarvis, 1996, S. 227). Die Mobilität ist für ihr Alter in Ordnung. «Lebenslange Essgewohnheiten werden aus Tradition, Ethnizität und Religion entwickelt» (Ebersole, Hess, 1998, S. 160)
3. «Nein, ich habe kein Fieber gehabt und mein Urin riecht normal.»	3. Die Vitalzeichen sind: Temperatur: 37,2 °C oral, Atmung: 24; Puls: 78/min; Blutdruck: 128/76 (rechter Arm im Sitzen). Die Haut ist warm und trocken bei Berührung. Sie scheidet 50ml in ein Gefäß, der Urin ist klar ohne fauligen Geruch oder Sedimente.	3. Die normale Temperatur für Erwachsene liegt zwischen 36,0 und 37,8 °C (Potter, Perry, 1997, S. 595). Frau C. zeigt keine Anzeichen für Fieber. Die normale Atemfrequenz beträgt 12–20, Puls: 60–100/min und Blutdruck: 120/80. Frau C. hat normale Werte (Jarvis, 1996, S. 204). Bei gesunden Menschen ist der Urin bernsteinfarben und leicht sauer und hat einen typischen Geruch. Der Urin von Frau C. ist dementsprechend normal (Thomas, Tabers, 1997, CD-ROM)
4. «Ich nehme nur eine Tablette am Tag. Es ist eine Wassertablette.»	4. Auf der Medikamentenschachtel steht: 20mg Lasix per os jeden Tag	4. Lasix ist ein Schleifendiuretikum, das die Absorption von Natrium und Kalium in der aufsteigenden Henle'schen Schleife verhindert. Dieses Medikament kann zur Blutdruckkontrolle eingesetzt werden. Nebeneffekte können niedriges Natrium, Kalium und Chlorid sein. Die normale, orale Dosis ist 20–80 mg. Frau C. nimmt die normale Dosis zu sich (Mathewson-Kuhn, 1994, S. 797)

Ergebnisvorgabe

Pflegediagnose: Veränderung der Urinausscheidung: Stressinkontinenz bedingt durch erschlaffte Beckenmuskulatur; zweitrangig gegenüber Mehrfachgeburt, nachgewiesen durch Beschwerden über häufiges Tröpfeln beim Husten und/oder Stehen

Erwartetes Ergebnis: Die Patientin wird auf einem Niveau von 3 am 30. Juni 1998 urinkontinent sein (S. 302)

Skalenbeschreibung:
Harndrang: 1 = niemals demonstriert, erkennt niemals den Drang, auszuscheiden; 2 = selten demonstriert, erkennt den Drang, auszuscheiden, einmal in der Woche; 3 = manchmal demonstriert, erkennt den Drang, auszuscheiden, dreimal pro Woche; 4 = oft demonstriert, erkennt den Drang, auszuscheiden, zweimal am Tag; 5 = konsistent demonstriert, erkennt immer den Drang auszuscheiden.
Muster: 1 = niemals demonstriert, notiert Muster niemals in einem Notizbuch; 2 = selten demonstriert, notiert Muster einmal pro Woche; 3 = manchmal demonstriert, notiert Muster dreimal pro Woche; 4 = oft demonstriert, notiert Muster zweimal am Tag; 5 = konsistent demonstriert, notiert jede Ausscheidung in einem Notizbuch.
Reaktionen: 1 = niemals demonstriert, immer inkontinent; 2 = selten demonstriert, scheidet einmal pro Woche im Badezimmer aus; 3 = manchmal demonstriert, scheidet dreimal pro Woche im Badezimmer aus; 4 = oft demonstriert, scheidet zweimal am Tag im Badezimmer aus; 5 = konsistent demonstriert, scheidet immer im Badezimmer aus.

Ergebnis: Urinkontinenz	Datum	1	2	3	4	5
Indikatoren						
Erkennt den Drang auszuscheiden	28.06.98		X			
Vorhersagbares Muster der Urinausscheidung	28.06.98		X			
Reagiert rechtzeitig auf den Drang	28.06.98		X			

Weiterführung nach der Entlassung? (Ja/Nein): Ja, die Patientin wird weitere Arbeit benötigen, um Kontinenz zu erreichen.

Häufigkeit der Bewertung: Sie sollte dokumentieren, wenn sie inkontinent ist und wie viel Flüssigkeit sie zu sich nimmt. Sie sollte diese Dokumentation täglich durchführen und wöchentlich zur Nachsorge gehen. Bewertung beim nächsten Besuch.

Ergänzender Kommentar: Frau C. war begeistert über das Notizbuch. Sie sagte, dass sie nicht wusste, wie oft sie tatsächlich ins Badezimmer kommt oder inkontinent ist! Sie ist bereit, den Interventionen zu folgen, aber während des Besuchs war Frau C. zweimal inkontinent. Außerdem sagte sie, dass es ihr nie in den Sinn gekommen wäre, dass das Trinken größerer Flüssigkeitsmengen vor dem Schlafengehen zu nächtlichem Urinieren führt. Sie war sehr dankbar für die Interventionen und versprach, regelmäßig zur Nachsorge zu kommen.

Interventionsvorgabe

Bereich	Physiologische Grundlagen	
Klasse	Handhabung von Ausscheidungen	
Interventionen	Versorgung bei Urininkontinenz (0610) Blasentraining (0507)	
Aktivität		Begründung/Forschungsbasis

Aktivität	Begründung/Forschungsbasis
1. Identifikation der multifaktoriellen Gründe für die Inkontinenz (0610). Diskussion mit der Patientin über die Probleme, die sie bei der Entbindung und mit der Ausscheidung nach der Geburt hatte. Bestätigung der Krankengeschichte über chirurgische Operationen oder Medikamente, die die Urinausscheidung beeinflussen könnten. Einschätzung von Bereichen für Hautschädigungen.	1. Bei Frauen kann die Verringerung des Muskeltonus in Verbindung mit dem normalen Alterungsprozess, Geburt oder chirurgischen Operationen eine Schwäche der Beckenbodenmuskulatur auslösen und zu Stressinkontinenz führen (Porth, 1998, S. 695)
2. Bestimmung der Fähigkeit, den Drang zur Ausscheidung zu erkennen (0570). Einschätzung, ob die Patientin den Füllungszustand ihrer Blase «fühlt». Wenn sie es fühlt, ist es zu spät, ins Badezimmer zu kommen?	2. Wenn die Patientin unfähig ist, den Füllungszustand ihrer Blase zu fühlen, kann ein neurologischer Schaden vorliegen, der eine andere Intervention verlangt. Es kann notwendig sein, einen Internisten oder Urologen zu konsultieren (Thomas, Tabers, 1997, S. 227)
3. Führen einer Kontinenz-Dokumentation für drei Tage, um Ausscheidungsmuster festzulegen (0570). Verwendung eines Notizbuchs, um die Zeit und Menge jeder Ausscheidung und die Art der getrunkenen Flüssigkeiten festzuhalten.	3. Ein reguläres Ausscheidungsmuster kann Phasen von Inkontinenz verhindern (Carpenito, 1997, S. 921). Um die Blase zu trainieren, muss die Patientin, die Zeit, Menge und die Intervalle zwischen den Ausscheidungen notieren, so dass langsam der Zeitraum zwischen den einzelnen Ausscheidungen erhöht werden kann (Thomas, Tabers, 1997, S. 228)

Fallstudie

Cindy A. Scherb, MS, RN

Die folgende Fallstudie wurde von Cindy Scherb, MS, RN entwickelt, die im Rahmen des NOC-Stipendiatsprogramms als Forschungsassistentin im NOC-Team während ihres Studiums als Doktorandin an der Universität von Iowa, College of Nursing, tätig war. Die Studie beschreibt eine Patientensituation und identifiziert und diskutiert mögliche Pflegediagnosen, -interventionen und -ergebnisse für die Patientin. Zuerst sind die für die Patientin ausgewählten Ergebnisse mit allen möglichen Indikatoren dargestellt und anschließend die für diese besondere Patientin ausgewählten Indikatoren anhand der Patientenscores nach der Entlassung.

Das Team glaubt, dass dieses Beispiel insbesondere für Lehrende und Praktiker nützlich sein wird. Das Team dankt Cindy Scherb für die Erlaubnis, ihre Arbeit in dieser Ausgabe abzudrucken.

Eine Frau, die sich von einer Oberschenkelhalsfraktur erholt

Alice ist eine 68-jährige Frau, die, nachdem sie eine Totalendoprothese erhalten hat, für fünf Tage im Krankenhaus gewesen ist. Der Bruch des Oberschenkelhalses war zurückzuführen auf einen Sturz, nachdem sie auf einem Läufer in ihrem Esszimmer ausgerutscht war. Alice's Pflegeplan während der Hospitalisierung konzentrierte sich auf die Beobachtung möglicher postoperativer Komplikationen und ihre schnellstmögliche Befähigung zum Gehen. Alice ist zweimal täglich zur Physiotherapie gewesen und hat im Rahmen der Grenzen ihres neuen Hüftgelenks Fortschritte gemacht. Alice ist mit minimaler Unterstützung in der Lage, sich selbst vom Bett in einen Stuhl zu bewegen. Sie versteht die Anwendung unterstützender Hilfsmittel, die eingeführt wurden, um sie in den Aktivitäten des täglichen Lebens zu unterstützen, aber sie bleibt schwerfällig in ihrer Anwendung. Alice's postoperative Genesung ist ohne erwähnenswerte Verzögerungen oder Schwierigkeiten fortgeschritten. Der Entlassungsplan sieht vor, dass sie innerhalb der nächsten drei Tage aus dem Krankenhaus entlassen werden soll. Alice hat seit ihrer Einweisung geäußert, dass sie plant, in ihr Haus nach der Entlassung zurückzukehren. Ein Case Manager für die häusliche Versorgung wurde Alice zugeteilt und wird ihre Versorgung für die verbleibende Zeit der Hospitalisierung und nach der Entlassung nach Hause verfolgen.

Der Case Manager bekam von Alice Informationen über ihre Pläne, nach Hause zurückzukehren und über die Faktoren, die in diesem Prozess hilfreich oder hinderlich sind. Alice hat drei Kinder. Eine Tochter ist seit dem Tag der Operation mit ihr im Krankenhaus gewesen, lebt aber über 800 Kilometer entfernt und muss innerhalb von einer Woche nach Hause zurückkehren. Die anderen zwei Kinder leben ebenfalls in größerer Entfernung und sind momentan nicht in der Lage, zu kommen und ihr zu helfen. Sie sagt, dass sie in der Lage sein wird, sich selbst mit Unterstützung ihrer Tochter bis zu deren Abreise zu versorgen und anschließend mit der Unterstützung einer Nachbarin zurechtkommen wird.

Alice lebt alleine in einer ländlichen Gemeinde mit ungefähr 1000 Einwohnern. Der kleine Ort liegt 45 Kilometer vom Krankenhaus entfernt. Alice lebt in einem Haus mit zwei Stockwerken. Schlafzimmer und Badezimmer liegen im Erdgeschoss. Sie muss vier Stufen steigen, um in ihr Haus zu gelangen, aber keine weiteren Stufen, wenn sie auf der Hauptetage bleibt. Alice ist 40 Jahre verheiratet gewesen. Ihr Mann ist vor zwei Jahren verstorben. Sie hat niemals außer Haus gearbeitet, ist aber aktiv in der Kirche und der Gemeinde. Alice hat viele Freunde, spricht aber häufig davon, niemandem zur Last fallen zu wollen.

Alice hat eine Krankheitsgeschichte mit Arthritis und Hypertonie. Ihre Hypertonie wird mit den Medikamenten Furosemid (Lasix) und Metoprolol (Lopressor) kontrolliert. Infolge der Arthritis verspürt sie Schmerzen bei der Bewegung ihrer Gelenke an der Handwurzel, den Fingern und den Knien. Sie nimmt die Medikamente für ihre Arthritis in erforderlichem Maß (ein freiverkäufliches Antiphlogistikum zwei- bis dreimal am Tag).

Aus der Überprüfung der Krankenakte, der Konsultation mit den Pflegekräften der Station, der Diskussion ihrer Versorgung mit der Physikalischen Therapie und einem Gespräch mit dem Arzt bezieht der Case Manager die Informationen über die beabsichtigte Gesundheitsversorgung, die Alice nach der Entlassung benötigen wird. Alice wird mit den Medikamenten Lasix, Lopressor und Propoxyphene (Darvocet) nach Hause entlassen werden. Sie weiß Bescheid über Lasix und Lopressor, aber Darvocet ist neu für sie. Die Pflegekräfte im Krankenhaus haben die Medikamentenanleitung beendet und Alice ist in der Lage, ihr Wissen um die Medikation zu verbalisieren. Nach der Entlassung wird sie zur Physiotherapie ins Krankenhaus zurückkehren müssen – einmal am Tag während der ersten Woche und anschließend dreimal die Woche während der folgenden zwei Wochen – mit dem Ziel, dass Alice danach in der Lage sein wird, sich selbst ohne Unterstützung zu versorgen. Sie wird nach einer Woche für einen Besuch beim Chirurgen zurückkehren müssen.

In Zusammenarbeit mit Alice und ihrer Tochter hat der Case Manager den folgenden Pflegeplan entwickelt:

Pflegediagnose: Beeinträchtigte körperliche Mobilität	
Pflegeergebnis	**Pflegeinterventionen**
Fortbewegung: Gehen	Übungstherapie: Fortbewegung
	Sturzprävention
	Anleitung: Vorgeschriebene Aktivität/Übung
Mobilitätsgrad	Förderung der Körpermechanik
	Übungstherapie: Gelenkbeweglichkeit
	Übungstherapie: Muskelkontrolle

Pflegediagnose: Gefahr einer Verletzung	
Pflegeergebnis	Pflegeinterventionen
Sicherheitsverhalten: Sturzprävention	Umweltbeherrschung: Sicherheit
	Unterstützung in der Haushaltsführung
	Überwachung: Sicherheit
Symptomkontrollverhalten	Schutz vor Infektion
	Hautüberwachung
	Anleitung: Krankheitsprozess

Andere Pflegediagnosen, die ebenfalls in dieser Fallstudie angewendet werden könnten sind: Beeinträchtigte Haushaltsführung; Wirksame individuelle Handhabung von Behandlungsempfehlungen; Selbstversorgungsdefizit: Körperpflege/Hygiene, Selbstversorgungsdefizit: Bekleidung/äußere Erscheinung; Chronische Schmerzen und Wissensdefizit: Medikamente.

Der Case Manager besuchte Alice wenigstens einmal die Woche während der ersten drei Wochen nach der Entlassung. Nach jedem dieser Besuche wurde eine Evaluation des Versorgungsplanes durchgeführt. Ihre Tochter ist nach einer Woche – wie ursprünglich auch geplant – zurück nach Hause gefahren, so dass Alice nach einer Woche alleine in ihrem Haus lebte. Freunde und Nachbarn haben Alice geholfen, indem sie sie einmal täglich zur Physiotherapie gefahren haben und häufig nach ihr gesehen haben, indem sie auf einen kurzen Besuch vorbeikamen.

Alice hatte keine Probleme, sich in ihrem Haus zu bewegen, weil Anpassungen im Haus vorgenommen wurden (d.h. notwendige Dinge wurden in erreichbarer Nähe platziert, Läufer wurden entfernt, Möbel wurden umgestellt), um ihre verminderte Mobilität und ihr Sturzrisiko auszugleichen. Alice wollte nach wie vor gerne, dass jemand bei ihr ist, wenn sie Gänge außerhalb ihres Hauses unternahm.

Alice war mit der Anwendung von unterstützenden Hilfsmitteln und geringer Schwierigkeit in der Lage, sich zu waschen, sich zurechtzumachen und sich zu bekleiden. Wenn sie nicht in der Lage war, etwas selbstständig zu beenden, bat sie jemanden aus dem Freundeskreis um Unterstützung. Alice gab zwei Wochen nach der Hüftoperation an, keine Schmerzen mehr zu haben und war zu ihrer ursprünglichen Medikation der Arthritis zurückgekehrt. Sie gab an, ein besseres Verständnis der Arthritis zu haben und der Interventionen, die sie durchführen könnte, um die Schmerzen zu lindern. Die Einnahme von Darvocet wurde beendet.

Ergebnis: (0200) Fortbewegung: Gehen

Definition: Fähigkeit, von einem Ort an den anderen zu gehen.

Fortbewegung: Gehen	Abhängig, beteiligt sich nicht	Benötigt unterstützende Person u. Hilfsmittel	Benötigt unterstützende Person	Unabhängig mit einem unterstützenden Hilfsmittel	Vollständig unabhängig
	1	2	3	4	5
Indikatoren:					
020001 Trägt das Gewicht	1	2	3	4	5
020002 Geht mit effektivem Schritt	1	2	3	4	5
020003 Geht in langsamer Geschwindigkeit	1	2	3	4	5
020004 Geht in mittlerer Geschwindigkeit	1	2	3	4	5
020005 Geht mit hoher Geschwindigkeit	1	2	3	4	5
020006 Geht Stufen hinauf	1	2	3	4	5
020007 Geht Stufen hinunter	1	2	3	4	5
020008 Geht Steigungen hinauf	1	2	3	4	5
020009 Geht Steigungen hinab	1	2	3	4	5
020010 Geht kurze Strecken (weniger als ein Häuserblock ≙ weniger als 200 m*)	1	2	3	4	5
020011 Geht mittlere Strecken (zwischen einem und fünf Häuserblocks ≙ zwischen 200 m und 1000 m*)	1	2	3	4	5
020012 Geht weite Strecken (fünf Häuserblocks und mehr ≙ 1000 m und mehr*)	1	2	3	4	5
020013 Andere (Spezifizieren)	1	2	3	4	5

* Der Begriff «Häuserblock» stammt aus dem amerikanischen Sprachraum und entspricht einer Distanz von circa 660 Fuß bzw. 0,125 Meilen. Metrisch umgerechnet stellt dies ungefähr eine Entfernung von 200 Metern (m) dar.

Patientenergebnisscores nach der Entlassung

	Tag der Entlassung	2 Tage nach Entlassung	6 Tage nach Entlassung	8 Tage nach Entlassung	10 Tage nach Entlassung	22 Tage nach Entlassung
Fortbewegung: Gehen	2	2	4	4	4	4
Indikatoren:						
Trägt das Gewicht	2	2	4	4	4	5
Geht mit effektivem Schritt	2	2	4	4	4	5
Geht in langsamer Geschwindigkeit	2	2	4	4	4	5
Geht in mittlerer Geschwindigkeit	1	1	2	2	4	4
Geht Stufen hinauf	2	2	4	4	4	5
Geht Stufen hinunter	2	2	4	4	4	5
Geht Steigungen hinauf	2	2	4	4	4	5
Geht Steigungen hinab	2	2	4	4	4	5
Geht kurze Strecken (weniger als ein Häuserblock ≙ weniger als 200 m*)	2	2	4	4	4	5
Geht mittlere Strecken (zwischen einem und fünf Häuserblocks ≙ zwischen 200 m und 1000 m*)	1	1	2	4	4	5

* Der Begriff «Häuserblock» stammt aus dem amerikanischen Sprachraum und entspricht einer Distanz von circa 660 Fuß bzw. 0,125 Meilen. Metrisch umgerechnet stellt dies ungefähr eine Entfernung von 200 Metern (m) dar.

(0208) Mobilitätsgrad

Definition: Fähigkeit, sich zweckmäßig zu bewegen

Mobilitätsgrad	Abhängig, beteiligt sich nicht	Benötigt unterstützende Person u. Hilfsmittel	Benötigt unterstützende Person	Unabhängig mit einem unterstützenden Hilfsmittel	Vollständig unabhängig
	1	2	3	4	5
Indikatoren:					
020801 Halten des Gleichgewichts	1	2	3	4	5
020802 Ausführung der Körperpositionierung	1	2	3	4	5
020803 Muskelbewegung	1	2	3	4	5
020804 Gelenkbewegung	1	2	3	4	5
020805 Transferausführung	1	2	3	4	5
020806 Fortbewegung: Gehen	1	2	3	4	5
020807 Fortbewegung: Rollstuhl	1	2	3	4	5
020808 Andere (Spezifizieren)	1	2	3	4	5

Patientenergebnisscores nach der Entlassung

Mobilitätsgrad	Tag der Entlassung	2 Tage nach Entlassung	6 Tage nach Entlassung	8 Tage nach Entlassung	10 Tage nach Entlassung	22 Tage nach Entlassung
	2	2	4	4	4	4
Indikatoren:						
Muskelbewegung	2	2	4	4	4	5
Gelenkbewegung	2	2	5	5	5	5
Fortbewegung: Gehen	2	2	4	4	4	4

(1909) Sicherheitsverhalten: Sturzprävention

Definition: Handlungen von Individuen oder pflegenden Angehörigen zur Minimierung von Risikofaktoren, die Stürze beschleunigen könnten.

Sicherheitsverhalten: Sturzprävention	Nicht adäquat 1	Wenig adäquat 2	Mäßig adäquat 3	Weitgehend adäquat 4	Vollständig adäquat 5
Indikatoren:					
190901 Korrekte Anwendung von unterstützenden Hilfsmitteln	1	2	3	4	5
190902 Bereitstellung von persönlicher Unterstützung	1	2	3	4	5
190903 Anbringung von Barrieren zur Vermeidung von Stürzen	1	2	3	4	5
190904 Anwendung von Beschränkungen, wo erforderlich	1	2	3	4	5
190905 Anbringung von Geländern wo erforderlich	1	2	3	4	5
190906 Beseitigung von Unordnung, Splittern und glatten Flächen auf Fußböden	1	2	3	4	5
190907 Befestigung von Läufern	1	2	3	4	5
190908 Sorge tragen für die Entfernung von Schnee und Eis auf Gehflächen	1	2	3	4	5
190909 Angemessener Gebrauch von Stühlen und Leitern	1	2	3	4	5
190910 Gebrauch von gut passenden, geschnürten Schuhen	1	2	3	4	5
190911 Anpassung der Toilettenhöhe wie erforderlich	1	2	3	4	5
190912 Anpassung der Stuhlhöhe wie erforderlich	1	2	3	4	5
190913 Anpassung der Betthöhe wir erforderlich	1	2	3	4	5
190914 Gebrauch von Gummimatten in der Wanne/Dusche	1	2	3	4	5
190915 Gebrauch von Haltegriffen	1	2	3	4	5
190916 Kontrollierte Agitiertheit und Unruhe	1	2	3	4	5
190917 Anwendung der Vorsichtsmaßnahmen bei der Einnahme von Medikamenten, die das Sturzrisiko erhöhen	1	2	3	4	5
190918 Gebrauch von Sehkraftkorrigierenden Hilfsmitteln	1	2	3	4	5
190919 Anwendung von sicheren Transferverfahren	1	2	3	4	5
190920 Kompensation physischer Einschränkungen	1	2	3	4	5
190921 Andere (Spezifizieren)	1	2	3	4	5

Patientenergebnisscores nach der Entlassung

Sicherheitsverhalten: Sturzprävention	Tag der Entlassung 2	2 Tage nach Entlassung 2	6 Tage nach Entlassung 4	8 Tage nach Entlassung 4	10 Tage nach Entlassung 4	22 Tage nach Entlassung 4
Indikatoren:						
Korrekte Anwendung von unterstützenden Hilfsmitteln	3	3	3	4	5	5
Bereitstellung von persönlicher Unterstützung	5	5	5	5	5	5
Anbringung von Barrieren zur Vermeidung von Stürzen	1	1	5	5	5	5
Anbringung von Geländern wo erforderlich	1	1	5	5	5	5
Beseitigung von Unordnung, Splittern und glatten Flächen auf Fußböden	1	3	5	5	5	5
Befestigung von Läufern	1	3	5	5	5	5
Gebrauch von gut passenden, geschnürten Schuhen	5	5	5	5	5	5
Anwendung von sicheren Transferverfahren	3	3	3	4	5	5

(1608) Symptomkontrolle

Definition: Persönliche Handlungen, um wahrgenomme, ungünstige Veränderungen der physischen und
emotionalen Funktionsfähigkeit zu minimieren.

Symptomkontrolle		Nie demonstriert 1	Selten demonstriert 2	Manchmal demonstriert 3	Oft demonstriert 4	Konsistent demonstriert 5
Indikatoren:						
160801	Erkennt den Beginn von Symptomen	1	2	3	4	5
160802	Erkennt die Beständigkeit von Symptomen	1	2	3	4	5
160803	Erkennt die Stärke von Symptomen	1	2	3	4	5
160804	Erkennt die Häufigkeit von Symptomen	1	2	3	4	5
160805	Erkennt die Variationen von Symptomen	1	2	3	4	5
160806	Wendet präventive Maßnahmen an	1	2	3	4	5
160807	Wendet Linderungsmaßnahmen an	1	2	3	4	5
160808	Nimmt gesundheitliche Dienste aufgrund von Symptomanzeichen in Anspruch	1	2	3	4	5
160809	Gebraucht verfügbare Ressourcen	1	2	3	4	5
160810	Verwendet ein Symptom-Tagebuch	1	2	3	4	5
160811	Berichtet, die Symptome zu kontrollieren	1	2	3	4	5
160812	Andere (Spezifizieren)	1	2	3	4	5

Patientenergebnisscores nach der Entlassung

Mobilitätsgrad	Tag der Entlassung 2	2 Tage nach Entlassung 2	6 Tage nach Entlassung 4	8 Tage nach Entlassung 4	10 Tage nach Entlassung 4	22 Tage nach Entlassung 4
Indikatoren:						
Erkennt den Beginn von Symptomen	3	3	4	4	5	5
Erkennt die Beständigkeit von Symptomen	3	3	4	4	5	5
Erkennt die Stärke von Symptomen	3	3	4	4	5	5
Wendet präventive Maßnahmen an	3	3	4	4	5	5
Nimmt gesundheitliche Dienste aufgrund von Symptomanzeichen in Anspruch	3	3	4	4	5	5
Gebraucht verfügbare Ressourcen	5	5	5	5	5	5
Berichtet, die Symptome zu kontrollieren	5	5	5	5	5	5

Anhang D

Neue und überarbeitete Ergebnisse gegenüber der ersten Auflage

Neue Ergebnisse in der zweiten Auflage (n=70)

(0005) Aktivitätstoleranz
(0006) Psychomotorische Antriebskraft
(0111) Status des Fetus: vor der Entbindung
(0112) Status des Fetus: während der Entbindung
(0117) Entwicklung des Frühgeborenen
(0118) Anpassung des Neugeborenen
(0119) Sexualverhalten
(0211) Skelettfunktion
(0409) (Blut-) Gerinnungsstatus
(0410) Respiratorischer Status: Freie Atemwege
(0704) Kontrolle von Asthma
(1010) Status des Schluckvorgangs
(1011) Status des Schluckvorgangs: Ösophageale Phase
(1012) Status des Schluckvorgangs: Orale Phase
(1013) Status des Schluckvorgangs: Pharyngeale Phase
(1105) Integrität des Hämodialysezugangs
(1207) Sexuelle Identität: Akzeptanz
(1208) Ausmaß von Depression
(1306) Schmerz: Psychische Reaktion
(1409) Kontrolle von Depression
(1607) Gesundheitsverhalten in der Schwangerschaft
(1610) Kompensation von Hörbeeinträchtigungen
(1611) Kompensation von Sehbeeinträchtigungen
(1612) Gewichtskontrolle
(1613) Selbstbestimmte Versorgung
(1810) Wissen: Schwangerschaft
(1815) Wissen: Sexualverhalten
(1816) Wissen: Förderung der Fertilität
(1817) Wissen: Entbindung und Geburt
(1818) Wissen: Nachsorge in der Mutterschaft
(1819) Wissen: Säuglingspflege

(1820) Wissen: Leben mit Diabetes
(1821) Wissen: Empfängnisverhütung
(1822) Wissen: Vorbereitung auf die Mutterschaft
(1823) Wissen: Gesundheitsförderung
(1824) Wissen: Versorgung bei Erkrankung
(1825) Wissen: Gesundheit von Mutter und Kind
(1914) Risikokontrolle: Herzkreislauferkrankung
(1915) Risikokontrolle: Schädigung des Hörvermögens
(1916) Risikokontrolle: Schädigung des Sehvermögens
(1917) Risikokontrolle: Krebserkrankung
(1918) Kontrolle von Aspiration
(2003) Ausmaß des Leidens
(2004) Körperliche Fitness
(2104) Symptomstärke: Klimakterium
(2105) Symptomstärke: Störungen im Menstruationszyklus
(2300) Blutzuckerkontrolle
(2301) Reaktion auf medikamentöse Therapie
(2302) Systemische Entgiftung: Dialyse
(2400) Sinneswahrnehmung: Tast- und Temperatursinn
(2401) Sinneswahrnehmung: Hörvermögen
(2402) Sinneswahrnehmung: Lagesinn
(2403) Sinneswahrnehmung: Geschmacks- und Geruchssinn
(2404) Sinneswahrnehmung: Sehvermögen
(2509) Status der Mutterschaft: vor der Entbindung
(2510) Status der Mutterschaft: während der Entbindung
(2511) Status der Mutterschaft: nach der Entbindung
(2600) Copingverhalten der Familie
(2601) Familiäre Umgebung: Interne
(2602) Funktionsfähigkeit der Familie
(2603) Familienintegrität
(2604) Normalisierungsprozesse in der Familie
(2605) Beteiligung der Familie an der professionellen Versorgung
(2606) Gesundheitsstatus der Familie
(2700) Kompetenz einer Gemeinde
(2701) Gesundheitsniveau in der Gemeinde
(2800) Situation der Gesundheitsversorgung in einer Gemeinde: Immunisierung
(2801) Risikokontrolle in der Gemeinde: Chronische Krankheiten
(2802) Risikokontrolle in der Gemeinde: Infektionskrankheiten
(2803) Risikokontrolle in der Gemeinde: Bleibelastung

Ergebnisse, bei denen die Bezeichnung verändert wurde (n=2)

(1605) Schmerzkontrolle (Verhalten zur Schmerzkontrolle, 1997)
(1608) Symptomkontrolle (Verhalten zur Symptomkontrolle, 1997)

Ergebnisse, bei denen die Indikatoren verändert wurden (n=7)

(0203) Körperposition: Selbstinitiiert
(0402) Respiratorischer Status: Gasaustausch
(0405) Gewebedurchblutung: Kardiale
(0904) Kommunikation: Aufnahmefähigkeit
(1300) Akzeptanz: Gesundheitszustand
(1408) Selbstbeherrschung bei suizidalem Verhalten
(1813) Wissen: Behandlungsplan

Ergebnisse, bei denen die Definition verändert wurde (n=11)

(0001) Ausdauer
(0004) Schlaf
(0204) Konsequenzen von Immobilität: Physiologische
(1400) Selbstkontrolle bei missbrauchendem Verhalten
(1401) Kontrolle von Aggression
(1402) Kontrolle von Angst
(1403) Kontrolle über verzerrte Wahrnehmung
(1404) Kontrolle von angstauslösenden Gefühlen
(1405) Kontrolle von Trieben
(1900) Immunisierungsverhalten
(2100) Ausmaß von Zufriedenheit

Anhang E

Formblatt zur Überprüfung der pflegebezogenen Ergebnisklassifikation

Das Forschungsteam der pflegebezogenen Ergebnisklassifikation (NOC) hat ein Interesse an Rückmeldungen und der Unterbreitung von Vorschlägen für Ergebnisse zur Überprüfung und möglichen Ergänzung der NOC. Vorschläge können per Brief oder E-Mail geschickt werden und sollten adressiert sein an:

Lori Penaluna
Project Director
Nursing-Sensitive Outcomes Classification 462 NB, College of Nursing
The University of Iowa
Iowa City, Iowa 52242
E-mail: lori-penaluna@uiowa.edu
Telefon: 001 (319) 353-5414
Fax: 001 (319) 335-7106

A. Allgemeine Anmerkungen zur Klassifikation

Anmerkungen über die Klassifikation im Allgemeinen sind genauso willkommen wie Vorschläge für Ergebnisse, die entwickelt werden sollten.

B. Rückmeldung zu einem bestimmten Ergebnis:

Wenn der Vorschlag die Bearbeitung eines bestehenden NOC-Ergebnisses ist, sollte in einem Absatz die Begründung für Veränderungen klar beschrieben sein und die Veränderungen auf einer Kopie des bestehenden Ergebnisses festgehalten sein. Vorschläge können Veränderungen in der Definition, den Indikatoren oder der Skala beinhalten. Zusätzliche Indikatoren können ebenso vorgeschlagen werden.

C. Richtlinien für Vorschläge zu Ergebnissen

Alle Vorschläge sollten in Druckschrift vorliegen. Es sollten drei Kopien aller Materialien eingereicht werden. Hintergrundliteratur bzw. das Literaturverzeichnis sollte im Format der American Psychological Association verfasst sein. Jede Einreichung eines vorgeschlagenen Ergebnisses muss eine Bezeichnung, eine Definition, Indikatoren und eine kurze Liste von Literaturangaben enthalten, die das Ergebnis und die Indikatoren bekräftigen. Sie können ebenso eine Skala, die in Zusammenhang mit dem Ergebnis angewandt werden soll, vorschlagen (siehe Kapitel 3). Ein kurzer Absatz, der die Begründung für die Hinzufügung des Ergebnisses zur NOC beschreibt, sollte beigefügt sein. Die Begründung sollte aussagen, inwiefern das vorgeschlagene Ergebnis sich von den bereits in der NOC enthaltenen Ergebnissen unterscheidet.

Allgemeine Prinzipien zur Entwicklung von Ergebnissen

1. Definiere das Ergebnis als einen variablen Zustand, Verhalten oder Wahrnehmung eines Patienten oder Klienten, der auf Pflegeintervention(en) zurückführen ist.

2. Bezeichnungen sollten prägnant sein und in fünf oder weniger Worten beschrieben sein.

3. Doppelpunkte können verwendet werden, um allgemeinere Begriffe zu spezifizieren.

4. Bezeichnungen sollten Begriffe beschreiben, die auf einem Kontinuum bewertet werden können.

5. Bezeichnungen sollten neutral sein und nicht als Ziele beschrieben werden.

6. Eine Gruppe von Indikatoren, die spezifischer sind als das Ergebnis, muss aufgelistet sein, um den Status des Ergebnisses zu bestimmen.

7. Die Definition sollte ein kurzer Satz sein, der den Begriff definiert und die Indikatoren umfasst.

Anhang F: Mitglieder im Forschungsteam zur pflegebezogenen Ergebnisklassifikation 1999

Wissenschaftliche Leitung

Marion Johnson, PhD, RN
Professor
College of Nursing
The University of Iowa
Iowa City, Iowa

Stellvertretende wissen-schaftliche Leitung

Meridean Maas, PhD, RN, FAAN
Professor
College of Nursing
The University of Iowa
Iowa City, Iowa

Sue Moorhead, PhD, RN
Associate Professor
College of Nursing
The University of Iowa
Iowa City, Iowa

Wissenschaftliche Mitglieder

Mary Ann Anderson, PhD, RN
Assistant Professor
The University of Illinois at Chicago
College of Nursing
Quad Cities Regional Program
Moline, Illinois

Mary Aquilino, PhD, RN, CS, FNP
Assistant Professor
College of Nursing
The University of Iowa
Iowa City

Sandra Bellinger, EdD, RN
Academic Dean
Trinity College of Nursing
Moline, Illinois

Veronica Brighton, MA, ARNP, CS
Lecturer
College of Nursing
The University of Iowa
Iowa City, Iowa

Mary Clarke, MA, RN
Informatics Nurse Spezialist
Genesis Medical Center
Davenport, Iowa

Sister Ruth Cox, OSF, PhD, RN
President & CEO
The Alverno Health Care Facility
Clinton, Iowa

M. Patricia Donahue, PhD, RN, FAAN
Professor
College of Nursing
The University of Iowa
Iowa City, Iowa

Joyce Eland, BSN, RN
Performance Improvement Coordinator
Visiting Nurse Association of Johnson
County
Iowa City, Iowa

Barbara J. Head, PhD, RN
Research Associate
College of Nursing
The University of Iowa
Iowa City, Iowa

Leslie Marshall, PhD, RN
Associate Professor
College of Nursing
The University of Iowa
Iowa City, Iowa

Colleen Prophet, MA, RN
Director, Nursing Informatics
Nursing Director, Clinical Informatics
The University of Iowa Hospitals and
Clinics
Iowa City, Iowa

Margaret A. Rankin, PhD, RN
Retired Faculty Member
College of Nursing
The University of Iowa
Iowa City, Iowa

Deborah Perry Schoenfelder, PhD, RN
Clinical Assistant Professor
College of Nursing
The University of Iowa
Iowa City, Iowa

Janet Specht, PhD, RN
Clinical Associate Professor
College of Nursing
The University of Iowa
Iowa City, Iowa

Elisabeth A. Swanson, PhD, RN
Associate Professor
College of Nursing
The University of Iowa
Iowa City, Iowa

Bonnie Wakefield, PhD, RN
Associate Chief, Nursing Research
VA Medical Center
Iowa City, Iowa

Marilyn Willits, MS, RN, CPHQ
Standards Nurse Specialist
Genesis Medical Center, East
Davenport, Iowa

George Woodworth, PhD
Professor
Department of Statistical and Actuarial
Science
The University of Iowa
Iowa City, Iowa

Mitglieder des Forschungsteams an der Universität von Michigan (Vertragspartner)

Forschungsleitung

Gail Keenan, PhD, RN
Assistant Professor
The University of Michigan
Ann Arbor, Michigan

Wissenschaftliche Mitglieder

Vi Barkauskas, PhD, RN, FAAN
Associate Professor
The University of Michigan
Ann Arbor, Michigan

Joanne Pohl, PhD, RN
Assistant Professor
The University of Michigan
Ann Arbor, Michigan

Personal

Susanna Reuter, MPH
Research Associate
The University of Michigan
Ann Arbor, Michigan

Julie Stocker, MS, RN
Research Associate
The University of Michigan
Ann Arbor, Michigan

Mitglieder im Team

Kris Davis, MA, RN, MSN
Advanced Practice Nurse-HIV
Department of Nursing
The University of Iowa Hospitals and
Clinics
Iowa City, Iowa

Linda Geubert, MS, RN
Nurse Educator
Trinity Medical Center
Education Department
Rock Island, Illinois

Cheryl Hardison, MS, RN
Associate Professor
Black Hawk College
Associate Degree Nursing Program
Moline, Illinois

Jane Hartsock, MS, RN, AOCN
Associate Professor
Trinity College of Nursing
Moline, Illinois

Marna Jacobi, MS, RN
Graduate Student
The University of Illinois
Chicago, Illinois

Roxanne Joens-Matre, MS, BCIAC
Biofeedback Therapists & Exercise
Physiologist
Mercy Hospital Medical Center
Des Moines, Illinois

Julie K. Katseres, MSN, ARNP
Program Associate
HIV Clinical Trials
The University of Iowa
Iowa City, Iowa

Cathy Konrad, MA, RNC
Associate Professor
Trinity College of Nursing
Moline, Illinois

Vicki Kraus, PhD, ARNP, CDE
Advanced Practice Nurse
Department of Nursing
The University of Iowa
Iowa City, Iowa

Jan Levsen, MA, RN
Staff, Cardiac Rehabilitation
Genesis Medical Center, East
Davenport, Iowa

Lisa Payden, MSN, RN
Clinical Coordinator – Emergency Medicine School
Trinity Medical Center
Moline, Illinois

Shelley-Rae Pehler, MSN, RN
Maternal Child/Pediatric Clinical Nurse
Genesis Medical Center
Davenport, Iowa

Jill Valde, PhD, RN
Adjunct Assistant Professor
College of Nursing
The University of Iowa
Iowa City, Iowa

Dianne Wasson, MSN, RN, CDE
Associate Professor
Trinity College of Nursing
Moline, Illinois

JoAnne Wedig, MA, RN
Associate Professor
Trinity College of Nursing
Moline, Illinois

Gastprofessur

Mee Ock Gu, PhD, RN
Professor
Gyeongsang National University
Chinju, Gyeongnan, Korea

Studentische Mitglieder

Linda Chlan, PhD, RN
Postdoctoral Fellow
College of Nursing
The University of Iowa
Iowa City, Iowa

Yaseen Ahmed Hayajneh, MS, RN
Doctoral Student
College of Nursing
The University of Iowa
Iowa City, Iowa

Eunjoo Lee, PhD, RN
College of Nursing
The University of Iowa
Iowa City, Iowa

Cindy A. Scherb, MS, RN
Doctoral Candidate
College of Nursing
The University of Iowa
Iowa City, Iowa

Debra Schutte, MSN, RN
Doctoral Candidate
College of Nursing
The University of Iowa
Iowa City, Iowa

Fran Vlasses, PhD, RN
Postdoctoral Fellow
College of Nursing
The University of Iowa
Iowa City, Iowa

Studentische Projekte und Abschlussarbeiten

Kristine Bonnett
Wissen von Sorgeberechtigten über die
Sicherheit des Kindes (Masterprojekt)

Sandy Daack-Hirsh
Pflegebezogene Ergebnisse in der geneti-
schen Beratung (Masterarbeit)

Diane Davison
Ergebnisse zur Patientenzufriedenheit
(Masterprojekt)

Kerri Doeden-Gores
Entwicklung von Ergebnissen zur
Elternschaft (Masterarbeit)

Sue Gettman
Vergleich zwischen der Wahrnehmung
von Pflegekräften und Patienten über
Zufriedenheit (Masterprojekt)

Barb Head
Validierung pflegebezogener Ergebnisse
in der älteren Bevölkerung ländlicher
und städtischer Gemeinden (Doktorarbeit)

Linda McCabe
Ergebnisse zu erfolgreichem Stillen
(Masterprojekt)

Heidi Nobiling
Pflegebezogene Patientenergebnisse
definieren und validieren
(Masterprojekt)

Mary Perino
Pflegebezogene Ergebnisse für die persönliche Sicherheit bei Kindern (Masterprojekt)

Cindy Scherb
Implementation der NIC und der NOC
in einem Pflegeinformationssystem
(Doktorarbeit)

Studentische Beteiligungen im Forschungsteam*

Student	(angestrebter) Abschluss	Art der Beteiligung
Jane Brokel	Doktorandin	Forschungspraktikum
Paula Forte	Post-Doc-Stipendiatin	Teammitglied
Linda Garand	Doktorandin	Forschungspraktikum
Brenda Hollingsworth	Masterstudentin aus England	Forschungsassistentin
Peg Kerr	Doktorandin	Forschungspraktikum
John Knapp	Masterstudent (MBA)	Forschungsassistent
Edith Lassengard	Doktorandin	Forschungsassistentin
Donna Laube	Bachelorstudentin	Studienassistentin
Melissa Lehan	Bachelorstudentin	Forschungsassistentin
Shelley Pehler	Masterstudentin	Forschungsassistentin
Cheryl Ramler	Doktorandin	Teammitglied
Sharon Schneider	Masterstudentin	Forschungsassistentin
Liwei Wu	Doktorandin (Statistik und Verwaltungswissenschaften)	Forschungsassistentin
LaRhonda Giles	Bachelorstudentin	Studienassistentin

*Auszubildende, Studenten und Wissenschaftler, die nicht an anderer Stelle erwähnt sind

Beirat

John Brooks, PhD
Assistant Professor
Clinical Administrative Pharmacy
The University of Iowa
Iowa City, Iowa

Christopher Chute, MD, DrPH
Head, Section of Medical Information
Resources
Mayo Medical Center/Foundation
Rochester, Minnesota

Katherine Jones, PhD, RN, FAAN
Associate Professor of Nursing and
Public Health
The University of Michigan
Ann Arbor, Michigan

Ora Strickland, PhD, RN, FAAN
Professor & Independence Foundation
Endowed Research Chair
Emory University
Atlanta, Georgia

Joyce Verran, PhD, RN, FAAN
Professor
College of Nursing
University of Arizona
Tucson, Arizona

Personal

LaRhonda Giles
Student Assistant
College of Nursing
The University of Iowa
Iowa City, Iowa

Lori J. Penaluna, BS
Project Manager
College of Nursing
The University of Iowa
Iowa City, Iowa

Sharon Sweeney
Secretary
College of Nursing
The University of Iowa
Iowa City, Iowa

Donna Valiga, BS
Secretary
College of Nursing
The University of Iowa
Iowa City, Iowa

An dieser Stelle möchten wir den folgenden
Menschen danken, die ihre Expertise mit uns
geteilt haben, indem sie spezifische Ergebnisse
überprüft, Ergebnisse entwickelt und uns in den
Testeinrichtungen unterstützt haben.

Mitarbeiter

Julia Behrenbeck, MPH, MS, RN
Director Nursing Information
Operations
Department of Nursing
Mayo Medical Center
Rochester, Minnesota

Jane Brokel, MSN, RN
Executive Director, CARE Management
Institute
North Iowa Mercy Health Network
Mason City, Iowa

Mary Kathleen Clark, PhD, ARNP, FNP
Associate Professor
College of Nursing
The University of Iowa
Iowa City, Iowa

Perle Slavik Cowen, PhD, RN
Associate Professor
College of Nursing
The University of Iowa
Iowa City, Iowa

Janice Denehy, PhD, RN
Associate Professor
College of Nursing
The University of Iowa
Iowa City, Iowa

Michele Eliason, PhD, RN
Associate Professor
College of Nursing
The University of Iowa
Iowa City, Iowa

Cynthia Finesilver, MSN, RN, CNRN
Assistant Professor of Nursing
Bellin College of Nursing
Green Bay, Wisconsin

Linda Griebenow, MSN, RN
Informatics Nurse Specialist
Mayo Medical Center
Rochester, Minnesota

Cel Jennewein, MS, RN, CS
Clinical Nurse Specialist
Abbott Northwestern Hospital
Allina Health System
Minneapolis, Minnesota

Shayna J. Johnson, MS, RN, CS
Clinical Nurse Specialist
Mayo Medical Center
Rochester, Minnesota

Margaret Kingsbury, MSN, RN
Clinical Nurse Specialist for Medical
Surgical Units
Sparrow Hospital
Lansing, Michigan

Ruth A. Larsen, RN, BSN
Nursing Administrative Assistant
Mayo Medical Center
Rochester, Minnesota

Margaret Lunney, PhD, RN, CS
Professor
College of Staten Island
City University of New York
Department of Nursing
Staten Island, New York

Judy Maupin, MSN, RN
Nursing Education Manager
Columbus Regional Hospital
Columbus, Indiana

Patricia S. Moore, MSN, RN, CDE
Coordinator
Diabetes Education and Resource Center
Columbus Regional Hospital
Columbus, Indiana

Kathleen M. Parris, MSN, RN
Director Public Health Field Nursing
County of Orange Health Care Agency
Santa Ana, California

Lois Pavelka, MSN, RN
School Nurse
Mount Vernon Community Schools
Mount Vernon, Iowa

Carla Gene Rapp, MNSc, RN, CRRN
Doctoral Candidate
College of Nursing
The University of Iowa
Iowa City, Iowa

Deborah Rapp, MSN, RN
Pulmonary Clinical Nurse Specialist
Columbus Regional Hospital
Columbus, Indiana

Leann M. Scroggins, MS, RN, CRRN
Clinical Nurse Specialist
Mayo Medical Center
Rochester, Minnesota

Janice L. Stone, MS, RN, CS
Consultant
Reden & Anders
Minneapolis, Minnesota

Jane Timm, MSN, RN
Informatics Nurse Specialist
Mayo Medical Center
Rochester, Minnesota

Barbara Van de Castle, MSN, RN, CS
Instructor
School of Nursing
John Hopkins University
Baltimore, Maryland

Christine Vandenhouten, RN, MSN, CNOR
Assistant Professor of Nursing
Bellin College of Nursing
Green Bay, Wisconsin

Ehemalige Mitglieder

Judy Collins, MA, ARNP, CS
Clinical Nurse Specialist
Genesis Medical Center
Davenport, Iowa

Bev Soukup-Platz, MA, RNC
Psychiatric Nurse Clinician
VA Medical Center
Iowa City, Iowa

Jeanette Daly, PhD, RN
Director of Nursing
Greenwood Manor Convalescent Center
Iowa City, Iowa

Sachwortverzeichnis allgemein

Sachwortverzeichnis
Funktionelle Verhaltensmuster

Sachwortverzeichnis
NANDA-Pflegediagnosen und NOC